JN267959

Clinical 生体機能学

札幌医科大学医学部 教授
當瀬規嗣 著

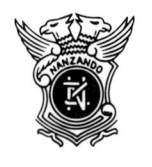

南山堂

知識の海に溺れないために

　かつて生理学が苦手な学生だった者によって書かれたという点が，ずばり本書の最大の特徴です．子どもの頃から研究職にあこがれていた私は，大学卒業後，生理学ではない大学院に進みました．自分の興味のまま研究を進めていると，それは不思議と生理学に近づいて行きました．そして結局，気がついたら生理学を大学で教える立場になってしまった訳です．ですから，「生理学がわからない，医学はむずかしい」と感じる学生さんたちの気持ちはよく分かっているつもりです．現代の医学生，医療系学生に要求される知識の量は，私の学生時代と比較しても，膨大になっていますし，年々増え続けています．ともすれば，知識の海に溺れもがくことになりがちです．知識の海から学生さんを救い出す方法はどういうものか？教職に就いて以来，自らに問い続けています．

　自分のささやかな体験でいえば，ある日「分かった！」と叫びたくなったことが，きっかけだったように思います．それは，大学院時代に独学で活動電位と膜電流に関するHodgkin-Huxley理論を勉強して，悪戦苦闘している最中だったと記憶しています．その時以来，知識は水がしみ込む様に，頭に入っていきました．というわけで，「私が教えている学生さん達に，講義の最中に少しでも"わかった！""なるほど！"と思ってもらえたら」と，医学部の講義や看護学やリハビリ系の学校の講義を組み立ててきました．そのために作った講義ノートと講義資料が，本書の基になっています．本書は，「生体の機能を理解する」ことに重点が置かれていますので，載せた知識量は最小限にとどめています．文章はなるべく思考の流れに沿う形で書かれています．一部，やや詳しくなっている部分や他と重複する部分がありますが，そこは，学生さん達が理解しにくい部分と思われるところで，あえて説明を詳しくしています．

　生理学の内容を「なるほど」と理解するためのもう一つの鍵は，身近なことにあてはめて考えてみることです．なぜなら，生理学とは自分自身の身体のことを語る学問だからです．そこで，なるべくありふれた体の変調，症状と生理学との関連を第5章に書いてみました．病気の理解に生理学が役立つことを知っていただくとともに，症候を読み解くことで生理学の理解を深めることが実感できると思います．この両方のことを期待して，本書を"生体機能学"と名付けました．本書を活用していただくために，おやつでも食べながら"読書"していただくことをお勧めします．それが理解の第一歩です．

　本書の発刊にあたって，恩師である北海道大学名誉教授 菅野盛夫 先生と札幌医科大学名誉教授 藪 英世 先生に御礼を申し上げます．とくに，菅野 先生には，本書の構想をお話したときに，大いに励ましていただき，執筆の後押しをして下さいました．また，生来怠け者の私を励まし続け，ついに本書完成に導いて下さった，南山堂編集部の齋藤代助 氏，企画段階から読者の立場でご意見くださった研修医の数寄泰介 先生，村上 穣 先生に深く感謝します．最後に私を生理学へ導いて下さった，広島大学名誉教授・生理学研究所名誉教授 故 入澤 宏 先生に本書を捧げます．

2005年3月

未だ雪の札幌にて

當瀬規嗣

Contents

第Ⅰ章 なぜ生体機能学を学ぶのか

生理学をわかりやすくするために ———————————— 2
- A．生体機能学とは 2
- B．ホメオスタシスとキネティクス 3
- C．病気と生体機能 4

第Ⅱ章 細胞の基本機能

1. 細胞機能と生体機能 ———————————————— 8
2. 生体膜生理 ———————————————————— 10
- A．細胞膜の構造と機能 10
- B．細胞内外のイオン環境 11
- C．細胞膜における物質輸送 12
  細胞膜を透過する輸送形態 12　　ポンプ・輸送体 14　　イオンチャネル 19
  静止膜電位の成因とイオン選択性 30　　活動電位 34　　分泌機構と吸収機構 46
- D．細胞間結合 47
  タイトジャンクション・デスモソーム・接着帯 48　　ギャップジャンクション 48

3. 骨格筋のしくみ ——————————————————— 49
- A．骨格筋の構成 49
- B．筋線維の構造 49
- C．筋収縮の力学 51
- D．筋収縮のエネルギー源 52
- E．骨格筋の興奮収縮連関 53
  神経筋接合部 53　　筋細胞の興奮と筋収縮 55　　筋収縮機構 57

4. 平滑筋のしくみ ——————————————————— 58
- A．平滑筋臓器の構造 58

B．平滑筋の運動と平滑筋細胞の構造　58
　　　C．平滑筋収縮の調節　59
　　　D．興奮収縮連関　60
　　静止膜電位　60　　活動電位　61　　細胞内カルシウムと収縮　62　　収縮機構　62

第Ⅲ章　細胞間のコミュニケーションシステム

1．細胞機能のコントロールシステム ―――――――― 66
　　　A．細胞間の信号のやり取り　66
　　　B．受容体　66
　　チャネルレセプター　66　　GTP結合タンパク質とリンクする受容体　67
　　酵素内蔵型受容体　67　　細胞内受容体　67
　　　C．細胞内情報伝達系　68
　　cAMP系　68　　イノシトールリン脂質代謝系　69　　cGMP系　69
　　Gタンパクによる直接的チャネル活性化　70　　カルシウム−カルモジュリン系　70

2．情報システムとしての神経系 ―――――――――― 71
　　　A．神経細胞における伝導　71
　　興奮伝導の原理　71　　跳躍伝導　72　　伝導速度と神経線維の分類　72
　　　B．シナプス伝達　73
　　シナプスのしくみ　73　　興奮性シナプスと抑制性シナプス　74　　シナプス接続　75

第Ⅳ章　組織器官系の機能

1．生体のための器官機能 ―――――――――――― 78
2．血　液 ――――――――――――――――――― 78
　　　A．血液の成分　78
　　　B．血液の役割　79
　　　C．血漿の役割　80
　　　D．赤血球の役割　82
　　　E．白血球の役割　83
　　　F．血小板・凝固系の役割　83
　　血液凝固　83　　止血機構と血液凝固　84　　外因性凝固系と内因性凝固系　85
　　線溶系　85

G．血液型　86

ABO式血液型　86　　Rh式血液型　87

3. 循環系 ——————————————— 87

A．循環系の役割とその変調　87

B．循環系の構成　88

C．心臓の構造と機能　89

D．心臓の電気活動　90

心臓の自動能　90　　心筋細胞の電気的特徴　91　　興奮の発生と伝導　92
心筋細胞の電気活動　93　　心筋イオンチャネルと活動電位　94　　興奮の伝導　101
興奮伝導と心電図の関係　103

E．心臓のポンプ活動　107

心筋細胞の収縮様式　107　　興奮収縮連関　107　　収縮タンパクの反応　109
心筋の機械的性質　109　　心臓の周期的活動　111　　心　音　114

F．心臓の内因性調節機構　114

スターリングの心臓法則　115　　フランク・スターリングの機構　116
前負荷と後負荷　116

G．外因性調節機構　117

心筋収縮性の調節　117　　心拍数の調節　121

H．血液循環　122

血行力学　123　　動脈血圧　124　　動脈血圧の測定　125　　動脈抵抗と血流　126
静脈容量と静脈圧　129　　静脈還流　129

I．微小循環とリンパ循環　130

微小循環の構築　131　　微小循環血流　132　　毛細血管における物質交換　133
リンパ循環　134

J．循環系の調節機構　136

神経調節　136　　液性調節　138

4. 呼吸器系 ——————————————— 141

A．呼吸の概念　141

B．換気と呼吸運動　142

C．換気の指標　144

D．努力肺活量と強制呼出曲線　146

E．肺胞換気と死腔　146

F．呼吸運動　149

G．換気力学　150

H．呼吸抵抗　153
　　I．不均等換気　154
　　J．肺循環　154
　　K．肺におけるガス交換　156
　　ガスの拡散　156　　換気と血流の適合　156
　　L．血液ガスの運搬　158
　　ヘモグロビン　158　　酸素解離曲線　158　　血液による二酸化炭素の運搬　160
　　ホールデン効果　161
　　M．血液の酸塩基平衡と呼吸　162
　　N．呼吸の調節　162
　　呼吸中枢　162　　呼吸の化学的調節　163

5. 消化器系　165

　　A．消化管の概念　165
　　B．消化の流れ　167
　　C．消化管運動の特徴　169
　　D．消化管平滑筋細胞の電気特性と自動能　172
　　E．消化液の分泌と消化過程　174
　　唾液の分泌と機能　174　　胃での消化過程と胃液の役割　177
　　胃－十二指腸移行部の役割　184　　十二指腸での消化液の分泌とその調節　186
　　腸管での消化・吸収　194　　回盲部の役割　200　　大腸の役割　201
　　排便のしくみ　202

6. 腎泌尿器系　203

　　A．尿生成の意義とその変調　203
　　B．腎の微細構造と尿生成過程　205
　　C．糸球体ろ過　207
　　D．腎循環　210
　　E．尿細管輸送　212
　　尿細管輸送の役割　212　　尿細管での必須物質の輸送　214
　　尿細管での不要代謝産物の排出　219　　尿細管での電解質輸送　221
　　F．腎臓での酸塩基平衡の調節　229
　　近位尿細管での重炭酸イオン再吸収　229　　遠位尿細管・集合管での酸分泌　230
　　酸の固定　231
　　G．腎臓での水の輸送　232
　　水の等張性再吸収　233　　ループでの水の再吸収　233　　尿の濃縮・希釈機構　233

　　　　腎髄質の浸透圧勾配の形成　235　　　髄質での尿素の蓄積　238

　　H．腎機能の指標　239

　　　　クリアランス　239　　　糸球体ろ過量　240　　　腎血漿流量　241
　　　　浸透圧クリアランスと自由水クリアランス　241

　　I．排尿のしくみ　242

7．栄養と代謝系　　　　　　　　　　　　　　　　　　　　　　245

　　A．栄養素とその代謝　245

　　　　糖　質　245　　　タンパク質　246　　　脂　質　246　　　ビタミン類　246
　　　　電解質・微量元素　247

　　B．生体内の代謝・中間代謝　248

　　　　吸収期　248　　　空腹期　249　　　中間代謝の調節機構　250

　　C．エネルギー代謝　254

　　　　エネルギー代謝量の特徴　255　　　エネルギー代謝の調節　256

　　D．体温とその調節　256

　　　　体温の成り立ち　257　　　体温の調節　259

8．内分泌系　　　　　　　　　　　　　　　　　　　　　　　　263

　　A．内分泌の意義とその変調　263

　　B．視床下部－下垂体ホルモン　266

　　　　視床下部のホルモン　267　　　下垂体前葉ホルモン　268　　　下垂体後葉ホルモン　271
　　　　生物時計と松果体　272

　　C．甲状腺　274

　　　　甲状腺ホルモンの生合成　274　　　甲状腺ホルモンの作用　275
　　　　甲状腺ホルモンの分泌調節　276

　　D．副　腎　277

　　　　副腎皮質　277　　　副腎髄質ホルモン　282

　　E．性ホルモン　283

　　　　女性ホルモン　283　　　男性ホルモン　286

　　F．カルシウム代謝　287

　　　　カルシトニン　288　　　上皮小体ホルモン　288　　　ビタミンD　288

9．神経系　　　　　　　　　　　　　　　　　　　　　　　　　289

　　A．神経系の構成要素　289

　　B．末梢神経系　290

　　C．感覚系　292

体性感覚 294　　内臓感覚 299　　視　覚 300　　聴覚と前庭感覚 309
化学感覚 313

D．運動機能 316

α運動ニューロンと運動単位 316　　運動と深部感覚 318
α運動ニューロンの制御システム 319

E．運動制御 323

錐体路 324　　運動調節系 325

F．自律神経系 328

自律神経のしくみ 328　　自律神経の分布とはたらき 330
自律神経の求心性神経と自律神経反射 333

G．視床下部と大脳辺縁系 333

視床下部の役割 334　　大脳辺縁系のはたらき 335

H．高次機能 337

大脳皮質の構造 337　　脳　波 338　　覚醒と睡眠 340　　言語機能 342
学習と記憶 343　　認　知 344　　意志・感情・理性 344

第Ⅴ章　生体機能の変調

生理的機能と病態 ———————————————————— 348

ショック 350　　痙　攣 352　　意識障害 354　　失　神 356　　動　悸 358
胸　痛 360　　息切れ（呼吸困難）362　　咳 364　　めまい 366
頭　痛 368　　不　眠 370　　下　痢 372　　便　秘 374　　しびれ 376
むくみ 378　　体重減少（るいそう）380　　嘔　吐 382

日本語索引 ———————————————————————— 384
外国語索引 ———————————————————————— 394

本書の構成

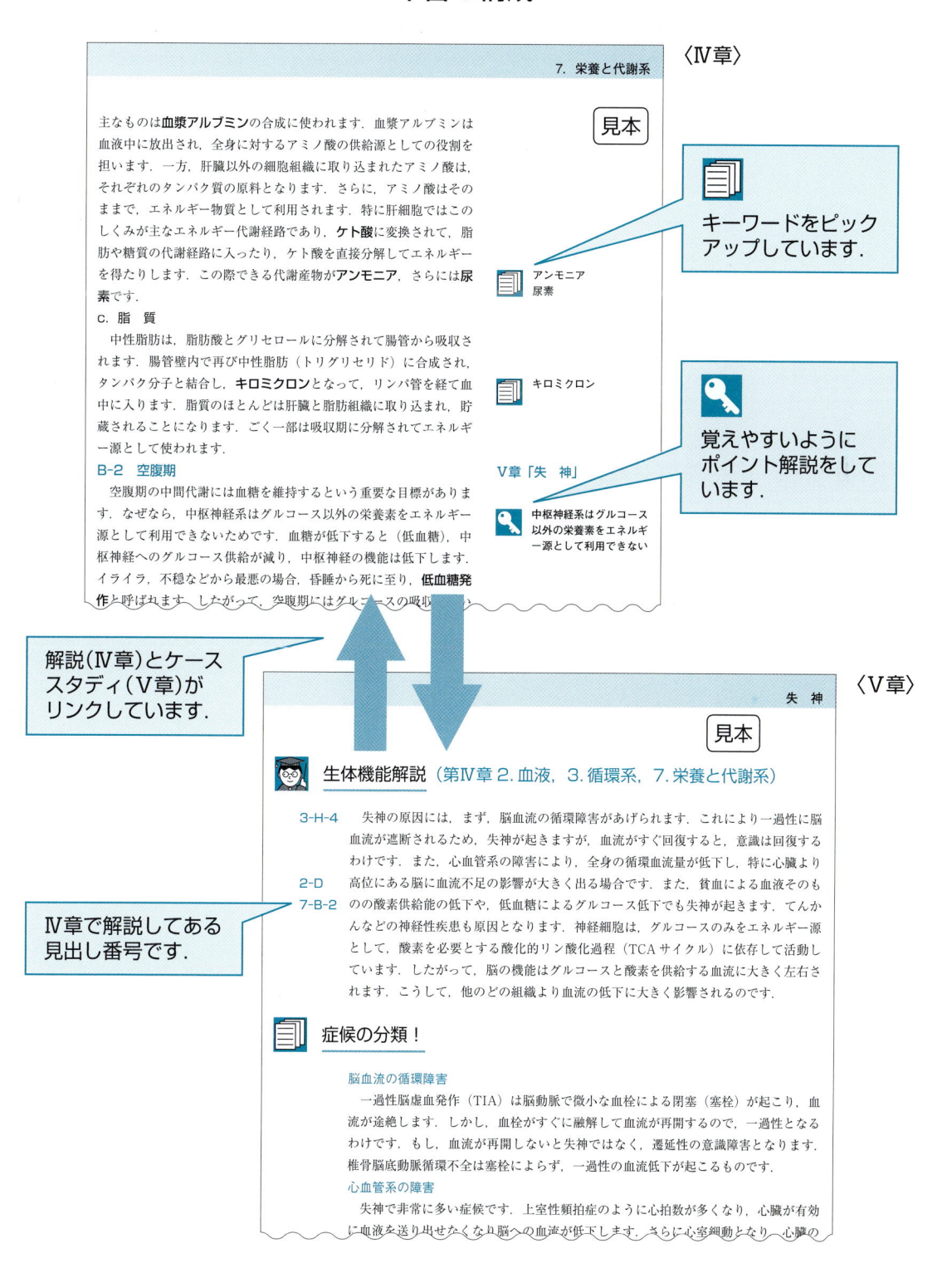

〈IV章〉

[見本]

7. 栄養と代謝系

主なものは**血漿アルブミン**の合成に使われます．血漿アルブミンは血液中に放出され，全身に対するアミノ酸の供給源としての役割を担います．一方，肝臓以外の細胞組織に取り込まれたアミノ酸は，それぞれのタンパク質の原料となります．さらに，アミノ酸はそのままで，エネルギー物質として利用されます．特に肝細胞ではこのしくみが主なエネルギー代謝経路であり，**ケト酸**に変換されて，脂肪や糖質の代謝経路に入ったり，ケト酸を直接分解してエネルギーを得たりします．この際できる代謝産物が**アンモニア**，さらには**尿素**です．

c. 脂 質

中性脂肪は，脂肪酸とグリセロールに分解されて腸管から吸収されます．腸管壁内で再び中性脂肪（トリグリセリド）に合成され，タンパク分子と結合し，**キロミクロン**となって，リンパ管を経て血中に入ります．脂質のほとんどは肝臓と脂肪組織に取り込まれ，貯蔵されることになります．ごく一部は吸収期に分解されてエネルギー源として使われます．

B-2 空腹期

空腹期の中間代謝には血糖を維持するという重要な目標があります．なぜなら，中枢神経系はグルコース以外の栄養素をエネルギー源として利用できないためです．血糖が低下すると（低血糖），中枢神経へのグルコース供給が減り，中枢神経の機能は低下します．イライラ，不穏などから最悪の場合，昏睡から死に至り，**低血糖発作**と呼ばれます．したがって，空腹期にはグルコースの吸収

- アンモニア 尿素
- キロミクロン
- V章「失神」
- 中枢神経系はグルコース以外の栄養素をエネルギー源として利用できない

→ キーワードをピックアップしています．

→ 覚えやすいようにポイント解説をしています．

→ 解説(IV章)とケーススタディ(V章)がリンクしています．

〈V章〉

失 神

[見本]

生体機能解説（第IV章 2. 血液，3. 循環系，7. 栄養と代謝系）

3-H-4　失神の原因には，まず，脳血流の循環障害があげられます．これにより一過性に脳血流が遮断されるため，失神が起きますが，血流がすぐ回復すると，意識は回復するわけです．また，心血管系の障害により，全身の循環血流量が低下し，特に心臓より
2-D　高位にある脳に血流不足の影響が大きく出る場合です．また，貧血による血液そのも
7-B-2　のの酸素供給能の低下や，低血糖によるグルコース低下でも失神が起きます．てんかんなどの神経系疾患も原因となります．神経細胞は，グルコースのみをエネルギー源として，酸素を必要とする酸化的リン酸化過程（TCAサイクル）に依存して活動しています．したがって，脳の機能はグルコースと酸素を供給する血流に大きく左右されます．こうして，他のどの組織より血流の低下に大きく影響されるのです．

→ IV章で解説してある見出し番号です．

症候の分類！

脳血流の循環障害

一過性脳虚血発作（TIA）は脳動脈で微小な血栓による閉塞（塞栓）が起こり，血流が途絶します．しかし，血栓がすぐに融解して血流が再開するので，一過性となるわけです．もし，血流が再開しないと失神ではなく，遷延性の意識障害となります．椎骨脳底動脈循環不全は塞栓によらず，一過性の血流低下が起こるものです．

心血管系の障害

失神で非常に多い症候です．上室性頻拍症のように心拍数が多くなり，心臓が有効に血液を送り出せなくなり脳への血流が低下します．さらに心室細動となり，心臓の

第Ⅰ章

なぜ生体機能学を学ぶのか

生理学をわかりやすくするために

第Ⅰ章　なぜ生体機能学を学ぶのか

生理学をわかりやすくするために

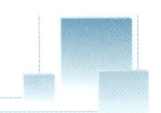

A. 生体機能学とは

　ヒトの身体は生存していくためにさまざまなしくみを併せ持っています．生存のためのエネルギーを得るために食事をし，それを消化吸収し，循環によって栄養を運び，細胞で栄養素を燃焼するために呼吸で酸素を取り入れ，排気ガスである二酸化炭素を出します．食物吸収の残りは排便により出され，細胞代謝の老廃物は尿として出されます．これらのしくみがスムーズに協調するために，神経系や内分泌系が調節を行います．

　生体のさまざまな機能は，究極には生体内の細胞を生存させるためにあるといえるでしょう．この生体の機能を探求する学問の分野を**生理学**といいます．生理学そのものは単に生体の機能を解明するだけでなく，解明された知見をもとに生命そのものの存在の理由を明らかにする学問です．ですから，生理学は生命の理(ことわり)を追求する学問なのです．

　生理学は医学の基礎的分野を形成します．それは，正常な生体の機能を理解しなければ，生体機能の異常である「病気」は理解できないと考えるからです．生体を理解する基礎的学問としては，形態を学ぶ解剖学がありますが，その解剖学の知識に立脚して生体の機能を理解するのが生理学といえます．解剖学は各部位の名前や形を

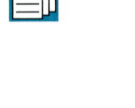

📄 生理学

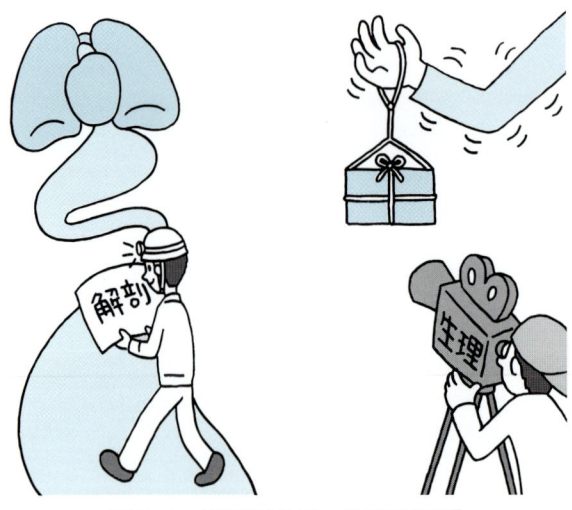

図Ⅰ-1　"解剖は地図，生理は映画"

学ぶ学問ですから，医学における言語学であり，地理学であります．一方，生理学は機能を学びますが，これには「動き」が意識されます．動きは時間の経過を伴いますので，生理学は時間の学問であるといえます（図Ⅰ-1）．

　本書では，生理学といわず**生体機能学**としています．それは，生理学の含む膨大な知識のすべてが臨床医学を志す学生にとって必ずしも必要ではないと考えたからです．臨床医学の基礎となる生理学として，生理学の根本である**生体機能の理解**に焦点を絞って述べることが，臨床を志す学生だけでなく，将来，他の基礎医学の研究者になることを志す学生にも資するものと考えました．生体機能学は生理学のナビゲーターを務める学問であり，生理学と臨床医学の橋渡しを意識した学問です．

📄 生体機能学

B. ホメオスタシスとキネティクス

　生理学の重要な概念として，キャノン（1929）は**ホメオスタシス**（**恒常性**）を提唱しました．すなわち，「変化する環境の中で，生体の生理的平衡（浸透圧，体温，pHなど）が保たれている状態」と定義しました．これは別な言い方をすると，生体では**動的平衡**が成り立っているということになります．動的平衡とは，例えば細胞膜を挟んだそれぞれのイオンは平衡状態ではなく，それぞれの方向にイオンが移動していますが，このイオンの動きの収支決算である静止膜電位は安定している，といったようなことをいいます．

📄 ホメオスタシス（恒常性）
動的平衡

　こうして考えると，生体の維持自体も動的平衡の上に成り立っていることに気づきます．生きているときの身体は長い間にわたって維持されているのに，死んでしまうと途端にその身体は崩壊してしまいます．ではなぜ，死ぬと肉体は崩壊してしまうのでしょうか？それは，物体は崩壊するのが物理的運命だからです．大きな岩もいずれ風化して，小石や砂になります．どんなに堅牢な建築物も長い歴史の間には無傷ではいられません．この崩壊の進行を，物理では**エントロピーの増大**と表現します．生きている肉体が崩壊しないのは，このエントロピーの増大の進行を遅くする（あるいは停止する）ような積極的な作用をエネルギーを消費して行っているためと考えられます．このこと自体が，まさに"生きている"ことなのです．つまり，生命を恒常的に維持するには，積極的なエネルギーの消費が不可欠なのです．生命はエネルギー消費とエントロピー増大の動的平衡の上に成り立っているのです（図Ⅰ-2）．

📄 エントロピーの増大

　生体は化学物質でできており，生体の反応は究極的には化学反応であるといえるでしょう．化学反応では化学平衡を考えることが基

エントロピー増大... 　　　エネルギーで崩壊を防ぐ...

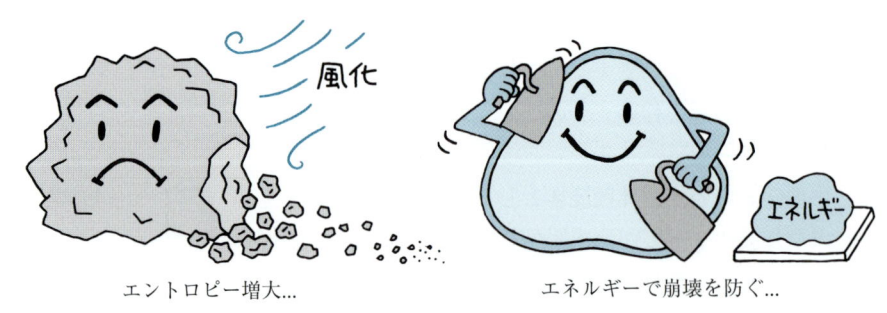

図Ⅰ-2　生命での"動的平衡"

本です．例えば，物質Aと物質Bが結合して，物質ABがつくられ，3者の量の増減がなくなったとき，化学平衡が成立します．

$$A + B \rightleftharpoons AB$$

別の見方をすると，化学平衡は両方向の反応速度（すなわち動態）の釣り合いが取れたところで決まることになります．生体の反応も同じような平衡が成り立つのですから，個々の反応の**キネティクス（動態）**を知ることが，平衡状態を知るカギのはずです．さらに見方を変えると，生体における個々の反応とは臓器機能，細胞機能，分子機能を示しており，その相互反応により生体の平衡が保たれていると考えられます．すると，ホメオスタシスの基本は個々のキネティクスであるといえます．ホメオスタシス自体は見かけ上，静かな安定的なものですが，その内実は実に激しく動いているわけです．キネティクスは時間経過を伴うので，キネティクスを知ることが生体機能学の本質です．

キネティクス（動態）

C. 病気と生体機能（病態生理学）

病態生理学

生体機能学は臨床医学の基礎をなすものといいましたが，これは単に基礎的知識を提供するだけではなく，病気そのものの考え方を形作るものです．なぜなら，生体における個々の反応によって形作られた動的平衡が破綻することが，病気そのものであるからです．日常の診療で一番必要なことは，実際に患者を診察して，その状態を把握することですが，その目的はほとんどの場合，生体の機能を観察し，その変調を知ることにあります．病理検査も生化学検査も画像診断も，とどのつまり，生体の機能を意識して診断されていることに違いはないのです．生体の機能の正確な理解は，何にもまして臨床医学の基礎となるということは明らかです．

解剖学の臨床応用が病理学であるならば，生理学の臨床応用は病態生理学であるといわれています．しかし，旧来いわれていた「病

態生理学」は，あくまでも病気の原因に関するもの，つまり病理学の延長でしかなく，病気の状態にある生体の反応を理解するものではなかったと考えられます．このことは，日常の臨床において病気になっている患者さんの状態を理解せず，疾患のみをみているという批判を生みました．その原因は主として，臨床的な見方でのみ病態生理学が語られていることにほかなりません．生体機能学は，この問題を解決して，生体の反応からみた病態を理解する手段となり得ると考えられます．

　ここで一つの例を出して考えてみます．

　医大生のA君は，朝，アパートの万年床の中で比較的さわやかに目覚めた．よく寝た気がする．のどがカラカラだ．昨夜は友人達とお酒をたくさん飲み，3時頃に帰ってきたわりには，やけにさわやかだ．おかしい．時計をみてすべてを知った．寝坊だ!!
　とりあえずジャージに着替えて，何も口に入れず自転車に飛び乗った．朝練は7時に始まる．もう7時10分だ．全力で自転車をとばし，5分で体育館に着いた．案の定5年生の先輩が来ていて，鬼のような形相でA君をにらむ．「まったく，ポリクリの勉強でもしていればいいのに…」と心の中で叫びつつ，A君はペナルティーの体育館20周のランニングをすぐに始めた．しかし，いつもと違ってすぐに辛くなってきた．2周も走ったころ，急に目の前が暗くなりA君はその場に転倒した．先輩が駆け寄ってきた．彼の貧弱な医学知識でもこれはすぐわかった．心停止だ！

　このエピソードには生体機能学について重要なことが含まれています．
① なぜ"さわやかに"目覚めたのか…
　　→交感神経活動が高まっていたと考えられる．
② なぜ口渇を感じたのだろうか…
　　→大量の飲酒により，バゾプレッシンの分泌が抑制され脱水が進行していたと考えられる．
③ なぜ"目の前が暗く"なったのか…
　　→脳への血流が急激に低下したため，視力を含めた脳機能の低下が起こったと考えられる．

　このようなことを，生体機能学を用いて説明，理解することで，A君の病気をより正確に把握できるようになるのです．第V章には，身近な身体の変調を例に出して，それを生体機能学的にどう理解するか，その思考プロセスを解説してあります．
　生体機能の変調という観点で病態生理学が語られるとき，新しい臨床医学が始まるのです．

第Ⅱ章

細胞の基本機能

1. 細胞機能と生体機能
2. 生体膜生理
3. 骨格筋のしくみ
4. 平滑筋のしくみ

第Ⅱ章　細胞の基本機能

1. 細胞機能と生体機能

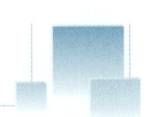

細胞は生物の基本単位です．地球上のあらゆる生物は細胞により構成されています．しかし，個体を構成する細胞の数はさまざまです．一番少ないのは，もちろん細菌や原生動物（プランクトン）などの単細胞生物です．一方で，ヒトやゾウ，クジラなどの無数の細胞から構成される多細胞生物が存在します．しかし，細胞の数は全く違うのに，それぞれ個体として独立して活動しています．このことは，細胞の機能といってもさまざまなものがあることを示しています．単細胞生物は進化の上ではきわめて原始的なものですが，その**細胞機能**はむしろ多彩です．なぜなら，一つの細胞に，生存するためのあらゆる機能が備わっているからです（図Ⅱ-1）．細胞の機能をまとめるとおおむね以下の五つになります．① **力の発生（移動，変形）**，② **物質の分泌**，③ **物質の吸収**，④ **物質の輸送（排除）**，⑤ **物質の合成貯蔵**．これに加えて，細胞自身が生存するために必要な代謝機能（エネルギーの利用），細胞分裂機能があります．単細胞生物では，これらの機能が一つの細胞に備えられています．

　生物，特に動物は進化して，細胞が集団を作り生存する確率を上げ，生物の目的ともいえる「種の保存」を図ります．こうなると，個体の外側に位置する細胞と，個体の中心に位置する細胞の置かれる状況は明らかに異なってきます．外側の細胞は外界に接する分，環境の激変にさらされて破壊される可能性は高くなりますが，細胞の代謝に必要な物質（栄養分や酸素）は得やすくなります．一方，中心にある細胞は環境の変化から守られる利点がありますが，代謝に必要な物質は得にくくなります．なぜなら，物質は，拡散によって中心に到達する前に，外側の細胞に消費されてしまうからです．

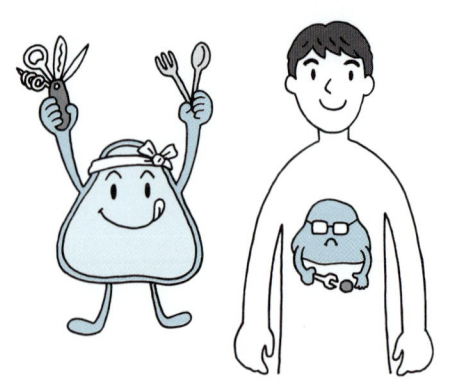

図Ⅱ-1　単細胞生物は万能，多細胞生物の細胞は専門職

例えば，癌組織は無制限に増殖する均質な細胞集団ですが，どんどん増殖して大きくなると，中心の細胞は栄養を得られなくなり，どんどん死んでいきます（壊死層の形成）．この問題を解消するためには，外側の細胞は単に物質代謝を行うだけでなく，中心の細胞に積極的に栄養を供給するような機能を備えなければなりません．例えば，血管系を発達させたりします．こうして，同じ個体の中で，異なった機能を持つ細胞が存在するようになります．これは，個体としての機能を細胞に分担させるやり方で，**機能分化**と呼ばれます．単細胞生物の細胞の五つの機能は，それぞれ機能分化した細胞が分担して専門的に行うようになります．例えば，ヒトの細胞を例に考えると，①力の発生（移動，変形）は筋細胞，②物質の分泌は腺細胞，③物質の吸収は上皮細胞，④物質の輸送（排除）は赤血球や食細胞，⑤物質の合成貯蔵は肝細胞や脂肪細胞，が分担しているといえます．

📄 機能分化

　ヒトなどの多細胞生物の細胞は機能分化しています．この機能分化した数種の細胞をまとめ，特定の機能を示す細胞集団を**組織**といいます．筋組織，腺組織，結合組織などです．これらの組織が組み合わさって，個体の生存に必要な機能を専門的に行う独立した細胞集団を**臓器**といいます．これを，「腸管」という臓器を例にとって説明します．腸管は「食物の消化と吸収」という機能を持っています．これは体のほかの場所では行われません．"消化"は食物塊の運搬，消化液の分泌，双方の撹拌混和という機能要素からなります．"吸収"は腸管壁内への栄養素の取り込み，血管への移動，肝臓への輸送などの機能要素からなります．これらの機能を発揮するために，腸管平滑筋細胞，腺細胞，腸上皮細胞，血管内皮細胞，血管平滑筋細胞，壁内神経細胞などがそれぞれの役割を果たします．臓器の機能は機能分化した細胞機能の組合せにより成り立っているのです．そして臓器の機能を統合したものが，個体の機能ですから，私たちヒトなどの多細胞生物の生体機能のおおもとはやはり細胞機能であるといえます（図Ⅱ-2）．

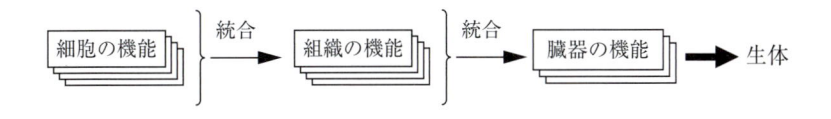

図Ⅱ-2　生体機能の基本は細胞機能

2. 生体膜生理

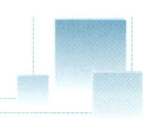

細胞の機能は，分泌，吸収，力の発生など，基本的には細胞の外側の環境に向かって行われることになります．細胞自身を環境から区切っているのは**細胞膜**ですから，細胞機能の大半は細胞膜を介して行われることになります．したがって，生体機能を理解する上で，細胞膜の機能を理解することはきわめて基本的なことなのです．

> 細胞膜
> 生体膜

> 細胞内液は原始海水である

細胞膜の内側と外側は，基本的には電解質水溶液で構成されています．太古の地球上で細胞膜がタンパク質や核酸を内側に置いて外側と区切った時，細胞すなわち生物が初めて誕生したといわれています．細胞が誕生したのは海の中であったので，細胞膜は内側に海水（電解質水溶液）を取り込みます．細胞の外側はもちろん海水です．細胞膜は二つの水溶液を隔てるものなのです．さらに，細胞膜と同じ構造を持つ膜は細胞内にも分布して，小胞体，ゴルジ体，ミトコンドリア，核膜などの**細胞小器官**を構成しています．細胞小器官でもそれぞれの機能を発揮する場はこれらの膜です．こうして細胞を構成し，細胞機能発揮の場所である膜を，**生体膜**と総称します．

A. 細胞膜の構造と機能

> 細胞内液・外液
> 脂質二重層

細胞膜は**細胞内液**と**細胞外液**を仕切っています．両方とも水であるので，仕切るためには水に溶けない物質である必要があります．脂肪，特にリン脂質は親水基と疎水基を同一分子内に持っていて，水溶液に対して親水基を向け，隣り合ったリン脂質同士は疎水基をお互いに向け合って安定します．こうして，リン脂質は薄いフィルムを形作り，それが2枚合わさって**脂質二重層**を形成します．こうして細胞膜が作られます（図Ⅱ-3）．

細胞膜は細胞内部を外界から区切っていますが，ただ区切っているだけではありません．細胞は生存のために物質代謝を行います．したがって，細胞外から酸素や栄養物質を取り入れ，細胞内から外へ二酸化炭素や代謝産物を放出しなければなりません．細胞膜はこれらの物質の移動を阻害せずに細胞内と細胞外を区別しなければなりません．さらに，細胞外環境は激変する可能性がありますが，この変化から細胞内環境を守る必要があります．そのためには細胞外環境の状況を知る必要があります．以上のように，細胞膜には細胞を維持するための重要な機能が備わっています．まとめると，以下の三つになります．①**内環境を保持する**（内と外を区別する），②**物質を取り入れる，物質を放出する**（吸収と分泌），③**外環境の**

> 細胞維持の機能
> ・内環境の保持
> ・吸収と分泌
> ・情報伝達

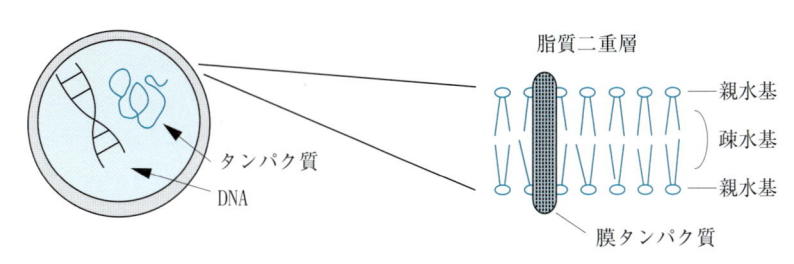

図Ⅱ-3　細胞の概念と細胞膜の構造

情報を知る（**情報伝達**）．これらの機能を一言でいうと，「**透過性のあるバリア**」として働くということです．

物質が"あぶら"である細胞膜を通過するためには，その物質が「水に溶けやすいか否か」が重要です．総じていうと，脂溶性物質は細胞膜をそのまま通過できますが，水溶性物質（極性物質）は分子の極性をキャンセルしなければ，細胞膜の疎水基の反発を受けて通過できません．しかし，細胞の内外は水溶液ですから，細胞膜を通過する物質は，水溶性物質のほうが圧倒的に多いわけです．したがって，水溶性物質が細胞膜を通過するためのしくみが必要になります．

水溶性物質を通過させるなど，細胞膜に課せられたさまざまな機能を発揮するために，細胞膜には**膜タンパク質**が組み込まれています．膜タンパク質は脂溶性のアミノ酸が多く並ぶ部分と水溶性のアミノ酸が多く並ぶ部分を持っています．タンパク分子は，脂溶性の強い部分が膜に接したり，埋め込まれる形で膜に組み込まれていて，**末梢性タンパク質**，あるいは**構築性（膜貫通性）タンパク質**と呼ばれます．

🔑 水溶性物質が細胞膜を通過するためには膜タンパク質の助けが必要

📑 膜タンパク質

B. 細胞内外のイオン環境

細胞の内外側は通常，海水のような電解質水溶液で満たされています．海にすむ動物では細胞外液すなわち海水です．一方，ヒトのように地上で生活している動物は，体の中に細胞外液を保持して，細胞の乾燥を防いでいます．このように私たちヒトの体内には，**細胞外液**と**細胞内液**の二つの体液があります．さらに細胞外液は，血液の液性成分である**血漿**と血管外にあって組織を満たしている**組織液**（あるいは**間質液**）に分けられます．

先に述べた細胞の起源から考えると，細胞内外液はもともと海水であったと考えられます．しかし，細胞内液と細胞外液の電解質の内容は全く異なります（図Ⅱ-4）．細胞外液では陽イオンの主な成分が Na^+ であるのに対して，細胞内液では K^+ が主成分になります．

🔑 ヒトの体内には2種類の海水（細胞内液，細胞外液）がある

📑 血漿と組織液

🔑 細胞外液は Na^+，細胞内液は K^+ が主成分である

第Ⅱ章　細胞の基本機能

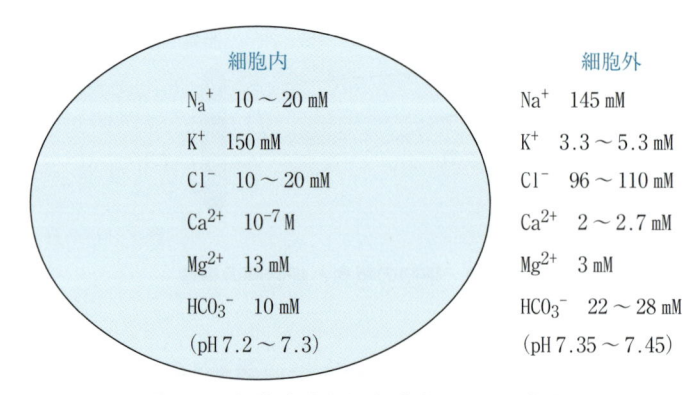

細胞内		細胞外	
Na^+	10〜20 mM	Na^+	145 mM
K^+	150 mM	K^+	3.3〜5.3 mM
Cl^-	10〜20 mM	Cl^-	96〜110 mM
Ca^{2+}	10^{-7} M	Ca^{2+}	2〜2.7 mM
Mg^{2+}	13 mM	Mg^{2+}	3 mM
HCO_3^-	10 mM	HCO_3^-	22〜28 mM
	(pH 7.2〜7.3)		(pH 7.35〜7.45)

図Ⅱ-4　細胞内液と細胞外液のイオン成分

その他のイオンも細胞内外で同じ濃度のものはありません．なぜこのような濃度差が起こったのか，原因ははっきりしません．しかし，細胞内液は細胞が地球に誕生した時の海水，細胞外液は私たちの祖先である両生類が地上に上がった時の海水である，と考えることもできます．それぞれの海水の条件が細胞にとって好適であると考えると，動物はこれを営々と守り続けていることになります．こうして決定された細胞内外のイオン環境は，少なくとも両生類，爬虫類，鳥類，哺乳類においてほとんど共通のものです．さらに，個体の中で比較しても，体内にあるさまざまな細胞において，細胞内液の電解質成分はほとんど変わりません．

🔑 個体の中の細胞の細胞内液電解質成分はほぼ同じ

C. 細胞膜における物質輸送

C-1　細胞膜を透過する輸送形態

細胞膜を水溶液の物質が通過するときには，物理化学の法則に従って動きます．それは，**拡散**，**浸透**，**ろ過**です．**拡散**は，細胞内外の同一物質の**濃度差（濃度勾配）**がある場合，濃いほうから，うすいほうへ移動する動きです．この際の移動しようとする力を**浸透圧**といいます．

📖 拡散
浸透
ろ過
濃度勾配
浸透圧

🔑 浸透圧とは濃いほうからうすいほうへ移る動き（拡散）の原動力

$$P = nRT/V = CRT \tag{1}$$

（P：浸透圧，R：ガス定数，T：絶対温度，V：体積，n：モル数，C：モル濃度）

膜を隔てた溶液に濃度差がある場合，両側の溶液の間に**浸透圧差**が生じ，これが拡散の原動力になります．

$$P_1 - P_2 = (C_1 - C_2) RT \tag{2}$$

浸透は，細胞膜が半透膜として働くとき，溶質の濃度差により水

2. 生体膜生理

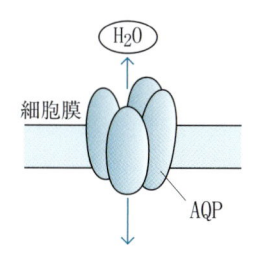

図Ⅱ-5 水チャネル

のほうが移動する場合をいいます．これは拡散と逆の現象です．細胞膜を隔てて濃度差のある溶液があるとき，溶質の移動が可能であれば拡散が起きます．水の移動のみ起きるのであれば浸透となります．浸透は濃度を均一化するように水が移動するので，濃度のうすいほうから濃いほうへ水が移動します．移動する力はやはり**浸透圧**で表現されます．

　いま，細胞膜を水が通過するといいました．しかし，細胞膜は脂質でできているので，元来，水をはじく性質があるはずです．細胞膜を水が通過するためには，特別な装置が必要になります．これを**水チャネル**といいます．水チャネルの実体は，細胞膜を貫通するタンパク質で，**アクアポリン（AQP）**と呼ばれます．このタンパク質は四つ集まって水分子のみ通過できる通路（チャネル）を作り，水は浸透圧差に応じて，両方向に通過させます（図Ⅱ-5）．昔は，漠然と細胞膜は水を通すと考えられていましたが，今は，細胞膜に仕込まれるアクアポリンの数が**水の透過性**を決定していると考えています．

　ろ過は，細胞膜が特定の大きさ以下の分子のみを透過させる現象を指します．まさに，細胞膜がフィルターの役割をしているときです．例えば，タンパク質のような巨大分子は細胞膜を通過しませんが，水やイオン粒子は通過するといった現象があげられます．

　これら物理化学の法則に従った方向に向かって物質が細胞膜を通過することを**受動輸送**といいます．この受動輸送を細胞膜に組み込まれた膜タンパク質を介して**担体輸送**を行う場合（例えば水の輸送）を**促通輸送（促進輸送）**といいます．このほかの促通輸送の例としては，**グルコース輸送体**があげられます．

　細胞膜の輸送では，受動輸送で予想されるのとは逆の方向にあえて物質を輸送することが多くみられます．これは，一見，物理化学の法則に逆らって動いているようにみえます．もちろん，実は物理化学の法則に則っているのですが，複雑なしくみを持つために，単純に**逆方向輸送**しているようにみえるものです．このような輸送を

🔑 浸透は濃度を一均化するように水が移動する現象

拡散は濃度を一均化するように溶質が移動する現象

📄 水チャネル
アクアポリン（AQP）

📄 受動輸送
担体輸送
促通輸送

第Ⅱ章　細胞の基本機能

図Ⅱ-6　上り坂輸送

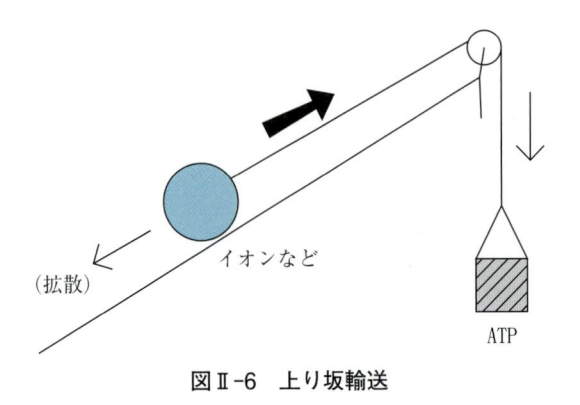

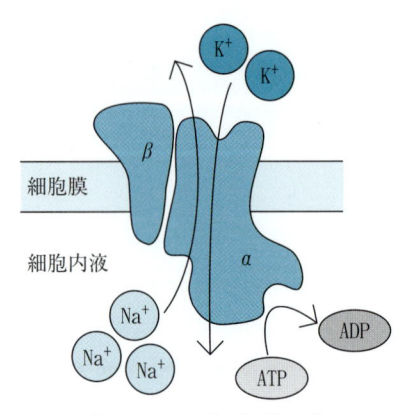

図Ⅱ-7　Na^+-K^+ポンプ

> 能動輸送
> 逆方向輸送
> 二次性能動輸送

> 逆方向の輸送にはエネルギーが必要

能動輸送といいます．能動輸送は，物理化学の法則による輸送の逆方向に輸送を行うために，エネルギーを必要とします．受動輸送を坂を下る球に例えると，能動輸送はエネルギーを使って行う**上り坂輸送**と表現できます（図Ⅱ-6）．能動輸送はやはり細胞膜の**タンパク質（担体輸送）**を用いて行われ，必要なエネルギーは**ATP**により供給されます．能動輸送の典型的な例としては，ATPをエネルギー源としたNa^+-K^+ポンプ（Na^+-K^+-ATPase）があります（図Ⅱ-7）．さらに，能動輸送により形づくられた状況を利用して，上り坂輸送を行う場合があります．この場合，直接的にはエネルギーを利用していませんが，能動輸送に依存していることから，間接的にエネルギーを消費していることになります．これを**二次性能動輸送**といいます．この例としてはNa^+-グルコース共輸送体があります．

C-2　ポンプ，輸送体

a. Na^+-K^+ポンプ（Na^+ポンプ，Na^+-K^+-ATPase）

　先に述べましたように，細胞内液と細胞外液のイオンの濃度には大きな違いがあります．特にNa^+とK^+の内外の差は非常に大きなものです．したがって，拡散，浸透などさまざまな理由により，**濃度勾配**に従って，Na^+は細胞内へ，K^+は細胞外へ移動しようとします．これを放置すると，長い間にはいずれ，細胞内外のNa^+とK^+の濃度は均一となってしまうでしょう．これは細胞にとっては環境の激変を意味し，生存は不可能です．実際，わずかな細胞膜の破綻により細胞が死滅することはよくみられます．したがって，Na^+とK^+の濃度差は，あらゆる細胞において常に保持される必要があるのです．細胞内のNa^+とK^+の濃度を維持するしくみは細胞膜に備わっていて，これを**Na^+-K^+ポンプ**といいます．

> Na^+-K^+ポンプ

　Na^+-K^+ポンプはNa^+を細胞内から細胞外へ，K^+を細胞外から細胞内へ同時に輸送する膜タンパク質です（図Ⅱ-7）．Na^+，K^+と

もに濃度勾配に対して逆輸送を行っています．したがって，エネルギーを必要としイオンの輸送の際同時に起こる ATP の加水分解により，そのエネルギーを得ている能動輸送体です．細胞内にたまった Na^+ を，エネルギーを使って細胞外にくみ出しているので"ポンプ"と呼ばれます．生化学的立場からみると Na^+-K^+ ポンプは Na^+ と K^+ を利用して ATP を加水分解する酵素とみなされるので，Na^+-K^+-ATPase といいます．ATP 分子 1 個を加水分解すると，Na^+ 3 個と K^+ 2 個が交換されるように輸送されます．電荷の輸送でみると，＋電荷が 1 個細胞外へ移動しますので，Na^+-K^+ ポンプの活動は電流を発生させることになります．そこで"起電性ポンプ"とも呼ばれ，膜電位の影響を受けます．

🔑 Na^+-K^+ ポンプの交換比率 $Na^+ : K^+ = 3 : 2$

Na^+-K^+ ポンプは $α$ と $β$ の二つのサブユニットからなるタンパク分子であることがわかっており，その遺伝子配列も解明されています（**図Ⅱ-7**）．Na^+ と K^+ の交換と ATP の加水分解は $α$ サブユニットにおいて行われます．

Na^+-K^+ ポンプについて注意しなければならないことは，Na^+ と K^+ の濃度勾配は，Na^+-K^+ ポンプがつくっているわけではないということです．イオン環境の項（P.11）で述べたように濃度勾配はもともと存在するのです．Na^+-K^+ ポンプはこのもともとある細胞内外の濃度を目標値にしてそれを維持するしくみであるということです．後で述べますように，Na^+ や K^+ の濃度勾配を利用してさまざまな輸送システムが働いていますので，細胞内外の濃度は常に変化し，濃度勾配は減少する傾向があります．したがって，この変動は Na^+-K^+ ポンプにより速やかに是正されなければ，これらの輸送体自体も動かなくなります．つまり，さまざまな細胞膜機能の基盤を維持するのが Na^+-K^+ ポンプなのです．

🔑 Na^+-K^+ ポンプは濃度差を維持する．濃度差をつくるものではない

b．Ca^{2+} ポンプ（Ca^{2+}-ATPase）

Ca^{2+} の細胞内濃度は，細胞外（2 mM 程度）に比べて 1/1,000〜1/100,000 で，1〜0.01 μM です．ということは，強い濃度勾配があるわけで，放置していると大量の Ca^{2+} が細胞内に流入してきます．この Ca^{2+} が積極的に細胞外に放出し，細胞内 Ca^{2+} 濃度を低く維持しているのが **Ca^{2+} ポンプ**です（**図Ⅱ-8**）．Ca^{2+} の逆輸送を行うためのエネルギーはやはり ATP の加水分解によって得られます．このように細胞内 Ca^{2+} 濃度がきわめて低く保たれていることを利用して，Ca^{2+} を細胞機能開始のシグナルとなります．つまり，細胞の外側からわずかな Ca^{2+} が流入しても，細胞内濃度は急激に上昇するので，これを引き金にして Ca^{2+} 依存性の酵素などを活性化させ，細胞機能を発揮するしくみです．具体的な例として，受精卵

📄 Ca^{2+} ポンプ

第Ⅱ章　細胞の基本機能

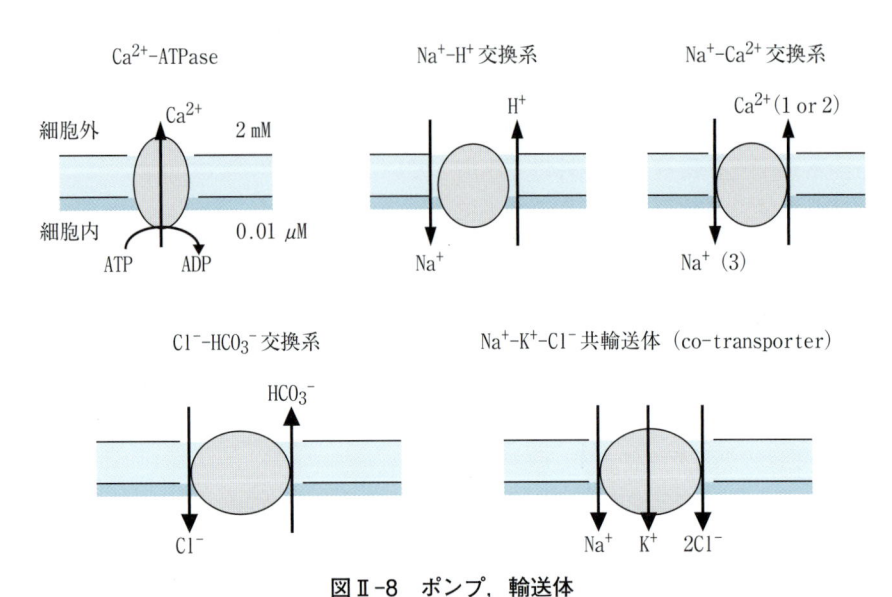

図Ⅱ-8　ポンプ，輸送体

の活性化，筋細胞の収縮，腺細胞の分泌などでこのしくみが使われています．したがって，通常は Ca^{2+} ポンプで細胞内 Ca^{2+} 濃度を低く保ち，また Ca^{2+} の流入後は，濃度を元に戻すために，Ca^{2+} ポンプが働いています．

c. Na^+-H^+ 交換系

　細胞は，生存のために酸素を消費して，グルコースなどのエネルギー物質を分解してエネルギーを得ています．また，生体物質の生成，分解を常に行っています．これらの物質代謝は酸性物質を生成します．したがって，細胞内液は常に酸性の方向に傾く傾向を示します．細胞のさまざまな機能はタンパク質である酵素，受容体，構造タンパク，輸送体の働きによっていますが，これらのタンパク質は酸性条件にさらされると，変性を起こし，失活してしまいます．これはすなわち細胞の死を意味します．したがって細胞の代謝活動によって生じる酸，すなわち H^+ は速やかに細胞外に排出され，細胞内の pH は 7.2 程度に維持されなければなりません．細胞内の H^+ を排出し，細胞内 pH を一定に保つしくみとして **Na^+-H^+ 交換系** があります（図Ⅱ-8）．Na^+-H^+ 交換系は，Na^+ の濃度勾配を利用して，Na^+ が細胞内に流入する力をシーソーのように使って H^+ を細胞外に排出します．交換の比率は H^+ 1分子に対して Na^+ 1分子で，電荷の移動は起こりません．このしくみは直接は ATP を消費せず，Na^+ の濃度勾配が原動力です．Na^+ の濃度勾配は Na^+-K^+ ポンプによって維持されているので Na^+-H^+ 交換系は，**二次性能動輸送** であるといえます．

Na^+-H^+ 交換系

細胞内 pH は 7.2～7.3 で，細胞外の pH（7.35～7.45）よりやや酸性である．これは酸性の代謝産物が常に作られているためと考えられる

d. Na^+-Ca^{2+} 交換系

　Na^+ の濃度勾配を利用する二次性能動輸送として，もう一つ重要なものに **Na^+-Ca^{2+} 交換系**があります．これは Na^+ の濃度勾配を利用して，細胞内の Ca^{2+} を排出するしくみです．細胞内 Ca^{2+} 濃度を低く保たなければならないことは，Ca^{2+} ポンプのところで説明した通りですが，Na^+-Ca^{2+} 交換系は Ca^{2+} ポンプと同じ役割を持っています．では，なぜ2種類のしくみがあるのでしょうか．その理由に二つのことが指摘されています．一つは，作動する細胞内 Ca^{2+} 濃度が異なるということです．Ca^{2+} ポンプは細胞内 Ca^{2+} 濃度が $1\,\mu M$ 以上になると作動するといわれていますが，Na^+-Ca^{2+} 交換系はもっと低濃度で作動するので，細胞内がより低濃度である必要がある細胞（心筋細胞など）に存在します．さらに，Ca^{2+} ポンプに比べて，直接的にエネルギー消費をしない分，交換反応が速く，心筋収縮など急速な Ca^{2+} 濃度上昇にいち早く対処できると考えられます．Na^+-Ca^{2+} 交換系の交換比率は，細胞の種類によって異なっており，Na^+ 3分子に対して Ca^{2+} が1分子で交換されるものと，2分子で交換されるものの報告があります．3対1の交換の場合，Na^+ の移動方向に＋電荷が一つ移動することになり，電流が発生します．3対2の場合は，電荷の移動方向は反対に Ca^{2+} の移動方向になります．したがって，Na^+-Ca^{2+} 交換系は膜電位に強く影響を受け，また，電流を発生させることから，逆に膜電位を変化させます．Na^+-Ca^{2+} 交換系は細胞膜を9回貫通する膜タンパク質で構成されます（図Ⅱ-8）．

e. Cl^--HCO_3^- 交換系

　先に細胞内の酸性化を防止する Na^+-H^+ 交換系を示しました．もちろん細胞内のpHは逆にアルカリ性に傾くこともあります．細胞がアルカリ化すると，やはりタンパク質は変性・失活して，ついには細胞死となります．細胞内でのpH緩衝を行っているのは，タンパク質と HCO_3^- です．HCO_3^- は H^+ と結合して H_2CO_3 を作り H^+ 濃度を減らす作用があり，pHを上昇させます（アルカリ化）．そこで HCO_3^- を細胞外に放出すれば，アルカリ化が防げるわけです．しかし，細胞外の HCO_3^- 濃度は $25\,mM$ 程度で，細胞内濃度（$10\,mM$）より大きく，HCO_3^- を上り坂輸送しなければなりません．この輸送の原動力は Cl^- の濃度勾配です．Cl^- の細胞外濃度はおおむね $110\,mM$，細胞内は $5\sim30\,mM$ であり，Cl^- は細胞内に流入しようとしています．こうして，**Cl^--HCO_3^- 交換系**は HCO_3^- と Cl^- を交換して輸送することで，細胞内のアルカリ化を防いでいます．

Na^+-Ca^{2+} 交換系

細胞内 Ca^{2+} 濃度
$1\,\mu M$ 以上：Ca^{2+} ポンプによる排出
$1\,\mu M$ 以下：Na^+-Ca^{2+} ポンプによる排出

HCO_3^- は細胞内外の溶液をアルカリ化する

Cl^--HCO_3^- 交換系

表Ⅱ-1　グルコース輸送体

タイプ	局在	機能・特徴
グルコース輸送体（GLUT）		
GLUT 1	多くの細胞	一般的な細胞内への輸送
GLUT 2	腸，腎臓，膵臓	消化管吸収，腎での再吸収
GLUT 3	神経細胞	中枢神経への供給
GLUT 4	筋，脂肪細胞	インスリンによる調節
GLUT 5	小腸，腎臓	フルクトース輸送
GLUT 6	（遺伝子のみ発現なし）	
GLUT 7	肝臓	小胞体のグルコース輸送
Na^+-グルコース共輸送体（SGLT）		
SGLT 1	小腸，腎尿細管	Na^+ 2個と共役
SGLT 2	腎尿細管	Na^+ 1個と共役

f. Na^+-K^+-Cl^- 共輸送体

これは主に Na^+ と Cl^- の濃度勾配を利用して K^+ を細胞内に導くしくみです．輸送比率は Na^+ 1分子，K^+ 1分子，Cl^- 2分子で，結果的に電気的には中性になります．この輸送系はこれらのイオンを細胞内に導くことで溶質を増やし，浸透圧変化により水を細胞内に導きます．こうして細胞内液の量そのものを調節し，細胞容積を調節することが目的であると考えられています．

g. グルコース輸送体

グルコースなどの単糖類は細胞活動の維持に不可欠なエネルギー物質です．しかし，グルコースは水溶性物質であるので，そのままでは細胞膜を通過できません．そこで，グルコースを輸送する担体が必要となります．グルコースは常に細胞内で消費されていますから，細胞外から細胞内に向かって常に濃度勾配があります．したがい，グルコースの輸送は促通輸送の形態となります．

🔑 グルコースの濃度勾配は細胞内で低い

📄 グルコース輸送体（GLUT）
Na^+-グルコース共輸送体（SGLT）

グルコースの輸送は，細胞に必須になるので，あらゆる細胞に**グルコース輸送体**が存在しますが，その種類はさまざまです．まず，グルコース輸送体は，Na^+ の輸送と共役する **Na^+-グルコース共輸送体（SGLT）** と，グルコース単独の促通輸送を行う**グルコース輸送体（GLUT）** に分かれます（表Ⅱ-1）．このうち **SGLT** は，Na^+ の濃度勾配を利用してグルコースを細胞内に導くものです（図Ⅱ-9）．水溶液中のグルコースは負イオンとなり，そのままでは電荷が邪魔になって細胞膜を通過しにくいのですが，Na^+ と一時的に一緒にすることでこの電荷をキャンセルして，輸送を促進するしくみです．この方法はグルコースの濃度勾配の有無にかかわらず，Na^+ の濃度勾配の方向に輸送できる利点があります．Na^+ の濃度勾配に依存していますから，二次性能動輸送でもあります．グルコース1

🔑 SGLT ならばグルコースの上り坂輸送が可能

2. 生体膜生理

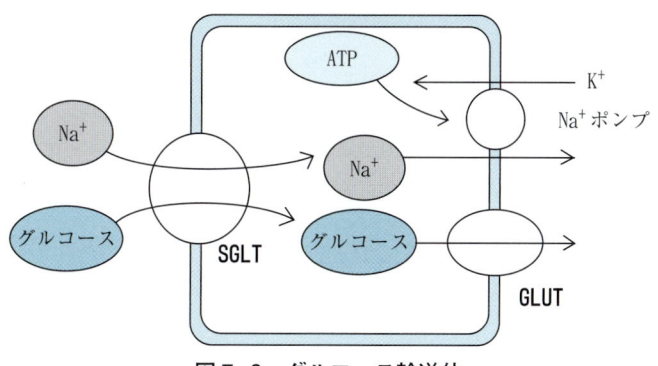

図Ⅱ-9 グルコース輸送体

分子と共役する Na^+ の数が2個であるのを **SGLT 1**, 1個であるのを **SGLT 2** と呼びます.

一方, **GLUT** はグルコースを単独で輸送するしくみでグルコースの濃度勾配を原動力にする, 促通輸送体です. これまで五つのサブタイプがあることがわかっていますが, このうち **GLUT 4** はインスリンの作用により活性が調節されていて, 生体の糖利用において重要な役割を果たしています (P.251).

h. アミノ酸輸送体

細胞の構造や機能を担うタンパク質を構成するアミノ酸は, 細胞にとって必要不可欠な栄養素であり, 細胞に対して潤沢な供給が必要です. アミノ酸は水溶液中ではイオン化しています. しかし, アミノ酸に含まれるアミノ基とカルボキシル基はそれぞれ＋と－の電荷を帯びるため, 側鎖の性質によっては, 中性アミノ酸, 酸性アミノ酸, 塩基性アミノ酸に分かれます. つまり, 中性アミノ酸といえども電荷を帯びていますから, そのままでは細胞膜を通過できません. そこで, **アミノ酸輸送体**が必要になります. 中性アミノ酸に対する輸送系はA系, L系, ASC系の三つがあることがわかっています. このうち, A系とASC系は Na^+ の濃度勾配を利用した共輸送体です. つまり, 二次性能動輸送となります. 一方, L系は Na^+ の濃度勾配に依存せず, 促通輸送と考えられます. 塩基性アミノ酸は y^+ 輸送体といわれるもので輸送されます. 詳細はわかりませんが, 促通輸送体のようです. 酸性アミノ酸では X^-_{AG} 輸送体が働きます. これは Na^+ の濃度勾配による二次性能動輸送です. これは, 中枢神経細胞の神経終末に存在しており, 神経伝達物質であるグルタミン酸やアスパラギン酸の再取り込みをする重要な役割を担っています.

アミノ酸輸送体

C-3 イオンチャネル

細胞膜の内外には大量のイオンが常に存在しています. 細胞膜は

第Ⅱ章　細胞の基本機能

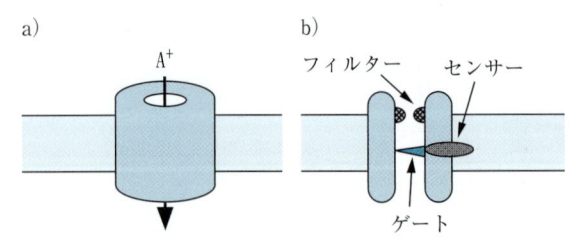

図Ⅱ-10　イオンチャネル

膜のイオン透過性

脂質でできていますので，イオンは通過できないはずです．しかし，イオンは何らかの形で膜を通過し得ることは古くから知られていました．これを「**膜のイオン透過性**」と表現します．このイオン透過性によりイオンは移動するので，先に述べた Na^+-K^+ ポンプをはじめとする輸送体が働いて細胞内外のイオン環境は保持されます．では，イオンはどのようにして膜を透過するのでしょうか．放射性同位元素（アイソトープ）を使った研究などで，細胞膜を透過するイオンの量や動態を観察したところ，水溶液中の溶質が単純に拡散現象で広がっていくと仮定して予想した結果と，実際の測定結果がよく一致することがわかりました．つまり，イオンが膜を透過するのは，**濃度勾配に従って拡散により通過する**というわけです．これはまさしく**受動輸送**です．このことは，細胞膜自体や，それに組み込まれたポンプ・輸送体などが積極的にイオン粒子に働きかけをしているのではないということを意味します．つまり，細胞膜に水で満たされた小さな通路が無数に開いて，そこをイオンが自由に通過できると考えれば説明できるわけです．脂質である細胞膜に水の通路が安定的に存在するためには，通路に"壁"が必要です．イオンを透過させる細い通路の壁を作る役割の膜タンパク質を**イオンチャネル**といいます（図Ⅱ-10 a））．

イオンチャネルはイオン粒子の拡散の動きに影響を与えない単なる通路である

イオンチャネル

a．イオンチャネルの役割

イオンチャネルは細胞膜においてイオンを**受動輸送する輸送体**とみなすことができます．つまり濃度勾配に従った形のイオンの輸送に関与します．例えば，腸管上皮細胞や尿細管上皮細胞など，細胞が管腔側と血管側の双方に接している場合，両側の細胞膜の性質は異なります（極性があるといいます）．こういう場合，血管側に Na^+-K^+ ポンプがあると，管腔側に Na^+ を通過させるイオンチャネル（Na^+ チャネル）を置くだけで，Na^+ を血管へ輸送できます．このようなイオンチャネルの輸送能力を使うと，他の輸送体のために強制的に変化させられた細胞内外のイオン濃度を，濃度勾配に従いながら元に戻すことができます．さらに，特筆すべきことは，イオ

イオンチャネルの役割
・生体信号
・受動的イオン輸送
・細胞内外環境の回復

20

ンチャネルをイオンが通過するときには，電荷の移動を伴うわけですから，細胞膜の内外の間に電流が流れることになります．この膜電流による電気的変化が細胞における信号として使われます．すなわち**活動電位**です．これらの役割を担うイオンチャネルは，細胞内外のイオン濃度勾配のみを利用していますので，① エネルギー消費が最小限，② 拡散によるので速い反応を起こすことができる，③ イオンの大量輸送が可能，などの利点があります．

b. イオンチャネルの特徴

イオンチャネルはイオンを通過させることのできる膜タンパク質です．その**通路（ポア）**は水で満たされていると考えられます．このイオンチャネルにはいくつかの特徴があります（図Ⅱ-10 b））．まず，イオンチャネルの種類によって通過させるイオンの種類が決まっていることです．これを**イオン選択性**といいます．例えば，Na^+ のみを通過させる Na^+ チャネル，K^+ のみを通過させる K^+ チャネルなどがあります．イオン選択性を決定する構造として**フィルター**が想定されています．そして，イオンチャネルをイオンが通過する時としない時があることが，膜電流の測定から明らかにされています．つまり，通路に**ゲート（関門）**があり，これが開閉することでイオンが通過するかどうかが決められると考えられます．ゲートの開閉が膜電位によって決定される場合，この性質を**電位依存性**といいます．一方，さまざまな生理活性物質や細胞内情報伝達物質，他のイオンなどによってゲートの開閉が決定される場合，これを**リガンド依存性**といいます．ゲートの開閉を決定する電位やリガンドを感知する部分がイオンチャネルにあることになり，これを**センサー**と呼びます．

c. イオンチャネルと細胞膜の電気特性

イオンチャネルをイオンが通過すると，細胞膜を隔てた細胞内液と細胞外液の間で電荷が移動したことになります．つまり，細胞内と細胞外に電極を置くと電流として測定できるわけです．これを**膜イオン電流**と呼びます．逆に電流が流れることから，細胞膜の内外に電位差がある（電圧がかかっている）とみなせます．つまり**膜電位**があると考えるわけです．

先に述べましたように（P.4），細胞膜は脂質二重層でできています．水に接しているところは親水基が並んでおり，電気を帯びやすくなっています．一方，膜の中心部分は疎水基で占められており，電荷が通過できません．電気的に考えると，細胞膜は不導体の薄膜を導体の薄膜で挟んだ状態とみなせます．これはまさしくコンデンサです（図Ⅱ-11）．コンデンサは電気を貯めることができます．

イオンチャネルの利点
- エネルギー消費が最小限
- 速い反応
- 大量輸送

活動電位

ポア（pore）
イオン選択性
フィルター
ゲート
電位依存性
リガンド依存性
センサー

膜イオン電流
膜電位

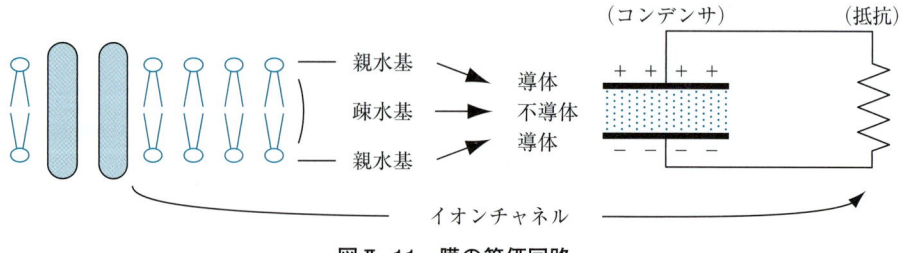

図Ⅱ-11　膜の等価回路

　そのしくみは，導体内にある電荷が，薄膜を越えて反対側の導体に電磁気力を及ぼし反対極の電荷を引き寄せ，この結果，電荷同士が薄膜を挟んで引き合い，固定されて電気が貯められることになるというものです（図Ⅱ-11）．したがって，細胞膜は電気を貯めることができます．一方，イオンチャネルはイオンを通過させることで膜電流を生じますので，電気抵抗になぞらえることができます．こうして，膜は電気的にはコンデンサと抵抗の並列回路とみなせます．これを**膜の等価回路**といいます（図Ⅱ-11）．

　イオンチャネルを通過し細胞内液に入った電荷は，そのまま漂っているのではありません．なぜなら電解質溶液は，＋電荷の量と－電荷の量が原則的に同じで，電気的には中性が保たれるからです．では，流入した電荷はどこへ行くのでしょう．それは，膜のコンデンサ成分の充電に使われることになります．つまり，膜は帯電するけれど，細胞内液は電気的中性のままというわけです．細胞外液についても全く同じことがいえます．帯電した細胞膜は，充電されたコンデンサと同じように，二つの導体の間に電位差が生じます．すなわち**膜電位**です．これをコンデンサの式で表すと以下のようになります．

$$Q = C \cdot V \tag{3}$$
$$I = C \cdot dV/dt \tag{4}$$

ここで，Q は膜に貯められた電気量，C は膜の電気容量，V は膜電位，I はイオン電流を示します．式(4)は式(3)の微分形で，I は dQ/dt と同じです．

　膜の等価回路をみていると，イオン電流の方向によって膜の充電のされ方が変わりますので，膜電位は変化することがわかります．元来，細胞は内側が－に帯電していますが，これを膜が**分極**していると表現します（図Ⅱ-12）．細胞の内側に向かって電流が流れるのを**内向き電流**といいますが，これにより膜の内側に＋電荷，膜の外側に－電荷が貯まります．これにより膜電位は正の方向に動きま

（左欄メモ）
- 膜の等価回路
- 細胞内外液自体は電気を帯びない．電気は膜に貯められる
- 内向き電流
- 外向き電流
- 脱分極
- 過分極

2. 生体膜生理

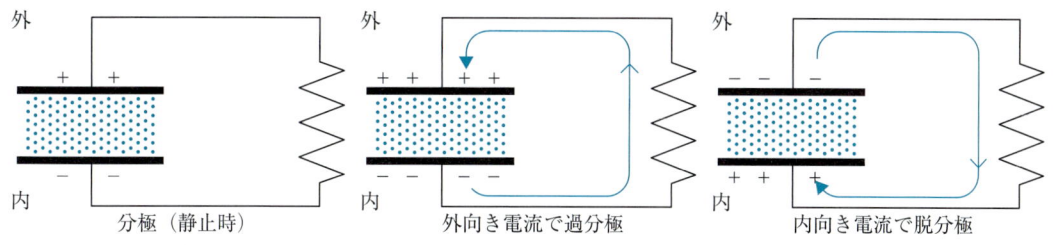

図Ⅱ-12　膜の分極状態と膜電流

す．これにより膜は分極している状況が弱くなり，0 mV に近づいていくので，**脱分極**と呼ばれます（帯電が逆転することも脱分極と呼ばれます）．一方，**外向き電流**が流れる場合は，膜の内側に＋電荷が充電されるので，さらに分極が進んだことになり，膜電位は負の方向に動きます．これを**過分極**と呼びます．では，実際に電位を測ってみましょう．

　ガラス管を熱して引き伸ばすと，先端がとがった管ができます．これに電解質溶液を詰めて，電圧計につなげ**ガラス微小電極**を作ります（**図Ⅱ-13**）．この微小電極を細胞内に刺し込んで，細胞外に置いた電極との間で電圧を測定します．すると，あらゆる細胞で電位が測定されます．この電位は，細胞膜を破壊すると途端に消失することから，細胞膜が細胞内外を区切っていることにより生じることがわかり，膜に起因する電位ということで**膜電位**と呼ばれます．膜電位の電気的な実態は，先に述べたコンデンサとしての性質です．膜電位は細胞の種類により一様ではありません．これは，後で述べるように膜のイオンチャネルの分布状況の違いによります．

d. 膜電位固定法とパッチクランプ法

　イオンチャネルを通過するイオン電流を測定するために，電流計を微小電極に付けて測ることが考えられますが，これはうまくいきません．なぜなら，こうして測られる電流（I_m）は膜の等価回路から明らかなように，コンデンサ成分の電流（I_c）と抵抗成分の電流（イオン電流：I_i）の合計のみを測定してしまうからです．

$$I_m = I_c + I_i = C \cdot dV/dt + I_i \tag{5}$$

　さらに，イオン電流は常に膜を充電しますので，コンデンサに電流が流れ，これにより膜電位自体が時々刻々変化していきますので，電流と電圧の正確な関係を見いだすことはできません．したがって，イオン電流を測るためにはひと工夫必要になります．式(5)で，コンデンサ成分（$C \cdot dV/dt$）を 0 にできれば，測定される電流はすべてイオン電流であるといえます．そこで，**膜電位固定法**が考えだされ

内向き電流→脱分極
外向き電流→過分極

細胞膜を破壊すると，電荷の移動が自由になり，内外の電荷が互いにくっついて"ショート"するので電位が消失する

膜電位固定法
(voltage-clamp 法)

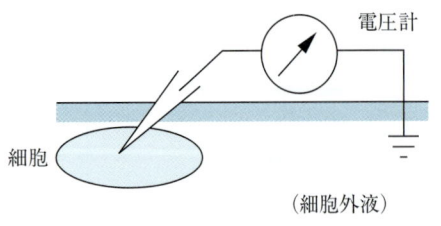

図Ⅱ-13　微小電極法による膜電位測定

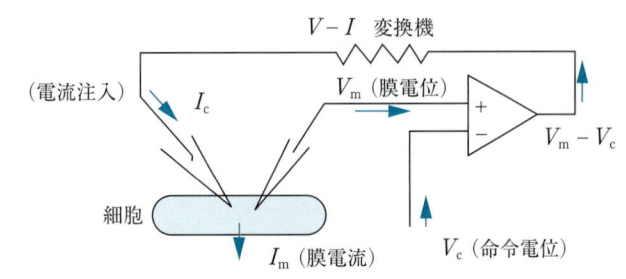

図Ⅱ-14　膜電位固定法の原理

🔑 膜電位を固定し，一定となれば，電位の変化率である dV/dt は 0 となり，式(4)よりコンデンサへの電流はなくなる

ました．膜電位が一定であれば，dV/dt は"0"になりますから，イオン電流だけを測定できるわけです．しかし，イオン電流が流れれば，本当は膜電位は変化するはずです．そこで，流れたイオン電流と同じ量で極性が逆の電流を細胞に注入できれば，イオン電流を"帳消し"にできますので，膜電位は一定の値に固定できるはずです．この考え方で電気的な**フィードバック回路**（**帰還回路**）を組み込んだ増幅器が作られました．

　一番理解しやすい**二電極法**の回路上でもう一度原理を説明してみます（図Ⅱ-14）．まず第1の電極で膜電位（V_m）を測定します．一方からは，実験者が任意に決める**命令電位**（V_c）を入力します．差動アンプにより，V_m と V_c の差を算出し出力します．出力の先に細胞膜全体の抵抗値に近い抵抗（V–I 変換機）をつけると，V_m–V_c に対応する電流となって出力されます．V_c は任意の値ですから，V_m と必ず一致するわけではありませんので，この差動アンプは電流を出力します．この電流（I_c）を第2の電極で細胞膜へ注入すると，V_m–V_c の分をキャンセルするだけの電位変化を起こすはずです．これらのことは，回路のスイッチを入れた瞬間に起こりますので，V_m は V_c となります．この V_m の時，ゲートが開くイオンチャネルが存在すると，イオン電流（I_m）が流れます．この I_m は電位 V_m を変化させようとしますが，その膜電位の変化分は，常に差動アンプで検知されますので，I_m と同じ量の I_c が注入され，膜電位の変化はたちまちキャンセルされ，膜電位は V_c に固定されます．このとき，I_m と同じ量の I_c が回路を流れていることが重要です．回路の中に電流計を置けば，I_c は簡単に測れますが，それは I_m の量を示していることになります．I_m が**外向き電流**である場合は，細胞から＋電荷が逃げていくので，I_c は細胞内に注入される電流となります．これを**＋の電流**として表示します．逆に**内向き電流**の場合は，＋電荷が細胞に入ってくるので，キャンセルするためには，I_c は細胞から電極の方向に電流を流すことになります．つまり

🔑 膜電流は回路内で間接的に測定される

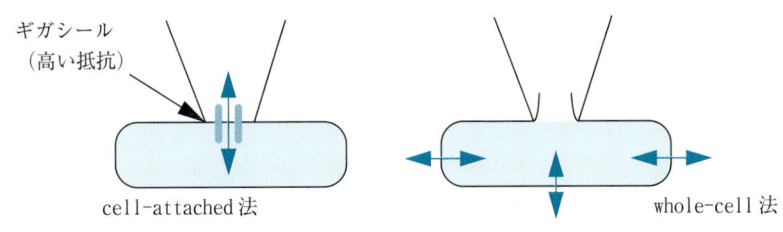

ギガシール
（高い抵抗）

cell-attached法　　　　whole-cell法

図Ⅱ-15　パッチクランプ法

一の電流として表示します．こうして，膜電位固定が成立していると，直接，膜電流を測定しなくても，回路を流れる電流を測定すれば，それを膜電流とみなすことができるわけです．膜電位固定法は，膜電流を測定する方法です．膜電位固定法にはほかにもいろいろな測定方法がありますが，いずれも原理は同じです．最近は後で述べるパッチクランプ法が主流ですが，この場合，第1の電極と第2の電極を共通にしています（一電極法）．

🔑 膜電位固定法は膜電流を測定する方法

膜電位固定法を使うと，任意の V_c に対してイオン電流 I_m を測定できることになりますので，V_c を変えることで，測定しているイオン電流の膜電位に対する流れ方の変化を測定できます．これを**電流-電圧特性**といいます．

📄 電流-電圧特性（I-V relationship）

微小電極を使った膜電位固定法は，細胞に電極を刺入するので細胞に対する障害性が大きく，また，細胞全体の電流を測定できますが，細胞膜の小部分の電流を測定するのには適していませんでした．また，イオン電流の最小単位はイオンチャネル分子1個を通過するイオン電流ですが，それを直接測定できれば，イオンチャネルに対する理解は飛躍的に進むと期待されました．これらの問題を解決したのが，NeherとSakmann（1976）が発明した**パッチクランプ法**です（図Ⅱ-15）．パッチクランプ法は直径数 μm の筒状のガラス電極（**パッチ電極**）を使います．この電極を一電極式膜電位固定用増幅器に取り付けます．パッチ電極の先端を測定する細胞の表面に押し当てます．さらに電極内に吸引による陰圧をかけ，電極の先端に囲われた細胞膜（**パッチ膜**）を吸引します．こうすると，電極の先端のガラス部分とパッチ膜が密着し，ガラスとパッチ膜の間の隙間は水分子の直径以下となり，隙間の電気抵抗は $G\Omega$（$10^9\Omega$）のレベルとなり，測定信号のノイズが急速に小さくなります．この密着状態を**ギガシール**といいます．ギガシールが成立すると，それまで，ノイズの中に隠れていた矩形信号が観察できるようになります（図Ⅱ-16）．これが，1個のイオンチャネル分子を通過するイオン電流で，**単一チャネル記録**といいます．また，細胞に電極を密着させた記録法なので，**cell-attached法**ともいいます（図Ⅱ-15）．この

📄 パッチクランプ法

📄 ギガシール

🔑 単一チャネル記録はタンパク分子1個の機能を直接観察する方法

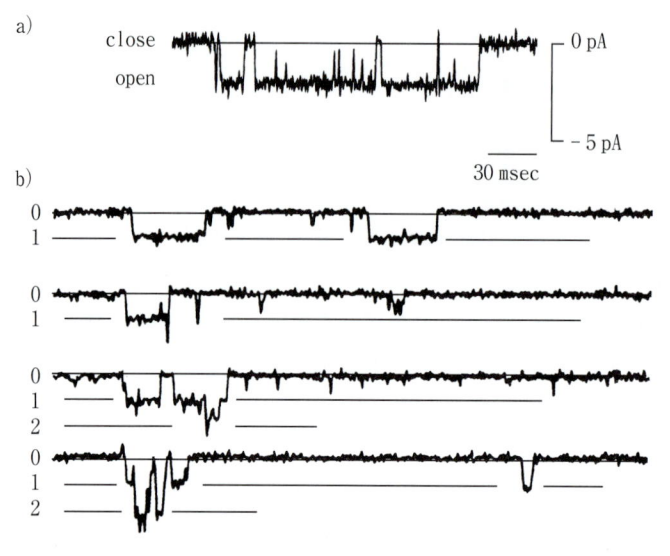

図Ⅱ-16　イオンチャネルの電気的特性

状態でさらに吸引を強めると，パッチ膜が破壊され，電極内液と細胞内液が交通する形になり，電気的には微小電極を細胞内に刺入したのと同じになります．このとき，細胞内はギガシールのおかげで保護され，単一細胞の膜全体の膜電流を長時間にわたって安定的に記録できます．これを **whole-cell 法**といいます（図Ⅱ-15）．また，cell-attached の状態から電極を引き上げて，パッチ膜を細胞から切り離すことができます．こうすると，単一チャネル記録をしながら，パッチ膜の細胞内液側に任意の溶液を置いたり，薬物を投与でき，イオンチャネルの働きを研究できます．これを **inside-out（裏返し）法**といいます．

単一チャネル記録
（cell-attached 法，inside-out 法）
whole-cell 法

e. イオンチャネルの電気的特性

パッチクランプ法により単一チャネルを流れる電流を観察すると，いくつかの特徴に気づきます．まず，膜電位を一定にしているのに，チャネルを電流が流れたり流れなかったりすることです．つまり，ゲートが開閉することです．また，電流が流れているとき，つまりゲートが開いているときは，同じ値の電流を示すことです（図Ⅱ-16）．この電流量を**単位電流量**といいます．もしパッチ膜内にチャネルが2個あれば，単位電流量の1倍と2倍の電流レベルが観察され，3個のときは，1倍と2倍と3倍の電流レベルが観察されます．このことから，同一種のイオンチャネルの単位電流量は決まっていることがわかります．また，電流のレベルの変移はほぼ瞬間的に起こっており，電流信号は矩形を示します．これは，ゲートが**開状態**と**閉状態**の2通りしかとれないことを示しています．

単位電流量
（unit amplitude）

イオンチャネルは開状態と閉状態の2通りしかとれない

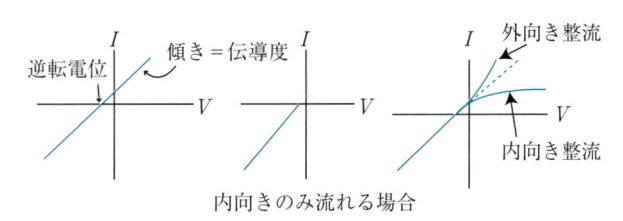

図Ⅱ-17　イオンチャネルの電流電圧特性

　固定している膜電位を任意に変えて，チャネルの活動を観察すると，単位電流量が膜電位によって変化することがわかります．これにより単位電流量と膜電位の電流-電圧特性を求めると，ほぼ直線となります（図Ⅱ-17）．この直線の傾きは電流／電圧で，電流の流れやすさを示す**伝導度**（**コンダクタンス：G**）であり，単一チャネルの伝導度であるので**単位伝導度**といいます．この値はタンパク分子であるイオンチャネル分子の固有の性質と考えられ，イオンチャネルの分類にも利用されています．電流-電圧特性をみていると，ほとんどのものが原点を通らずに，いろいろな電位で電流が"0"になっています．この電位のことを**逆転電位**といいます．逆転電位は，後で述べる細胞内外のイオンの濃度分布によって決まる，各イオンの**平衡電位**であることが大半です．平衡電位はそれぞれのイオンで特有の値をとりますので，逆転電位があるイオンの平衡電位と一致するということは，そのイオンのみがイオンチャネルを通過できるということを意味しています．つまり，逆転電位は，チャネルの**イオン選択性**を反映する数値なのです．

　イオンチャネルが単純に電位に応じて電流を流すのであれば，伝導度は一定で電流−電圧特性は直線になります．しかし，チャネルの種類によっては，伝導度が電位によって変化します．そうなると電流電圧特性は曲線になります．典型的なのは，外向き電流が流れるときの伝導度が，内向き電流が流れるときの伝導度に比較して小さくなるものです．全体では"内向き電流が流れやすい"とみなせるので，**内向き整流特性**といいます．この特性を持ったチャネルは心筋，骨格筋，中枢神経，上皮細胞などで膜電位を決定する重要なものです．一方，外向き電流の伝導度のほうが大きくなるチャネルも存在し，この性質を**外向き整流特性**といいます（図Ⅱ-17）．

f．イオンチャネルの種類と構造

　イオンチャネルにはさまざまな種類がありますが，イオンの流れ方から分類・命名されています．まず基本になるのは通過できるイオンの種類です．Na^+に選択性があるのは**Na^+チャネル**，K^+に選択性のあるものは**K^+チャネル**となります．ほかに，**Ca^{2+}チャネル**，

伝導度（コンダクタンス）
単位伝導度
（unit conductance）

逆転電位
平衡電位
イオン選択性

イオンチャネルの逆転電位はイオン選択性の反映である

内向き整流特性
外向き整流特性

第Ⅱ章 細胞の基本機能

イオンチャネルの種類
・イオン選択性から
 Na^+ チャネル
 K^+ チャネル
 Ca^{2+} チャネル
 Cl^- チャネル
 カチオンチャネル
 アニオンチャネル

・活性化の様式から
 電位依存性チャネル
 リガンド依存性チャネル
 伸展活性化チャネル

・時間依存性から
 内向き整流性チャネル
 遅延整流性チャネル
 背景チャネル

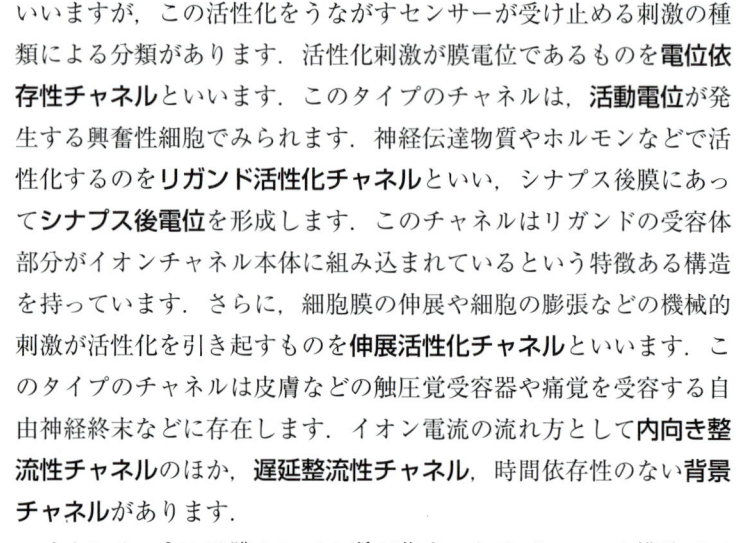

膜貫通領域

ポア（pore）領域

Cl^- チャネルや陽イオンならば，非選択性に通過できる**カチオン（陽イオン）チャネル**，陰イオンを通過させる**アニオン（陰イオン）チャネル**があります．さらに，ゲートが開きやすくなることを**活性化**といいますが，この活性化をうながすセンサーが受け止める刺激の種類による分類があります．活性化刺激が膜電位であるものを**電位依存性チャネル**といいます．このタイプのチャネルは，活動電位が発生する興奮性細胞でみられます．神経伝達物質やホルモンなどで活性化するのを**リガンド活性化チャネル**といい，シナプス後膜にあって**シナプス後電位**を形成します．このチャネルはリガンドの受容体部分がイオンチャネル本体に組み込まれているという特徴ある構造を持っています．さらに，細胞膜の伸展や細胞の膨張などの機械的刺激が活性化を引き起こすものを**伸展活性化チャネル**といいます．このタイプのチャネルは皮膚などの触圧覚受容器や痛覚を受容する自由神経終末などに存在します．イオン電流の流れ方として**内向き整流性チャネル**のほか，**遅延整流性チャネル**，時間依存性のない**背景チャネル**があります．

　イオンチャネルは膜タンパク質が集まったサブユニット構造でできています．イオンチャネルを構成するタンパク質の遺伝子配列やそれを翻訳したアミノ酸配列は，ここ20年ほどで次々と解明されました．イオンチャネルの中心であるイオンを通過させる構造を持つサブユニットを**αサブユニット**といいます．αサブユニットは細胞膜に埋め込まれるために，**膜貫通領域**といわれる脂溶性の高いアミノ酸が密集した配列を持ちます．Na^+ チャネルを例にして説明すると（図Ⅱ-18 a），αサブユニットでは膜貫通領域が水溶性アミノ酸の配列を挟んで六つ連続して存在し，それぞれを**S1～S6**と呼びます．このうち**S4**は電荷を帯びたアミノ酸が多く，**電位センサー**であると考えられています．S1～S6を一つのまとまりと考えて，**リピートⅠ**と名づけます．このリピートがやはり水溶性のアミノ酸配列（これを**リンカー**と呼びます）を挟んで四つ並んでいます（**リピートⅠ～Ⅳ**）．各々のリピートは一つの塊としてチャネルの壁の1/4ずつを構成します．リピートの中心側はイオンが通過する部分ですので，水溶性でなければなりません．各リピートのS5とS6の間の水溶性の高い配列は特に長く，これがS5とS6の前に垂れ下がるようになって水溶性の壁を作っていると考えられていて，これを**ポア領域**といいます．Na^+ チャネルはαサブユニットの周りに二つのβサブユニットを従えています．この立体構造は他の電位依存性チャネル（Ca^{2+} チャネルや K^+ チャネル）でも基本的には共通であり，長らく信じられてきました．しかし，膜貫通領域

2. 生体膜生理

の配列について，特に膜電位センサーと考えられているS4の配列が横になっているという説がX線回折像で提唱されました（図Ⅱ-18 b））．また，結晶化したNa$^+$チャネルのαサブユニットの散乱光分析による立体構造が発表されましたが，この形も今までいわれてきた構造だけでは説明できない形状を含んでいて，今後のさらなる研究が待たれています．

　Ca^{2+}チャネルのαサブユニットの立体構造は，Na$^+$チャネルと基本的には同じものです（図Ⅱ-19 a））．そのほかに$α_2δ$サブユニッ

> 🔑 イオンチャネルの壁は膜貫通領域によって作られる

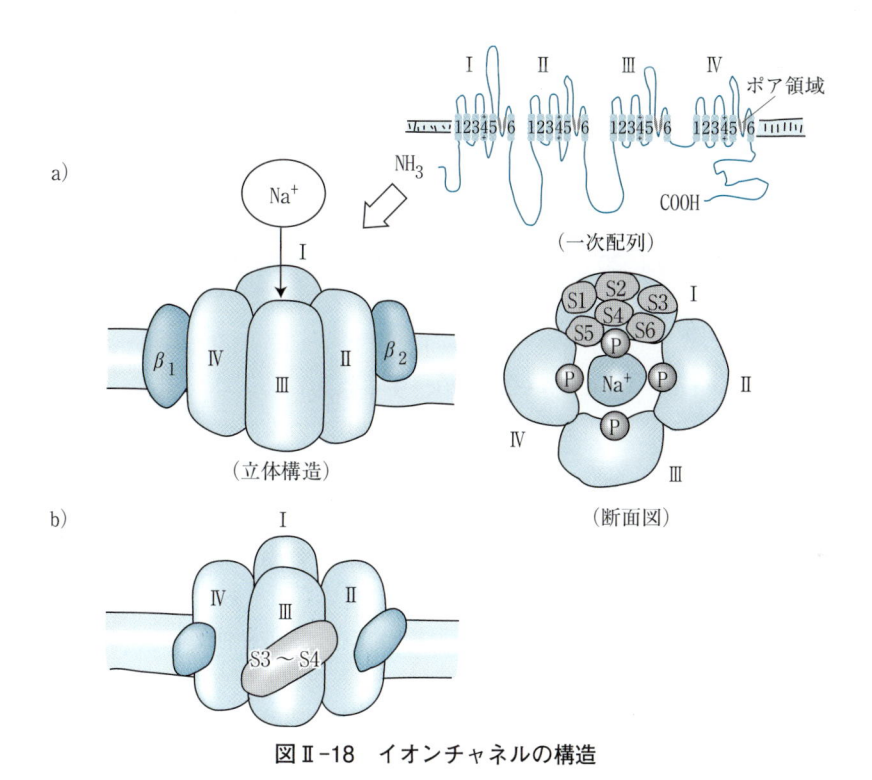

図Ⅱ-18　イオンチャネルの構造

図Ⅱ-19　チャネルのサブユニットの配置

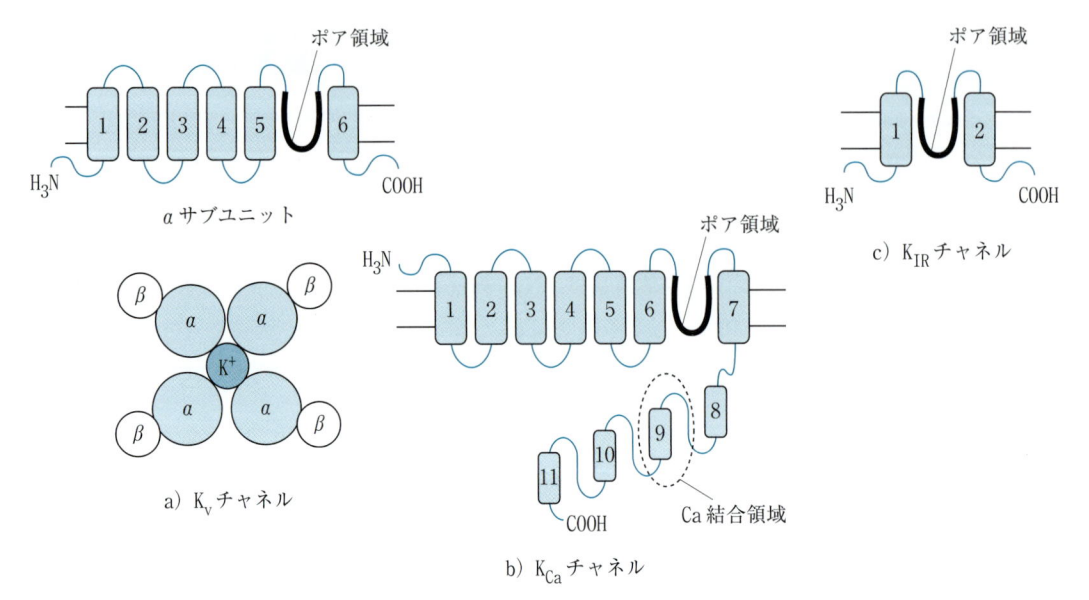

図Ⅱ-20 各Kチャネルのαサブユニットの構造

ト，βサブユニット，γサブユニットが結合しています．**電位依存性 K^+ チャネル（K_V チャネル）**のαサブユニットの遺伝子配列は膜貫通領域を六つ持っているのみです．チャネルを作るためには，このαサブユニットが集まって4量体を作っています．それぞれのαサブユニットがβサブユニットを1個従えていますので，最終的には8量体になります（図Ⅱ-20 a))．

膜貫通領域が六つではないものもあります．細胞内のカルシウム濃度が増えると活性化する Ca^{2+} 依存性 K^+ チャネル（**K_{Ca} チャネル**）は七つの膜貫通領域を持ったαサブユニットの4量体になります（図Ⅱ-20 b))．また，内向き整流特性を持つ K^+ チャネルの仲間（**K_{IR} チャネル**）では，膜貫通領域が二つしかないαサブユニットの4量体になっています（図Ⅱ-20 c))．この仲間には本体よりはるかに大きなβサブユニット（**スルホニルウレア受容体：SUR**）を従えた **ATP 感受性 K^+ チャネル（K_{ATP} チャネル）**があります．このチャネルは膵臓のインスリン分泌機構で重要な役割をしています．リガンド依存性チャネルでは，ニコチン性アセチルコリン受容体チャネルの立体構造が明らかになっています（図Ⅱ-19 b))．αサブユニット二つとβ，γ，δサブユニットの5量体でチャネルが構成されています．リガンドであるアセチルコリンはαサブユニットに結合します．

C-4 静止膜電位の成因とイオン選択性

さまざまな細胞で膜電位を測定しますと，基準である細胞外液に

表Ⅱ-2 細胞の静止膜電位

心筋	−80 mV
骨格筋	−90 mV
血管平滑筋	−40 mV
神経細胞	−70 mV
関節軟骨細胞	−30 mV
血管内皮細胞	−15 mV
子宮平滑筋	−50 mV

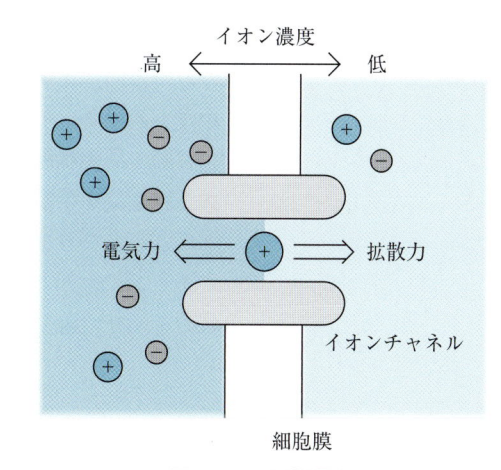

図Ⅱ-21 平衡電位

対して細胞内が負の電位になっています．この電位は外から刺激を与えられなければ一定の値をとり続けることが多く，**静止膜電位**と呼ばれます．しかし，その値そのものは細胞の種類によって，全く異なっています（表Ⅱ-2）．細胞内液の電解質濃度はほぼ同じであり，細胞外液（つまり組織液）は共通ですから，この膜電位の差はイオンの濃度勾配の差ではありません．それぞれの細胞膜が，どの種類のイオンをどのくらい通し得るかということにより決まります．つまり，イオンチャネルのイオン選択性とその数によるというわけです．これを説明するためには，まず，イオンの**平衡電位**を理解しなければなりません．

a. 平衡電位とNernstの式

　イオンチャネルをイオンが通過するときには，フィルターの作用により陽イオンのみであったり，陰イオンのみであったり，あるいは特定の種類のイオンのみであったりします．つまり，電荷が移動することになります．しかし，細胞外液も細胞内液も，本来，陽イオンによる＋電荷の総数と，陰イオンによる−電荷の総数は同じで，電気的には中性です．したがって，イオンの移動は反対極の電荷を溶液内に置いていくことになります．もちろん，イオンチャネルをイオンが通過する原動力は該当イオンの濃度勾配であり，拡散現象であります．イオンはこの**拡散力**によって細胞膜を移動していきますが，これにより，反対極の電荷が細胞膜のイオン濃度の高い側に蓄積することになります．このとり残された電荷による**電気力**により，イオンは濃度の高い側へ引き寄せられるようになります（図Ⅱ-21）．こうして，イオンチャネルを通過するイオンには拡散力と電気力の二つの力がかかりますが，今述べたような理由によっ

静止膜電位
平衡電位

静止膜電位は，その細胞が持つイオンチャネルのイオン選択性とその数で決まる

て，二つの力は逆方向に働きます．結局，二つの力のうち，より強い力の方向にイオンは移動し，もし二つの力がつり合ったなら，見かけ上のイオンの移動はなくなることになります．すなわち，イオン移動の**平衡状態**です．この平衡状態になったときの電気力の源である膜電位を**平衡電位**といいます．以上のことを数式で表すと，以下のようになります．

イオンにかかる力を**駆動力**（**D**）といい，イオン粒子にかかる電気力を$-ZF(\mathrm{d}E/\mathrm{d}x)$，拡散力を$-RT(\mathrm{d}lnC/\mathrm{d}x)$と表すと，

$$D = -[ZF(\mathrm{d}E/\mathrm{d}x) + RT(\mathrm{d}lnC/\mathrm{d}x)] \tag{6}$$

となります．ここで，Zはイオンの電荷数，Fはファラデー定数，Eは膜電位，xは膜の厚さ，Rはガス定数，Tは絶対温度，Cはその場所でのイオン濃度をそれぞれ示します（C_iは細胞内濃度，C_oは細胞外濃度）．平衡状態のときは，$D=0$であるので，Eについて解くと，

$$E = -(RT)/(ZF) \ ln(C_i/C_o) \tag{7}$$

Nernstの式

となります．これがNernstが提唱した**平衡電位の式**（**Nernstの式**）です．Eは平衡電位となります．ここで，C_iは細胞内のイオン濃度，C_oは細胞外のイオン濃度ですので，ある種のイオンの平衡電位は，そのイオンの細胞内外の濃度により決定されることになります．先に述べたように，単一イオンチャネルの電流電圧特性での電流0の時の電圧は，そのチャネルが通すイオンの平衡電位に一致するわけです．平衡電位を決定する要素を電池で表して，K$^+$チャネルと膜電位の関係を等価回路で表すと図Ⅱ-22 a)のようになります．この回路では，膜のコンデンサ成分にイオンの電荷が貯められて発生する電位（膜電位 V_m）が，電池の発生する電位（平衡電位）と同じになると，電流が流れなくなります．

b．平衡電位と膜電位の関係

Nernstの式は，各イオンの平衡電位が，細胞内外の濃度により決定されることを示しています．一方，細胞内外のイオン濃度はい

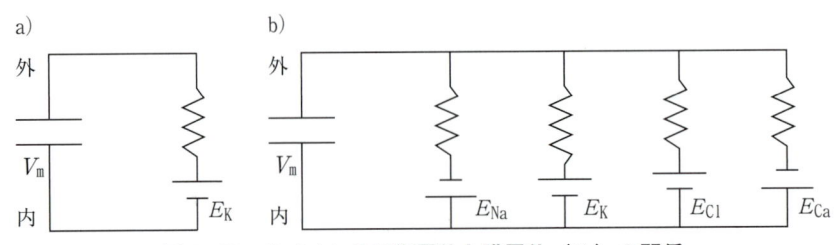

図Ⅱ-22　各イオンの平衡電位と膜電位（V_m）の関係

ずれの細胞においてもほぼ同じです．したがって，各細胞における各イオンの平衡電位が推計できます（**表Ⅱ-3**）．このうち，−の電位を示すK^+とCl^-の平衡電位が静止膜電位を説明する可能性がありますが，**表Ⅱ-2**と比べると明らかですが，いずれかの平衡電位に一致する静止膜電位を持つ細胞はほとんどありません．したがって，Nernstの式だけでは静止膜電位は説明できない，ということになります．

Nernstの式は単純に1種類のイオンだけが膜を通過するという前提のものですが，実際の細胞膜にはさまざまなイオンチャネルが存在していて，数種類のイオンが同時に膜を通過することができるはずです（**図Ⅱ-23**）．そうすると，どのイオンがどのくらいの量を通過するのかということが，結局，膜電位を決定することになります．この様子を膜の等価回路で表現したのが**図Ⅱ-22 b）**です．各イオンチャネルを通過する電流の総和が0となったとき，コンデンサ成分の電位は変動しないので，安定した**静止膜電位**になります．

具体的に考えるために，K^+チャネルとNa^+チャネルだけを持つ細胞を想定してみましょう．K^+の平衡電位は$-90\,mV$，Na^+の平衡電位は$+50\,mV$であるとすると，この間に膜電位があるときには，K^+チャネルでは外向き電流が流れ，Na^+チャネルでは内向き電流が流れます（**図Ⅱ-23**）．もし，両チャネルの単位伝導度が同じで，同じ数のチャネルが同時に開いていたとすると，両チャネルによるイオン電流の伝導度（電流電圧特性上の傾き）は同じになります．したがって，Na^+の内向き電流とK^+の外向き電流は，二つの平衡

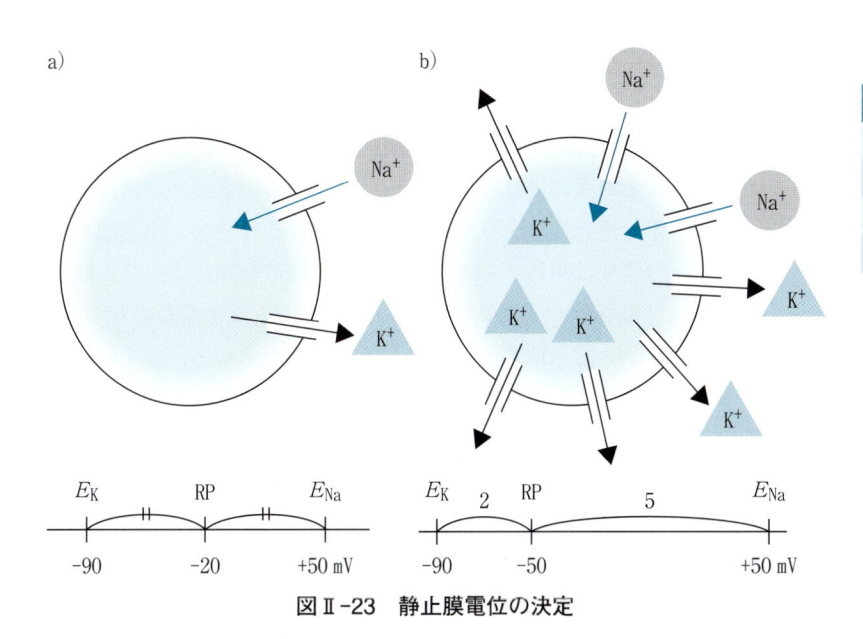

表Ⅱ-3

平衡電位の値（37℃）	
E_{Na}	$+52\,mV$
E_K	$-96\,mV$
E_{Ca}	$+262\,mV$
E_{Cl}	$-45\,mV$

図Ⅱ-23　静止膜電位の決定

電位の中点に当たる電位すなわち -20 mV でつり合うことになります（図Ⅱ-23 a））．つまり，細胞膜の正味の電流は"0"になりますので，その電位で膜電位は安定し，静止膜電位となります．この考えに従って，K$^+$ チャネルの数が，Na$^+$ チャネルの開いている数より多い場合を考えます．仮に K$^+$ チャネルが 50 個で Na$^+$ チャネルが 20 個であったとすると，K$^+$ の外向き電流が，Na$^+$ の内向き電流より多くなります．したがって，膜電位は過分極側（−側）に移動し，K$^+$ の平衡電位に近づくことになります．しかし，Na$^+$ の平衡電位から離れるので，Na$^+$ の内向き電流はむしろ強くなり，膜電位を脱分極側（＋側）に引き止めようとします．チャネルの数の比が K$^+$ チャネル：Na$^+$ チャネル = 5：2 なので，K$^+$ の平衡電位と Na$^+$ の平衡電位を数直線で表したときの 2：5 の内分点（-50 mV）が静止膜電位になります（図Ⅱ-23 b））．このように，静止膜電位はイオンチャネルの種類と数によって，そのつり合いの中で決まります．細胞の種類で静止膜電位が異なる理由はここにあります．したがって多くの場合，静止膜電位は平衡電位とは一致しません．

🔑 静止膜電位は各イオンの平衡電位には一致しない

イオンチャネルがどのくらい開いていて，全体でどのくらいの伝導度を示すかを，イオンの種類間の比率として表した数値，先の説明でチャネルの数の比に当たる数値を，**透過係数**（P）といいます．透過係数は，通常は K$^+$ の透過性に対する他のイオン透過性の比として表されますので，先の説明では，$P_K : P_{Na} = 1 : 0.4$ になります．透過係数の考えを，Nernst の式に取り入れると，実際の静止膜電位（V_m）を決定する式ができます．

📄 透過係数

🔑 イオンチャネルの種類によって単位伝導度が異なるので，単なる数の違いだけでなく，伝導度と数を考慮した値（透過係数）が重要となる

$$V_m = -\frac{RT}{ZF} ln \frac{P_K[K]_i + P_{Na}[Na]_i + P_{Cl}[Cl]_o + P_{Ca}[Ca]_i}{P_K[K]_o + P_{Na}[Na]_o + P_{Cl}[Cl]_i + P_{Ca}[Ca]_o} \quad (8)$$

これを **Goldman-Hodgkin-Katz の式**といい，膜電位を決定する式です．この式によれば，膜電位は細胞内外の各イオン濃度と細胞膜のイオン透過性により決定されることになります．生理的には各イオンの濃度は同じと考えますので，細胞の種類による静止膜電位の違いは細胞膜のイオン透過性の違いによることがわかります．細胞膜のイオン透過性の源はイオンチャネルですから，静止時におけるイオンチャネルの種類と数が静止膜電位を決定していることをこの式は示しています．

📄 Goldman-Hodgkin-Katz の式

🔑 膜電位の式は Goldman-Hodgkin-Katz の式で，Nernst の式ではない

C-5 活動電位

神経，骨格筋，心筋，などの**興奮性細胞**は，膜電位が大きく変動するときがあります．この大きな変動が起こったとき，神経が活動したり筋肉が収縮したりします．生理学では，このような活動が起

📄 興奮性細胞

こるとき,「興奮した」と表現します．例えば,「神経が興奮した」「筋肉が興奮した」といった具合です．こうして考えると，興奮の正体は大きな膜電位の変動であることがわかります．これを静止膜電位と対比して**活動電位**と呼びます．活動電位とは,「負である静止膜電位から急速に脱分極し，正電位に逆転し，その後，静止膜電位へ再分極する膜電位の変化過程」を指します（図Ⅱ-24）．そして，活動電位は収縮や分泌などの細胞機能の引き金（トリガー）となります．活動電位は生体の信号として重要な働きを担っています．

活動電位
(action potential)

活動電位では膜電位が正電位に逆転する

a. 活動電位の特徴

膜電位が単に大きく変動しただけでは活動電位とはいいません．活動電位にはいくつかの特徴があります．まず，**刺激**により発生することです．刺激とは膜電位の変動を起こすものであり，一般的には電気刺激になります．刺激により静止膜電位にあった細胞膜が受動的に脱分極すると，それにより活動電位が起こります．また，一部の細胞では，静止膜電位を持たず自発的に脱分極が起こり活動電位が発生します（**自動能**といいます）．活動電位が発生するための刺激は，ある一定以上の強さがなければなりません．その強さを**閾値**といいます．閾値以上の強さの刺激により膜電位が**閾電位**に達すると活動電位が発生します．閾値以下の刺激では受動的な膜電位変化はありますが，活動電位は発生しません．一方，閾値以上の強さの刺激で発生する活動電位の振幅は常に一定で，刺激の強さと無関係です（図Ⅱ-24）．このような活動電位の性質を「**全か無かの法則**」といいます．さらに，いったん発生した活動電位の形（電位の時間的推移）はいつもほぼ同じになります．したがって，同一細胞で何回刺激を繰り返しても，同じ形の活動電位が観察されます．

刺激による電位変化は"受動的"であるが，活動電位は"能動的"過程である

閾値
閾電位

全か無かの法則
(all or none law)

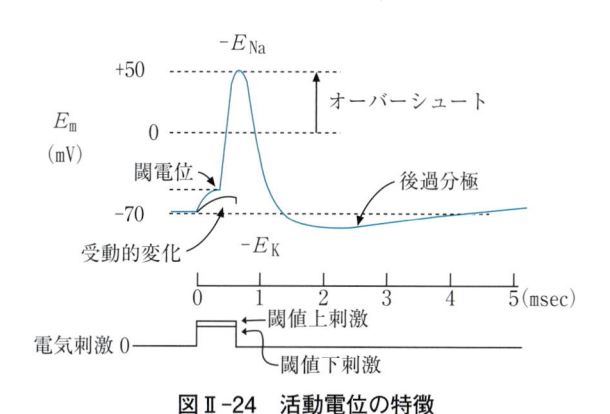

図Ⅱ-24 活動電位の特徴

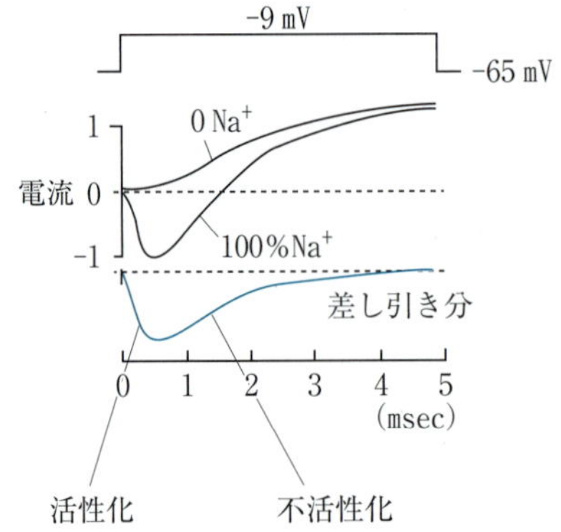

図Ⅱ-25　イカの巨大神経線維のイオン電流

b. 活動電位と膜の電気的性質

神経細胞の活動電位を観察すると，急速な脱分極相と，それよりは急速ではありませんが速やかに進む再分極相からなります（**図Ⅱ-24**）．細胞膜が脱分極するということは，内向き電流が流れているということになります．神経の静止膜電位は -70 mV 前後ですから，静止膜電位付近から 0 mV 付近まで内向き電流を流す可能性があるのは Na^+ です．実際，細胞外の Na^+ を除去すると，どんなに強い電気刺激を与えても活動電位は発生しません．さらに脱分極相は，Na^+ の平衡電位（E_{Na}）の付近で終息します．これらのことから，Na^+ が Na^+ チャネルを通過して内向き電流となり，細胞膜の内側に充電して脱分極を起こしていることがわかります．膜電位が 0 mV を超え，E_{Na} に近づくと内向き電流が小さくなるので，脱分極しにくくなり，ついには停止します．この膜電位が 0 mV を超えた時期は，細胞膜の極性は内が＋で外が－に逆転するので**オーバーシュート**といわれます．オーバーシュートは活動電位の伝導に必要不可欠な部分で，活動電位の定義の一部でもあります．一方，再分極相では外向き電流が流れます．再分極相は静止膜電位あるいはそれ以下まで進行し，K^+ の平衡電位に近づきます．したがって，外向き電流は K^+ によって運ばれることがわかります．

細胞外の Na^+ を除去すると活動電位は消失する

オーバーシュート

神経の活動電位は，Na の平衡電位と K の平衡電位の間を上下している

活動電位の発生のためには，初め Na^+ の内向き電流が流れ，後で K^+ の外向き電流が流れます．これは，活動電位のわずかな期間中に細胞膜のイオン透過性が激しく変動することを意味しています．イオン透過性の変動が膜電位を動かし得ることは，Goldman-Hodgkin-Katz の式からも予測できます．イオン透過性を変動させるしくみは，もちろんイオンチャネルのゲートの開閉によります．ゲートの開閉機構によって活動電位を説明したのが **Hodgkin-Huxley モデル**です．

Hodgkin-Huxley モデル

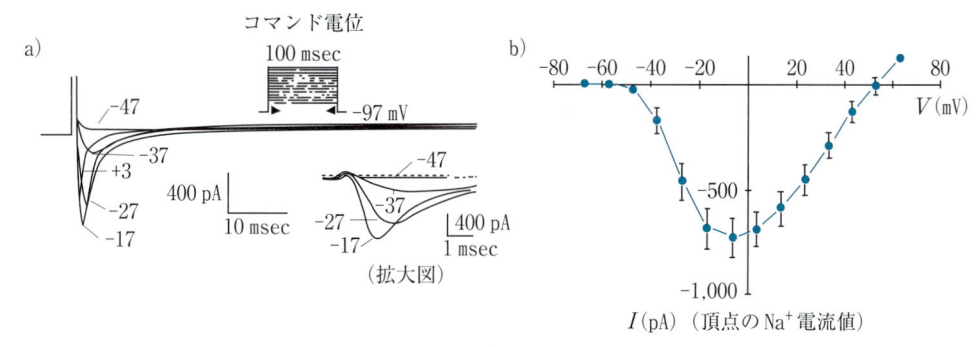

図Ⅱ-26 電位パルスの値によるNa$^+$電流の変化（ラット心筋細胞での結果）

c. イカの巨大神経線維のイオン電流

HodgkinとHuxleyはイカの巨大神経線維の活動電位の基になる細胞膜の電気現象について，膜電位固定法を用いて検討しました．**図Ⅱ-25**はその典型例の一部です．静止膜電位に近い膜電位に細胞膜を維持し，そこから0 mVにパルス状の膜電位変化を与えると，初めは内向きに，続いて外向きに電流が流れます．この電流はいわば細胞全体を流れる電流といえますから，無数のイオンチャネルの活動によって起こっていることは明らかです．このとき，細胞外のNa$^+$を除去して同じ電位変化を与えると，内向き電流部分が消失し，時間依存性に指数関数的に増大する外向き電流のみが観察されます．したがって，初め観察された内向き電流は，除去されたNa$^+$によって運ばれていたことがわかります．そこで，Na$^+$の除去前後の電流記録を差し引きすると，消失したNa$^+$の内向き電流が明らかになります．電流は電位パルスを与えてからすぐに増え始め，すぐに頂点に達しますが，その後，電位は一定に保たれているにもかかわらず減少し，ついには消失します．つまり，内向き電流は一過性にしか流れないということです．電流の増大しているときは**Na$^+$チャネル**が次々と開いていると考えられ，**活性化**が進行しているといえます．一方，電流が減少しているときは，チャネルは次々に閉じていると考えられますが，この現象を**不活性化**といいます．このように，**Na$^+$電流**は素早い活性化と不活性化の過程を持つことが特徴となります．Na$^+$電流は与えた電位パルスの値により変わります（**図Ⅱ-26 a**）．静止膜電位からわずかに脱分極した程度では，電流は全く観察されませんが，おおむね-60 mVを超えた電位で内向き電流がみられます．電位によって活性化するかどうかが決まっているので，この性質を**電位依存性**と呼びます．-10 mV前後までは脱分極に伴って，電流は大きくなりますが，それより脱分極側では，むしろ電流は小さくなっていき，+50 mVを超えると，逆に

活性化
不活性化

第Ⅱ章　細胞の基本機能

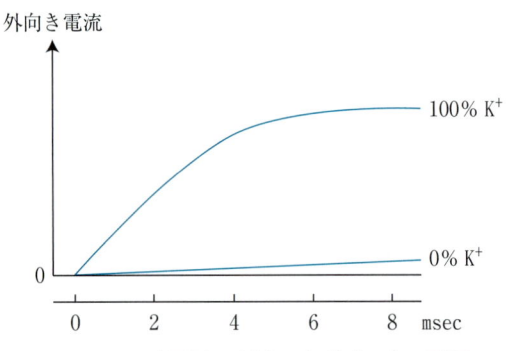

図Ⅱ-27　K^+ 電流に対する細胞内 K^+ の影響

外向き電流が観察されるようになります．電流の流れる方向が逆転する電位（逆転電位）は，Na^+ の平衡電位にほぼ一致しますので，Na^+ が電流を運んでいるという考えが正しいことがわかります．Na^+ 電流はどの電位においても不活性化の現象が観察できます．したがって，頂点の電流値が求められますので，これと電流を引き起こした電位との間の関係を電流電圧特性として示すことができます．こうすると，電位依存性や逆転電位の様子が一目瞭然となります（図Ⅱ-26 b））．

一方，Na^+ 除去で残った外向き電流は，細胞内の K^+ を除去すると消失することから，K^+ チャネルを通る K^+ 電流であることがわかります（図Ⅱ-27）．K^+ 電流の時間的推移の特徴は，Na^+ 電流とは異なり，不活性化が観察されず活性化のみがみえることです．電流は電位を一定に保っていても徐々に大きくなり（**遅延整流性**），ついには定常状態となって，一定の電流を流し続けます．ただ，外向き電流が出ているときに電位を元の電位に戻すと，電流は減少して，ついには消失します．これは，電位の変化によって電流が消失する現象ですから，不活性化とは異なる現象とみなされ，**脱活性化**と呼ばれます（図Ⅱ-28）．K^+ 電流も Na^+ 電流と同様に電位依存性があります．図は心筋の K^+ 電流ですが，この場合 -30 mV 以上，神経では -60 mV 以上の電位で活性化します．

さて，K^+ 電流は K^+ の平衡電位と逆転電位が一致しなければなりませんが，K^+ の平衡電位は -90 mV 前後で，K^+ 電流の活性化する電位より過分極側にあり，単純には逆転の様子は観察できません．そこで，脱活性化のしくみを利用します．K^+ 電流を十分活性化させておいて過分極側に電位を振ると，脱活性化により電流が減衰していきますが，これは本来，K^+ チャネルが活性化されない電位であるにもかかわらず，K^+ 電流がみえることになります．これを**末尾電流**といいますが，同じ電位から振ったにもかかわらず，さまざ

📖 遅延整流性

📖 脱活性化

📖 末尾電流（tail current）

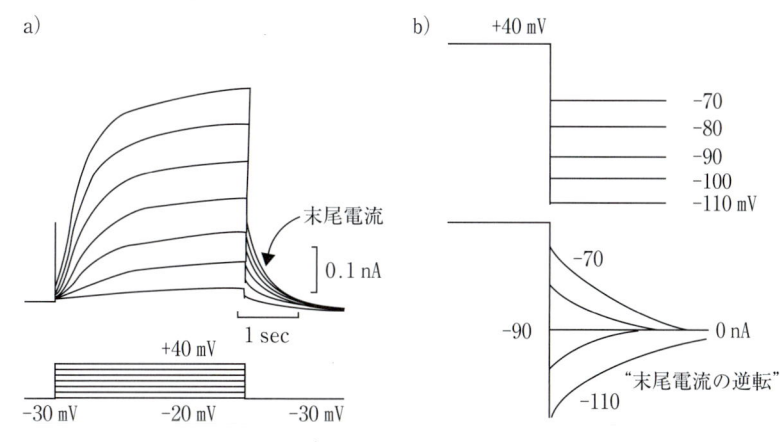

図 II-28　K$^+$チャネル電流（心筋）

まな電位によって末尾電流の値は変わります（図 II-28 a））．さらに，マイナスの電位へ振っていくと，外向きの末尾電流が内向きの末尾電流へ変化します．こうして，末尾電流の逆転電位が明らかになります（図 II-28 b））．これが K$^+$ の平衡電位と一致するので，K$^+$ で運ばれていることが確認されます．

　もう一度，イオン電流の全体の様子をみると，刺激を与えられると内向き電流が急速に活性化し，すぐに不活性化しますが，同時に外向き電流が大きくなっていきます．内向き電流が膜を脱分極させ，外向き電流が過分極させるわけですから，イオン電流全体の変化は，活動電位の変化を説明し得る力を持っています．こうして，イオン電流の時間的変化が活動電位の波形を決めていると考えた Hodgkin と Huxley は，K$^+$ 電流と Na$^+$ 電流の時間的経過を詳細に説明するモデルを提唱しました．これを Hodgkin-Huxley モデルといいます．

d．Hodgkin-Huxley モデルによるカリウム電流の説明

　まず，電流の時間経過が簡単な K$^+$ 電流について説明します．膜電位を K$^+$ チャネルが活性化しない電位においた後，活性化する電位に脱分極パルスを与えると，電流が増大し，ついには定常状態になります．この場合，活性化していないときの K$^+$ チャネルはゲートが閉じていて，活性化した K$^+$ チャネルはゲートが開いていると考えます．ゲートは"閉状態"と"開状態"の二つの状態のみをとり，その変化は瞬時に起こり，中途半端には開かないと仮定します（図 II-29）．このことは，のちにパッチクランプ法で単一チャネル活動が観察されたとき，正しいことが確認されました．膜電位固定をしている細胞膜にはたくさん K$^+$ チャネル分子がありますので，脱分極パルスを与えられて電流が増大していくときは，それまで閉状態だった多数のチャネルが次々と開状態に移行していくと考えら

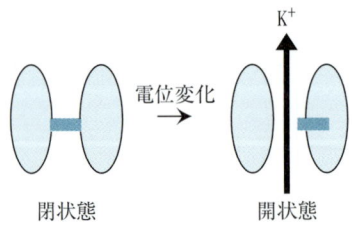

図Ⅱ-29　K$^+$チャネルのゲートの状態変化

> 「開状態のチャネルの数が時間とともに増大する」ことと「1個のチャネルが開状態である確率が増える」ことは同じことである

れます．言い換えると開状態のチャネルの数が時間とともに増大すると考えるわけです．しかし，単一チャネルの項で示したように，単一のチャネルの開閉は一見ランダムに起こりますので，いったん開いたチャネルが，次の瞬間に閉じるかどうかは予測できません．しかし，これを細胞全体で考えると，同時に開いているチャネルの数が確実に増えていくわけですから，このことを説明するためには，「チャネルが開状態である確率が時間とともに増大する」という概念を導入する必要があります．そこで，K$^+$チャネルが開状態である確率をnとします．すると，そのとき閉状態であるチャネルの確率は$1-n$となります．この確率nは細胞に存在するK$^+$チャネル分子がすべて同じものであると考えることにより，（開状態にあるK$^+$チャネルの数）／（細胞全体のK$^+$チャネルの数）と言い換えることができます．そうすると，以下の状態変化の反応式を作ることができます．

$$1 - n \underset{\beta}{\overset{\alpha}{\rightleftarrows}} n \tag{9}$$

> 速度定数
> (rate constant)

ここで，αとβは**速度定数**といい，αは閉状態から開状態への，βは開状態から閉状態への移りやすさの程度を示します．つまり，αがβより大きいと，チャネルは開きやすく（開く確率が高く）なり，βが大きいと閉じやすく（閉じる確率が高く）なります．すると，電位パルスを与えてK$^+$チャネルを活性化しようとしたときの開確率nの時間的変化（dn/dt）は，以下の式で表されます．

$$dn/dt = \alpha(1-n) - \beta n \tag{10}$$

これは，nに関する1次微分方程式になりますので，その式は，

$$n = n_\infty - (n_\infty - n_0)e^{-(\alpha+\beta)t} \tag{11}$$

となります．ここでn_0は$t=0$のとき（パルスを与えた瞬間）の

n の値，n_∞ はパルスを与えたあとの定常状態の電流が流れているときの n の値です．この式は，電流の増大が指数関数的に起こることを示しています．なお，n_∞ は dn/dt が 0 であるときの値と考えられますので，式(10)より

$$n_\infty = \alpha/(\alpha + \beta) \tag{12}$$

で表されます．

式(11)は n が時間経過に対して指数関数的に増大していくことを示します．n はチャネルが開状態である確率を表しますから，ある電位での細胞全体の K^+ チャネル電流の最大伝導度（コンダクタンス）を $\bar{g}_K$ とすると，

$$g_K = \bar{g}_K \cdot n = \bar{g}_K \{n_\infty - (n_\infty - n_0) e^{-(\alpha+\beta)t}\} \tag{13}$$

このコンダクタンスの式をオームの法則に当てはめ，K^+ チャネル電流は K^+ の平衡電位で 0 になることから，膜電位を V_m とすると，

$$\begin{aligned} I_K &= g_K (V_m - E_K) \\ &= \bar{g}_K \cdot n (V_m - E_K) \\ &= \bar{g}_K \{n_\infty - (n_\infty - n_0) e^{-(\alpha+\beta)t}\} (V_m - E_K) \end{aligned} \tag{14}$$

この式(14)のような指数関数の t にかかる係数の逆数を τ と表します．τ は一般的に指数関数の変化のしやすさの指数であり，τ が大きいと関数はゆっくり変化し，τ が小さいと素早く変化することを意味します．この τ を**時定数**と呼びます．式(14)では $\tau = 1/(\alpha + \beta)$ となり，α と β が τ を決めていることになりますので，α，β が電位によって一定の値をとれば，この定数により一定電位に対する電流の時間的推移（時間依存性）が説明されたことになります．

これまでの説明で導かれた膜電位固定下でのカリウム電流の時間的推移と，実際のカリウム電流を見比べると，実際のカリウム電流の立ち上がりは予想より遅れ気味になることがわかります．これまでの説明では K^+ チャネルのゲートは一つであると考えていましたが，同じような動きを示すゲートが四つあると考えると実際の電流によく合うことがわかりました．つまり 4 本のゲートが同時に開かないと電流が流れないとして，電位が変化してゲートが開きだして，同時に 4 本が開くのには時間がかかると考えればいいわけです．そうすると，1 本のゲートが開く確率を n とすれば，4 本同時に開く確率は n^4 になりますから，式(14)は，

$$I_K = \bar{g}_K \cdot n^4 (V_m - E_K) \tag{15}$$

オームの法則は電圧（V）＝電流（I）×抵抗（R）なので，伝導度（G）を用いると $I = G \times V$ となる

時定数

となります．この式を基に，測定されたカリウム電流を解析し α と β を各電位において求めると図Ⅱ-30 a) のグラフができます．式(12)を使って，n_∞ を求めると，n_∞ はS字状の電位依存性を示します（図Ⅱ-30 b)）．こうして，-60 mV より脱分極側で活性したり，遅延整流性を示したりするカリウム電流の性質は，α と β の電位依存性特性によって決定していることがわかります．

e．Hodgkin-Huxley モデルによるナトリウム電流の説明

カリウム電流と比べてナトリウム電流の時間的推移は複雑です．脱分極パルスを与えたのちチャネルが活性化し，Na^+ の内向き電流は急速に増大しますが，すぐに不活性化過程に切り替わり，短い時間だけしか電流が流れません．活性化過程だけ取り出せば，カリウム電流の活性化と本質的には同じで，変化速度の差であると理解できます．しかし，不活性化は単にゲートが閉じる現象とは説明できません．なぜなら，これまでゲートは脱分極で開く性質があるとしてきたのですが，不活性化過程は活性化を引き起こした電位に保持したままで起こるからです．これを説明するために，これまでのゲート（これを活性化ゲートと呼びます）とは別に，過分極側では開いているが，脱分極側では閉じる性質のあるゲートを新たに設定します．これを不活性化ゲートと呼びます．Na^+ チャネルには性質の異なるゲートがあり，それぞれの動きはやはり速度定数で支配されていると考えるわけです．膜電位固定実験で観察されるナトリウム電流の動きをゲートで説明すると，以下のようになります（図Ⅱ-30 c)）．まず，電流が流れない維持電位（静止膜電位付近）にあるときは活性化ゲートは閉じていますが，不活性化ゲートは過分極側なので開いています．これを**静止状態**といいます．脱分極パルス

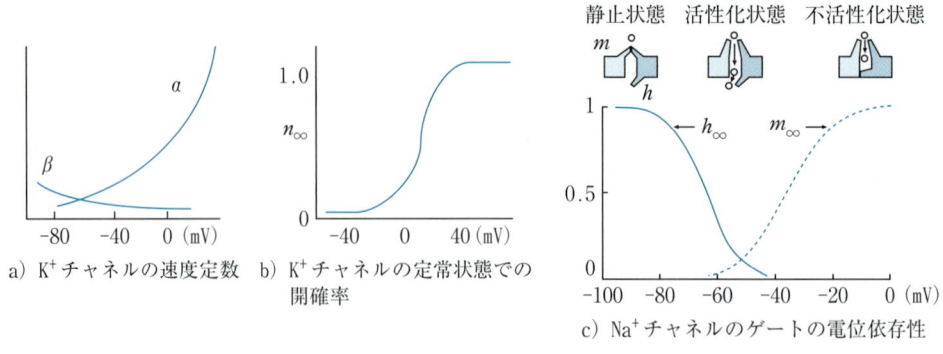

a) K^+ チャネルの速度定数　　b) K^+ チャネルの定常状態での開確率　　c) Na^+ チャネルのゲートの電位依存性

図Ⅱ-30　Hodgkin-Huxley モデルでの開確率の電位依存性

が与えられると，活性化ゲートが次々と開き始めますが，不活性化ゲートが閉じるのは遅いために，両ゲートが開いた状態（**活性化状態**）のチャネルが多数となり Na^+ の内向き電流が流れます．その後，不活性化ゲートが閉じるチャネルが多くなり（**不活性化状態**），電流は徐々に減少していきます．

HodgkinとHuxleyは Na^+ チャネルの活性化ゲートが開いている確率を m，不活性化ゲートが開いている確率を h としました．そして，活性化過程が活性化ゲートを3本と仮定すると，うまく説明できることから，ナトリウム電流を与える式を以下のように与えました．

$$I_{Na} = \bar{g}_{Na} \cdot m^3 \cdot h \, (V_m - E_{Na}) \tag{16}$$

活性化ゲートと不活性化ゲートの電位依存性が逆になっている

なお，E_{Na} は Na^+ の平衡電位です．各電位での m と h の定常状態での値を m_∞，h_∞ とすると，m_∞ はカリウム電流の n_∞ と同じような右上がりのS字状曲線になりますが，h_∞ は逆に右下がりのS字状曲線になり，脱分極側で閉じやすい性質が示されます（図Ⅱ-30 c))．

f. Hodgkin-Huxleyモデルと活動電位

Hodgkin-Huxleyモデルの目的は，膜電位固定法で観察されたイオン電流のデータを用いて活動電位を説明することです．イオン電流がすべて容量 C を持つ膜の充電に使われるのが生理的な状況と考えると，膜電位とイオン電流の関係は以下のようになります．

$$C \cdot dV/dt = I_{Na} + I_K + I_l \tag{17}$$

ここで，I_l はわずかだけ存在する未知の電流，あるいは"漏れ（leak）"電流を意味します．この式を使って，静止膜電位で任意の電気刺激を与えたとしてコンピュータで計算した結果の電位変化の波形は，実際に微小電極法で記録された活動電位を非常によく再現しています．こうして，Hodgkin-Huxleyモデルは活動電位を説明する理論として受け入れられました．

Hodgkin-Huxleyモデルが活動電位のモデルであるなら，活動電位で観察されるさまざまな現象を説明できなければなりません．活動電位の主要な現象に**不応期**があります．閾刺激を加えて活動電位を与えたあと，再び刺激を与えた場合，第1の刺激と第2の刺激の間隔が短い場合は第2の刺激で活動電位は発生しません．第2の刺激がある程度時間が経ったあとに与えられたときには活動電位が発生します．ひとたび活動電位が発生したあと，刺激により活動電位が発生しない時期を**不応期**といいます．このうち，どんなに強い刺

不応期

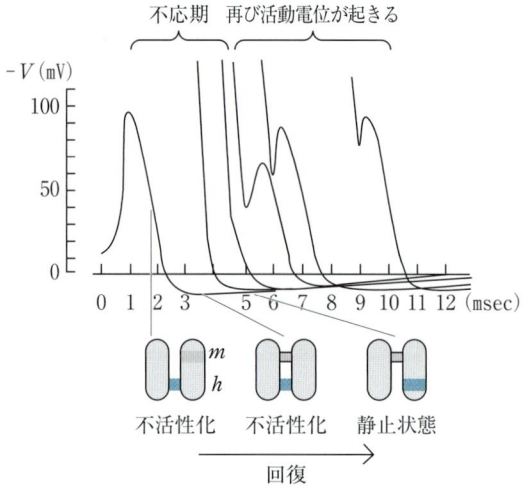

図Ⅱ-31 不応期の説明

絶対不応期
相対不応期

激を与えても反応しない時期を**絶対不応期**，閾刺激程度では活動電位が発生しないが，強い刺激なら活動電位が発生する時期を**相対不応期**といいます．不応期は，Na^+チャネルの不活性化過程によって説明できます（**図Ⅱ-31**）．活動電位が再分極し始めるときには，Na^+チャネルは不活性化状態になります．ここで刺激を与えて，さらに脱分極をさせても，脱分極で閉じる性質のある不活性化ゲートが再び開くことはありませんので電流は流れず，活動電位は起きません．活動電位が再分極すると，これにより活性化ゲートは速やかに閉じ，不活性化ゲートは開くはずです．しかし，不活性化ゲートの動きは大変遅く，一時期，活性化ゲートと不活性化ゲートはともに閉じている状態が起きます（不活性化状態の一種）．この状態のチャネルは刺激により再び脱分極が起こっても不活性化は閉じたままですので，やはり活動電位は発生しません．再分極ののち静止膜電位の状態が続くと，不活性化ゲートが開いて静止状態に戻るチャネルの数が増えていきます．この過程を**回復**といいます．回復が十分進行して静止状態のチャネルの数が増え，刺激により再びチャネルが活性化状態に移行することが可能になるまでの時期が不応期であると説明できるわけです．この不応期の性質は，神経軸索や心筋細胞での興奮伝導において重要な役割を演じます（P.71）．

回復（recovery）

g. 単一チャネル活動とイオン電流

Hodgkin-Huxleyモデルはパッチクランプ法による単一チャネル活動の観察が可能になる前に作られたものなので，細部において実際と矛盾したところもありますが，大筋において依然としてイオン

電流現象を的確に説明できます．では，指数関数的に滑らかに変化するイオン電流と，矩形波を基本とする単一イオンチャネル活動との関係は実際にはどう考えればよいのでしょうか．この問題を解くカギは，イオンチャネルの単位電流量はきわめて小さく，イオン電流を測定するレベルでは電流のノイズになってしまうということです．これは，単一イオンチャネル活動の記録を多数集積して，そのデータをそれぞれの時点で加算平均してみることで証明できます．実際の例を図Ⅱ-32 に示します．同じ電位パルスを頻回に与えて Ca^{2+} チャネルのパッチクランプを行います．各パルスごとに得られた電流信号は矩形の信号ですが，これらを加算平均した結果は細胞全体で測定した Ca^{2+} 電流の活性化，不活性化を再現できています．これは Na^+ チャネルや K^+ チャネルで行っても同様の結果が得られます．加算平均を用いる方法は，細胞全体のチャネル分子は区別できないと考え，100 個のチャネルが同時に活動するときと，1 個のチャネルが 100 回活動するときの開閉の確率は同じであるという理論に基づいています．こうして，単一チャネル活動は，イオン電流のモデルを経て活動電位を説明できる現象であることが確認されるわけです．

> 同一種類のチャネル分子の性質は同じで区別できない

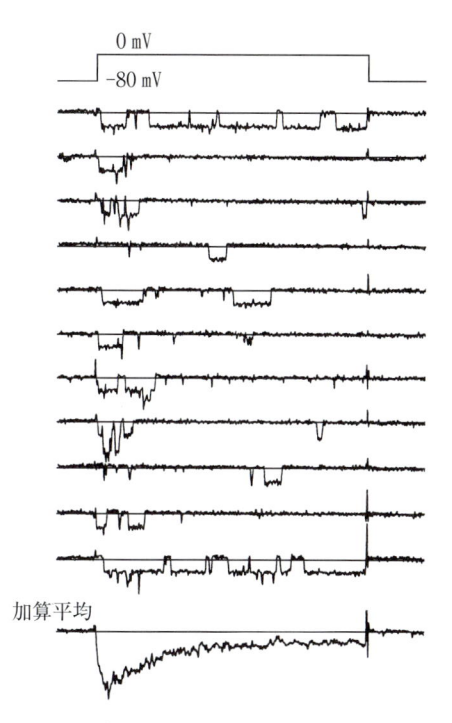

図Ⅱ-32　単一 Ca^{2+} チャネル活動と細胞全体の電流との関係

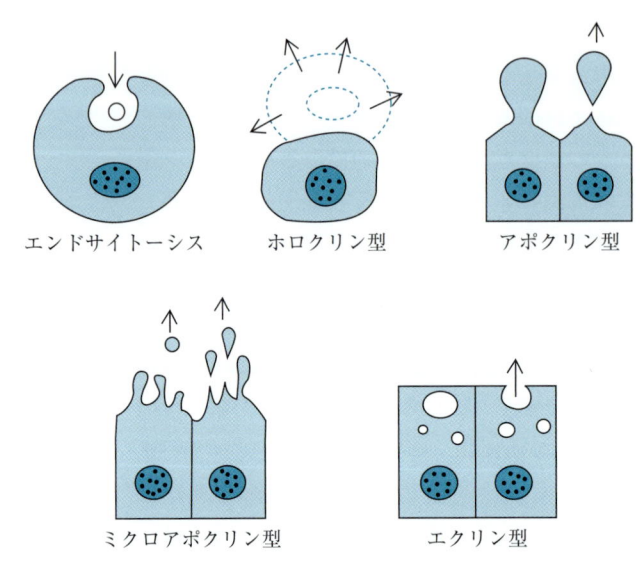

図Ⅱ-33 エンドサイトーシスとエキソサイトーシス

C-6 分泌機構と吸収機構

これまで細胞膜を直接透過する輸送について述べてきました．しかし，細胞は，細胞膜を簡単に通過できない性質を持つ物質，例えばタンパク質，ペプチド，多糖類などの巨大分子も輸送しなければなりません．これらの物質の輸送には細胞膜の大きな変形を伴います．細胞がこのような物質を吸収することを**エンドサイトーシス**，分泌することを**エキソサイトーシス**といいます．

a．エンドサイトーシス

エンドサイトーシスは，細胞膜の一部が内側に陥凹し，細胞質内に細胞膜で囲まれた小胞を作ることにより行われます（**図Ⅱ-33**）．小胞を形成する際に，細胞外にある固形物質を取り込むことを**食作用**，細胞外液だけ（水溶性物質を含む）取り込むことを**飲作用**といいますが，本質的な違いはありません．食作用の典型としては，マクロファージによる抗原摂取や白血球による細菌貪食などがあげられます．また，飲作用の例としては尿細管上皮でのアルブミンの吸収があげられます．

エンドサイトーシスは進行の形から二つに分かれます．常に進行する**構成エンドサイトーシス**と，受容体と対応する物質との結合により初めて進行する**受容体介在性エンドサイトーシス**です．特に受容体介在性エンドサイトーシスでは，**被覆ピット**と呼ばれる細胞膜の凹みに受容体が存在し，そこに特定の物質が結合すると，エンドサイトーシスが起こります．典型的な例としては，血管内皮細胞膜にあるLDL受容体によるLDLの取り込みがあります．

エンドサイトーシス（endocytosis）
エキソサイトーシス（exocytosis）

食作用（phagocytosis）
飲作用（pinocytosis）

食作用は取り込む物質が光学顕微鏡でみえる．飲作用はみえない

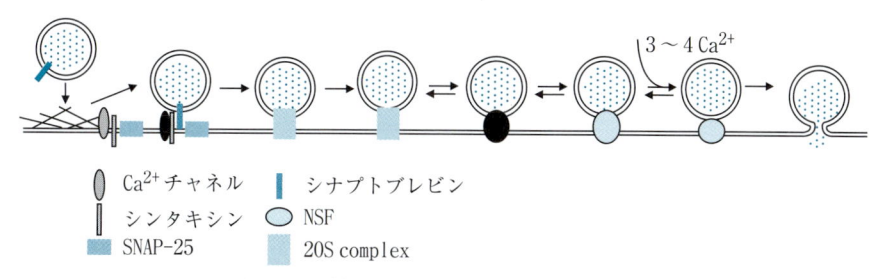

図Ⅱ-34　神経でのシナプス小胞の分泌様式

Ca²⁺ チャネル　シナプトブレビン　シンタキシン　NSF　SNAP-25　20S complex

b. エキソサイトーシス

　細胞が物質を放出する形式は，形態学上，ホロクリン型，アポクリン型，ミクロアポクリン型，エクリン型の四つに分けられます（図Ⅱ-33）．**ホロクリン型**は分泌する物質を含んだ細胞がそのまま変性崩壊し分泌される形式で，皮脂腺などの分泌形式です．**アポクリン型**は分泌物質を含む小胞（**分泌顆粒**）が細胞に形成された突起内に含まれ，その突起ごと切り離されて分泌されるもので，汗腺などでみられます．**ミクロアポクリン型**はアポクリン型の突起が小さくなったものです．**エクリン型**は分泌顆粒が細胞膜と接触し**開口分泌**を行う形で，汗腺，膵液分泌，神経終末での伝達物質放出などで広くみられる形です．

　近年の研究では，主に神経分泌を観察し，エクリン型分泌の分子レベルでのメカニズムを解明しました（図Ⅱ-34）．それによると，分泌顆粒は細胞膜の特定の部位でのみ接触固定します．これをドッキングといいます．ドッキングする部位にはSNAP-25やシンタキシンといったドッキングタンパクと呼ばれる受容体のようなタンパク質があり，分泌顆粒のシナプトブレビンというタンパク質と結合します．こうするとタンパク質の立体構造が変化して，分泌物質が通過する通路が形成され分泌が起こります．分泌を終えた顆粒は，細胞膜と融合せず，再び閉口して，ドッキングタンパクから外れて細胞内に回収され再利用されます．

アポクリン型
エクリン型

D. 細胞間結合

　多細胞生物では，常に細胞同士が接触しています．組織や臓器を維持するためには細胞同士が密着したり，相互に連絡し合ったりする必要があります．このような細胞間の結合を維持することも細胞膜の重要な役割なのです．細胞相互の結合には二つのタイプがあります．一つは細胞相互を結合し固定するためのしくみであり，もう一つは細胞から隣の細胞へイオンや物質を通過させるためのしくみです．

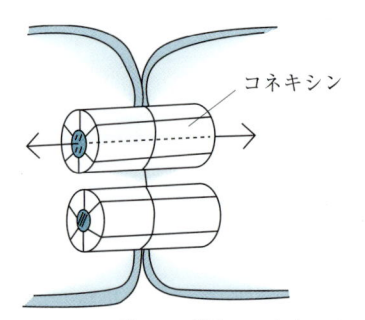

図Ⅱ-35 ギャップジャンクション

D-1 タイトジャンクション，デスモソーム，接着帯

タイトジャンクション（**密着結合**）は，特に上皮細胞の管腔側の縁を取り巻いている結合です．非常に強い結合で，細胞間の隙間は非常に狭くなっています．しかし，その隙間を物質が通過できないわけではなく，一定の通過抵抗として働きます．特に腎臓の近位尿細管上皮細胞などのタイトジャンクションは比較的物質が通過しやすくなっています．また，タイトジャンクションには細胞の極性を維持する**フェンス機能**があります．つまり，一側の膜タンパク分子が流動して反対側に移動することを阻止して，上皮細胞のように両側の細胞膜機能が異なる状態を維持しています．上皮細胞ではタイトジャンクションの基部に続いて**接着帯**が形成されます．カドヘリンやミクロフィラメントで作られています．**デスモソーム**は二つの隣接する細胞膜が並んで厚くなっている部分で，そこから細胞内へフィラメントを伸ばしています．

D-2 ギャップジャンクション

ギャップジャンクションは**コネキシン**と呼ばれるタンパク質で作られます．コネキシンはサブユニットとなって6個集まりヘキサマーとなり，非常に穴の大きなチャネルを作ります．隣接する細胞がヘキサマーを出し合って，お互いの細胞質が直接交通するように結合します（**図Ⅱ-35**）．ギャップジャンクションはイオンや水分子は言うに及ばず，アミノ酸，グルコース，ATPなど分子量が1,000程度までの大きさの分子が通過できます．したがって，電気信号（活動電位）やセカンドメッセンジャーを細胞間で伝達したり，栄養物質を相互に供給して助け合ったりすることに使われています．ギャップジャンクションでつながった複数の細胞は，見かけ上あたかも一つの細胞であるかのように振る舞うので，**合胞体**と呼ばれます．特に心筋細胞や子宮平滑筋，腺細胞などに密に分布しています．

ギャップジャンクションは細胞内のCa^{2+}の増加やpHの低下（水素イオンの増加）により閉じる傾向があることがわかっていますが，

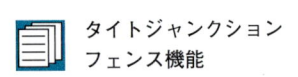

これらの調節因子の変化は細胞情報伝達や収縮，分泌といった細胞機能発揮の際に起こるので，ギャップジャンクションは単純な穴ではなく，状況に応じて物質の通過を制御するものであることがわかります．

3. 骨格筋のしくみ

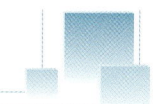

骨格筋は骨格等に付着し，自ら収縮して力を発生し，骨格に力を与えることにより姿勢を維持したり運動させたりする組織です．骨格筋は全身に広く分布し，体重の40％を占める重要な組織です．身体が"動く"ことは，生体の機能を発揮するためにきわめて重要な要素であり，そのかなりの部分は骨格筋が担っています．つまり，生体機能を知るためには骨格筋のはたらきを理解することが肝要なのです．

A. 骨格筋の構成

骨格筋は多数の**筋線維**と呼ばれる**筋細胞**から構成されます．筋線維は筋肉の全長にわたって伸びていて，それぞれの筋線維の両端が直接腱につながっています．したがって，全長はまちまちで，短いものは数ミリ，長いものは数十センチにもなります．どの筋線維も直径は10〜100μm程度の円柱形ないし紡錘形をしています．

骨格筋は，酸素を筋線維内に保持するために，**ミオグロビン**を含有しています．ミオグロビンはヘモグロビンと同じように赤色を示します．ミオグロビンの含有量は筋肉の種類によって異なり，多いものを**赤筋**，少ないものを**白筋**といいます．赤筋は，ミオグロビンの含有量が多く酸素を豊富に利用できるので，主に酸化的リン酸化によりエネルギーを得ることができる**Ⅰ型線維**が多く含まれています．一方，白筋は，ミオグロビンの含有量が少なく，主に嫌気的解糖系によりエネルギーを得ている**Ⅱ型線維**が多く含まれています．このことにより，赤筋は姿勢保持や持続的張力の発生に関与し，白筋は速い俊敏な運動に関与します．

Ⅰ型線維
Ⅱ型線維

B. 筋線維の構造

骨格筋の構造上の最大の特徴は，顕微鏡レベルできれいに並んだ縞模様が観察されることで，この縞模様を**横紋**といい，筋肉を**横紋筋**と呼びます．横紋は各々の筋線維においても観察されます．筋線維は細胞膜である筋鞘の中に，線維状の構造物を多数収めていて，

第Ⅱ章　細胞の基本機能

> **T管は細胞外に開口した細長い管と考えられる**
>
> 横行小管（T管）
> 筋小胞体
> 三つ組構造（triad）

これを**筋原線維**といいます（図Ⅱ-36）．筋原線維の周りは，表面細胞膜から陥入してくる細長い管状の構造物が取り囲んでいます，これを**横行小管（T管）**といいます．横行小管内は細胞外に通じています．この横行小管に対して**筋小胞体**が両側から挟みこむように配置して**三つ組構造**と呼ばれます．

　横紋は筋原線維自体に観察されます．横紋は単純な縞ではなく，ある一定のパターンを持っています．偏光性が強く，暗くみえる部分を**A帯**と呼びます．A帯の両側は偏光性が小さい明るい部分があり，**I帯**と呼ばれます．つまり，縞模様は，A帯とI帯が繰り返して並んでいることによるわけです．それぞれの部分をさらに詳しくみると，まず，I帯の中心に細い線がみえ，これを**Z線**といいます．また，A帯の中央には周りよりやや明るい部分があり**H帯**といいます．さらにH帯の中央には太い線がみえ，**M線**と呼ばれています．これらは，Z線から次のZ線までの部分をひとまとまりと考えて，**筋節**と呼び，これが筋収縮の最小単位となります．

> **筋節は筋収縮の最小単位である**
>
> 筋節（sarcomere）
> 細いフィラメント
> 太いフィラメント

　筋節をさらに詳しくみていくと，I帯には細い線維が，A帯にはそれに比べて太い線維が縦方向に並んでいるのがわかります．細い線維は，両側のZ線から始まって，I帯を通り，A帯の半ばまで伸びています．この細い線維を特に**細いフィラメント**と呼びます．一方，太い線維の長さはA帯の幅に一致し，**太いフィラメント**と呼ばれます．太いフィラメントはM線のところでお互いにつながっています．細いフィラメントと太いフィラメントはA帯のところで互いに重なり合って存在します．そして，A帯のうち太いフィ

図Ⅱ-36　筋線維の構造

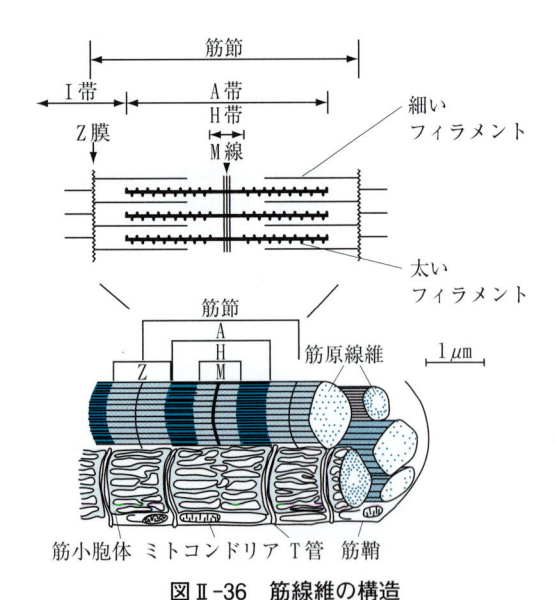

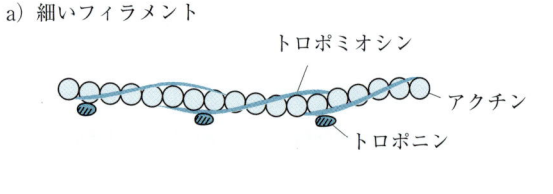

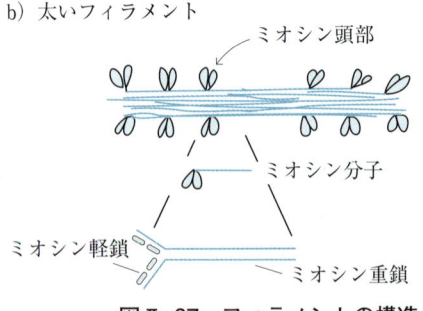

図Ⅱ-37　フィラメントの構造

ラメントのみが存在する中央部分がH帯となります．

　生化学的な分析により，細いフィラメントはさらに3種類のタンパク質から出来上がっていることがわかりました．細いフィラメントの主要なタンパク質は**アクチン**といいます．アクチンは球状のタンパク質ですが，これが数珠やネックレスのように並んで線維構造になります．この線維構造を安定させる，いわば紐のような役割をするのが**トロポミオシン**と呼ばれる線維状タンパク質です．そして，その所々に**トロポニン**と呼ばれるタンパク質が結合しています（図Ⅱ-37 a））．一方，太いフィラメントは**ミオシン**と呼ばれるタンパク質が束になって構成されています．ミオシンはサブユニット構造を持ち，長い**ミオシン重鎖**2本と短い**ミオシン軽鎖**4本からなっています（図Ⅱ-37 b））．ミオシン軽鎖はミオシン重鎖の一端に結合しており，この部分を**ミオシン頭部**といいます．太いフィラメント全体をみると，頭部がいたるところから飛び出していることがわかります．

> アクチン
> トロポミオシン
> トロポニン
> ミオシン（重鎖，軽鎖）
> ミオシン頭部

> ミオシン頭部はミオシン重鎖の一部とミオシン軽鎖から構成される

C. 筋収縮の力学

　骨格筋の力の発生には二つの形があります．一つは，収縮により筋肉全体の長さも短縮するものです．この場合，付着している骨を関節を支点にして動かします．もう一つは，関節は動かず，筋肉の長さも短縮していないのですが，明らかに力が発生している場合です．例えば，手で物を持って支えているとか，直立して背骨をまっすぐにしているときなどは，こうした収縮を行っています．この筋長が変わらない収縮を**等尺性収縮**といいます．一方，先に述べたような腕を曲げる運動は，筋肉にかかる負荷（腕の重さ）が変わらないと考えられるので，**等張性収縮**といいます．普段の筋収縮はこの二つの収縮が適当に組み合わされていると考えられます．

　骨格筋の収縮を理解するために，**筋の2要素モデル**が示されています．これは筋肉の中の**収縮要素**とそれに対して直列につながる**直列弾性要素**からなります．収縮要素はあとで述べる筋節による収縮を表します．直列弾性要素は，細胞内の弾性線維や細胞膜，細胞間の結合組織に起因するものです．こうしてみると等尺性収縮は，収縮要素が縮んで直列弾性要素を伸ばし，これにより全体の筋長は変わらずに張力が発生すると理解できます．

　等尺性収縮において，力を出す寸前の筋の長さ（**初期長**）と収縮により発生する張力（**発生張力**）は図のように釣鐘状の曲線を描きます（図Ⅱ-38）．これを**長さ－張力関係**といいます．発生張力が最大になる初期長をL_{max}といいます．骨格筋は，関節が中間位と

> 等尺性収縮
> 等張性収縮
> 筋の2要素モデル

> 弾性要素は一種のバネのようなものなので，片方を収縮要素が引っぱって伸ばすと，その反対側に力が出る．これを張力として認識することになる

> 初期長
> 発生張力
> 長さ－張力関係

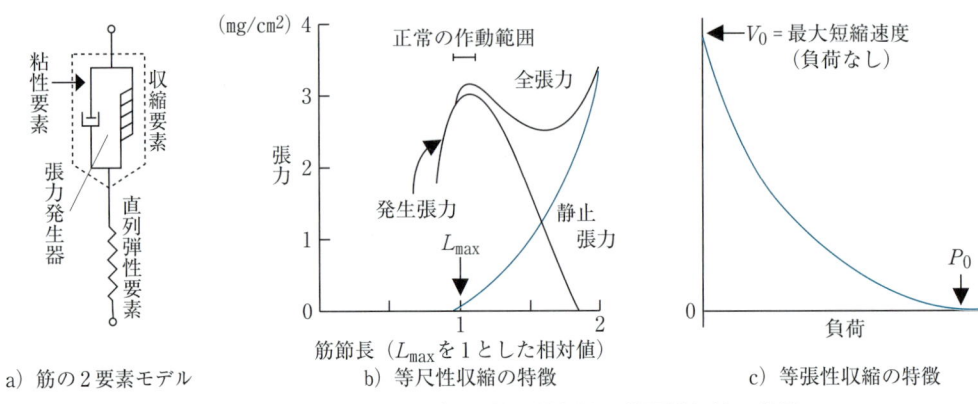

図Ⅱ-38 筋の2要素モデルと等尺性収縮・等張性収縮の特徴

なっているとき，L_{max} となっています．

等張性収縮では外観上も筋肉が縮むので，短縮速度が問題になります．筋肉に負荷が全くかかっていないときに短縮速度は最大になると考えられますが，この短縮速度を V_0 といいます．負荷が大きくなれば短縮速度は遅くなっていきますが，ついには負荷の大きさに負けて短縮せず，等尺性収縮に移行します．等尺収縮に移行させる最小の負荷を P_0 といいます（図Ⅱ-38）．これを**張力-速度関係**といいます．

張力-速度関係

D. 筋収縮のエネルギー源

嫌気的解糖
酸化的リン酸化

筋肉は収縮のためにエネルギーを必要とします．このエネルギーはATPの加水分解によって得られます．ATPは基本的に，グルコースを**嫌気的解糖過程**とそれに続く**酸化的リン酸化過程（TCAサイクル）**によって分解して得られます．この際，酸化的リン酸化には酸素が必要となります．運動によりATPの供給が必要となったとき，グルコースはまず嫌気的解糖系により分解されます．この過程によりATPを速やかに得られますので，速い運動に適しており，Ⅱ型線維は主にこれによりATPを得ています．しかし嫌気的解糖系は，いわば不完全燃焼であり，グルコース1分子でATPが2分子しか得られず，燃えかすとしてピルビン酸が貯まり，これは乳酸に変化します．乳酸は強い酸性を示しますので，筋細胞内は酸性に傾き，筋肉の収縮能力は低下します．したがって，持続的収縮には不向きなしくみです．嫌気的解糖系で産生されたピルビン酸は，酸素が供給されることにより酸化的リン酸化過程に入り完全燃焼されます．これによりグルコース1分子当たりATP36分子が得られます．分解の結果生じるのは二酸化炭素と水ですので，嫌気的解糖系に比べて酸性に傾きにくくなっています．つまり反応は遅いけれ

嫌気的解糖過程は速効性，酸化的リン酸化過程は持続的

3. 骨格筋のしくみ

```
ATP ←――――  クレアチン
      ╲  ╱
      ╱  ╲
ADP ――――→ クレアチン―Ⓟ
          （クレアチンリン酸）
```
図Ⅱ-39　ローマン反応

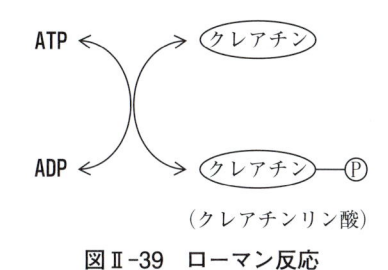

ど大量のATPを得られ，かつ持続的な収縮が可能になります．ミオグロビンを持ち酸素を維持できるⅠ型線維は酸化的リン酸化によるエネルギーがメインになります．

　ATPは収縮以外のさまざまな細胞機能に必要で，常に消費されます．収縮は一時に大量のATPを消費しますので，収縮が始まるとATPはすぐに枯渇して収縮力は低下します．これを"**疲労**"といいます．疲労を極力避けるためには，ATPをどこかで蓄積しておく必要がありますが，骨格筋でこれを行っているのが，**クレアチン**です．クレアチンはATPからリン酸を受け取り，クレアチンリン酸となります．クレアチンリン酸は安定で，いつでもADPにリン酸を与えてATPに変えることができます．この反応を**ローマン反応**といいます（図Ⅱ-39）．ATPを収縮するために支払う現金に例えると，クレアチンリン酸は預金ということになります．

📚 ローマン反応

🔑 **ATPは現金**
クレアチンリン酸は預金

E. 骨格筋の興奮収縮連関

E-1　神経筋接合部

　骨格筋は意志で動かすことのできる筋肉（**随意筋**）です．骨格筋は体性神経の遠心性神経である**運動神経**の支配を受けます．一つの運動神経細胞（**運動ニューロン**）の軸索は枝分かれして，数本の筋線維を支配しています．これを**運動単位**といいます．運動神経と骨格筋の間の連絡が絶たれると，骨格筋の収縮は起こりません．これを"**麻痺**"といいます．

　神経の終末は筋線維の細胞膜と特殊な構造でつながっています．これを**終板**といいます（図Ⅱ-40）．終板では神経終末が広がって，神経の細胞膜と筋細胞の細胞膜がわずかな距離を隔てて相対しています．神経終末の細胞質には多数の顆粒が存在し，その中には伝達物質であるアセチルコリンが含まれています（図Ⅱ-41）．

　運動ニューロンの活動電位は，軸索を伝導して終板に到達します．すると，終板の細胞膜にあるCa^{2+}チャネル（N型と呼ばれます）が開いて細胞内にCa^{2+}が流入します．これによりカルモジュリン

📚 運動ニューロン
終板
運動単位

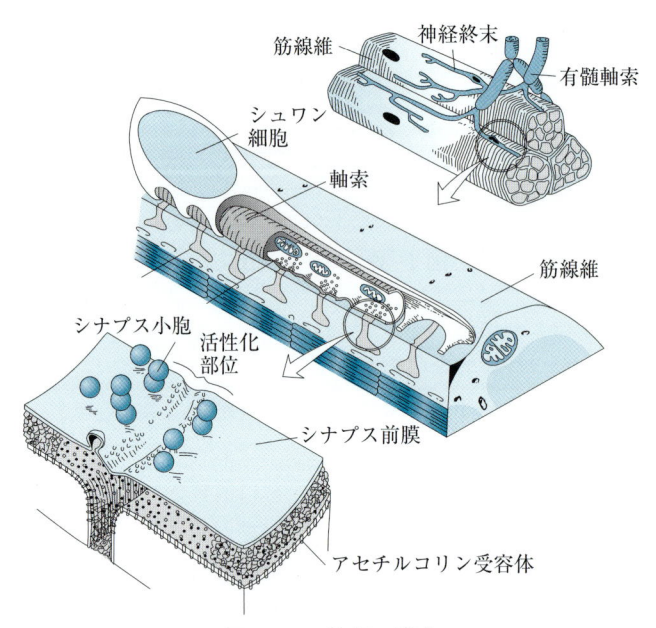

図Ⅱ-40　終板の構造

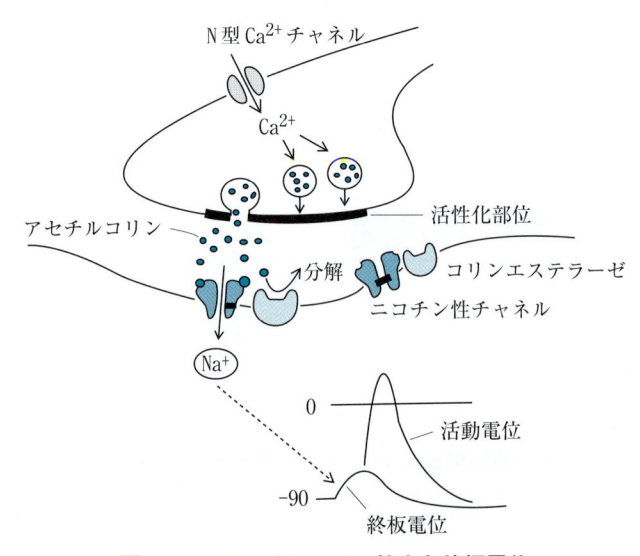

図Ⅱ-41　アセチルコリン放出と終板電位

　の活性化を介して，顆粒がドッキングタンパクのある活性化部位に結合し，アセチルコリンを開口分泌します．アセチルコリンは神経終末側の膜と筋細胞側の膜の空隙を拡散して，筋細胞側の膜に到達します．筋細胞膜には**ニコチン性アセチルコリン受容体**が分布しており，これにアセチルコリンが結合します．この受容体は結合部分とチャネル部分が一体となったチャネル型受容体で，アセチルコリ

ニコチン性アセチルコリン受容体

ンの結合によりチャネルが開口し，主にNa^+が流入して内向き電流が発生します．ニコチン性チャネルはイオン選択性が低く，Na^+とK^+をほぼ同等に通過させるので，逆転電位は0 mV付近です．しかし，筋細胞の静止膜電位は内向き整流性K^+チャネルにより規定されていてK^+の平衡電位付近の-90 mV程度ですので，ニコチン性チャネルが開口すると，内向き電流が流れます．この内向き電流により筋細胞の終板直下の膜は脱分極します．これを**終板電位**といいます．終板電位の振幅は同時に開くニコチン性チャネルの数により決まります．したがって，神経終末での顆粒からのアセチルコリンの放出量に比例することになります．最小振幅の終板電位は，常に一定の大きさを保っており，精密に観察すると終板電位は最小振幅の整数倍の振幅を示すと考えられました．この最小振幅の終板電位を**微小終板電位**といい，終板顆粒1個分のアセチルコリン放出に対応し，いずれの終板顆粒も同じ量のアセチルコリンを含んでいると考えられています．運動ニューロンの興奮が強くなると，開口分泌する顆粒の数が増え，アセチルコリンの放出量は増加し，終板電位の振幅は大きくなります．終板電位が筋細胞の閾電位に到達すると，Na^+チャネルが開いて筋細胞に活動電位が発生します（図Ⅱ-41）．

終板電位だけをみると，脱分極は一過性であることがわかります．これは，筋細胞膜にはニコチン性受容体に近接して**コリンエステラーゼ**が存在することによります．コリンエステラーゼはニコチン性受容体付近を漂うアセチルコリンをすぐに分解して，濃度を低下させる作用があります．こうして，ニコチン性受容体へ結合するアセチルコリンの数は次第に減って，終板電位は減衰し，一過性となるのです．つまり，アセチルコリンがニコチン性受容体に結合し続けることを防いでいます．例えば，コリンエステラーゼを薬物で抑制すると，ニコチン性受容体にアセチルコリンが結合し続け，脱分極が持続します．これにより活動電位を発生させるNa^+チャネルが不活性化し，筋細胞が興奮できなくなります．こうして筋肉が麻痺します．このような作用を持つ薬物を筋弛緩薬といい，外科手術の麻酔時に用います．逆の言い方をすれば，コリンエステラーゼは終板電位の持続を適度に抑えることで，筋細胞の興奮性を維持していると考えられるわけです．

E-2 筋細胞の興奮と筋収縮（興奮収縮連関）

終板電位によって筋細胞に活動電位が発生します．この活動電位はNa^+チャネルにより脱分極相，遅延整流性K^+チャネルにより再分極相が形作られており，神経の活動電位と本質的には変わりませ

第Ⅱ章　細胞の基本機能

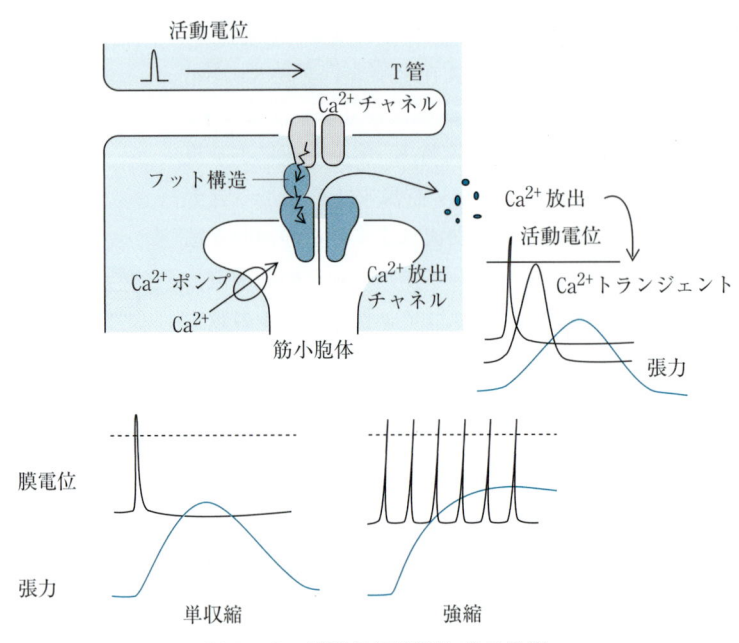

図Ⅱ-42　興奮収縮連関とその性質

横行小管の膜は表面膜の続きなので，活動電位が伝導する

Ca²⁺チャネル（ジヒドロピリジン受容体）
フット構造
リアノジン受容体

Ca²⁺トランジェント

興奮収縮連関

ん．終板の周りで発生した活動電位は表面膜を伝導し，横行小管にも伝わります．こうして横行小管は脱分極しますが，横行小管の三つ組構造付近には **Ca²⁺ チャネル（ジヒドロピリジン受容体，L型 Ca²⁺ チャネル）** があり，これが脱分極により活性化します．このチャネルは活性化によりわずかな Ca²⁺ の流入を促しますが，それよりも重要なのは，活性化による **立体構造の変化（コンフォメーションチェンジ）** により結合しているリアノジン受容体の **フット構造** の立体構造変化を引き起こすことです．フット構造の変化とは，さらに，三つ組構造を作る筋小胞体の膜にある **（リアノジン受容体の） Ca²⁺ 放出チャネル** を活性化させます．筋小胞体は **Ca²⁺ ポンプ**（Ca²⁺-ATPase）の働きにより Ca²⁺ が大量に貯められていますが，Ca²⁺ 放出チャネルが活性化すると貯蔵されている Ca²⁺ が一気に細胞質内に放出されます．Ca²⁺ ポンプは Ca²⁺ 濃度が高くなるとより活性化されるため，放出された Ca²⁺ は再び筋小胞体に取り込まれますので，細胞内の Ca²⁺ 濃度は一過性の上昇となります．これを **Ca²⁺ トランジェント** といいます（図Ⅱ-42）．この Ca²⁺ トランジェントが筋収縮を引き起こします．こうして，筋細胞表面の興奮は，収縮へ転換されるしくみになっており，これを **興奮収縮連関** と呼びます．

　筋細胞で1回活動電位が発生すると，Ca²⁺ トランジェントが1回発生し，収縮とそれに続く弛緩が起こります．この収縮と弛緩を

ひとまとまりと考え，**単収縮**と呼びます（図Ⅱ-42）．単収縮の時間は活動電位に比べるとはるかに長くかかります．したがって，単収縮が終了する前に膜は不応期を脱するので，次の活動電位が発生することができます．こうなると，始めの単収縮に後の単収縮が重なり収縮力が大きくなります．これを**加重**といいます．活動電位が短い周期で立て続けに起こると，加重が次々起こって，ついにはその筋肉の最大限の収縮力を発生し維持し続けることができます．これを**強縮**といいます．普段の筋収縮はほぼ，強縮の状態で力を出しています．

📑 単収縮
加重
強縮

E-3　筋収縮機構（滑走説）

筋収縮を起こしたときの筋節を観察すると，筋節自体が収縮していることがわかります．すなわち，Z線からZ線までの距離が短くなるのです．しかし，A帯の長さは不変で，I帯の幅のみが短縮しています．このことから，太いフィラメントの間に細いフィラメントが滑り込んでいくと考えられ，**滑走説**と呼ばれます（図Ⅱ-43）．滑走のためには，太いフィラメントから出ているミオシン頭部（架橋と呼びます）が細いフィラメントに結合することが必要です．元来，細いフィラメントを作るアクチンとミオシン頭部は非常に結合しやすい性質があります．そして，アクチンと結合したミオシン頭部は変形しアクチンを引き込むような運動をすると考えられています．これにより，太いフィラメントの間に細いフィラメントを引き込むことになります．

📑 滑走説

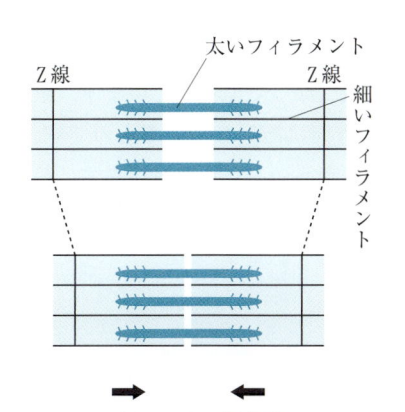

アクチンとミオシン頭部は常に結合しようとしますが，弛緩状態では結合はトロポニンによって妨げられています（図Ⅱ-44）．筋細胞が興奮してCa^{2+}トランジェントが起こると，増加したCa^{2+}がトロポニンのサブユニットであるトロポニンCに結合します．すると，トロポニンとアクチンの位置関係が変化して，トロポニンが

図Ⅱ-43　滑走説

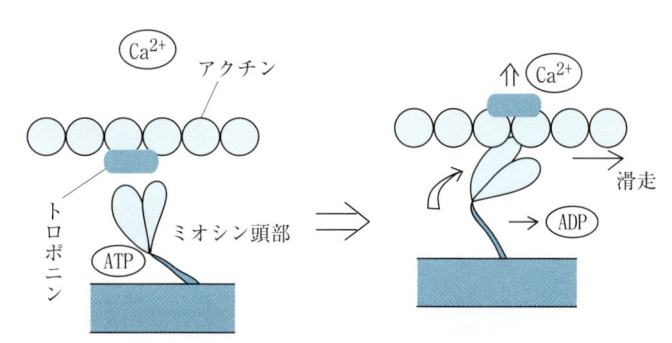

図Ⅱ-44　ミオシン頭部の変形

アクチンとミオシン頭部の間からはずれ，アクチンとミオシン頭部が結合します．Ca^{2+}ポンプが働いてCa^{2+}濃度が下がると，Ca^{2+}はトロポニンからはずれ，アクチンとミオシン頭部の結合は解除され，弛緩することになります．

アクチンとの結合により引き起こされるミオシン頭部の変形が収縮力の源泉ですが，その変形のためのエネルギーはATPにより供給されます．ミオシン頭部にATPが結合するとADPとリン酸の状態に分かれて結合したままになり（中間状態），そのとき開放されたエネルギーでミオシン頭部は変形しアクチンへの結合の準備状態になります．ミオシン頭部がアクチンと結合すると，頭部は変形して（あるいは元に戻って）滑走が起こります．滑走後，結合がはずれると，新しいATPと置き換えられ，再び準備状態へ移行します．つまり，ATPによりミオシン頭部は引き金のように引き上げられエネルギーが貯められ，アクチンとの結合をトリガーとして，はじけるように変形するわけです．

🔑 ATPによりミオシン頭部に貯められたエネルギーはアクチンと結合することをきっかけに放出され，ミオシン頭部が変形する

4. 平滑筋のしくみ

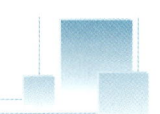

平滑筋はさまざまな臓器の中にあって，分泌，輸送などの運動をつかさどっています．平滑筋細胞の特徴は，横紋構造を持たないが，収縮運動を行うことです．臓器の筋肉としてはほかに心臓を構成する**心筋**がありますが，心筋は横紋を持ち，また骨格筋とも異なった性質を持つため別個に述べることとします．

A. 平滑筋臓器の構造

平滑筋を備えた臓器は，管腔構造や袋状構造を示し，その壁の中に平滑筋層が組み込まれています．平滑筋層は筋細胞の配列方向によって，**輪走筋層**と**縦走筋層**に分かれます．輪走筋は平滑筋細胞が輪になっているのではなく，コイル状になって配列しています．縦走筋は，一般に輪走筋の外側に長軸方向に配列しているものです．動脈壁などは縦走筋を欠いており，輪走筋のみになっています．輪走筋より内側は粘膜（あるいは内膜）と粘膜下層であり，縦走筋より外側は外膜（あるいは漿膜）がおおっています．

B. 平滑筋の運動と平滑筋細胞の構造

平滑筋を含んだ臓器は，消化管や血管のように管状であったり，子宮や膀胱のように袋状であったりして，中に内容物を収めていま

す．臓器の壁が平滑筋の収縮により変形して内容物を輸送したり（例えば蠕動運動），内容を押し出したり（例えば陣痛）します．平滑筋臓器の壁が収縮しているときは，平滑筋細胞自身も変形して縮んでいます．最大に収縮すると弛緩時の10分の1以下に小さくなってしまいます．これが，骨格筋との大きな違いです．骨格筋では最大に収縮したとしても静止長の80％の長さまで（20％減）に縮むことはありません．また，骨格筋の力を出す方向は筋線維の方向と決まっていますが，平滑筋は自身が小さく変形するので，あらゆる方向に力を出すことが可能になります．

平滑筋の収縮はやはりアクチンとミオシン頭部の結合反応により起こります．しかし，筋節は骨格筋のように1方向にそろっていないため，横紋がみえません．図Ⅱ-45のように筋節は**高電子密度層（デンスボディ）**やタイトジャンクションを土台として，縦横に分布し，網のように細胞全体をおおっています．こうして筋節が収縮すると，細胞全体が縮むことになります．

C. 平滑筋収縮の調節

平滑筋は内臓にあって機能を発揮する役割なので，自律神経系や内臓の内在神経系の支配を受け，随意運動ではなく自律性に運動します．自律神経と平滑筋との間には神経筋接合部のような構造は存在せず，もっと緩やかな関係にあります．

自律神経や内在神経系は，神経終末を作らず，軸索の一部が盛り上がって，**神経膨大部**という構造を作ります．その中に神経伝達物質を含む分泌顆粒を収めています．活動電位は神経膨大部を通過して，それにより分泌が行われます（図Ⅱ-46）．したがって，神経膨大部から平滑筋細胞までの距離が大きく，伝達物質の拡散はあらゆる方向に起こります．結果として一つの神経膨大部は多数の平滑

神経膨大部

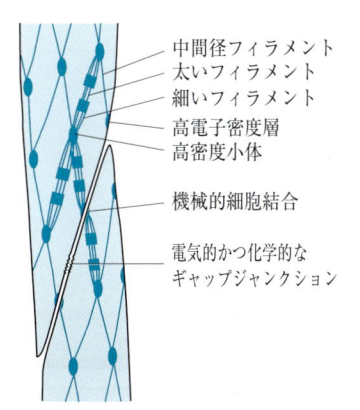

図Ⅱ-45　平滑筋の構造

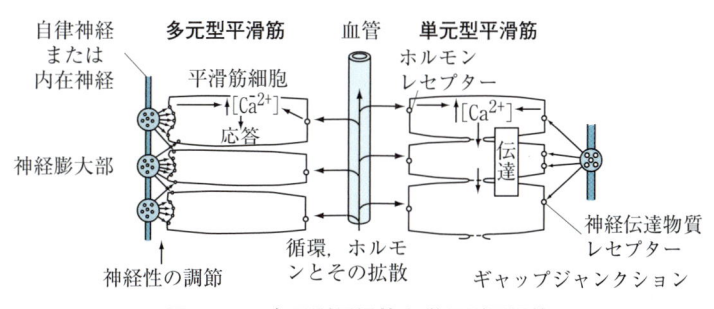

図Ⅱ-46　多元型平滑筋と単元型平滑筋

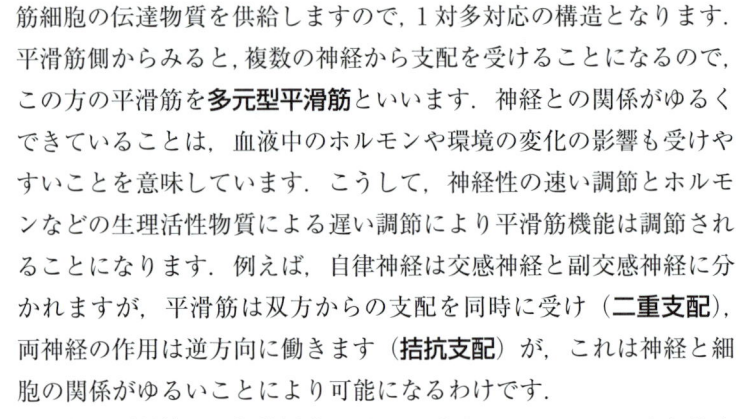

筋細胞の伝達物質を供給しますので，1対多対応の構造となります．平滑筋側からみると，複数の神経から支配を受けることになるので，この方の平滑筋を**多元型平滑筋**といいます．神経との関係がゆるくできていることは，血液中のホルモンや環境の変化の影響も受けやすいことを意味しています．こうして，神経性の速い調節とホルモンなどの生理活性物質による遅い調節により平滑筋機能は調節されることになります．例えば，自律神経は交感神経と副交感神経に分かれますが，平滑筋は双方からの支配を同時に受け（**二重支配**），両神経の作用は逆方向に働きます（**拮抗支配**）が，これは神経と細胞の関係がゆるいことにより可能になるわけです．

　一部の平滑筋では細胞同士がギャップジャンクションにより結合され，合胞体として一体に運動します．子宮平滑筋はその典型例です．こうなると，一部の細胞に加えられた刺激により全体が制御されることになりますので，**単元型平滑筋**と呼ばれます．

D. 興奮収縮連関

　平滑筋細胞の静止膜電位は $-60 \sim -40$ mV と比較的浅くなっています．しかし，多くの細胞では活動電位が認められ，それを引き金として収縮が起こります．しかし，その収縮は骨格筋のような単収縮を基本としておらず，より持続的な収縮です（**図Ⅱ-47** a)）．また，血管系では活動電位が観察されることはまれであり，膜電位は脱分極や過分極へ持続的に変化し，それに伴って張力も持続的に変化します（**図Ⅱ-47** b)）．こうした持続的張力の発生のことを**トーヌス**と表現します．

D-1　静止膜電位

　平滑筋の静止膜電位が比較的浅い訳は，Na^+ の透過性が大きくなっているためではありません．パッチクランプで観察しても明ら

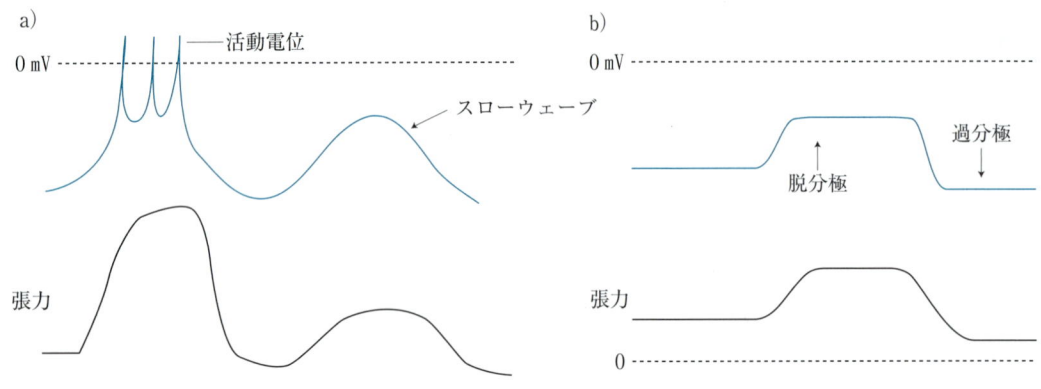

図Ⅱ-47　持続的張力（トーヌス）の例

かな Na^+ チャネル活動がほとんど認められないからです．一方，一定程度の K^+ チャネルの活動は観察されます．このことから，平滑筋においてはやはり K^+ の透過性が Na^+ の透過性より高いのですが，K^+ の透過性の度合い自体は，骨格筋や神経などに比べて低いと考えられます．結果としての静止時の透過性の比（$P_K : P_{Na}$）は $1:0.1 \sim 0.2$ 程度と理解されます．静止膜電位を形作る K^+ チャネルは，**電位依存性 K^+ チャネル（Kv ファミリー）**や，**Ca^{2+} 依存性 K^+ チャネル**と考えられています．

D-2　活動電位

消化管や子宮筋では自律的な律動性収縮がみられます．このとき，膜電位では活動電位が自発的に起こっています．活動電位自体はスパイク状の時間経過を示していますが，脱分極相は **L 型 Ca^{2+} チャネル**によって起こり Na^+ チャネルは関与しないことがわかっています．Ca^{2+} チャネルによる脱分極相は神経などの Na^+ チャネルによる脱分極よりはるかに遅く進行し，slow スパイクと呼ばれます．再分極は電位依存性 K^+ チャネルか，脱分極相で流入する Ca^{2+} により活性化する Ca^{2+} 依存性 K^+ チャネルによると考えられています（図Ⅱ-47 a））．

L 型 Ca^{2+} チャネルの活性閾電位は $-50 \sim -40$ mV で，静止膜電位が -60 mV 程度である消化管や子宮筋では刺激がないと活性化できません．そのため，これらの平滑筋細胞では膜電位は自発的に動揺し，その脱分極により活動電位が発生しています．この膜電位の大きな動揺を**スローウェーブ**と呼びます（図Ⅱ-47 a））．スローウェーブを引き起こすチャネルの種類は依然として確定されていませんが，Na^+ と Ca^{2+} が内向き電流を構成していることは明らかです．

平滑筋の収縮には Ca^{2+} の流入が必要です．わずかながら Ca^{2+} が流入するので，スローウェーブ単独でもある程度の収縮が起こります．活動電位が発生すると Ca^{2+} の流入はさらに促進され，大きな収縮となります．一方，活動電位やスローウェーブの出ない平滑筋細胞では静止膜電位が浅いわけですが，この電位では L 型 Ca^{2+} チャネルは膜電位依存性に活性化しており，さらに不活性の進行が部分的です．したがって，チャネルが活性化される膜電位が持続すると，チャネルの活動は低いレベルでも持続的に継続し Ca^{2+} が流入し続けます．こうして，膜電位と収縮との間には密接な関連が生じます．特に活動電位が出ない動脈などでは膜電位の持続的変化により Ca^{2+} チャネルの活性が増減し，持続的な張力の度合いが増減することになります（図Ⅱ-47 b））．

スローウェーブ

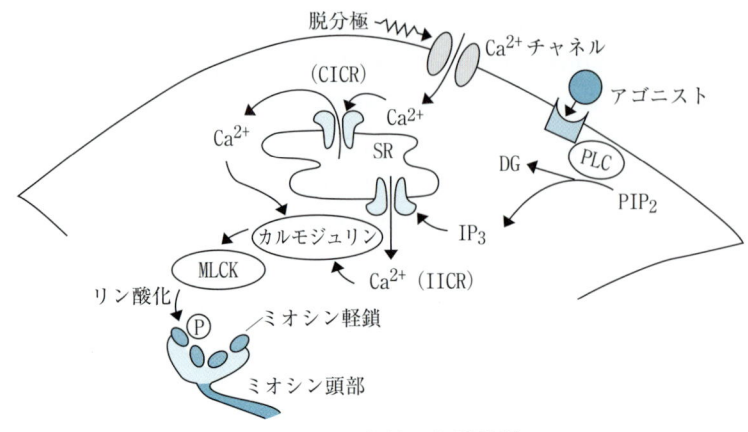

図Ⅱ-48　平滑筋の収縮機構

D-3　細胞内カルシウムと収縮

平滑筋細胞にも Ca^{2+} を貯蔵する**筋小胞体（SR）**が存在します．貯蔵はやはり Ca^{2+} ポンプにより行われます．貯蔵された Ca^{2+} は二つの経路を通じて放出されます（図Ⅱ-48）．第一は**カルシウム放出チャネル**あるいは**リアノジン受容体**です．L型 Ca^{2+} チャネルの活性化により流入した Ca^{2+} は筋小胞体のリアノジン受容体を刺激します．これにより貯蔵された Ca^{2+} が細胞質内に大量に放出され収縮を促すしくみです．Ca^{2+} により Ca^{2+} の放出をさせるしくみなので，**Ca^{2+} 依存性 Ca^{2+} 放出（CICR）**と呼ばれます．これは主に膜電位変化による収縮を担うしくみです．もう一つの経路は**イノシトール三リン酸（IP$_3$）**によって活性化する **IP$_3$ 依存性 Ca^{2+} 放出チャネル**です．細胞膜に存在するアセチルコリン（M$_1$）やアドレナリン（α）などの受容体は Gq タンパク質を介して**ホスホリパーゼC（PLC）**を活性化させます．PLC は細胞膜内の**ホスファチジルイノシトール二リン酸（PIP$_2$）**を分解して IP$_3$ と**ジアシルグリセロール（DG）**を産生します．こうして IP$_3$ が細胞質内で増加して **IP$_3$ 依存性 Ca^{2+} 放出チャネル**を活性化させ Ca^{2+} を大量に放出させます．これを **IP$_3$ 依存性 Ca^{2+} 放出（IICR）**と呼びます．IICR は膜電位とは無関係に，神経伝達物質やホルモンにより平滑筋収縮を起こすしくみです．

D-4　収縮機構

Ca^{2+} が収縮反応の引き金を引くのは骨格筋と同じですが，細部において平滑筋は独特のしくみを持っています（図Ⅱ-48）．まず，増加した Ca^{2+} は細胞質内の**カルモジュリン**に結合し活性化させます．カルモジュリンは**ミオシン軽鎖キナーゼ（MLCK）**と呼ばれ

るタンパクリン酸化酵素を活性化します．MLCK は平滑筋に特有な酵素で，ミオシン頭部のミオシン軽鎖をリン酸化します．平滑筋ではこのリン酸化によりミオシン頭部がアクチンと結合できるようになり，滑走反応が起こり収縮します．骨格筋では重要であったトロポニンは確認されていません．

　平滑筋は持続的に収縮するため，エネルギーを節約して疲労しにくいしくみが必要です．そのために，**ラッチ**というしくみがあります．ミオシン頭部がリン酸化されるとアクチンとミオシン頭部の結合，解離を繰り返しますが，解離する前にリン酸が先にはずれた状態にしばしば移行します．こうなると，アクチンとミオシン頭部は結合したままで，なかなかはずれない状態になります．つまり平滑筋細胞の変形が持続されるので，持続的に力が出ていることになりますが，リン酸化は起こっていないのでエネルギーは節約されます．これは留め金がかけられて扉が開いた状態や閉まった状態に維持されるのに例えられるので，"ラッチ"と呼ばれます．こうして，平滑筋はエネルギーを節約しつつ変形を持続できるわけです．

ラッチ（latch）

第Ⅲ章

細胞間の
コミュニケーションシステム

1. 細胞機能のコントロールシステム
2. 情報システムとしての神経系

第Ⅲ章　細胞間のコミュニケーションシステム

1. 細胞機能のコントロールシステム

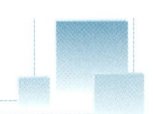

A. 細胞間の信号のやり取り

アゴニスト
受容体
ホルモン
オータコイド
神経伝達物質

分泌細胞から標的細胞への距離による三つのシステム
遠　1. ホルモン
↕　2. オータコイド
近　3. 神経伝達物質

　ヒトは多細胞生物です．それぞれの細胞，組織，臓器で生体の機能を分担して働いています．それぞれの機能は，個体全体の中で調和のとれた形で発揮されなければなりません．この全体の調和をとるためには細胞同士が物質などを用いて信号をやり取りすることで，情報を交換する必要があります．具体的には細胞（**分泌細胞**）が信号としての物質（**アゴニスト**，あるいは**リガンド**）を分泌し，それが目標になる細胞（**標的細胞**）に到達し，その細胞にある各アゴニスト専用の**受容体**に結合することで行われます．この分泌細胞と標的細胞の距離により三つのシステムに分けられます．第一は分泌部位が遠隔で，信号が標的まで血流に乗って到達するもので，全身反応を引き起こすものです．このシステムは**内分泌系**といわれ，システムを媒介する物質を**ホルモン**といいます．第二は分泌部位から標的までは血流または組織内液を経由するものですが，組織内あるいは臓器内にとどまるもので，局所反応を起こします．この物質は**オータコイド**といいます．第三は神経同士あるいは神経と標的細胞の間の連絡を行うもので，いわゆる**シナプス**のしくみです．細胞間の距離は極端に短く，分泌細胞と標的細胞の関係が密接になっています．このしくみを媒介する物質を**神経伝達物質**といいます．こうしてみると，内分泌系と神経系の違いは，物質の到達距離の違いともいえるわけで，本質的には同じものともいえます．

B. 受容体

「アゴニストAは受容体αに特異的に結合する」といういい方をする

特異性

　標的細胞にはアゴニストに対して専用の**受容体**（レセプター）が存在します．受容体は他のアゴニストとは結合しないので，受容体とアゴニストは**錠前と鍵の関係**であるといえます．この関係を示す言葉として"**特異性**"が使われます．受容体は大半は細胞膜にあって，アゴニストを待ち構えていますが，アゴニストの種類によっては，細胞質や核内に存在します．アゴニストが受容体に結合すると情報が伝わることになります．

B-1　チャネルレセプター

　チャネルレセプターは，イオンチャネルと受容体の機能が同一分子に備わっているものです．アゴニストが受容体に結合すると，す

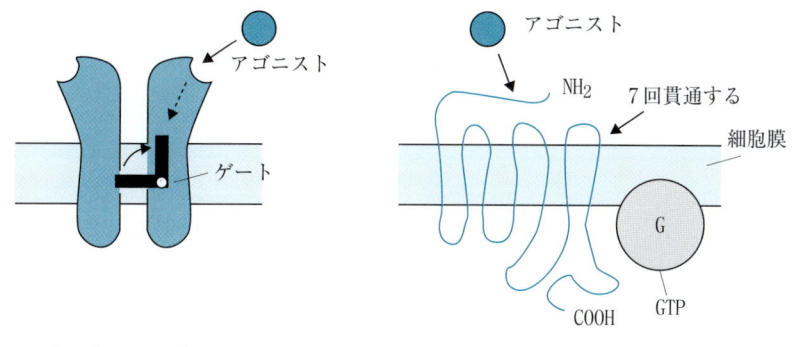

図Ⅲ-1　チャネルレセプターとGタンパク結合受容体

ぐさまチャネルが開口し電流が流れ，活動電位を引き起こしたり，逆に抑制したり，非常に素早い反応を媒介します．実際には，神経伝達物質の受容体として多い様式で，シナプス伝達で重要な役割を演じています．神経節や神経筋接合部にあるアセチルコリンと結合する**ニコチン性受容体**や脳内の**NMDA受容体**，**GABA受容体**などが含まれます（図Ⅲ-1）．

B-2　GTP結合タンパク質（Gタンパク）とリンクする受容体

これは細胞膜上にある受容体で，背後の**Gタンパク**とリンクしています．アゴニストが受容体に結合すると，Gタンパクを活性化させます．Gタンパクはそれまで結合していたGDPに代えてGTPと結合し，これにより**αサブユニット**と**βγサブユニット**に分離して近傍の酵素などを活性化させ細胞機能を発揮します．この種の受容体の構造では，膜7回貫通の形が共通です（図Ⅲ-1）．具体的例としては，神経伝達物質であるノルアドレナリンと結合する**アドレナリンα**および**β受容体**，副交感神経の伝達物質であるアセチルコリンと結合する**ムスカリン性受容体**，オータコイドであるヒスタミンの受容体である**ヒスタミン受容体**があります．

> 🔑 Gタンパク結合受容体は，細胞膜を7回貫通する

B-3　酵素内蔵型受容体

これは酵素活性を同一分子内に持つ受容体で，チロシンキナーゼ活性を持つ**成長因子受容体**や**インスリン受容体**があげられます．細胞増殖や分裂などに関連する反応を引き起こします．

一方，グアニル酸シクラーゼ活性を持つ**ANP受容体**も存在します．

B-4　細胞内受容体

副腎皮質ホルモンや性ホルモンなどのステロイドホルモンは脂溶性が高く，細胞膜を容易に通過します．そして細胞質にある受容体と結合し，核内に移動して遺伝子の転写を促進しタンパク質合成を

盛んにします．甲状腺ホルモンは核内まで到達し，DNA上にある受容体に結合してタンパク合成を促します．

C. 細胞内情報伝達系

アゴニストが受容体に結合すると，標的細胞に情報が伝えられたことになります．この情報により目的の細胞機能を引き出すために，膜に到達した情報を細胞内に伝えるシステムを**細胞内情報伝達系**といいます．そして，細胞内で情報を伝える物質を**セカンドメッセンジャー**といいます．細胞内情報伝達系は大きく五つに分類されます．

C-1　cAMP系

cAMPはセカンドメッセンジャーとして初めて発見された物質で，生体においてきわめて重要な役割をしています．cAMPは膜に結合している**アデニル酸シクラーゼ**がATPを材料にして合成します．cAMPは**cAMP依存性タンパクキナーゼ（Aキナーゼ：PKA）**に結合してこれを活性化させます．Aキナーゼはさまざまな細胞機能を引き起こします（Ca^{2+}チャネル活性による心筋収縮増強，糖代謝亢進など）．アデニル酸シクラーゼは普段は活性化していませんが，**刺激性Gタンパク質 G_s-protein**により活性化します．G_s-proteinは膜7回貫通型の受容体とリンクしていますが，代表的なのは**アドレナリンβ受容体やヒスタミンH_2受容体**です．こうして，ノルアドレナリンやヒスタミンが受容体に結合すると，G_s-protein，アデニル酸シクラーゼを介してcAMPが増加し，Aキナーゼが活性化します（図Ⅲ-2）．一方，アデニル酸シクラーゼ

細胞内情報伝達系

cAMP
Aキナーゼ（PKA）

G_s-protein
G_i-protein

図Ⅲ-2　cAMP系

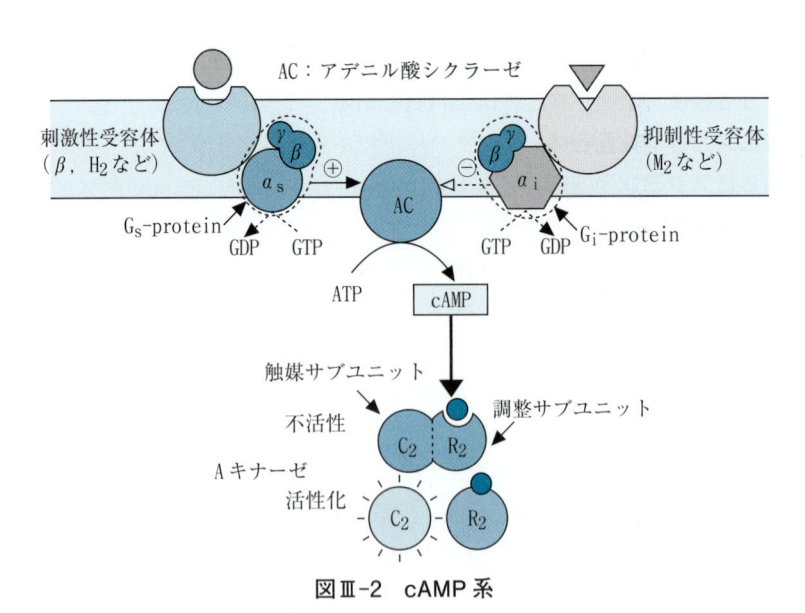

に関係するGタンパクとして**抑制性Gタンパク質 G_i-protein** があります．リンクする受容体には**アセチルコリン M_2 受容体**があります．G_i-protein はアデニル酸シクラーゼを抑制しますが，これは G_s-protein によって活性化されている状態でのみ有効です．心筋などでの交感神経刺激（ノルアドレナリン）と副交感神経刺激（アセチルコリン）の拮抗作用はこのしくみによって行われます．

> 🔑 G_i-protein は AC が G_s により活性化しているときのみ有効である．なぜなら，G_s が作用していない AC は活性を持たないからである．

C-2 イノシトールリン脂質代謝系

このシステムは二つのセカンドメッセンジャーを持っています．**イノシトール三リン酸（IP_3）** と**ジアシルグリセロール（DG）** です．受容体はGタンパクにリンクする膜7回貫通型で，活性化するGタンパクは G_q-protein といいます．G_q-protein は膜に結合している**ホスホリパーゼC（PLC）** を活性化します．PLCの基質は細胞膜を作るリン脂質の一種である**ホスファチジルイノシトール二リン酸（PIP_2）** です．PLCは PIP_2 を分解して IP_3 と DG を産生します．DGは**タンパクキナーゼC（Cキナーゼ：PKC）** を活性化し，さまざまなタンパク質をリン酸化し，細胞機能を引き出します．一方，IP_3 は Ca^{2+} の貯蔵部位である小胞体の **IP_3 受容体**に結合し，細胞内へ Ca^{2+} を放出させます．こうして増加した Ca^{2+} はさまざまな細胞機能を引き出すセカンドメッセンジャーでもあります．このシステムを活性化する受容体としては，**アドレナリン α_1 受容体**，**アセチルコリン M_1 受容体**などがあり，平滑筋の収縮反応や腺細胞の分泌などを媒介します（図Ⅲ-3）．

> 📄 イノシトール三リン酸（IP_3）
> ジアシルグリセロール（DG）
> ホスホリパーゼC（PLC）
> ホスファチジルイノシトール二リン酸（PIP_2）
> Cキナーゼ（PKC）

C-3 cGMP系

グアニル酸シクラーゼは GTP から **cGMP** を産生しますが，この cGMP がセカンドメッセンジャーとして働きます．グアニル酸

> 📄 cGMP

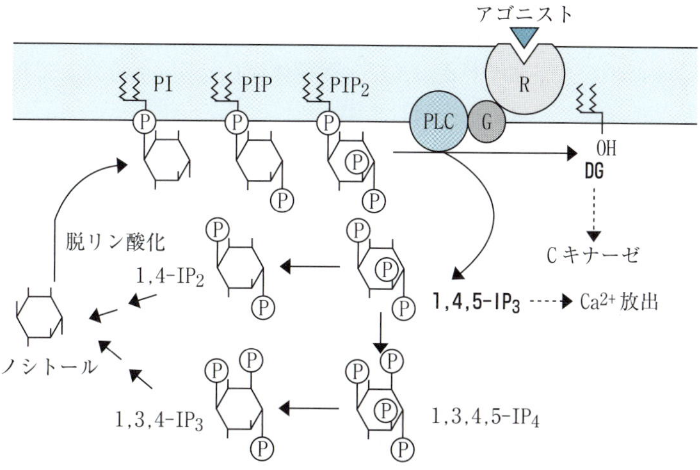

図Ⅲ-3 イノシトールリン脂質代謝系

第Ⅲ章　細胞間のコミュニケーションシステム

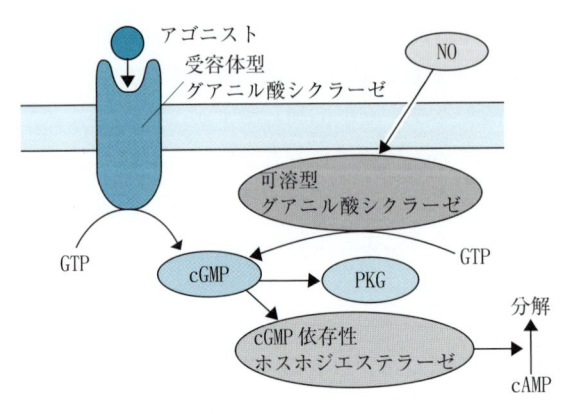

図Ⅲ-4　cGMP 系

一酸化窒素（NO）
血管内皮依存性弛緩因子（EDRF）
cGMP 依存性タンパクキナーゼ（PKG）

シクラーゼは細胞膜に結合している**受容体型**と細胞質に存在する**可溶型**の2種類があります．受容体型はグアニル酸シクラーゼ活性と受容体活性が同一分子にあるもので，**ANP 受容体**が有名です．可溶型は**一酸化窒素（NO）**により活性化します．NO は血管内皮細胞から放出される**血管内皮依存性弛緩因子（EDRF）**の本体で，平滑筋の可溶型グアニル酸シクラーゼを介して弛緩反応を示すと考えられています．細胞内に増加した cGMP は，**cGMP 依存性タンパクキナーゼ（PKG）**を活性化したり，cAMP を分解する **cGMP 依存性ホスホジエステラーゼ**を活性化し，cAMP 系を抑制したりします（図Ⅲ-4）．

C-4　G タンパクによる直接的チャネル活性化

これには厳密な意味でのセカンドメッセンジャーは関与していません．受容体にリンクしている G タンパクが，そのまま近傍のイオンチャネルを直接的に活性化，あるいは抑制するものです．心筋細胞でみられる**アセチルコリン M_2 受容体**，G_K-protein，**ムスカリン性 K^+ チャネル**活性のシステムが有名です．また，脳内の**オピオイド δ および κ 受容体**は G_i-protein を介して **N 型カルシウムチャネル**を抑制します．

C-5　カルシウム-カルモジュリン系

これまで述べた，さまざまなシステムにより，細胞内の Ca^{2+} が増加すると，増加した Ca^{2+} が細胞質内のタンパク質である**カルモジュリン**と結合ます．こうして活性化したカルモジュリンには**カルモジュリン活性化タンパクキナーゼ**を活性化し，細胞機能を引き出す作用があります．生体では，シナプス顆粒の移動を促し，シナプス分泌を促進します．また骨格筋収縮で重要なトロポニンはカルモジュリンの一種と考えられており，平滑筋ではカルモジュリンの活性化によりミオシン軽鎖キナーゼが活性化し筋収縮が起こります．

2. 情報システムとしての神経系

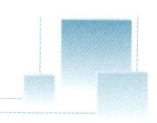

神経系は細胞間のコミュニケーションシステムとしてきわめて重要ですが，その機能の基本は**神経細胞（ニューロン）**の機能であり，その組合せによって神経系は成り立っています．神経系は各臓器組織の活動をつなぐものですから，神経系として独立に考えるより，各臓器における神経の役割を考える方が理解しやすいと考えられます．そこで機能の基本単位である神経細胞とその結合である**シナプス**のしくみをここで取り上げることで，次の章以降で述べる各臓器の機能の理解の助けとすることにします．

ニューロン
シナプス

A. 神経細胞における伝導

A-1 興奮伝導の原理

神経細胞は興奮し，「興奮した」という情報を他の細胞に伝えることが基本的な機能です．興奮したということは，すなわち，活動電位が発生したということです．脊椎動物の神経細胞の活動電位は，例外なくNa^+チャネルによって引き起こされる**Na^+スパイク**です．この活動電位は神経の細胞体で起こるのではなく，長く延びた神経突起である**軸索（あるいは神経線維）**の根元になる**神経丘**で初めに発生します．これは，細胞体や他の神経突起である**樹状突起**にはNa^+チャネルが分布していないためです．神経丘で発生した活動電位は，軸索に沿って**伝導**して**神経終末**に到達します．神経終末は後で述べるように，他の神経細胞や筋細胞などに情報を伝達するしくみですから，神経の情報の伝わり方は，細胞体から軸索を経て神経終末に至るという形になります（図Ⅲ-5）．では，軸索における活動電位の伝導はどのように行われるのでしょうか．神経丘の活動電位が発生した直近の細胞膜はまだ脱分極していません．このとき，興奮した膜の部分と興奮していない（静止膜電位にある）膜の部分の間には著しい電位差が生じます．これにより局所の電子の流れ（**局所電流**）が生じ，興奮していない膜に充電が始まります．充電により膜は脱分極し，ついには閾電位に達して活動電位が発生するわけです．以後，同じ反応がきわめて短時間のうちに繰り返され，活動電位は軸索を伝導していくことになるのです（図Ⅲ-5）．こうして，活動電位が軸索の半ばに到達したとき，活動電位が伝導してきた部分はK^+チャネルにより再分極し，静止膜電位に戻っています．これをみると，活動電位が出ている部分と再分極した部分の間には大

Na^+スパイク
伝導
神経終末
局所電流

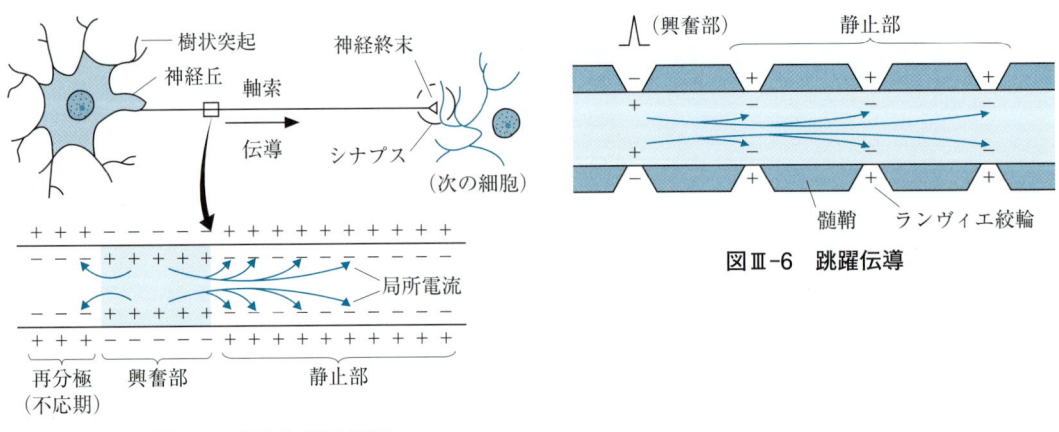

図Ⅲ-5　興奮伝導の原理

図Ⅲ-6　跳躍伝導

不応期のために軸索上の興奮伝導は逆行しない

跳躍伝導
ランヴィエ絞輪

髄鞘におおわれた軸索の膜を脱分極させるための充電量はわずかですむ．コンデンサの式 $Q = CV$ でいえば C が小さいため同じ脱分極分 (V) に要する電気量 Q は小さくなる

きな電位差があるので，局所電流は逆方向にも流れます．しかし再分極したての部分は不応期にあるので，局所電流が流れても Na^+ チャネルが活性化せず，活動電位とはなりません．つまり，活動電位で興奮している部分が伝導していくすぐ後ろに，不応期である部分が常に追いかけているので，興奮は決して逆に伝わらないのです．

A-2　跳躍伝導

これまで説明したのは**無髄神経**における伝導ですが，特に哺乳類では軸索の周りをシュワン細胞による**髄鞘**で覆われた**有髄神経**が多く含まれています．この有髄神経での伝導の特徴は伝導速度が速いことですが，伝導する様子から**跳躍伝導**と呼ばれています．有髄神経では髄鞘に覆われている軸索の膜には Na^+ チャネルや K^+ チャネルが乏しく，髄鞘の切れ目である**ランヴィエ絞輪**のところでは軸索がむき出しになっていて，ここだけ Na^+ チャネルや K^+ チャネルが豊富に存在します．そして，髄鞘の部分はシュワン細胞の細胞膜が何重にも重なっているため，膜容量が飛躍的に低くなっていて，わずかな電荷しか充電されません．神経丘で活動電位が発生すると，局所電流は髄鞘の部分の充電にほとんど費やされないので，より遠くまで瞬時に流れることになります．こうして，離れたランヴィエ絞輪の膜を効率よく充電でき，そこにだけ活動電位が発生し，これにより，さらに離れたランヴィエ絞輪に活動電位を引き起こします．こうして，活動電位が軸索に沿って飛び飛びに出現することから跳躍伝導といわれます（図Ⅲ-6）．

A-3　伝導速度と神経線維の分類

興奮伝導の速度を決める重要な要素は，軸索の太さです．細胞質が同じであると考えると，軸索が太いほど電気抵抗は低くなり活動電位を引き起こす局所電流は多く，さらに遠くに届くようになるか

2. 情報システムとしての神経系

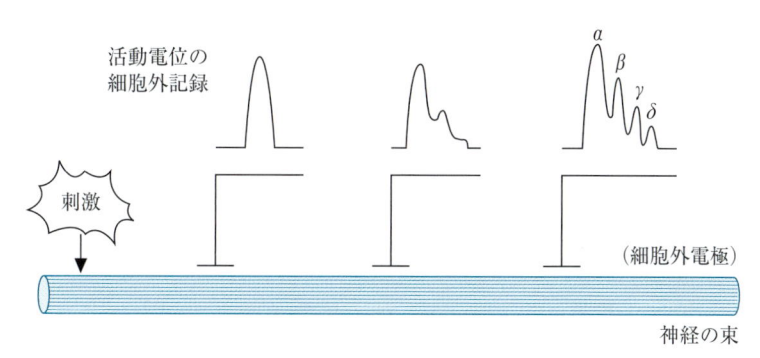

図Ⅲ-7　合成活動電位

らです．軸索の直径によって神経線維は分類されています．実際の肉眼で観察できる神経は，これらさまざまな直径の無数の神経が束になっています．そこで，その神経の一端を電気刺激し，離れた場所に興奮が到達する様子を細胞外電極で測定すると，複数のピークを持つ細胞外電位が取れます．測定する場所が刺激電極より離れれば離れるほど複数のピークがはっきり分かれますので，それぞれのピークが同じ伝導速度を持つ多数の神経線維の活動の合成であることがわかります．そこで，この電位変化を**合成活動電位**といいます．合成活動電位のそれぞれのピークは，伝導速度の速い順に（つまり先に発生するピークから順に）α，β，γ，δと呼ばれています（**図Ⅲ-7**）．この分類と，先ほどの軸索直径の分類を重ね合わせて，神経線維の分類が行われています（**表Ⅲ-1**）．現在，分類は伝導速度を重視した**文字分類**と，主に感覚性線維の分類に使われる**数字分類**があります．

📄 合成活動電位

🔑 α線維は速いので遠くまで速く到達し，σ線維は遅いので，あとで到達し，ピークが後に出現する

B. シナプス伝達

神経細胞の神経終末に到達した興奮は，形を変えて次の神経細胞や筋細胞などに伝えられます．この連絡は細胞同士が直接つながっていないので，電気的伝導は不可能であり別な手段がとられますが，これを**伝達**といいます．そして伝達のための特殊な構造を**シナプス**といいます．

📄 シナプス伝達

B-1　シナプスのしくみ

シナプスは神経終末が次の神経細胞の樹状突起につき合わされて構成されていることが多いのですが，一部は神経細胞体にも分布します．神経終末の部分は軸索に比較して膨らんでおり**シナプス小頭**とも呼ばれます．この中には**神経伝達物質**を含んだ**シナプス小胞**が多数含まれています．シナプス小胞は同一種類の神経伝達物資を含んでいて，その含有量は小胞同士でほとんど同じと考えられていま

第Ⅲ章　細胞間のコミュニケーションシステム

表Ⅲ-1　神経線維の分類

文字分類

型		機能	線維の直径（μm）	伝導速度（m/s）
A型	α	体性運動，固有受容	12〜20	70〜120
	β	触圧覚	5〜12	30〜70
	γ	筋紡錘内筋	3〜6	15〜30
	δ	痛覚，温覚，触覚	2〜5	12〜30
B型		交感神経節前線維	<3	3〜15
C型		痛覚 交感神経節後線維	0.3〜1.2	0.7〜2.3

数字分類

型	機能	文字式分類
Ⅰa	筋紡錘のらせん終末	Aα
Ⅰb	ゴルジ腱器官	Aα
Ⅱ	触圧覚	Aβ
Ⅲ	速い痛み，冷覚	Aδ
Ⅳ	遅い痛み，温度覚	C

す．神経終末に活動電位が到達すると，シナプス小頭も脱分極し，これにより，細胞膜のN型Ca^{2+}チャネルが活性化します．チャネルの開口により，小頭内のCa^{2+}濃度は上昇し，これによりカルモジュリンが活性化し，続いてカルモジュリン活性化タンパクキナーゼが活性化し，シナプス小胞は**シナプス前膜**の**活性化部位**にドッキングします．続いて開口分泌が起こって神経伝達物質が放出されます．分泌を起こすシナプス小胞の数，つまり神経伝達物質の放出量は，到達する活動電位の時間当たりの数（発生頻度）に比例すると考えられていますので，一種のデジタル-アナログ変換器ともいえます．こうして二つの細胞の間（**シナプス間隙**）に放出された神経伝達物質は，拡散により次の細胞の樹状突起の膜（**シナプス後膜**）に到達します．このようにシナプス伝達は拡散現象を含むので，電気現象である伝導と比較して遅く，シナプス間隙の20〜40 nmの距離に0.5 msecほどの時間を要し，**シナプス遅延**と呼ばれます．シナプス後膜には神経伝達物質の種類に対応したチャネル型受容体があり，物質はこれに結合します．そうすると，チャネルが活性化し，シナプス後膜に電位変化が起こります．これを**シナプス後電位**といいます．このシナプス後電位の発生により，神経興奮は次の細胞に伝達されたことになります（図Ⅲ-8）．

シナプス遅延
シナプス後電位

B-2　興奮性シナプスと抑制性シナプス

シナプス後電位は受容体の種類により，脱分極性のものと過分極性のものがあります．脱分極性のものはNa^+を透過するチャネル

2. 情報システムとしての神経系

図Ⅲ-8 シナプスのしくみ

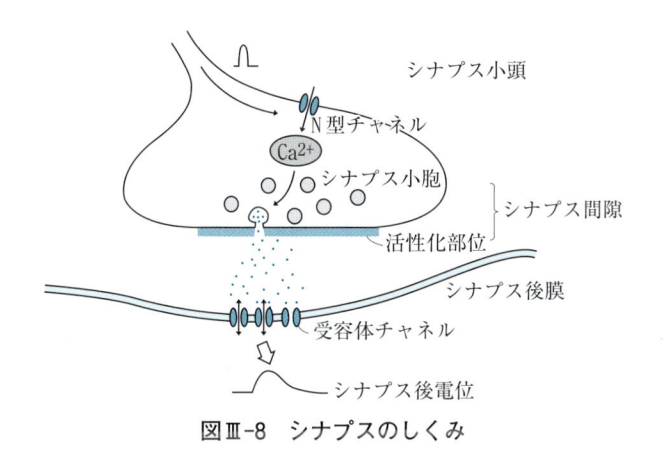

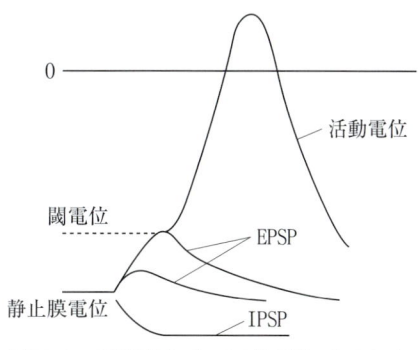

図Ⅲ-9 興奮性シナプス後電位（EPSP）と抑制性シナプス後電位（IPSP）

によるもので，脱分極により局所電流が神経丘に向かって流れ，活動電位を発生させます．この脱分極は次の神経を興奮させるので，**興奮性シナプス後電位（EPSP）**といいます（図Ⅲ-9）．一方，過分極性のものは，Cl^-を透過するチャネルによるもので，過分極により神経丘も過分極させ，膜電位を閾電位から離して活動電位を発生しにくくします．次の神経の興奮を抑えることからこれを**抑制性シナプス後電位（IPSP）**といいます（図Ⅲ-9）．こうして，シナプスの性質は受容体の種類により二つに分かれることになり，それぞれ**興奮性シナプス**，**抑制性シナプス**と呼ばれます．一般に一つの神経細胞の細胞体や樹状突起には多数の神経終末がシナプスを作っており，それらには興奮性と抑制性の両方があります．したがって，EPSPとIPSPが同時に起こることが多く，両方は足し合わされます．すべてのシナプスが反応する最終的な加算結果が脱分極であり，閾電位に到達すれば活動電位が発生して興奮が伝わったことになり，閾電位に到達しなければ活動電位が発生せず興奮が抑制されたことになります．

興奮性シナプスの伝達物質としてはアセチルコリン，ノルアドレナリン，グルタミン酸，アスパラギン酸などがあります．それぞれの受容体チャネルはNa^+とK^+の非選択性チャネルで，静止膜電位付近では内向き電流を流し，膜を脱分極させます．抑制性シナプスの伝達物質としてはγアミノ酪酸（GABA），グリシンがあります．これらの受容体チャネルはCl^-を透過させ，主に外向き電流を引き起こし，膜を過分極させます．

B-3 シナプス接続

先に述べたように，一つの神経細胞に多数の神経細胞がシナプス接続していると，シナプス後の神経細胞は多数の神経細胞の情報を統合していることになります．このような形態を**収束（収斂）**とい

📄 興奮性シナプス後電位（EPSP）
抑制性シナプス後電位（IPSP）

📄 収束（収斂）

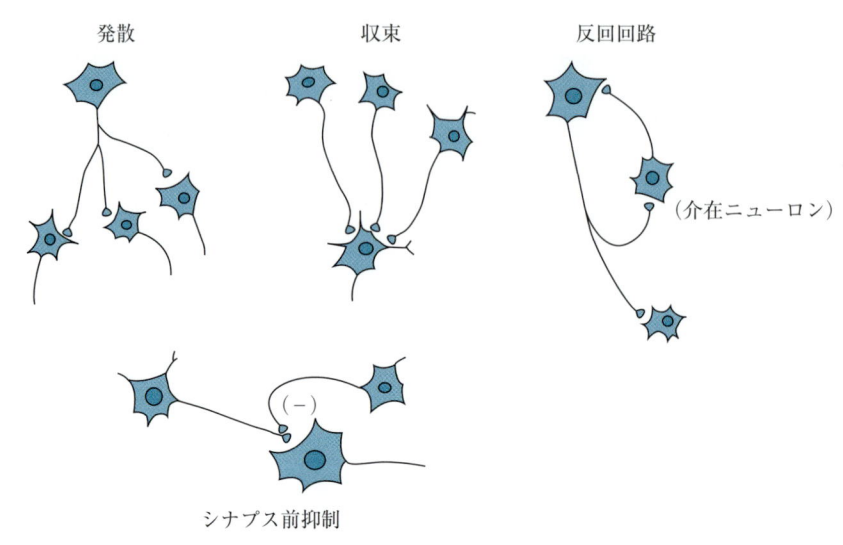

図Ⅲ-10 シナプス接続

> 発散
> 反回回路
> 介在ニューロン
> シナプス前抑制

います．一方，一つの神経細胞の軸索が枝分かれして多くの神経細胞に同時に情報を送る場合，これを**発散**といいます（図Ⅲ-10）．さらに，枝分かれした軸索が自分の細胞体にシナプスを作っている場合を**反回回路**といいます．反回回路は間に**介在ニューロン**を挟む場合もあります．さらに，シナプスを構成している神経終末に別な神経終末が抑制性シナプスを作って下のシナプスの活動を制御することがあり，**シナプス前抑制**といいます（図Ⅲ-10）．中枢神経ではこれらのシナプス接続が組み合わさって，複雑な神経ネットワークを構成してさまざまな機能に対応しています．また，これらのシナプスの接続は永久的ではなく，状況に応じてシナプスの組み替えが起こることがわかっています．これを**シナプスの可塑性**と呼び，これは学習や記憶と密接に関連していると考えられています．

> シナプスの可塑性

第Ⅳ章

組織器官系の機能

1. 生体のための器官機能
2. 血　液
3. 循環系
4. 呼吸器系
5. 消化器系
6. 腎泌尿器系
7. 栄養と代謝系
8. 内分泌系
9. 神経系

1. 生体のための器官機能

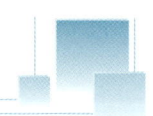

　多細胞生物であるヒトは，その生体機能が各臓器や器官によって分担されています．したがって，各臓器，器官はそれぞれ独立した機能を持っており，その機能を臓器別，器官別に考えることは理解しやすい方法です．これまでの医学はそれを意識することによって，臓器別診療が進み，それにより臓器別，系統別の医学がそれぞれに起こって発展を遂げてきました．こうして，専門医という考えが起こり，高度医療を担うためには必要不可欠なことと考えられています．

　しかし，生体機能は元々一つの細胞にすべて備わっていたものです．ですから，細胞を生存させるという一点において，各臓器，器官の機能は相互に関連し，むしろ不可分なかかわりがあるといえるでしょう．実際，個々の臓器，器官の機能を考えていく上で，他の臓器・器官の機能が大きくかかわっていることは無視できない重要な要素です．例えば，消化器系の機能を考える際，循環系，神経系，内分泌系の機能は同時に語られるべきです．

　本章では，効率の点から，従来の臓器別，器官別に生体機能を述べていきますが，常に，他の臓器・器官の影響について触れるようにします．ある臓器について考えるとき，それが生体で他の臓器，器官に取り囲まれていることを常に意識することが，病気の本態を理解する上での近道であり，臨床において一番重要なことと信じるからです．

2. 血　液

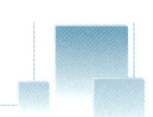

A. 血液の成分

　血液は全身をめぐって，酸素や栄養・代謝産物などを運び，水分や熱の調節を行っているきわめて重要な体液成分です．血液は，体重の7～8％を占め，そのうち血液の液体成分である血漿は4.5％を占めます．これは細胞外液全体の1/4に当たります．血液は，細胞外液の成分としても主要な部分を占めていることになります．

　血液は血漿と細胞成分からなっています（図Ⅳ-1）．血漿には，

2. 血液

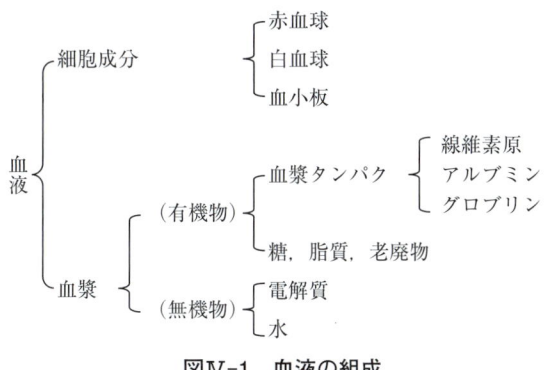

```
            ┌ 細胞成分 ┬ 赤血球
            │         ├ 白血球
            │         └ 血小板
血液 ┤
            │         ┌（有機物）┬ 血漿タンパク ┬ 線維素原
            │         │         │              ├ アルブミン
            └ 血漿 ┤  │         │              └ グロブリン
                      │         └ 糖，脂質，老廃物
                      └（無機物）┬ 電解質
                                 └ 水
```

図Ⅳ-1　血液の組成

水分，電解質のほか，栄養分であるタンパク質，糖質（血糖），脂肪が含まれます．また，代謝産物である尿素や窒素化合物も含まれています．一方，細胞成分としては，大多数を占める赤血球のほか，白血球や血小板が含まれます．この血液全体の容積に対する細胞成分の容積の割合のことを**ヘマトクリット（Ht）**といいます．正常の値は，男子で45％，女子で40％になります．

📄 ヘマトクリット（Ht）

B. 血液の役割

血液には以下にあげる五つの重要な役割があります．①**栄養分の運搬**，②**代謝産物（老廃物）の運搬**，③**水分，電解質の分配**，④**酸素の運搬**，⑤**二酸化炭素の運搬**です．これら五つは組織の細胞が生存していくための需要をまかなうためのものです．このうち①〜③は血漿の役割で，④は赤血球の役割です．⑤は一部赤血球で，一部は血漿の役割です．①〜⑤の役割はすべて**運搬**です．したがって，血液は常に体中を循環しています．血液が常に循環していることを利用して，さらに血液に役割が付加されます．⑥**熱の分配調節**，⑦**ホルモンや生理活性物質の運搬**です．⑥は血液全体，⑦は血漿の役割です．

以上にあげた七つの役割が血液本来の役割と考えられ，そのために血液は体内を循環しています．そのスピードは1分間で体内を1周すると考えられるほど速いものです（本章3．循環系　参照）．もし，血液内に細菌や毒物などが入り込むと，それは，たちまちのうちに全身にばらまかれることになります．これを防ぐために，血液内には厳重な生体防御機構が必要となります．これが，白血球が担当する，⑧**生体防御反応（免疫）**です．さらに血液は，免疫担当細胞を感染部位など必要な個所に運ぶ役割も担っています．

このように，きわめて重要な役割を演じている血液ですが，これらの役割は心血管系の中にあって循環して初めて果たされます．血

🔑 血液の機能
血液本来の役割
・栄養分の運搬
・代謝産物の運搬
・水分，電解質の分配
・酸素の運搬
・二酸化炭素の運搬
生体防御機構
・免疫防御の場として
　担当細胞の運搬
・止血機構

第Ⅳ章　組織器官系の機能

管が破綻し，血液が血管外に出ていくと，その血液は循環しないので役割を果たせません．つまり，**ロス**になるわけです．血液が体内に無尽蔵にあるなら，少々のロスは問題ではありません．しかし，先ほど述べたように，血液の量には限りがありますので，ロスすなわち出血はできる限り防がなければ，血液の役割は果たせなくなり，組織の細胞は次々に死滅し，生命は危機に瀕します．出血を最小限に抑えるしくみが，血小板と血漿成分が担っている，⑨**止血機構**です．

このように，血液には九つの役割があり，それぞれの血液成分が担当しています．そこで，それぞれの成分について，血液において果たす役割を中心に述べてみます．

C. 血漿の役割

水分である血漿には全身の水環境（細胞外液）を整える役割があります．さらに血漿には三大栄養素が大量に含まれています．すなわち，血糖（グルコース），血漿タンパク，リポタンパク（脂質）です．これらの栄養素を全身に運ぶことが血漿の最大の役割といえます．

📄 血糖

　血糖は空腹時で 100 mg/dL で，満腹時の消化管からの糖の吸収や，空腹の継続などにより増減します．また，グルコースは肝臓がグリコーゲンを作ったり分解したりすることで調節するようになっています．血糖が極端に低下すると，特に中枢神経がエネルギー不足になり危険な状態になるため，多数のホルモンにより多方面から調節されています．

　血漿には大量のタンパクが含まれています．血漿タンパクの成分は一般に電気泳動法による分類がなされています．泳動のピークは六つあり，分子量の軽いほうから，**アルブミン**，**グロブリン**と大別

📄 アルブミン
　グロブリン

され，グロブリンは α_1，α_2，β，ϕ，γ に細別されています（**図Ⅳ-2**）．しかし，この分類は単に分子量で区切っているともいえ，それぞれの分画のタンパク質の機能は同一ではなく，むしろさまざ

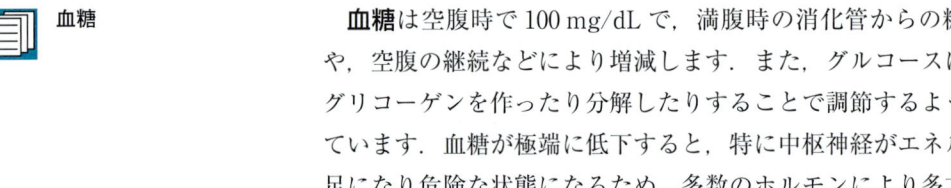

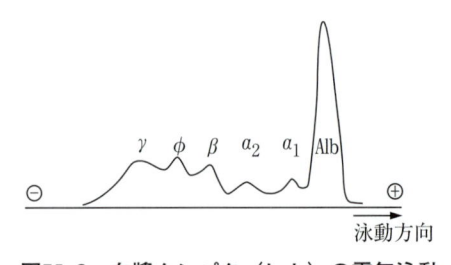

図Ⅳ-2　血漿タンパク（ヒト）の電気泳動

表Ⅳ-1　血漿タンパク

	濃度(g/dL)	％	例
総タンパク	7.1（6.5〜8.0）	100	
アルブミン	4.6（3.8〜4.8）	52〜65	albumin, prealbumin
グロブリン	2.5（3.2〜5.6）	30〜54	
α_1 グロブリン	（0.1〜0.4）	（2〜5）	thyroxine-binding globulin transcortin, α_1-antitrypsin
α_2 グロブリン	（0.3〜1.2）	（7〜13）	ceruloplasmin, haptoglobin α_2-macroglobulin, prothrombin
β グロブリン	（0.5〜1.1）	（8〜14）	transferrin, hemopexin
γ グロブリン	（0.5〜1.6）	（12〜25）	IgG
線維素原（ϕ分画）*	（0.2〜0.4）	（〜6.5）	fibrinogen

*血清中には存在しない

表Ⅳ-2　リポタンパクの性状

	比重	直径(nm)	電気泳動分画	組成（％）			
				タンパク	リン脂質	総コレステロール	トリグリセライド
chylomicron	0.94〜1.00	50〜500	α_2	2	5	8	85
VLDL	1.01〜1.02	〜30	pre-β	10	15	15	60
LDL	1.02〜1.06	〜20	β	25	25	45	5
HDL	1.08〜1.21	〜10	α_1	50	30	18	2

VLDL：極低比重リポタンパク very low density lipoprotein, LDL：低比重リポタンパク low density lipoprotein, HDL：高比重リポタンパク high density lipoprotein

まなタンパク分子の集合体といえます（表Ⅳ-1）．この中で全体の50〜60％を占めるアルブミンは，血漿アルブミンを代表とする様々なタンパク分子の集合体です．血漿アルブミンは主に肝臓で合成されますが，全身にタンパク成分（必須アミノ酸）を供給するための"運搬器"の役割を持っていると考えられます．実際，アルブミンの濃度が低下した状態は栄養不足を意味しています．もちろん，大量に血漿中に存在するので（約7 g/dL），血漿の膠質浸透圧を形成するのに重要であり，この膠質浸透圧は微小循環の維持に必要不可欠な要素です．しかし，この役割はむしろ付加的であり，アルブミン本来の役割はアミノ酸の運搬と考えるべきでしょう．他の血漿タンパクの分画のうち，**γ-グロブリン**は抗体の材料である**免疫グロブリン**を多量に含んでいる分画です．また，**φ分画**は血液凝固に必要な**フィブリノーゲン**による分画で，血液凝固後の上清である血清には含まれません．

γ-グロブリン
免疫グロブリン
フィブリノーゲン

　三大栄養素である脂質も血液により運ばれます．しかし，脂質そのものは水に溶けないため，そのままで輸送することはできません．脂質を血漿に溶かし込むためには水溶性を持つ物質の仲介が必要で

> **血液中の主な代謝産物**
> 　尿素（←タンパク質）
> 　尿酸（←核酸）

す．生体ではタンパク質分子がその役割を担っており，**リポタンパク**と呼ばれます．リポタンパクは密度や形状から六つに大別されています（**表Ⅳ-2**）．

　血漿には細胞から出た老廃物が含まれています．タンパクの分解産物である**アンモニア**やその無毒化代謝物である**尿素**，核酸の代謝産物である**尿酸**が含まれています．アミノ酸のアミノ基に由来するアンモニアはそのままでは強い酸性を示すため，きわめて有毒です．そこで，すぐに肝臓に取り込まれて無毒な尿素に変換されて血漿内に放出されます．これを血液検査では **BUN** として測定することになります．尿素と尿酸は主に腎臓から体外に排出されます．

> BUN：血中尿素窒素

D. 赤血球の役割

> Ⅴ章「失　神」

　赤血球は成人男子で 500 万個/mm^3，成人女子で 450 万個/mm^3 が血液中に含まれていますが，細胞そのものは常に入れ替わっています．赤血球は骨髄の血液幹細胞から分化した赤芽球が核を失ってさらに分化し，末梢血中で網状赤血球を経て作られます．細胞の寿命は平均 120 日で，寿命となった赤血球は脾臓内の網内系に絡めとられて分解処理されます．

　赤血球は核を持たない扁平な細胞で，内部にヘモグロビンと炭酸脱水酵素（CA）の二つの重要な機能タンパクを有しています．**ヘモグロビン**は酸素の運搬に必要不可欠なタンパク質です．血液にとって酸素を運搬するのはきわめて重要な役割ですが，単純に血漿に酸素を溶かしただけでは溶解量が少なく生体の需要を満たすことはできません．ヘモグロビンは，肺のような高酸素状態では酸素分子と強く結合しますが，酸素が常に消費されている組織のような低酸素状態では容易に酸素分子と解離できるため，これにより大量の酸素を細胞に供給できるようになります．ヘモグロビンは α 2 個 β 2 個の 4 個のサブユニットからなる 4 量体で，各サブユニットに**ヘム**を持っています．ヘムはポルフィリン環の中に**鉄分子（Fe）**を収めた色素で，この鉄に酸素分子が結合します．酸素と結合したヘモグロビンを**酸化ヘモグロビン**といい，鮮紅色を発します．酸素が離れたヘモグロビンを**還元ヘモグロビン**といい，暗赤色を示します．酸素が豊富な動脈内の血液は鮮紅色を示し**動脈血**と呼ばれ，酸素が少ない静脈内の血液は暗赤色を示し**静脈血**と呼ばれます．

> ヘモグロビン
> 炭酸脱水酵素
> （carbonic anhydrare）

> ヘム
> 酸化ヘモグロビン
> 還元ヘモグロビン

> 動脈血
> 静脈血

　炭酸脱水酵素は赤血球内に拡散してきた二酸化炭素を水素イオンと重炭酸イオンに加水分解します．これにより生じた重炭酸イオンを塩素イオンと交換に赤血球外に放出し，重炭酸イオンの形で二酸化炭素が運搬されます．つまり，赤血球は二酸化炭素の運搬におい

ても重要な役割を演じているわけです．

E. 白血球の役割

　血液は全身をめぐるので，細菌や毒性物質が入り込むとたちどころに全身に広がってしまいます．この危険性を回避するため，**免疫担当細胞**である**白血球**が血液内に豊富に存在します．さらにこれを利用して，免疫担当細胞を組織の障害を起こったり，細菌などが侵入した部位に供給する役割を担っています．

　白血球のうち**好中球**は細菌などを殺す役割があります．**好酸球**は寄生虫などの排除やアレルギー反応に関与しています．**好塩基球**は組織に移動すると**肥満細胞**となり，局所のアレルギー反応に関与します．単球は組織に移動すると**マクロファージ**となり，体内に入った侵入物を貪食し，**抗原提示**を行い，さまざまな免疫防御システムの開始を促します．リンパ球のうち**Tリンパ球**はマクロファージからの情報による免疫システムの発動に関与し，さらに**細胞性免疫**にかかわります．**Bリンパ球**は免疫グロブリンによって作られる**抗体**を産生する細胞で，**液性免疫**においてきわめて重要な役割を持っています．

　このように，さまざまな生体防御システムに関与するため，白血球の数は変動が大きく，普段は 6,000～8,000 個/mm^3 ですが，3,000～1 万/mm^3 までの変動は正常範囲内と考えられています．

🔑 白血球数は生理的変動幅が大きい

F. 血小板・凝固系の役割

F-1　血液凝固

　血液は血管外の組織にさらされたり，空気にさらされたりすると，流動性を失って，**凝固**します．凝固した血液をそのままにしておくと，血球成分などの固形成分が沈降して上清が出現します．この上清は血漿と比較するとφ分画がなく，**血清**と呼ばれます．逆に，凝血の固形成分には血球成分のほかにφ分画，すなわち**フィブリノーゲン**による成分が含まれていることがわかります．実際，フィブリノーゲンは，血液が凝固する際に**フィブリン**に変化します．フィブリノーゲンは水溶性のタンパク質ですが，フィブリンになると不溶性となり繊維状に析出してきます．析出したフィブリンは赤血球や白血球を中に絡めとって，スポンジや綿のようになり血漿を吸い込んで凝血を構成します（図Ⅳ-3）．

🔑 血清＝血漿－フィブリノーゲン

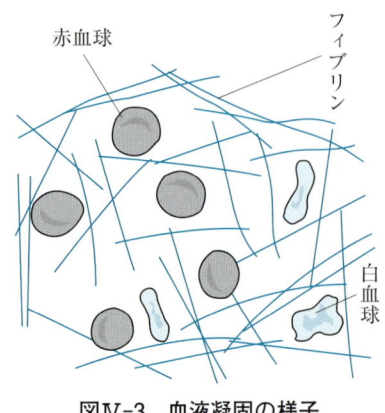

図Ⅳ-3　血液凝固の様子

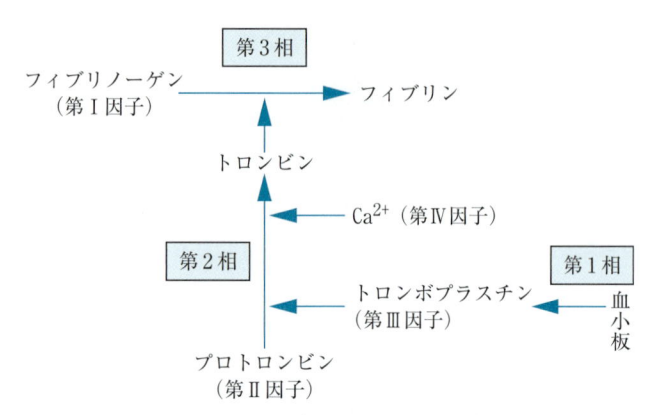

図Ⅳ-4　モラビッツの血液凝固機序

F-2　止血機構と血液凝固

　血管が破けると血液が血管外に流出します（**出血**）．血液量には限りがありますので，そのままでは血圧は低下し，血流は不足して，組織への酸素，栄養の供給が絶たれるとともに，二酸化炭素や老廃物が蓄積して細胞障害が進み，ついには死に至ります．したがって，出血は速やかに停止させなければなりません．そのためには血管の破綻部位をふさぐ必要があり，一番先にこれが行われます．具体的には，破綻部位に血小板が粘着して，これをふさぎます．集まった血小板は，破綻した血管の内皮下にさらされた**フォンビルブラント因子**に結合し，活性化します．活性化した血小板は円板状から球形になり，突起，偽足を出して金平糖状になり，お互いに強固に付着するようになります．これが**一次血栓**です．この際，活性化した血小板から ADP やセロトニンが放出され，周りの血小板をさらに活性化し血栓が強化されていきます．

　一次血栓の状態はとりあえず血小板が集まっているだけなので，きわめてもろいものです．完全な止血には周辺の血液の凝固が必要になります（**図Ⅳ-4**）．活性化した血小板からは**トロンボプラスチン**が放出されます．トロンボプラスチンは血漿中の Ca^{2+} と共同して，これも血漿の中の**プロトロンビン**を**トロンビン**に変化させます．トロンビンはフィブリノーゲンをフィブリンに変化させますので，血液が凝固することになります．このしくみを**モラビッツの血液凝固機序**といいます．さらにトロンビンは血小板にも作用して膨化，脱顆粒，融合を行い，一様な血小板のセメントを作ります．こうして，血栓は強固なものになります．

📄 フォンビルブラント因子（von Willebrand 因子）

📄 トロンボプラスチン
　プロトロンビン
　トロンビン

F-3 外因性凝固系と内因性凝固系

モラビッツが血液凝固のしくみを提唱して以後，さまざまな凝固因子が発見されましたが，プロトロンビン以降の段階はモラビッツの説と同じです．しかし，その後トロンボプラスチンの活性には二つの経路があることがわかり，**外因系**と**内因系**と呼ばれています（図Ⅳ-5）．外因系は血管外の組織のリン脂質や組織因子と呼ばれるものによって活性化する凝固系で，血管外への出血に対応しています．一方，内因系は血管内での異物との接触や内皮細胞の破綻により作動する凝固系です．内因系は血管の破綻なしに作動し得るわけですが，この生理的意味は重要です．それは，微小な血管や内皮は，実はちょっとしたことで常に破綻していると考えられるからです．体を怪我をしない程度に軽く打つというような衝撃は常に体に与えられているわけですが，こういったときも微小な血管破綻があると考えられます．しかし，破綻が起きると，すぐさま内因系の血液凝固が起こり，出血を防いでいると考えられます．したがって，凝固因子が不足したりして凝固がうまく作動しないと（例えば第Ⅷ因子を欠いている血友病），ちょっとしたことで出血することになります．これを**出血傾向**といいます．

🔑 内因系が出血傾向を防いでいる

F-4 線溶系

止血機構が働き，さらに破綻した血管の修復が進むと，血栓は不要になります．また，先に述べたように，血管内では盛んに血液凝

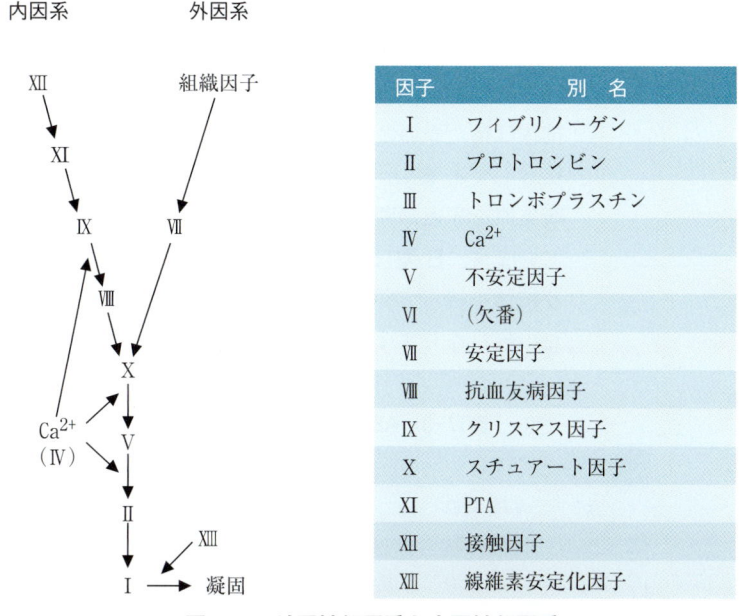

因子	別名
Ⅰ	フィブリノーゲン
Ⅱ	プロトロンビン
Ⅲ	トロンボプラスチン
Ⅳ	Ca^{2+}
Ⅴ	不安定因子
Ⅵ	（欠番）
Ⅶ	安定因子
Ⅷ	抗血友病因子
Ⅸ	クリスマス因子
Ⅹ	スチュアート因子
Ⅺ	PTA
Ⅻ	接触因子
ⅩⅢ	線維素安定化因子

図Ⅳ-5 外因性凝固系と内因性凝固系

固が起こって血栓が作られていることになりますので，このような不要になった血栓を処理する必要があります．これを行うのが**プラスミン**です．そして血栓が分解除去されるのを**線維素溶解現象（線溶）**といいます．プラスミンは血液中の**プラスミノーゲン**から作られますが，この反応を促進するのが**プラスミノーゲンアクチベーター**です．プラスミノーゲンアクチベーターは出血，血栓形成などの刺激によりプラスミノーゲンプロアクチベーターから作られます．これらのしくみがうまくいかないと，血管内に血栓が溜まって血流を阻害したり，先で詰まったりして血栓症や梗塞を起こします．一方，線溶が進み過ぎると必要な血栓まで溶解するので出血傾向が強くなります．

📄 プラスミン
プラスミノーゲン
線溶

G. 血液型

輸血は現代の医療において不可欠な治療法です．しかし，血液には"型"があり，型の合わない血液の輸血を行うと赤血球の破壊（**溶血**）が起こり，危険な状態になります．こうした医療上の必要性から血液型の研究が進みました．現在，臨床的に日常用いられるABO式血液型とRh式血液型について述べます．

📄 溶血

G-1　ABO式血液型

赤血球の細胞膜の表面には2種類の**凝集原（A凝集原とB凝集原）**と呼ばれる抗原があります．この抗原に対応する抗体が結合すると（**抗原抗体反応**），赤血球が互いに凝集して沈降するところから，凝集原と呼ばれます．ヒトの血液にはA，Bの凝集原かその抗体が存在します．その組合せによりABOの血液型が決まります（**表Ⅳ-3**）．重要なことは，どの血液型も赤血球が持つ凝集原に対応する抗体は持たないということです．そうでなければ，凝集原と抗体が結合してしまい，赤血球が破壊されてしまうからです．**A型**はA凝集原を赤血球膜に持ち，B凝集原に対応する**β抗体**を血漿に持っています．**B型**はB凝集原を持ち，血漿にはA凝集原に対応する**α抗体**を持っています．AB型は両方の凝集原を持ち，抗体を持たない形になります．O型の"O"はゼロの意味で，赤血球上にいず

📄 凝集原

表Ⅳ-3　ABO式血液型

型	赤血球表面の凝集原	血漿中の抗体
A	A凝集原	β抗体
B	B凝集原	α抗体
AB	A凝集原・B凝集原	なし
O	なし	α抗体・β抗体

れの凝集原もない型で，抗体はαもβも存在します．日本人のABO式血液型の分布は，A型38.4％，O型30.5％，B型21.8％，AB型9.4％になります．

G-2　Rh式血液型

アカゲザルRhesus monkeyの赤血球とヒトの赤血球の間に共通の抗原が発見され，Rh因子と名づけられました．その中の主要なものが**D抗原**で，これを赤血球に持っている型をRh(＋)といいます．このD抗原を持たないヒトの血漿には**抗D抗体**があり，Rh(－)と呼ばれます．日本人のRh(－)型の比率は低く，0.5％程度ですが，白人では15％程度と多くなります．Rh(－)の母親がRh(＋)の子供を妊娠し出産する際に，母親の抗D抗体が，胎児の赤血球を破壊することがあることから，Rh式は医療上重要です．こうなった胎児は溶血による貧血が起こり，さらに黄疸を引き起こし，きわめて危険な状態となります．このような疾患を**新生児溶血性貧血**といいます．

3. 循環系

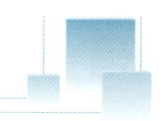

A. 循環系の役割とその変調

　循環系とは血液を全身にあまねく送り込み，また，還流させる器官の総称で，心臓，血管，リンパ管から構成されます．循環系の働きとしては，①肺から酸素を全身に送り，二酸化炭素を肺へ運ぶ，②栄養分を消化管から肝臓へ，さらに全身に運ぶ，③老廃物を腎臓，肝臓へ運ぶ，④ホルモンなどの生理活性物質の輸送，⑤外敵の排除，などがあげられます．これらのうち①は赤血球，②〜④は血漿，⑤は白血球が具体的に担当しているので，循環系の役割は，①〜⑤の役割を担う血液を輸送するためのシステムなのです．

　細胞は常に物質代謝をして，生存のためのエネルギーや自身を構成する材料を手に入れています．物質代謝が行われ続けないと細胞は崩壊し"死"に至ります．細胞での物質代謝を行うためには，栄養物質と酸素が常に細胞に供給されなければなりません．なぜなら，物質代謝によりこれらのものは消費されてしまうからです．一方，物質代謝の結果として代謝産物（老廃物）が生成されます．これはいわば細胞の排泄物ですが，これが細胞に滞留することも，細胞にとっては脅威です．細胞は基本的に栄養素であるグルコースと酸素

V章「ショック」

循環系の役割
"血液を輸送すること"

を使って（燃焼させて）エネルギーを得ています．

$$C_6H_{12}O_6 + 6O_2 \rightarrow 6H_2O + 6CO_2 + 686 \text{ kcal}$$

したがって，酸素が消費されると必然的に二酸化炭素が生成されますが，これも酸性物質であり，細胞に重大な障害を与えます．したがって，二酸化炭素と老廃物を細胞から常に運び出す必要があるのです．この重大な役割を担っているのが，循環系なのです．

血液を輸送する原動力は**血圧**です．血圧が"0"であることは血液循環の停止を意味し，死に至る危険な状態です．しかし，例えば，動脈が収縮して血圧が上昇しても，動脈が締まりすぎて，わずかな血液しか通過しないのであれば，それより末梢は血液の供給不足となり（末梢性チアノーゼ），組織にさまざまな障害を引き起こします．したがって，本当に大切なことは，実際にどれだけの血液が流れたか，すなわち**血流量**なのです．血流量を確保するために，原動力である血圧をどのように加え，加減していくのかが，循環系に課せられた"課題"といえます．

B. 循環系の構成

血管系は**体循環系**と**肺循環系**に分かれます．体循環系は**大循環**とも呼ばれ，体組織に血液を供給し，また回収します．一方，肺循環は**小循環**とも呼ばれ，肺組織へ血液を供給し，ガス交換により血液の酸素化を行います（図Ⅳ-6）．

両循環系はそれぞれの"組織"へ血液を供給し，物質交換を行いますが，この物質交換が効率よく行われるためには，組織と血液との接触面をできるだけ稼ぐ必要があります．このための構造物として毛細血管網が存在します．**毛細血管**は文字通り大変細い血管ですから，血流に対して抵抗として働きます．結局，心臓で発生した圧力は動脈を経て，毛細血管を通過するころには減衰し，静脈側にはほとんど伝わりません．したがって，二つの毛細血管網に血液を供給し続けるためには，原理的に体循環用と肺循環用の二つの心臓がなくてはならないことになります．そこで，心臓の内部を二つに分け，各々に圧力を与えると，効率がよいことになります．これが，哺乳類と鳥類の心臓が右心系と左心系に完全に分離している一つの理由と考えられます．これを進化の点から考察すると（図Ⅳ-7），魚類の心臓は1心房・1心室ですが，これは鰓の毛細血管網の血管抵抗が低いため，一つの心臓で血液が十分循環するためです．地上に上がり肺を獲得した両生類は，肺の高い血管抵抗に対抗するため，体循環から戻った血液をいったん心臓に収めて，再度駆出する必要

🔑 肺呼吸のために肺循環が必要となった

3. 循環系

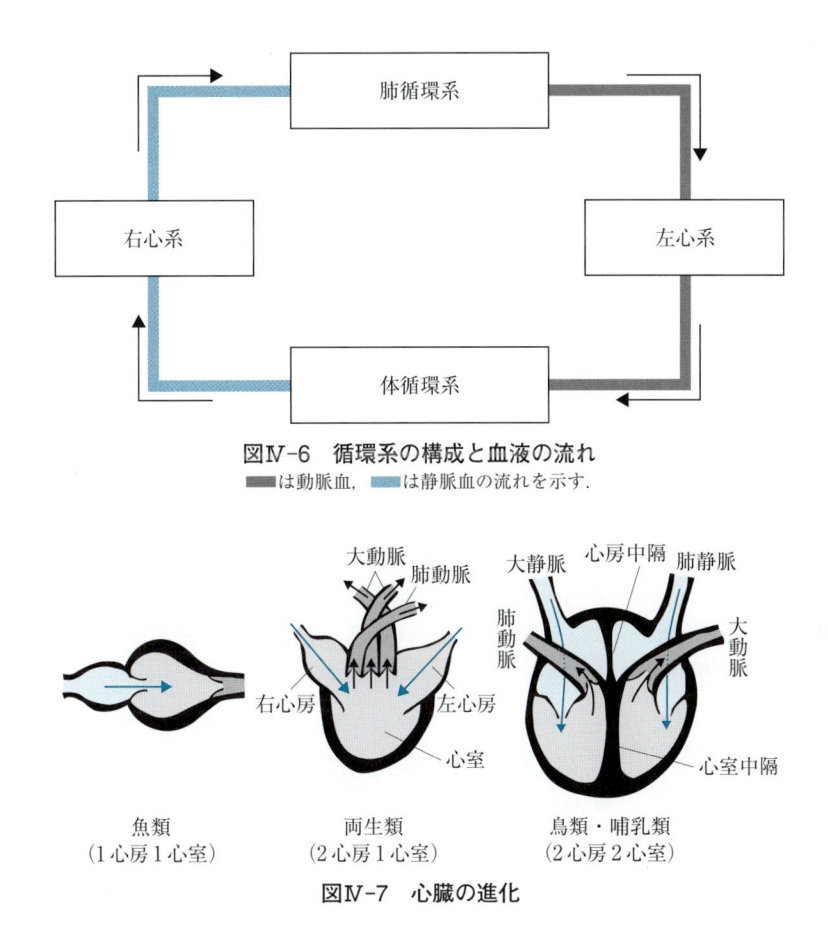

図Ⅳ-6　循環系の構成と血液の流れ
■は動脈血，■は静脈血の流れを示す．

魚類
（1心房1心室）

両生類
（2心房1心室）

鳥類・哺乳類
（2心房2心室）

図Ⅳ-7　心臓の進化

がでてきました．それで，心室が二分されたわけです．しかし，心房の分離はまだされなかったため，酸素が豊富な動脈血と酸素が消費された静脈血が混合してしまうことになりました．水際に住み，動きが遅い両生類では，この混合血で体組織の酸素需要は十分まかなえますが，進化に伴い，動脈血と静脈血の完全分離が必要となり，右心系・左心系の4室構造になったというわけです．

C. 心臓の構造と機能

心臓は血液を流動させるためのポンプです．心臓は血管に対して単に血液を押し出すだけでなく，その流れる方向を一定に定めています．流れる方向を決めているのは**心房**，**心室**とその間の**弁**です．心臓がただの管状構造である二枚貝では，心臓は体液をかき混ぜる役割しかありませんが，1心房・1心室である魚類では，血液の流れる方向は一定に決まります．すなわち，心房→心室の方向です．心房と心室の間の**房室弁**，心室と動脈の間の**動脈弁**は血流の方向を一定にするだけでなく，心筋が拡張するときの逆流を防ぎ，新たな

第Ⅳ章　組織器官系の機能

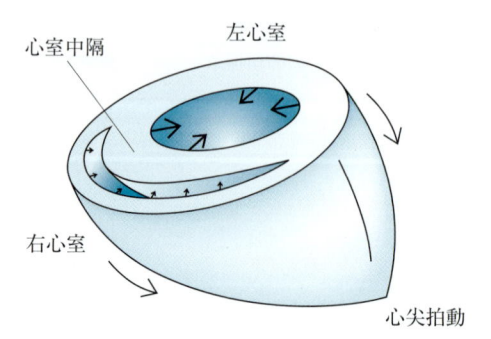

図Ⅳ-8　左右心室の内腔の形と収縮様式

血液を充満させて次なる収縮に備える**拡張機能**にとても重要なしくみです．

　すでに述べたように，ヒトは陸上で生活するため肺呼吸を選択し，そのために循環系を肺循環系と体循環系に二分しました．これに対応するため，心臓は**右心系（右心房，右心室）**と**左心系（左心房，左心室）**に分かれたわけです．構造上，心房は左右に大きな違いはありませんが，左右の心室の構造は明らかに異なっています．左心室は円錐形をして左室壁は厚くなっています．右心室は三日月形の断面であり，壁も左室に比較して著しく薄くなっています．これは，各々担当している血管系が必要とする血圧の大きさを反映していると考えられます．左室が担当する体循環は血管抵抗が高く，毛細血管の総断面積が大きく，かつ，心臓より高位にある頭部などにも分布するため，大量の血液を高圧で駆出する必要があります．これと比べた場合，肺循環は血管抵抗が低めで，常に心臓と同じ高さにあるため，右室に要求される仕事量は小さいわけです．

　心室は収縮する場合，左室腔の円錐形の対称軸を中心として収縮します（**図Ⅳ-8**）．このとき，右室は左室の外縁に沿うように分布しますので，右室は左室の軸に向かって移動しながら内腔を狭めます．一方，両心室は長軸方向には伸びることになり，心尖部が胸壁をたたくことになります．これが**心尖拍動**として，胸壁外から触知できるわけです．このように，両心室腔の形は心室を構成する心筋細胞が各々短縮しても，お互い干渉することなく，心室全体の収縮が達成されるよう，誠に巧妙に配置されています．

🔑 左心室の仕事量は右心室に比べてはるかに大きい

📄 心尖拍動

D. 心臓の電気活動

D-1　心臓の自動能

　心臓拍動は血液循環の原動力です．血流が絶え間なく流れ続けるためには，心臓は規則正しく拍動を繰り返す必要があります．もし，

3. 循環系

規則正しく拍動しなければ，**心拍出量**は低下します．拍動の間隔が長すぎると血流は停滞するかもしれないし，一方，拍動の間隔が短く拡張期が短縮されると，新たなる血液を十分に心臓内に取り込めなくなるからです．

この規則正しい拍動は，心臓と神経との間の連絡を絶っても消失しません．すなわち，拍動のリズムの源は心臓内に存在します．この心臓固有の能力のことを**自動能**といいます．例えば，移植によって患者の体内に収められた心臓は，中枢神経との連絡を絶たれていると考えられますが，規則正しい拍動を繰り返しています．これは自動能のおかげということになります．

心臓の拍動は，筋肉細胞である**心筋細胞**の収縮によってもたらされます．心筋においても**興奮収縮連関**が成り立つので，自動能とは心筋細胞に"自発的"に活動電位が発生する（すなわち興奮する）ことです．しかし，すべての心筋細胞が各々に異なったタイミングの自動能を保持していたとすると，心筋細胞は協調的に収縮されず，血液を駆出するような大きな力は発生しないでしょう．つまり，心筋細胞は同期して収縮することにより，大きな圧力を発しているのです．この**同期性**を保持するためには，一部の細胞（**ペースメーカー細胞**）に自発的に発生したリズムが大部分の細胞に伝わり（**興奮伝導**），そのリズムに従って収縮するのがよい方策です．以上のように，心拍動に先行してみられる心臓の電気現象は**自動能**と**興奮伝導**の二つの要素から成り立つことがわかります．

D-2 心筋細胞の電気的特徴

先に述べたように，心筋組織内では興奮伝導が起こっています．しかし，この伝導は神経を介したものではありません．興奮は心筋細胞間を直接伝わっていくのです．したがって，心臓は電気的にあたかも一つの細胞であるがごとく振る舞うので，**電気的合胞体**と呼ばれます．心筋細胞同士をつなげているものが**ギャップジャンクション**と呼ばれるイオンチャネルです（図Ⅳ-9）．ギャップジャン

心拍出量
自動能
興奮収縮連関

同期性
ペースメーカー細胞
興奮伝導

電気的合胞体
ギャップジャンクション

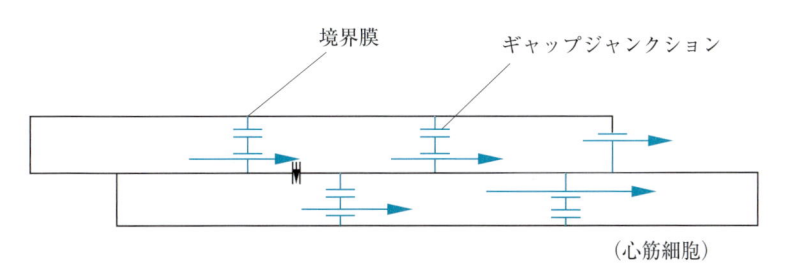

図Ⅳ-9　ギャップジャンクションと興奮伝導
矢印は興奮伝導の方向を示す．

クションは，各々の細胞がチャネルの半分（hemi-channel）を供給し，お互いに結合して，そのチャネル孔を通じて双方の細胞質が連絡する構造となっています（第Ⅱ章2. 生体膜生理 参照）.

ギャップジャンクションはイオン種を区別しないだけでなく，比較的大きなグルコースやcAMPといった分子も通過することができるので，電気だけでなく，物質代謝の面でも重要であると考えられています．ギャップジャンクションは心筋構築の長軸方向（縦方向）に多く分布し，短軸方向（側方向）には少なくなっています．したがって，興奮伝導は縦方向に伝わりやすい特徴があります．

ギャップジャンクションは生理的条件では常に開いていると考えられますが，細胞内pHの低下，細胞内Ca濃度の上昇などで閉じることがわかっています．これらの条件は，細胞の障害，組織の破綻などで起こると考えられますので，機能的に低下した心筋細胞への伝導を遮断し，異常な伝導の発生を防ぐしくみと考えられます．さらに，一部の細胞が破壊されると細胞質がギャップジャンクションを通じて失われるので，これを防ぐ機構ともいえます．

> ギャップジャンクションは電気（興奮）を通過させるだけでなく，生体に必要な物質（栄養，セカンドメッセンジャー）の通路でもある

D-3　興奮の発生と伝導

心臓の興奮は，上下の大静脈が合流する部分（**静脈洞**）と右心房の接合部に存在する**洞房結節**という小さな細胞集団（2 × 0.2 cm）で始めに発生します．洞房結節は**洞結節**とも呼ばれ，**結節細胞**と呼ばれる1,000〜2,000個の小さな心筋細胞で構成されています．洞房結節で発生した活動電位は心臓全体へ広がります．この時，興奮伝導を担うのが**刺激伝導系**と呼ばれる心筋細胞群です（**図Ⅳ-10**）．洞房結節を発した興奮は，まず**心房筋**に伝わります．ここでは刺激伝導系の存在が解剖学的には確認されていません．しかし，部分的

> 洞房結節（S-A node）
> 結節細胞（nodal cell）
> 刺激伝導系

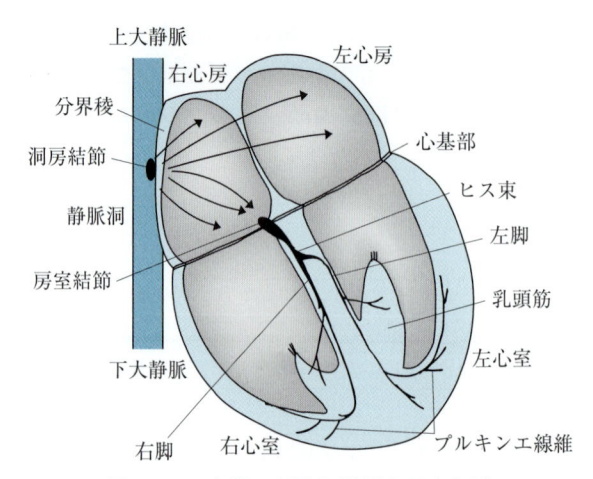

図Ⅳ-10　心臓の刺激伝導系と興奮伝導

に周囲より伝導速度が速い部分があり，この部分を**優先伝導路**と称します．次に興奮は心室へ向かいますが，心房と心室は心基部といわれる線維組織でつながっていて，電気的には隔絶されています．心房と心室は唯一，**房室結節**と呼ばれる心筋細胞集団でのみ電気的に結合しているので，興奮はここに伝わることになります．房室結節は，心室中隔にある三尖弁の中隔弁が付着する所よりやや心房寄りのあたりにあり，心房と心室をつないでいます．伝導速度は 0.05〜0.1 m/sec であり，洞房結節（0.02 m/sec）に次いで遅くなっています．房室結節は次第に束状になり，連続的に**ヒス束**に移行し，心室中隔の右室側を下り，二分され，**右脚**と**左脚**になります．左右の脚はさらに分枝して乳頭筋を含む左右の心室壁に分布します．ヒス束から始まる一連の線維を**プルキンエ線維**といい，**プルキンエ細胞**と呼ばれる大型の心筋細胞から構成されています．伝導速度は 2〜4 m/sec と心筋組織の中で最速です．心室へ分布したプルキンエ線維は心室内膜下で P 層と呼ばれる薄い筋肉層を形成し，直下の心室筋に移行していきます．以上の一連の刺激伝導系を構成する細胞を**特殊心筋**といいます．血液の拍出する役割が第一である心房筋や心室筋を**固有心筋**といいます．

房室結節
ヒス束
右脚
左脚
プルキンエ細胞

特殊心筋をそれぞれ分離して詳細に検討すると，いずれの心筋細胞においても，自動能が観察されます．その頻度は，洞房結節で 60〜80/min，房室結節で 40〜50/min，そしてプルキンエ線維で 30〜40/min となり，興奮伝導の流れに沿って遅くなっています．すなわち，一番速い洞房結節が生理的状態での**ペースメーカー（歩調取り）**となります．上位の自動的興奮がきわめて遅くなったり，興奮伝導に**遮断（ブロック）**が起きると，下位の組織の自動能が前面に出て，心停止を防ぐ働きがあると考えられます．

特殊心筋
固有心筋

ペースメーカー
(pace maker)
遮断 (block)
プラトー (plateau)

D-4　心筋細胞の電気活動

自動能を持つ細胞は自発的に，また，そうでない細胞は刺激されることにより**活動電位**が発生します．心筋の活動電位は，部位によってかなり異なりますが，いずれも持続が 200〜300 msec と，神経や骨格筋の場合（2〜4 msec）に比較して著しく長く，**プラトー**と呼ばれる膜電位が脱分極側で高止まりして，再分極されない時期が形成されます（**図Ⅳ-11**）．プラトーは，後で述べるように，心筋の収縮と密接な関係があります．

活動電位の発生しているタイミングには心筋の収縮が観察されます．いわゆる**興奮収縮連関**が心筋細胞においても骨格筋と同様に認めらるわけです．一方，活動電位が発生していない時期は，おおむね拡張期と考えられますが，膜電位は一定の値で静止している細胞

第Ⅳ章　組織器官系の機能

📄 静止膜電位
ペースメーカー電位

と，静止していない細胞があります．静止している電位を**静止膜電位**といい，細胞内側が外側に対して，おおむね-80 ～ -90 mV となっています．拡張期の電位が一定でない細胞は，先に述べた自動能を示す細胞です（図Ⅳ-11）．これらの細胞の拡張期には活動電位の終了直後の電位（**最大拡張期電位**）から緩やかな脱分極が自発的に進行し（**拡張期緩徐脱分極**），ついには閾電位に達して新たなる活動電位を発生させます．このように，拡張期緩徐脱分極は活動電位を自発的に発生させるため，**ペースメーカー電位**と呼ばれ，活動電位とペースメーカー電位が繰り返し起こり続けることが，自動能と認識されるわけです．

🔑 ペースメーカー電位を示す細胞は自動能を保持しているが，静止膜電位を示す細胞は自動能を示さない

D-5　心筋イオンチャネルと活動電位

静止膜電位や活動電位は，心筋細胞膜にあるイオンチャネルの活動によって成り立っています．心筋細胞膜には神経や骨格筋にも増して，多彩なイオンチャネルが組み込まれています．これらのイオンチャネルの一連の動きが，膜電位の変化に応じて展開される（膜電位依存性）ことにより，心筋の活動電位のユニークな時間的推移（活動電位波形）が引き起こされます．

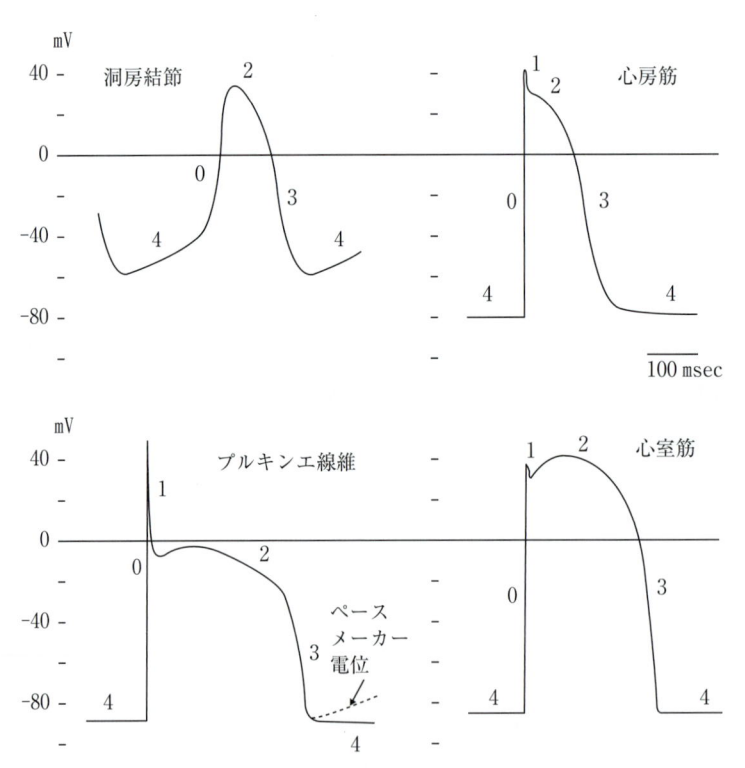

図Ⅳ-11　心筋各部における活動電位
数字は活動電位の相（phase）を示す．

3. 循環系

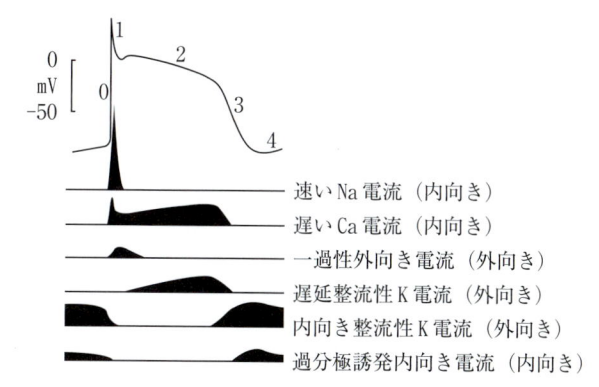

図Ⅳ-12 プルキンエ線維の活動電位とイオンチャネル電流

心筋細胞の活動電位は通常，次の0～4相に区分されます（**図Ⅳ-11, Ⅳ-12**）．

- **0相**：急速な脱分極相（活動電位の立ち上がり）
- **1相**：初期の再分極相（再分極は完了しない）
- **2相**：プラトー相
- **3相**：再分極相
- **4相**：静止膜電位，あるいはペースメーカー電位の相

各相でのイオンチャネル活動の様子は非常に異なりますが，先に述べたように，前後の相のイオンチャネル活動の変化と密接に関連しています．その詳細について，相で区切りながら述べてみます．

a. 静止膜電位（4相）

心筋細胞（心室筋，心房筋，プルキンエ線維）の静止膜電位はおおむね-80～-90 mVです．この値は，細胞内外のK$^+$濃度から**Nernstの式**（第Ⅱ章2. 生体膜生理 参照）を使って算出される**K$^+$の平衡電位**（E_K）に近く，心筋細胞膜がK$^+$に対して選択的に透過性を持っていることを示しています．この選択的透過性の実体は**K$^+$チャネル**の持続的開口です．この静止膜電位を決定しているK$^+$チャネルは**内向き整流性K$^+$チャネル**と呼ばれ，このチャネルを流れる電流成分をI_{K1}と称します．このチャネルは電位が一定であれば，定常的に電流を流し続ける性質を持ちます．また，E_Kより脱分極側の膜電位で大きな外向き電流が流れる（多くのチャネルが開口する）ので，静止膜電位の維持に重要です．一方，後で述べるように脱分極した膜電位ではチャネルが閉じて外向き電流が流れにくくなる性質があります（**図Ⅳ-13**）．E_Kより過分極側では大きな内向き電流が流れるので，このチャネルの電流の方向による流れ方の違い（コンダクタンスの違い）を**内向き整流特性**といい，このチャネルの名前の由来となっています．ただし，生理的条件下では

Nernstの式によるK$^+$の平衡電位は
$$E_k = -\frac{RT}{F} \ln \frac{[K^+]_i}{[K^+]_o}$$

内向き整流性K$^+$チャネル

内向き整流特性

第Ⅳ章　組織器官系の機能

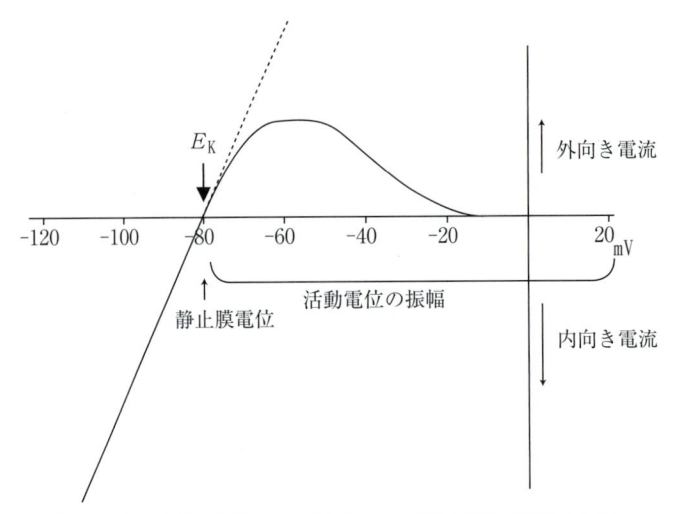

点線は，内向き整流特性がない K⁺ チャネル電流の特性（仮想のもの）．
実線は，内向き整流性 K⁺ チャネル電流の特性．
図Ⅳ-13　内向き整流性 K⁺ チャネル電流の特性

膜電位は静止膜電位から脱分極側にのみあるので，実際には外向き電流のみ流れ，内向き電流は流れません（**図Ⅳ-13**）．このチャネルは洞房結節，房室結節には存在しません．このことが，これらの細胞での拡張期緩徐脱分極の出現に重要であると考えられます．

b．急速な脱分極相（0 相）

心筋細胞が閾膜電位（-60 ～ -65 mV）まで脱分極すると，細胞は興奮して活動電位を発生し，さらに急速な脱分極が起こり，ついには，細胞内電位が正となり膜電位の**一過性逆転（オーバーシュート）**が起こります．心室筋，心房筋，プルキンエ線維では，脱分極は特に急速ですが，これは大量の内向き電流が膜を流れるためと考えられます．この内向き電流を運ぶイオンは Na⁺ です．Nernst の式から導かれる Na⁺ の平衡電位はおよそ +50 mV であり，Na⁺ チャネルが開口すれば膜電位をオーバーシュートまで導くのに十分であると考えられます．心筋細胞の 0 相を形成する Na⁺ チャネルを**速い Na⁺ チャネル**といい，流れる電流成分を**速い内向き電流**（$I_{Na,f}$）と称します（**図Ⅳ-14**）．速い Na⁺ チャネルは -60 mV より過分極側では閉じていますが（**静止状態**），膜電位が -60 mV を超えるとチャネルが活性化され，次々に開口し始めます（**活性化状態**）．この Na⁺ チャネルの性質から，心筋の閾電位は決定されます．Na⁺ チャネルが開口すると，平衡電位（+50 mV）より過分極側なので，一貫して内向き電流が流れます．この内向き電流は細胞内側に正電荷を充電しますので，膜電位はさらに脱分極します．新たなる脱分極は Na⁺ チャネルの開口をさらに促進するので，脱分極は加

速い Na⁺ チャネル
速い内向き電流
（fast inward current）

静止状態
活性化状態
不活性化（状態）

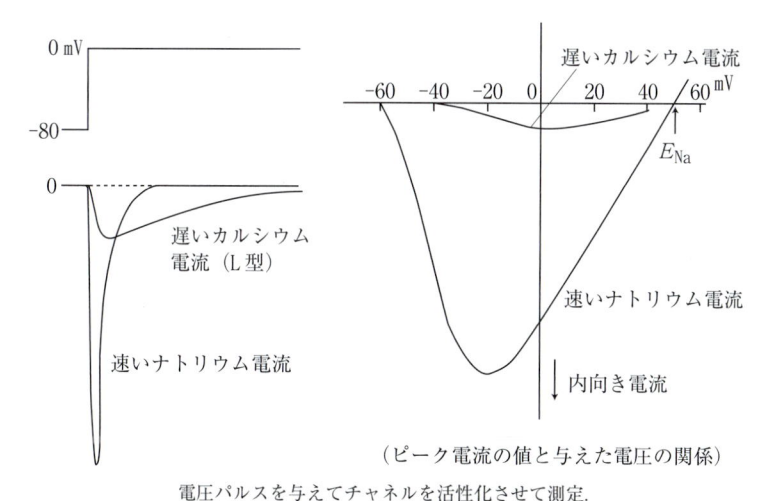

図Ⅳ-14　2種類の内向き電流の比較

速度的に進行することになります（**正のフィードバック機構**）．この際，静止膜電位を形成していた内向き整流性 K^+ チャネルは，脱分極により速やかに閉じて，脱分極を助けています．膜電位が Na^+ の平衡電位に近づくと，多数のチャネルが開いていても，Na^+ 自身が内向きに流れにくくなって，脱分極の進行は抑えられ，ついに Na^+ の平衡電位付近で停滞します．このあと，Na^+ チャネルは短時間のうちに**不活性化**します．

　一方，洞房結節と房室結節の細胞は，先に述べたように拡張期緩徐脱分極により自発的に活動電位を発生します．拡張期緩徐脱分極から活動電位の立ち上がりの間の移行はなめらかであり，閾電位は判然としませんが，おおむね $-40\,mV$ 前後と思われます．この値は，他の心筋細胞の閾電位と明らかに異なっていて，別なイオンチャネルが脱分極に関与していることがわかります．活動電位の立ち上がりに必要な内向き電流は，**L 型 Ca^{2+} チャネル**の開口による Ca^{2+} の流れです．この電流は Na^+ による速い内向き電流に比較して，電流量が小さく，チャネルの活性化，不活性化がゆっくり起こりますので，**緩徐内向き電流**（$I_{Ca,L}$）と称します．このような L 型 Ca^{2+} チャネルの性質により，結節細胞の活動電位の立ち上がりは緩徐に進行することになります．

c. 初期の再分極相（1 相）

　心室筋，心房筋，プルキンエ線維には，静止膜電位では休止状態であり，脱分極により活性化し，速やかに不活性化する**一過性外向き電流**（I_{to}）と呼ばれる電流分画が出現します．この電流は K^+ を通すチャネルと Cl^- を通すチャネルの 2 種類のチャネルで構成され

L 型 Ca^{2+} チャネル緩徐内向き電流（slow inward current）

一過性外向き電流（transient outward current）

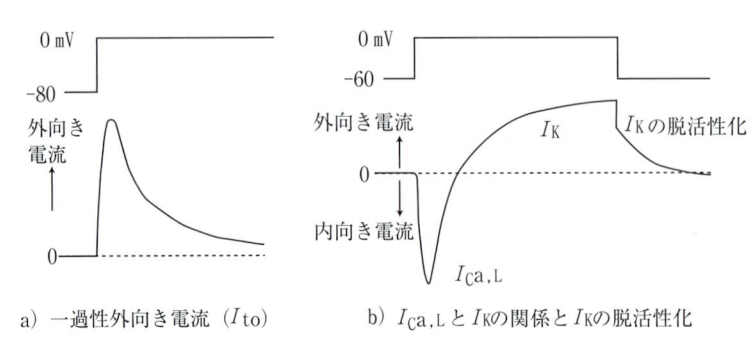

a) 一過性外向き電流（I_{to}）　　b) $I_{Ca,L}$とI_Kの関係とI_Kの脱活性化

図Ⅳ-15　脱分極で活性化する外向き電流

ていると考えられています．双方とも，脱分極したこの相では外向き電流を流し，膜の内側に充電されていた正電荷を放電し，膜を再分極させます．先に述べたように，この時期にはNa^+チャネルは不活性化しており，I_{to}により再分極させるわけですが，I_{to}はすぐに不活性化により電流を減らし，後で述べるL型Ca^{2+}チャネルの内向き電流が前面に出て再分極は停止し，プラトー相へ移行していきます（**図Ⅳ-15**）．I_{to}は洞房結節，房室結節では電流量が少ないと考えられ，これらの心筋細胞では1相は観察されません．一方，プルキンエ線維では大きな電流であるので，1相は著明であり，プラトー相は心室筋などより負電位側に抑えられています．Cl^-を通すチャネルは細胞内Ca^{2+}により開口するチャネルであることが解明されており，同時期に開いているL型Ca^{2+}チャネルによるCa^{2+}流入が活性に関与しているという報告があります．

d. プラトー相（2相）

　この相は心筋の活動電位に特徴的です．脱分極が維持されるためには，内向き電流が必要ですが，先に述べた速いNa^+チャネルは0相が始まってから10 msec以内に不活性化してしまい，脱分極中は回復しないので，平均100〜300 msec持続する**プラトー相**を支える力はありません．一方，0相にはもう一つ，内向き電流を運ぶチャネルが活性化しています．-40 mVを超えるあたりから活性化され始めている**L型Ca^{2+}チャネル**です．これは速いNa^+チャネルに比べて電流量が小さいため心室筋，心房筋，プルキンエ線維の0相では脇役です．しかし，L型Ca^{2+}チャネルは不活性化が著しく遅く，電流がほぼ消失するまで活性化が始まってから300 msec以上かかります．したがって，速いNa^+チャネルが不活性化した後は主な内向き電流として主役を演じることになります．洞房結節，房室結節では，0相で主役を演じたL型Ca^{2+}チャネルがそのまま維持され，プラトー相を形成します．L型Ca^{2+}チャネルは，なか

なか不活性化せず，長い期間電流を流すので"L型"といわれます．しかし，L型 Ca^{2+} チャネルの電流量はあまり大きくないので，少しでも外向き電流が流れて内向き電流を打ち消してしまえば，膜はたちどころに再分極します．実際，プラトー相では外向き電流はほとんど流れていません．すでに述べましたように，内向き整流性 K^+ チャネルはその特性のため，0相の後半から電流が流れないし，I_{to} はすでに相当の不活性化が進行しているからです．このようにして，L型 Ca^{2+} チャネルのわずかな内向き電流のみが流れ続けて，プラトー相は維持されます．そして，この時期に細胞内に Ca^{2+} が流入し続けることになり，後で述べるように収縮を引き起こします．プラトー相はL型 Ca^{2+} チャネルの不活性化が進行し，ゆっくりと活性化してくる**遅延整流性 K^+ チャネル**の外向き電流が顕著になるまで続くことになります．

> プラトー相ではわずかな内向き電流が流れて脱分極を維持している．この内向き電流は Ca^{2+} の流入によるので，細胞内へ Ca^{2+} 流入がプラトー相において起こっている

e．再分極相（3相）

プラトー相の後半から，**遅延整流性 K^+ チャネル**が活性化し，外向き電流（I_K）を流します．このチャネルは -50 〜 -40 mV より脱分極側で活性化しますが，その活性化のスピードが極端に遅くなっています．したがって，0相のころに，活性化はスタートしていますが，膜電位を左右するような電流量になるのはプラトー相の後半になってからです．また，このチャネルは細胞内の Ca^{2+} が増加すると，それにより活動が活発になる性質（Ca^{2+} 依存性）があるので，L型 Ca^{2+} チャネルによる Ca^{2+} 流入でますます外向き電流が増加することになります．加えて，L型 Ca^{2+} チャネルの不活性化の進行により内向き電流は減少し，再分極は次第にスピードを速めて進行します（**図Ⅳ-15**）．膜電位は -40 mV を超えて再分極すると，L型 Ca^{2+} チャネルは閾電位以下になるので完全に閉じてしまいます．遅延整流性 K^+ チャネルも，閾電位以下になるので，チャネルが閉じ始めますが（**脱活性化**），この動きも遅く，外向き電流が減少しながら流れることになります．心室筋，心房筋，プルキンエ線維ではこの電位付近から内向き整流性 K^+ チャネルが外向き電流を流し始めます．こうして再分極は加速され，ついには静止膜電位まで再分極し，遅延整流性 K^+ チャネルは完全に閉じてしまいます．最後は内向き整流性 K^+ チャネルのみが開いて静止膜電位を維持する4相の状態に戻るわけです．洞房結節，房室結節では内向き整流性 K^+ チャネルがないので，静止膜電位にはならず，拡張期緩徐脱分極に移行し，3相と4相の境目として**最大拡張期電位**が形成されます．

> 遅延整流性 K^+ チャネル

> 2相から3相への移行には I_K の活性化と I_{Ca} の不活性化が必要

> 脱活性化

f．拡張期緩徐脱分極（ペースメーカー電位，4相）

これは自動能を保持する洞房結節，房室結節，そしてプルキンエ

線維で観察されますが，前2者と後者のしくみは異なっています．そこで，両者を分けて，解説していきます．

先に述べたように洞房結節，房室結節には内向き整流性K$^+$チャネルが存在しません．3相の終盤に膜電位が遅延整流性K$^+$チャネルの閾電位以下になり，脱活性化が始まります．急速に外向き電流が減少し，ついには背景の内向き電流とバランスされると再分極は停止し，最大拡張期電位となります．この電位は洞房結節で−60 mV，房室結節で−70 mVです．遅延整流性K$^+$チャネルはさらに脱活性化していきますので，電流のバランスは内向きに転換し，脱分極がスタートします．脱分極は遅延整流性K$^+$チャネルが脱活性化するに従い徐々に進行し，−50 mV付近に到達すると，**T型Ca^{2+}チャネル**が活性化して内向き電流を流し，脱分極は加速します．このチャネルはL型Ca^{2+}チャネルとは異なるもので，閾電位がやや深く（T型は−50 mV，L型は−40 mV），不活性化が速く（一過性という意味でT型という）電流量が小さくなっています．このわずかな内向き電流により膜電位は−40 mV付近まで脱分極し，ついにL型Ca^{2+}チャネルの開口が始まり，0相に移行します（活動電位の発生）（図Ⅳ-16）．

こうしてみると，遅延整流性K$^+$チャネルの脱活性化が遅いことが，拡張期緩徐脱分極に重要であることがわかりますが，これと並んで，わずかでよいのですが，背景となる内向き電流を流すチャネルの存在が不可欠です．しかし，このチャネルの正体は明らかではありません．この内向き電流がNa$^+$によって運ばれることは間違いありませんが，そのチャネルが**遷延性内向き電流**（I_{st}）と呼ばれるものであるか，**過分極誘発内向き電流**（I_f）であるか，あるいは

📄 T型Ca^{2+}チャネル

📄 遷延性内向き電流
過分極誘発内向き電流

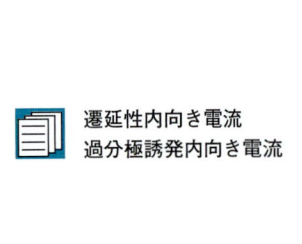

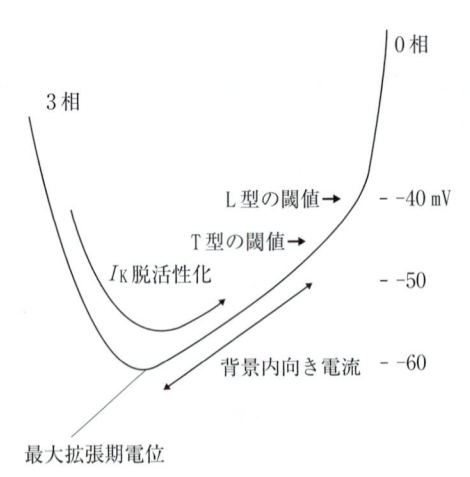

図Ⅳ-16 洞房結節ペースメーカー電位のしくみ

そのどちらも必要なのか，専門家の意見は一致していません．しかし，過分極誘発内向き電流は，最大拡張期電位（-50 〜 -60 mV）より過分極側で活性化すると考えられ，貢献はむしろ少ないと考えられます．したがって遷延性内向き電流が背景の内向き電流と考えられます．

プルキンエ線維は，正常では自動能がないか，非常に遅いかで上位の自動能に従っています．しかし，心筋に何らかの障害が起こり，上位との連絡が絶たれたときは，プルキンエ線維で自動能が発生し，ペースメーカー電位が観察できます．プルキンエ線維には内向き整流性 K^+ チャネルが豊富にあり，静止膜電位が -90 mV と，E_K とほぼ一致するほど深くなっています．この膜電位付近では遅延整流性 K^+ チャネルの脱活性化は急速に起こってしまうため，3 相の終了とともにチャネルは完全に閉じてしまいます．一方，過分極誘発内向き電流を流す I_f チャネルがプルキンエ線維には豊富に存在することがわかっています．このチャネルは -60 mV より過分極側の電位で活性化する性質があり，プルキンエ線維の静止膜電位レベルなら十分な内向き電流を流します．このチャネルは Na^+ と K^+ をあまり区別せずに通過させますが，内向き電流は Na^+ により運ばれます．この内向き電流により，非常にゆっくりとした脱分極が進行し，ついには速い Na^+ チャネルの閾電位に到達し再び活動電位が発生することになります．I_f チャネルの活性化のスピードは極端に遅く，プルキンエ線維の自発発火頻度は 30/min 程度です．

> 生理的には洞房結節の自動能のみが有効であると考えられる．したがってペースメーカー電位を決定している遅延整流性 K^+ チャネルと遷延性内向き電流が自動能の源と考えることができる

D-6　興奮の伝導

a．興奮伝導のしくみ

先に述べたように，洞房結節で発生した興奮は，細胞間のギャップジャンクションを通じて次々伝導していき，心臓全体に広がります．興奮が隣の細胞に伝わるしくみは次のように考えられています（図IV-17）．まず，第 1 の細胞に活動電位が発生します．0 相の後半には膜電位は逆転し（オーバーシュート），細胞内が正電位になっています．隣りの第 2 の細胞はまだ興奮していないので静止膜電位を示しており，双方の間にあるギャップジャンクションには大きな電位差が生じることになります．このため，ギャップジャンクションを通って電流が流れ（**局所電流**）（第III章 2．情報システムとしての神経系　参照），第 2 の細胞の膜を充電し脱分極させます．この脱分極が閾電位に達し，第 2 の細胞に活動電位が発生します．第 2 の細胞に発生した活動電位は，さらに第 3 の細胞を興奮させますが，ギャップジャンクションは常に開いているので，局所電流は第 1 の細胞にも逆流する可能性があります．しかし第 1 の細胞はプラトー

相にあり，Na^+チャネル（あるいはCa^{2+}チャネル）は不活性化しており，局所電流により刺激されても再び興奮することはありません．この時期を**不応期**といいます．つまり，心筋細胞間の興奮伝導は，不応期の存在により逆行することなく一方向に進むことになります．

不応期

b．不応期と活動電位

不応期は，活動電位の発生に必要な内向き電流を流すチャネルが刺激を受けても活性化しない時期です（**図Ⅳ-18**）．Na^+チャネル（あるいはCa^{2+}チャネル）は**活性化**したのち，速やかに閉じて**不活性化**の状態になります．これが，刺激を受けても活性化しない状態ですが，不活性化は脱分極している間は維持されます．活動電位が終了し膜電位が閾電位より過分極するとチャネルは次々と不活性化から脱して**静止状態**になります．これを**回復**といいます．休止状態は刺激を受ければ活性化できる状態であり，実際，閾電位まで刺激すると再び活動電位が発生します．不応期とは活動電位が発生してからNa^+チャネル（あるいはCa^{2+}チャネル）が回復するまでの時期

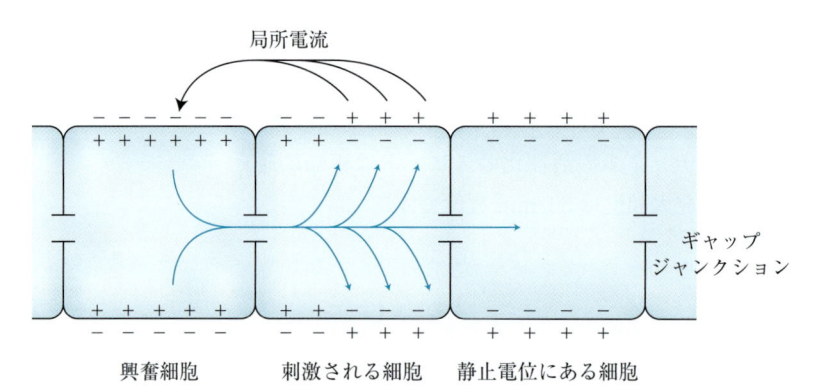

回復

図Ⅳ-17 細胞間電位差による局所電流

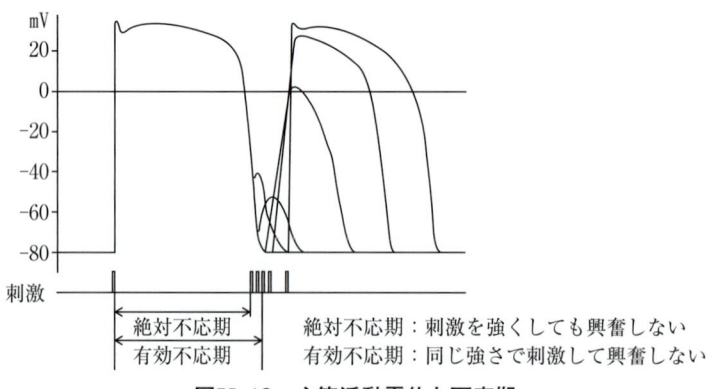

絶対不応期：刺激を強くしても興奮しない
有効不応期：同じ強さで刺激して興奮しない

図Ⅳ-18 心筋活動電位と不応期

であるので，活動電位の継続時間は不応期を左右します．神経の軸索伝導ではプラトー相を欠くので不応期が短く，逆行しやすいのですが，シナプス伝達が決して逆行しないので，一方向性が保たれます．心筋の場合，細胞間にシナプスがないので，逆行を防ぐためには不応期を長くするプラトー相が不可欠であると考えられます．

c. 伝導速度とイオンチャネル

　興奮が細胞に次々に伝わっていく速さを**伝導速度**といいます．刺激伝導系での伝導速度は一定ではありません．洞房結節，房室結節内の伝導速度は遅く，プルキンエ線維の伝導速度は非常に速くなります．この違いは，それぞれの活動電位の0相の性質の違いによります．先に述べましたように，細胞間の興奮伝導は，ギャップジャンクションを挟んで電位差が生じ，局所電流が流れることにより起こります．局所電流が十分流れると第2の細胞は速やかに閾電位に達するので，伝導が速やかに起こりますが，局所電流が少ないと，閾電位に達するのに時間を要し，伝導は遅くなります．細胞の0相での立ち上がりが速いと，細胞間電位差が大きくなり局所電流量が大きくなります．したがって，0相が大きくて速やかに最大になる**速い Na^+ チャネル電流**で構成されている心室筋，心房筋，プルキンエ線維は，0相が比較的電流量が少ない**遅い L 型 Ca^{2+} チャネル電流**よりなる洞房結節，房室結節より，伝導速度が速くなるわけです．特に，速い Na^+ チャネル電流が大量に流れるプルキンエ線維は伝導速度が最速になります．

d. 伝導速度と心機能

　伝導速度が房室結節で遅く，プルキンエ線維で速いことは，心機能の上でとても重要です．房室結節で伝導がいったん遅くなることにより，心房が十分収縮してから一呼吸置いて，心室が収縮するということになるからです．これは，血液の流れる方向を規定するとともに，心房内の血液を完全に心室内に押し込んでから心室が収縮して心拍出量を増やす効果があります．一方，プルキンエ線維の伝導が速いことで，すべての心室筋にほぼ同時に興奮が届くことになり，心室筋が一斉に収縮を開始させることができます（**同期性**）．これは，心室内の血液を有効に拍出するために重要なしくみです．

D-7　興奮伝導と心電図の関係

　心電図（ECG）とは，心臓で発生した電気現象を体表面からとらえたものです．四肢や胸壁に電極を装着するだけで，侵襲することなく簡単に心臓の様子を知ることのできる，優れた方法であるため，臨床において日常的に用いられるとても重要な検査方法です．ここでは，心臓の電気活動を観察する手だてとして，正常の心電図

心電図（ECG）

第Ⅳ章　組織器官系の機能

> **標準12誘導**
> 双極肢誘導
> ・第Ⅰ誘導
> ・第Ⅱ誘導
> ・第Ⅲ誘導
> 増高単極誘導
> ・aV_R（右手）
> ・aV_L（左手）
> ・aV_F（足）
> 胸部単極誘導
> ・V_1（第4肋間胸骨右縁）
> ・V_2（第4肋間胸骨左縁）
> ・V_3（V_2とV_4の中点）
> ・V_4（第5肋間左鎖中線）
> ・V_5（V_4の高さで前腋窩線）
> ・V_6（V_4の高さで中腋窩線）

について述べます.

　心電図の記録には，通常，右手・左手・足（左足）に当てた三つの電極と胸壁に当てた六つの電極を組み合わせて，12の誘導を用います．これを**標準12誘導**といいます．ちなみに，右足にはアースをつけます．12誘導の誘導法は大別して**双極肢誘導**と**単極誘導**の2種類があります．**第Ⅰ，Ⅱ，Ⅲ誘導**は，右手-左手のように二つの電極の電位差を測定する方法であり，双極肢誘導と呼ばれます（図Ⅳ-19）．他の誘導（aV_R, aV_L, aV_F, V_1～V_6）は電位の変化しない個所に基準電極を置き（他の電極を組み合わせて用いる），これに対してそれぞれの電極において単極で電位記録を行う方法で，単極誘導といいます．いずれの誘導においても，心臓の1回の拍動に際して，鋭いスパイク状の振れとその前後のなだらかな波が観察されます（図Ⅳ-20）．始めの小さな，なだらかな波を**P波**，

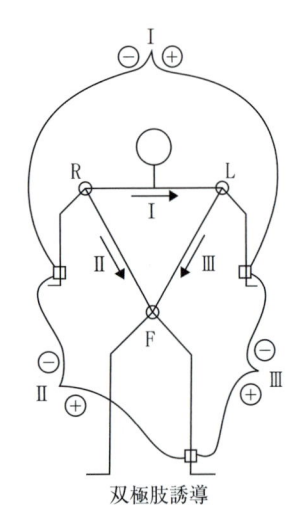

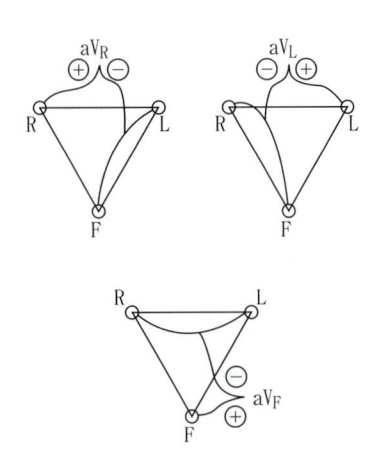

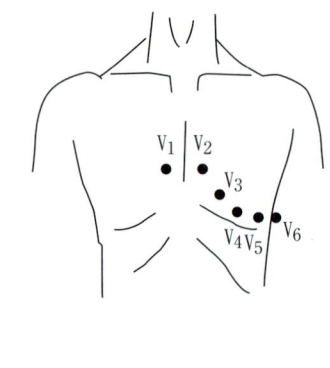

図Ⅳ-19　心電図の誘導法

（双極肢誘導　　増高単極誘導　　胸部単極誘導）

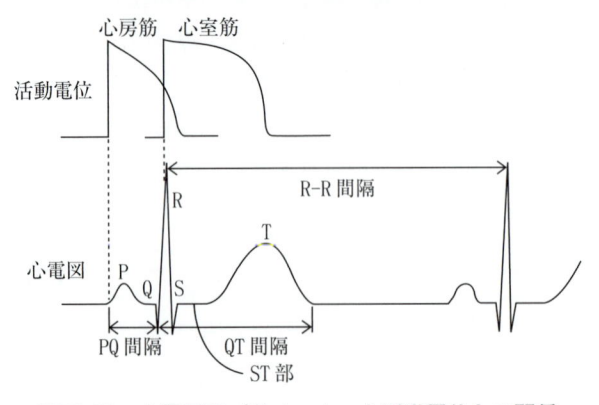

図Ⅳ-20　心電図のパラメーターと活動電位との関係

3. 循環系

スパイク状の波の集まりを **QRS 群**，終わりのやや大きな波を **T 波** といいます．P 波は心房の興奮(脱分極)によって生じます．QRS 群は心室の興奮によるもので，心室の興奮伝導の方向が複雑であることから，Q，R，S の波が複合して観察されます．T 波は心室の再分極の進行によって生じます．心房の再分極は普段，QRS 群と同時に起こり，かつごく小さい波であり，通常は観察されません．このように，心電図は心房から心室へ興奮が伝導していく様子を観察しているわけです．また，R 波と次の R 波との間の間隔(**R-R 間隔**)は心拍数を反映していることになります．

> P 波
> QRS 群
> T 波

　P 波と QRS 群の間の平坦な部分は興奮が房室結節からプルキンエ線維を通過している時期です．この平坦な部分が比較的明らかなのは，房室結節での伝導速度が遅いからです．したがって，**P-Q 間隔**（あるいは **P-R 間隔**）は房室伝導の指標として用いられます．例えば，房室結節の伝導が障害されると P-Q 間隔が延長するわけです（**第 1 度房室ブロック**）．さらに房室結節の伝導が完全に途絶すると P 波のあとに QRS 群が観察されなくなり，これを**第 3 度房室**ブロックといいます．

> P-Q 間隔
> R-R 間隔
> 房室ブロック（第 1 度，第 3 度）

　QRS 群と T 波との間を **ST 部分**といいます．ここも比較的平坦であり，何も起こっていないようにみえます．ここは心室筋の活動電位のプラトー相に相当する時期です．すなわち，プラトーが比較的平坦な電位変化であるから，ST 部分が平坦であるようにみえるわけですが，この時期は心筋の興奮の真っ最中であり，収縮期に相当する時期でもあります．心筋に障害が起こり，障害された心筋細胞のプラトー相が変形し，障害されていない心筋細胞との間に不均一を生じた場合，ST 部分は基線（P 波の前の電位レベル）から偏位します．例えば，心筋梗塞の時は **ST 部分の上昇**が観察されます．

> ST 部分

　電解質液で満たされた人体は電気伝導性を持ち，**容積導体**であるとみなせます．この中で心筋が興奮すると，その周りの容積には電界が生じます．この時興奮した心筋とまだ興奮していない心筋の境界（**興奮前面**）は，－と＋の電荷からなる**双極子**とみなせます（図Ⅳ-21）．伝導はこの双極子の移動であると考えると，電極に対し

> 容積導体
> 興奮前面
> 双極子

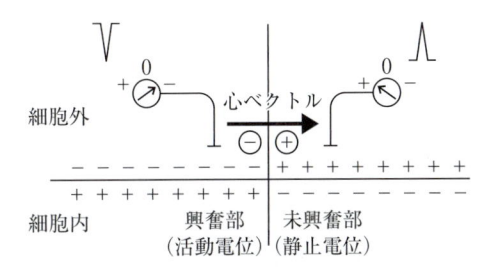

図Ⅳ-21　双極子仮説と心ベクトル

て双極子が近づくときは，＋が近づくことになるので電圧計は上（正）に振れ，遠ざかるときは下（負）に振れることになります．もし，双極子が電極直下を通過したときは始め上に振れ，すぐ下に振れる**二相性**となります．P波も，QRS群も基本的には，このしくみにより説明されます．一方，再分極（T波）の際は，興奮している心筋と再分極した心筋の境界に双極子ができます．したがって，電極に対して近づくときは－が近づくので電圧計は下に振れます．しかし，心室筋の活動電位の幅は心内膜側が大きく，心外膜側が小さいため，再分極は心外膜側から始まり，心内膜側へ向かうため，ほとんどの電極では再分極波が遠ざかるようになります．したがって，T波は上向きに振れる場合が多いわけです（図Ⅳ-22）．

この双極子説によれば，**起電力**（電圧）は－から＋へ向かうベクトルで表されます．この**起電力ベクトル**の方向を前頭面で検出するのが，**アイントーベンの三角形**です（図Ⅳ-19）．心臓の起電力ベクトルは三角形の各辺に投影され，投影されたベクトルは第Ⅰ，Ⅱ，Ⅲ**誘導**の**双極標準誘導**の振幅として記録されます．これが**心ベクトル**の考え方です．この考え方を用いると，aV$_R$，aV$_L$，aV$_F$の**増高単極誘導**は，前頭面で双極標準誘導と30°ずれた角度でベクトルを投影したものです（図Ⅳ-23）．V$_1$〜V$_6$の**単極胸壁誘導**は心臓

> 起電力ベクトル
> アイントーベンの三角形

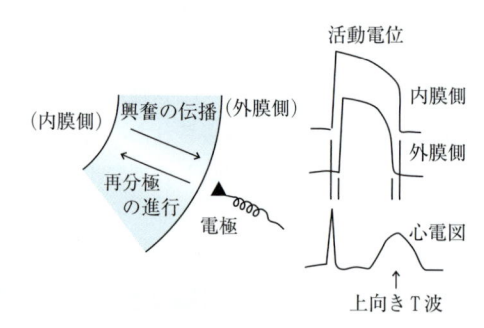

図Ⅳ-22　T波の成因

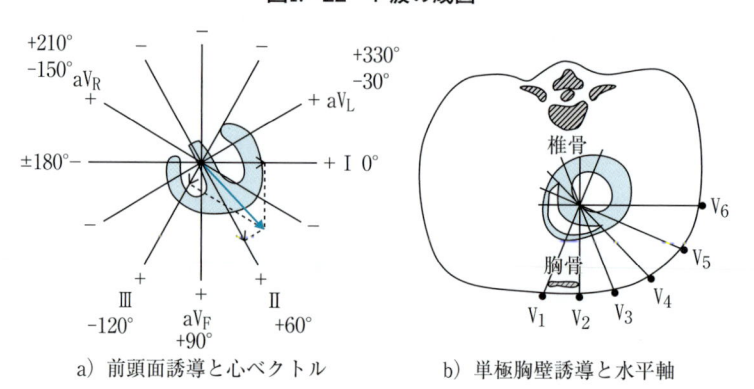

a）前頭面誘導と心ベクトル　　b）単極胸壁誘導と水平軸

図Ⅳ-23　単極誘導と心臓の位置

と電極の距離が近いので，電極近傍の心筋の電位変化を効果的に記録できます（**近接効果**）．このため，心筋の局所的な異常はこの誘導によく反映されます．

E. 心臓のポンプ活動

E-1 心筋細胞の収縮様式

心筋の収縮は骨格筋と同じく，活動電位の発生によって引き起こされ，**興奮収縮連関**（E-C coupling）が成り立っています．しかし，これにはさまざまな心筋特有の特徴が見いだされます．収縮様式としては，収縮，弛緩（拡張）を繰り返す**単収縮**のみで，加重，強縮は起こりません．血液を絶え間なく送り出すためには収縮ののち，拡張して新たな血液を心臓内に導かなければならないからです．加重，強縮を防ぐしくみとして，プラトー相の存在とそれによる長い不応期があげられます．この長い不応期のうちに単収縮のほとんどが終了するため，次の活動電位が不応期直後に発生しても，収縮の加重は発生しないのです（図Ⅳ-24）．

📄 単収縮

E-2 興奮収縮連関

D-1 で述べたように，活動電位は収縮発生の前提です．実験的には，活動電位は発生しているがプラトー相がほとんどなく，すぐ再分極するようにすると，収縮は引き起こされないことが観察できます．この実験結果は心筋の収縮にプラトー相が不可欠の要素であることを示しています．また，細胞外の Ca^{2+} を除去すると細い活動電位は発生しますが，収縮は消失します．以上のことから，細胞外の Ca^{2+} がプラトー相の時期に細胞内に流入し，この流入した Ca^{2+} が収縮の引き金になることがわかります（図Ⅳ-24）．

プラトー相での Ca^{2+} の流入経路は，先に述べた **L 型Ca^{2+} チャネル**です．このチャネルは不活性化の進行が比較的遅いので，プラ

📄 L 型Ca^{2+} チャネル

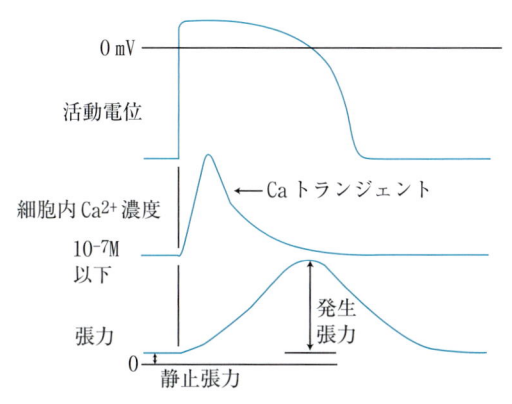

図Ⅳ-24 心室筋活動電位と Ca トランジェントおよび発生張力との関係

第Ⅳ章　組織器官系の機能

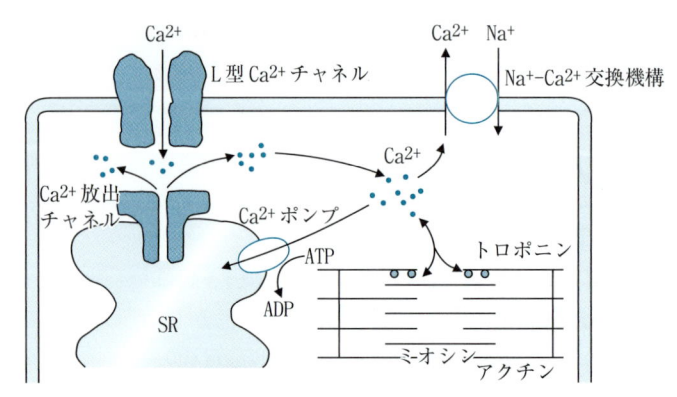

図Ⅳ-25　心筋収縮における Ca^{2+} 動態

ト一相の継続に応じて，Ca^{2+} を細胞内に導きます．この L 型 Ca^{2+} チャネルを選択的に抑制する物質を **Ca^{2+} 拮抗薬**（特に，ジヒドロピリジン系化合物が有名）といいますが，これらの物質は効果的に心筋の収縮力を低下させます．L 型 Ca^{2+} チャネルの開口により細胞膜直下に導かれた Ca^{2+} は直近にある**筋小胞体**の膜に存在する **Ca^{2+} 放出チャネル**を刺激し，このチャネルを開口させます．このチャネルは細胞膜上のものとは異なるもので，リアノジンという植物アルカロイドにより特異的に抑制されるため，**リアノジン受容体**とも呼ばれます．Ca^{2+} 放出チャネルの開口により，筋小胞体に蓄えられていた大量の Ca^{2+} が細胞質（細胞内液）に一気に放出されます（**Ca トランジェント**という）．この Ca^{2+} により Ca^{2+} を放出させるしくみを **Ca^{2+} 誘発性 Ca^{2+} 放出機構**（**CICR**）といいます．Ca トランジェントにより，後で述べる筋収縮タンパクの反応が起き，収縮が起こるわけです（図Ⅳ-25）．

先に述べたように，心筋の収縮は単収縮であり，収縮と弛緩がひと組になっています．収縮した筋は速やかに弛緩しなければなりませんが，それは，細胞内 Ca^{2+} が急激に減少し，濃度が元のレベルまで戻ることによって行われます．したがって，細胞内 Ca^{2+} 濃度は 1 回の心拍動の間に，急激に上昇し，急激に減少するので，**Ca トランジェント**の名が付きました（図Ⅳ-24）．増加した Ca^{2+} を減少させる経路は，主に二つあります．第 1 は筋小胞体にある **Ca^{2+} ポンプ**です．これは細胞内 Ca^{2+} 濃度が比較的高濃度になると作動し，筋小胞体に Ca^{2+} を再び取り込みます．この際，ATP をエネルギー源として消費します．筋小胞体への Ca^{2+} の取り込みは，次の収縮の際の Ca トランジェントの量を左右します．

もう一つは，細胞膜にある **Na^+-Ca^{2+} 交換機構**です．このシステムは，Na^+ の濃度勾配を原動力として Ca^{2+} をくみ出すしくみです．

筋小胞体
Ca^{2+} 放出チャネル（リアノジン受容体）
Ca トランジェント
Ca^2 誘発性 Ca^{2+} 放出機構 CICR

Ca^{2+} ポンプ
Na^+-Ca^{2+} 交換機構

心筋細胞での交換比率はNa$^+$：Ca^{2+} = 3：1ですので，1回転当たり1個のプラス電荷が細胞内に入る勘定になります．したがって，内向き電流として感知でき，膜電位の影響を受けることになります．つまり，細胞内が負電位である静止膜電位のときの方が，脱分極しているプラトー相のときより，Ca^{2+}のくみ出しが活発になるということになります．このしくみはプラトー相での高いCa^{2+}濃度の維持と，再分極相でのCa^{2+}排出促進に貢献しています．

一連のCa^{2+}の出入りを総括すると，L型Ca^{2+}チャネルにより流入したCa^{2+}はNa$^+$-Ca^{2+}交換機構により排出され，Ca^{2+}放出チャネルにより筋小胞体から出たCa^{2+}はCa^{2+}ポンプにより取り込まれます．結果として，Ca^{2+}収支は0（ゼロ）になります．

E-3　収縮タンパクの反応

心筋の収縮は収縮タンパクである**アクチン**と**ミオシン**の結合により起こります．普段，この結合を抑制して筋を弛緩させているのは**トロポニン**という調節タンパクです．このトロポニンのサブユニットである**トロポニンC**にCa^{2+}が結合すると，トロポニンの抑制が解除され，アクチンとミオシンが結合し，ミオシンの頭部がスライドして収縮力が発生します．この際ATPが消費されます．先に述べたように，Caトランジェントが減少相に入り，細胞内Ca^{2+}が減少すると，トロポニンCからCa^{2+}が離れます．これにより，アクチンとミオシンの結合は再び抑制され，筋は弛緩します（図Ⅳ-25）．

> 心筋の収縮のしくみは基本的に骨格筋と同じである（第Ⅱ章3.骨格筋のしくみ 参照）

E-4　心筋の機械的性質

心臓は袋状になっているので，骨格筋と違い，筋線維が収縮していない静止時にも一定の張力が記録されます．これを**静止張力**といいます．一方，ある筋線維長で等尺性収縮を起こしたときに発生する張力を**発生張力**といいます．こういった心筋の性質を考えるとき，**心筋の三要素モデル**を用いて考えると便利です（図Ⅳ-26）．発生

> 静止張力
> 発生張力
> 心筋の三要素モデル

心筋の三要素モデル　　　心筋の長さ-張力関係

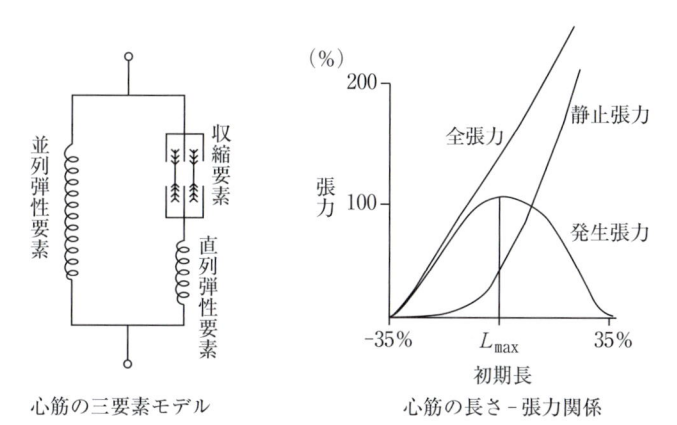

図Ⅳ-26　心筋の三要素モデルと心筋の長さ-張力関係

張力は心筋が収縮するとき，長さを一定にしようとするときに発生する張力ですから，収縮する機構（**収縮要素**）と直列に弾性を持った要素（**直列弾性要素**）がつながっていると想定されます．収縮要素は静止時には自由に引き伸ばせますが，活動時には力を発し短縮します．また，静止張力は収縮要素が活動していないときに発生していますから，直列ではなく，並列に別な弾性要素を想定することになります．これを**並列弾性要素**といいいます．この三要素モデルを用いて，心筋の機械的性質として重要な**長さ‐張力関係**と**張力‐速度関係**を説明してみます．

a. 長さ‐張力関係

静止している筋を引き伸ばすと静止張力が生じます．これは弾性要素のみからなるので，引き伸ばせば伸ばすほど静止張力は大きくなります．一方，さまざまな長さ（**初期長**）に引き伸ばされた心筋で引き起こされた等尺性収縮による発生張力は，初期長に比例して大きくなりますが，ある大きさ以上にはならず，それ以後はむしろ小さくなります．この発生張力が最大になるような筋長を L_{max} と呼びます．心筋の L_{max} は，骨格筋と同様に，弛緩時の筋節長が 2.2 μm のときに相当します（**図Ⅳ-26**）．生理的な状態では，心室筋の筋節長は 1.8 〜 2.2 μm の範囲で変動します．この範囲では初期長と発生張力は比例関係になります．心室全体に当てはめると，拡張期の心室容積が大きいとき筋の初期長は長いことになるので，続く収縮期の発生張力は大きくなることがわかります．したがって，心拍出量は大きくなります．これが**スターリングの心臓法則**といわれるものです．

> スターリング（Starling）の心臓法則

長さ‐張力関係の成り立ちについてはいくつかの仮説が出されていますが，有力なものは以下の三つです．① 筋節長が長くなるにつれ，収縮タンパクの Ca^{2+} 感受性が増す．これにより，同じ Ca トランジェントにより大きな張力が発生する．② 心筋内の粘性抵抗は筋節長が短いほど大きく，発生張力のロスが大きい．③ 筋節長が L_{max} に近づくほど，アクチンと向き合うミオシンの架橋の数が増え，有効に収縮できるようになる．実際にはこれらすべてが程度の差を変えて関与していると考えられます．

b. 張力‐速度関係

長さ‐張力関係では等尺性収縮に関して考察しましたが，今度は，荷重に変化がない，すなわち，等張性収縮の性質について考えてみます．張力‐速度関係とは，荷重を移動させながら等張性収縮を行うときの，荷重と短縮速度の関係です．荷重が大きいほど移動速度は小さくなり筋肉の短縮速度は小さくなります．ついには筋肉の収

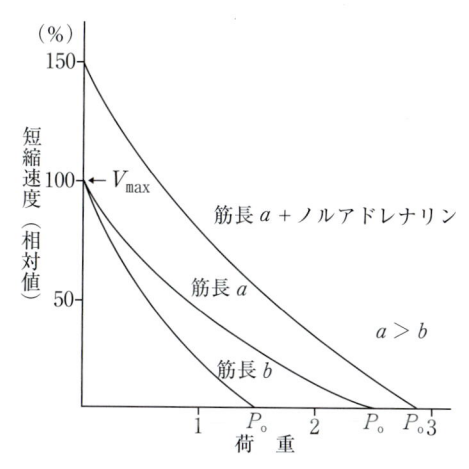

図Ⅳ-27　心筋の張力‐速度関係

縮能力を超える**荷重**（P_0）がかかると短縮しなくなります（速度0）．一方，荷重が小さくなれば，素早く収縮できるようになり，**最大速度 V_{max}** は荷重0のときに観察されることになります（図Ⅳ-27）．V_{max} はミオシンとアクチンの架橋で起こる化学反応の最大速度を反映していると考えられます．つまり，筋の収縮能力（収縮要素の能力）を表しているわけです．P_0 は筋の発生張力が大きいほど大きくなると考えられますから，長さ‐張力関係から初期長が増加すると P_0 は大きくなります．しかし，V_{max} は個々の架橋の性能にかかわるものですから，初期長が変わっても変化しません．V_{max} は架橋の反応速度を変化させるもの，つまりアドレナリンや Ca^{2+} などの外因性の要素により変化します．したがって，V_{max} は**収縮性（心臓の仕事能力）の指標**となります．

> 交感神経より放出されるノルアドレナリンは心筋機能を一時的にアップさせる．その度合いは V_{max} の上昇として現れると考えられる

E-5　心臓の周期的活動

心臓は収縮と弛緩を繰り返しています．この収縮と弛緩をひとまとまりとみて，この心臓の動きを**心拍動**と呼びます．この心拍動の周期が**心周期**です．心周期は心筋が収縮して血液を駆出する時期（**収縮期**）と，心筋が弛緩して新たな血液を心腔内に導き拡張していく時期（**拡張期**）に分けられます．

先に述べましたように，心房と心室の収縮のタイミングにはズレがあり，おおむね0.1秒程度，心室の方が遅くなっています．このズレは房室結節での伝導遅延によっています．また，心房の弛緩は心室の弛緩より速やかに起こるので（活動電位のプラトーの継続時間の差でもあります），心房の収縮終了後0.3秒ぐらい心室は収縮し続けることになります．一方，右心室と左心室の収縮と弛緩のタイミングはほぼ同じですが，内圧の時間経過は必ずしも一致しませ

> 心拍動
> 心周期
> 収縮期
> 拡張期

第Ⅳ章　組織器官系の機能

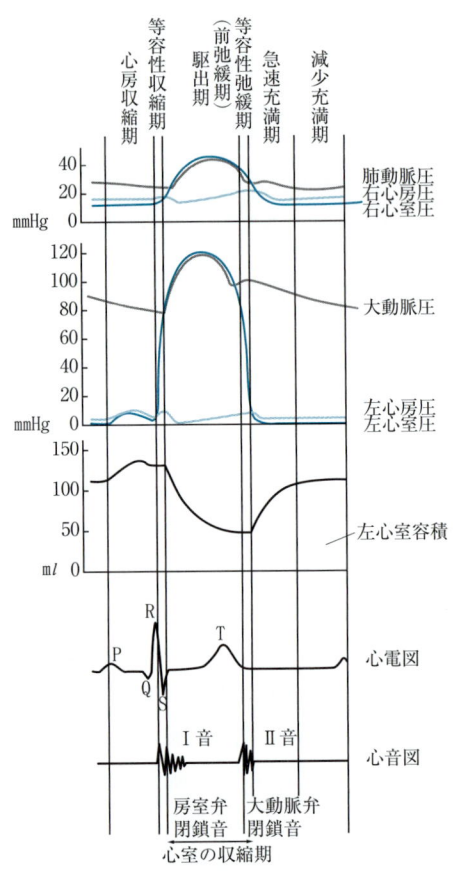

図Ⅳ-28　心周期

ん．したがって，それぞれの部位での心周期は厳密には異なっています．左心室は容積が大きく，発生する圧力も大きくなります．さらに，全身に血液を送る点で，臨床的にも重要なので，特にことわりがない限り，左心室の心周期を**心周期**といい，収縮期，拡張期は左心室のものを指します．心周期は左室内圧の変化と弁の開閉を基準にさらに細かく分けられているので，それに従って詳しくみていきます（**図Ⅳ-28**）．

a. 収縮期

　心電図の QRS 群に引き続いて心室の収縮が始まります．心室の圧力は上昇して血液を駆出します．収縮が最大になり，血液が駆出し終わると圧が下がり大動脈弁が閉じます．ここまでの期間が収縮期となります．この時期はさらに三つの期間に分けられます．

　（1）等容性収縮期　心室の収縮が開始されると内圧が高まり，房室弁が閉じます．しかし，半月弁が開放する圧力には至っていないので，筋が収縮しているのに容積が変わりません．それで，**等容**

性収縮期といいます．内圧は急速に上昇しているので，筋は等尺性収縮していることになります．このときの内圧の急速な変化は心筋の収縮能力の反映と考えられ，内圧 p の時間微分 **dp/dt は心室機能評価の指標**として使われます．

（2）駆出期　高まってきた心内圧が**動脈圧（最低血圧）**を超えると半月弁が開放し，血液の拍出が始まります．拍出が始まってから早い時期には拍出速度が速く，心室の容積は急速に減少するので，**急速駆出期**と呼ばれます．心電図では ST 部に相当し，プラトー相に当たりますので，心筋は最大に張力を発揮している時期でもあります．後半は拍出速度が減少し，内圧の増加は鈍くなり，やがて内圧が減少に転ずるまでの時期を**減少駆出期**といいます．心電図上のT 波がみられる時期でもあります．駆出期に拍出される血液量を**1 回拍出量**（安静時で 70 ～ 75 mL）といいますが，これは左心室内のすべての血液ではなく，50 ～ 60 mL ほどの残余血液があり，これを**収縮終期心室容積**といいます．

（3）前弛緩期　収縮期の終わりには心筋が収縮していても血液の拍出がみられず，内圧は減少します．内圧が動脈圧より低くなると半月弁は閉じ，拡張期に移行します．

b．拡張期

拡張期は心室筋が弛緩に移行し，拍出が終了してから再び心室収縮が始まるまでの時期です．これもおおむね三つの時期に分けます．

（1）等容性弛緩期　心室筋が収縮から弛緩に転ずると内圧は急速に減少し，半月弁が閉鎖しますが，房室弁が再び開くまでに，心室容積が変わらない時期を**等容性弛緩期**といいます．

（2）充満期　房室弁が開いて心房に貯留した血液が流れ込んでくる時期です．さらに**急速充満期**と**減少充満期**に分けられます．内圧は一貫して低く維持され，大気圧に対してマイナスとなり，血液を心室内へ導きます．こうして心室容積が血液の充満により増大する時期です．

（3）心房収縮期　充満期の終わりに P 波が発生し，心房が収縮します．この時点で 70％の血液は心室に充満していますが，心房に残っていた血液がさらに心室内に押し込まれます．スターリングの心臓法則により，収縮直前の筋の長さ（初期長）は，次の心収縮の仕事量を決めます．初期長は収縮直前の心室容積により決まるので，心房収縮期の心室容積は重要な要素となります．これを**拡張終期心室容積**と呼び，心機能の重要な指標となっています．健康成人男子の安静時の拡張終期左心室容積は 120 ～ 130 mL です．心房収縮は拡張終期心室容積を最大限に大きくし，心拍出量を維持します．

等容性収縮期
dp/dt
急速駆出期
減少駆出期
1 回拍出量
収縮終期心室容積

等容性弛緩期
急速充満期
減少充満期
心房収縮期
拡張終期心室容積

E-6　心音

　心拍動に伴い，弁膜の開閉や心筋の振動や血液の振動等が起こり，これらにより音が発生します．この音のことを**心音**と呼び，聴診器等を胸壁に当てることにより聴取することができます．心音あるいは"鼓動"はよく「ドキッ」と表現されます．この表現は実によくできています．つまり，心音が「ド」と「キッ」の二つの成分からなること，そして，「ド」と「キッ」の間隔より，「キッ」と「ド」の間隔が長いことを表しているからです．「ド」の音は収縮期の始めに発生する音で，**Ⅰ音**といいます．「キッ」の音は拡張期の始めに発生し，**Ⅱ音**といいます（図Ⅳ-28）．

　Ⅰ音は房室弁の閉鎖に関連した音であると考えられていて，心房収縮期と等容性収縮期を分けます．Ⅱ音は半月弁の閉鎖に関連した音であり，前弛緩期と等容性弛緩期を分けています．ただ，大動脈弁と肺動脈弁の閉鎖のタイミングは必ずしも一致しないので，Ⅱ音はしばしば分裂して間隔のきわめて短い二つの音に聞こえます．

　正常の心臓ではⅠ音とⅡ音のみが，聴取できますが，マイクロフォンによる心音図を用いると**Ⅲ音**（心室流入音），**Ⅳ音**（心房収縮音）と称される音も確認できます．病的な心臓では状態によってこれ以外のさまざまな音が聞こえ，これらを**心雑音**と称します．

> 心音
> Ⅰ音
> Ⅱ音
> 心雑音

F. 心臓の内因性調節機構

　心臓のポンプ活動は，生体の状況に応じて適切に行わなければならないため，常に調節を受けています．この調節のシステムは，心筋自身に備わっている調節機構，すなわち**内因性調節機構**と，神経や体液中の因子の影響によって行われる**外因性調節機構**に分けられます．心拍動ごとの微妙な調節等は内因性調節機構によると考えられます．一方，生体の状況が激変した場合や長期的な調節は外因性調節機構によることが多いと考えられます．本項では内因性調節機構について述べます．その実体はスターリングの心臓法則です．

> 内因性調節機構
> 外因性調節機構

F-1　スターリングの心臓法則

　長さ-張力関係は，心筋が自らの状況（初期長）に応じて発生張力を調整し得ることを示しています．これを実際の心臓のポンプ活動に当てはめると，心筋が伸ばされたとき，すなわち，拡張の度合いが大きいほど，次の収縮の際に発生する力（エネルギー）が大きいことになります．拡張が大きいということは，大量の血液が心腔内に充満することですから，もし，次の収縮のエネルギーが同じであれば，心腔内の血液の拍出は不完全になり，残余血液量は増えることになります．これが心拍動ごとに繰り返されれば，血液は心腔

> スターリングの心臓法則は静脈還流量と心拍出量のバランスをとっている

内に滞留することになり，循環血液量は減少します．こうして，拡張期に充満した血液は次の収縮期にすべて拍出されなければならないことがわかります．拡張の度合いは，そのときに充満する血液量すなわち**静脈還流量**により決定されると考えられますが，この量は常に一定とは限らないので，静脈還流量に応じた収縮エネルギーの発生が必要になるわけです．心筋に備わっている「長さ－張力関係」は静脈還流量と心拍出量のバランスを調節するための性質であるといえます．

📑 静脈還流量

　生体の心臓において初期長を直接測ることはできないので，別な指標で代用することになりますが，一般に**拡張終期心室容積**が用いられます．つまり収縮直前の心室の容積（血液量）です．直後の収縮は等容性収縮期ですから，等尺性収縮により発生張力が出ていますが，そのエネルギーは最終的に心拍出の仕事量になります．したがって「心室が収縮により発生するエネルギーは，心室拡張終期容積に依存しており，生理的範囲では，後者が増えるに従って前者も増加する」というスターリングの心臓法則が成立します（図Ⅳ-29）．心室拡張終期容積は容易には量れないので，臨床では簡便法として**心室拡張終期圧**が用いられます．筋節長が L_{max} であるときの心室拡張終期圧は 12～20 mmHg に相当します．これは，正常の終期圧（6～8 mmHg）より高く，生理的範囲ではスターリングの心臓法則が十分成立することを示しています．うっ血性心不全では収縮力が低下することで血液が滞留し心室拡張終期圧が上昇し，しばしば L_{max} を超えた圧力になり，心仕事量はむしろ低下し（長さ－張力関係の下降脚），病状が悪化します（図Ⅳ-26）．

📑 心室拡張終期圧

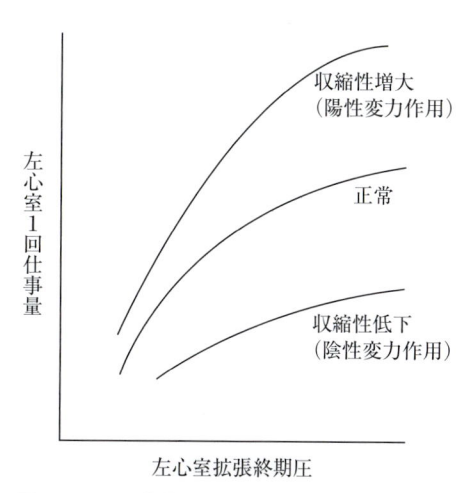

図Ⅳ-29　心室機能曲線（スターリング曲線）

V章「動　悸」

F-2　フランク・スターリングの機構

　再び，心臓の血液流入量と流出量を考えてみます．もし，心室に充満する血液量が増加すると，心室拡張終期圧が増大します．これにより，心筋の収縮は強くなり，1回当たりの心拍出量は増加します．この際の血圧は拍出量の増加のため若干大きくなりますから，心臓の **1回仕事量**（1回拍出量×平均血圧に相当）は増します．つまり，心臓は静脈還流量と心拍出量のバランスを自ら調整していることになります．

　心拍数は種々の生体内外の要因により変動します．心拍数の変動は，主に拡張期の継続時間に変化をもたらします．なぜなら，収縮と弛緩はペースメーカーから与えられたタイミングに従いほぼ自動的に展開するので，収縮期の継続時間は心拍数によっては大きくは変わらないからです．拡張期の変化は，心臓に血液が充満していく時間が変化することですから，拡張期は短くなれば血液の充満量は少なく，拡張期が長ければ充満量は多くなります．ここにスターリングの心臓法則を適用すると，心拍数の変化による心拍出量の変化は次のようになります．すなわち，① 心拍数が減ると拡張期は長くなり，拡張終期圧は上昇し，1回心拍出量は増加します．一方，② 心拍数が増えた時は1回拍出量は減少します．このしくみは，急激に心拍数が変化したときに，心拍出量を一定に保つことに役立っています．なぜなら，**心拍出量**（L/min）は心拍数×1回拍出量で定義されるからです．このように心拍数が変化している間も，時間当たりの静脈還流量は同じであると考えられますから，結局，心拍数が変化しても，流入量と流出量のバランスがとられることになります．

　このように，さまざまな状況において，心臓の血液流入量と流出量のバランスを，スターリングの心臓法則に従って，心臓自らが調節しているしくみを**フランク・スターリングの機構**あるいは**内因性調節機構**といいます．

F-3　前負荷と後負荷

　フランク・スターリングの機構は，心拍出量は基本的に**拡張終期容積**（圧）に依存することを示しています．この拡張終期容積のことを心室に対する**前負荷**と表現します．前負荷を左右するのは，結局，静脈還流量です．前負荷が大きすぎるとむしろ心収縮力は減少することは先に述べました．一方，心臓が収縮して血液を駆出するとき，動脈は抵抗となって働きます．これを**後負荷**といいます（図Ⅳ-30）．心臓はこの抵抗に抗して血液を拍出するので，後負荷が大きいときは十分な拍出が妨げられるので，**残余容積**（収縮末期容

🔑 心拍数が変動する時，収縮期時間はあまり変わらず拡張期時間が変動する

📄 フランク・スターリングの機構

📄 前負荷（preload）
　　後負荷（afterload）

📄 残余容積

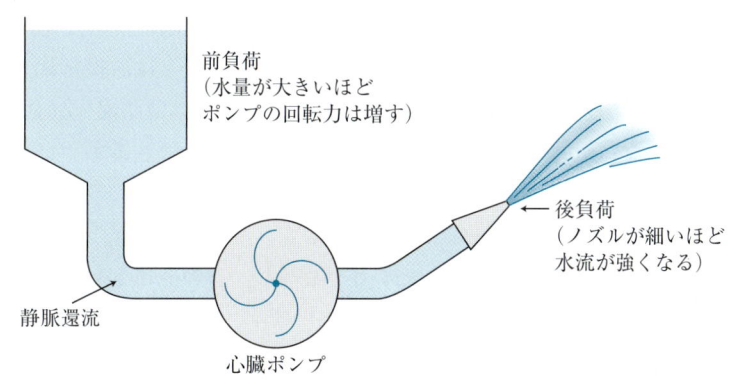

図Ⅳ-30　心臓にかかる負荷のモデル

積）が一時的に増加します．これは，次の拡張終期容積の増加につながるので，心仕事量は増えて，1回拍出量は維持されます．しかし，後負荷が増大しすぎると，フランク・スターリングの機構では代償しきれなくなり，1回拍出量は減少することになります．つまり，急激な血圧上昇があると，**循環不全**に陥りやすいのです．

循環不全

G. 外因性調節機構

　外因性調節機構は，神経性調節からホルモンなどの液性調節まで多岐にわたります．外因性調節機構の目的は，内因性調節機構では対応しきれない広範囲な変化に対して，適切に対応するためと考えられ，具体的には内因性調節機構のリセットを行っています．したがって，外的要因によって引き起こされる心筋細胞の性質の変化を理解することが重要です．本項では，主にこの心筋細胞側の変化について述べます．心臓機能の調節は，結局，心拍出量の調節です．先にも述べましたように，**心拍出量（分時拍出量）は 1 回拍出量×心拍数**で定義されるので，心拍出量の調節は 1 回拍出量の調節か心拍数の調節を行えばよいことになります．そこで，外因性調節の機構を 1 回拍出量の調節と心拍数の調節に分けて考えてみます．

心拍出量
（cardiac output）
分時拍出量

G-1　心筋収縮性の調節

a．心筋収縮性と心室機能曲線

　スターリングの心臓法則による 1 回拍出量の調節は，**左心室 1 回仕事量**と**左心室拡張終期圧**の関係によって示されます．この関係を**心室機能曲線**といいます（図Ⅳ-29）．この曲線を考察すると，内因性調節機構では一定の拡張終期圧には一定の仕事量が対応します．したがって，拡張終期圧が同じで，より大きな仕事量が必要な事態，例えば急激な後負荷の増加に対して心拍出量を維持するような場合に対応できません．生理的な状態で心臓のこの性質（曲線）

心室機能曲線

を変えることができれば，さまざまな状況の変化に対応できるようになります．心臓神経やホルモンなどは曲線をシフトさせるはたらきがあります．例えば，アドレナリンは曲線を左上方にシフトさせ，より大きな仕事量を発揮できるようにします．心室機能曲線として表現される心筋の性質を**収縮性**と称し，この曲線を変化させることを**収縮性の変化**といいます．心室機能曲線の左上方へのシフトは収縮性が向上したことを意味し，この変化をもたらす外因性機構の作用を**陽性変力作用**といいます．交感神経刺激やアドレナリン，Caイオン，ジギタリス（強心薬）等は心臓に対して陽性変力作用を示します．一方，曲線の右下方へのシフトは収縮性が低下したことを意味し，その作用を**陰性変力作用**といいます．迷走神経刺激などで，陰性変力作用がみられます．

b．心室収縮性の評価

心室機能曲線は，心室収縮性を内因性機構の影響を排除して評価できる方法ですが，実験が大がかりとなり臨床的には応用できません．そこで，心室収縮性を臨床的に評価する二つの方法が用いられます（**図Ⅳ-31**）．

第1の方法は等容性収縮期の心室内圧（p）の**最大時間変化率**（$\max dp/dt$）を用いる方法です．この時期の収縮は等尺性収縮であり，荷重は一定であると考えられます．したがって，張力-速度関係の荷重0のときのV_{max}と$\max dp/dt$には一定の関係があります．V_{max}は筋長によらず，収縮性の指標となりますから（**図Ⅳ-27**），$\max dp/dt$を用いて，収縮性を推定しようとする方法です．

第2の方法は，心室の内圧と容積の関係から心室収縮性を求める方法です．心周期の項で述べたように，心臓は1回の心拍動の間に，等容性収縮，駆出，等容性弛緩，充満を行いますが，その時々の心

📄 収縮性の変化

🔑 「収縮性の変化」は単に収縮力の変化を意味するのではないことに注意

📄 陽性変力作用
陰性変力作用

📄 最大時間変化率（$\max dp/dt$）

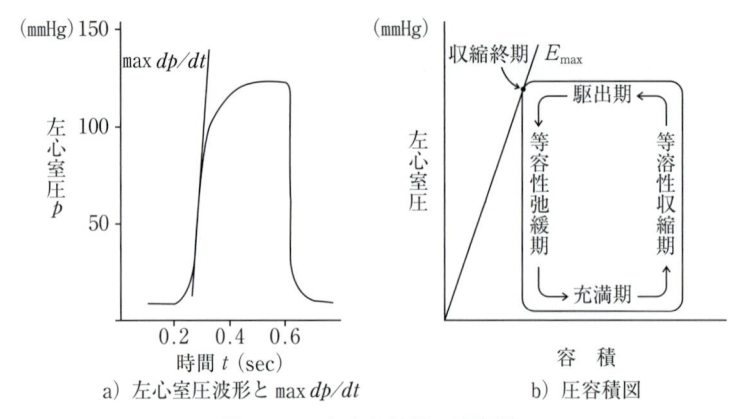

a) 左心室圧波形と $\max dp/dt$　　b) 圧容積図

図Ⅳ-31　心室収縮性の評価法

室内圧と容積の関係をグラフ化（**圧容積図**）（図Ⅳ-31 b））すると，一つの**ループ**を描きます．このループの面積は心室の**外的仕事量**を示します．このループの駆出期の終わりの屈曲点での内圧／容積比はループ内で最大となり，これを E_{max} といいます．E_{max} は生理的に心室容積を変化させたとき（内因性機構を働かせたとき）は変化しませんが，陽性変力作用によって増大，陰性変力作用によって減少します．したがって，この E_{max} を心室収縮性の指標とする方法です．

圧容積図
E_{max}

c. 心臓交感神経やアドレナリンによる陽性変力作用のメカニズム

心臓交感神経の伝達物質である**ノルアドレナリン**や副腎髄質から放出される**アドレナリン**は心筋に陽性変力作用を示します．これらの物質は総称としてカテコールアミンと呼ばれます．両物質は主に，心筋細胞の**アドレナリンβ_1受容体**に結合，刺激します．β_1受容体は心筋細胞膜にある**刺激性 GTP 結合タンパク質 G_s-protein** を活性化し，**αサブユニット**と**$\beta \cdot \gamma$サブユニット**に分離します．遊離したαサブユニットは膜タンパク質である**アデニル酸シクラーゼ**（AC）を活性化します．アデニル酸シクラーゼは ATP から cyclicAMP（cAMP）を産生し，その濃度を増加させます．すると，細胞質の **cAMP 依存性タンパクキナーゼ（A キナーゼ）**が活性化し，種々のタンパク質をリン酸化します．リン酸化される陽性変力反応に関連したタンパク質は，心筋細胞膜の **L 型 Ca^{2+} チャネル**と筋小胞体膜上の**ホスホランバン**です．

アドレナリンβ_1受容体
G_s-protein
アデニル酸シクラーゼ
（adenylate cyclase）
cAMP
cAMP 依存性タンパクキナーゼ
ホスホランバン
Ca^{2+} ポンプ

リン酸化された L 型 Ca^{2+} チャネルは，開口頻度が増加してプラトー相で大きな Ca^{2+} チャネル電流を流します．この結果，細胞内に大量の Ca^{2+} が流入し，筋小胞体からの Ca^{2+} 放出をより強く刺激します．一方，リン酸化されたホスホランバンは筋小胞体の **Ca^{2+} ポンプ（Ca^{2+} ATP アーゼ）**を刺激して Ca^{2+} の取り込みを促進して，筋小胞体内の Ca^{2+} 含有量を増します．双方の作用の結果，細胞内に動員される Ca^{2+} 量は飛躍的に増大し，収縮は増強されることになります．

心筋には**アドレナリンα_1受容体**も存在し，これに対するの刺激は一過性外向き電流を流す K^+ チャネルを抑制することで，活動電位幅を延長し，細胞内への Ca^{2+} 流入を促進します．これにより陽性変力作用が起こることがわかっています．しかし，生理的条件でのこのメカニズムの貢献はさほど大きくないと考えられています．

アドレナリンα_1受容体

d. 副交感神経（迷走神経）による陰性変力作用

副交感神経の伝達物質はアセチルコリンです．その心筋細胞膜での受容体は**ムスカリン性 M_2 受容体**です．この受容体の細胞内メカ

ムスカリン性 M_2 受容体

ニズムには二つの異なった経路が確認されています．第1のものは心室筋，心房筋ともに存在するもので，細胞内の cAMP 濃度を減少させる作用です．具体的には，まず刺激された M_2 受容体は**抑制性 GTP 結合タンパク質 G_i-protein** を活性化します．これにより遊離した抑制性 GTP 結合タンパク質の α サブユニットは**アデニル酸シクラーゼ**を抑制します．ただ，この抑制効果のためには，アデニル酸シクラーゼが前もって活性化していなければなりません．したがって，アセチルコリンの陰性変力作用は，カテコールアミン（アドレナリン，ノルアドレナリン）がすでに cAMP 濃度を上昇させているときのみ発揮されることになります．この条件付きの拮抗作用を **accentuate antagonism** といいます（図Ⅳ-32）．

第2のメカニズムは心房筋のみで観察されるものです．M_2 受容体が刺激されると，G_K-protein と呼ばれる GTP 結合性タンパク質を活性化します．活性化の結果，遊離した **$\beta \cdot \gamma$ サブユニット**が近接する K^+ チャネルを活性化します．この K^+ チャネルは，G_K-protein と密接な関連があるもので，普段は活性がきわめて低く，**ムスカリン性 K^+ チャネル**と呼ばれます．これは心房筋や刺激伝導系の細胞に存在しますが，心室筋にはほとんどありません．したがい，この系による陰性変力作用は心房筋に限定されます．このチャネルの開口は大きな外向き電流を流すためプラトー相は短縮して Ca^{2+} 流入は制限されるので，心房の収縮力は低下します（図Ⅳ-33）．

> 📄 G_i-protein

> 🔑 accentuate antagonism
> 異なった受容体により拮抗作用がみられることをさす．具体的には β 受容体により上昇した cAMP が M_2 受容体で減少することをいう

> 📄 G_K-protein
> ムスカリン性 K^+ チャネル

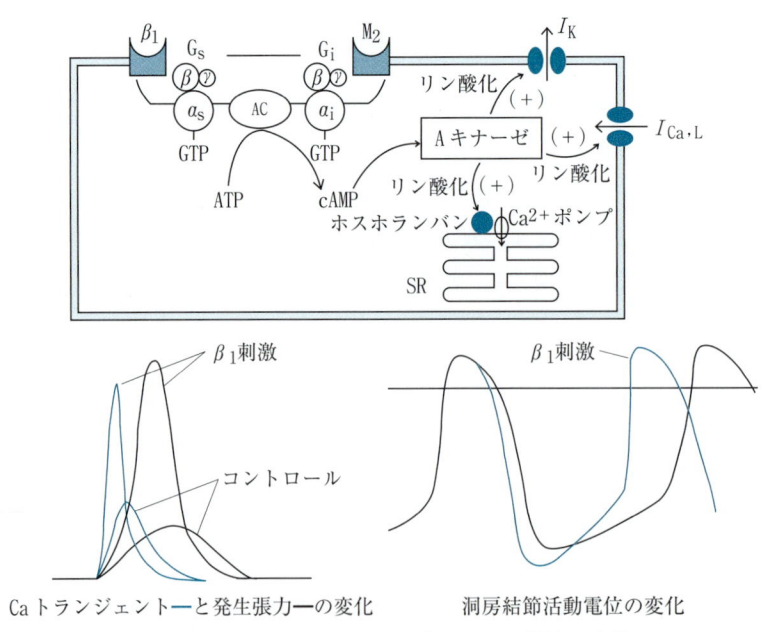

図Ⅳ-32 cAMP-A キナーゼ系による心機能の変化

3. 循環系

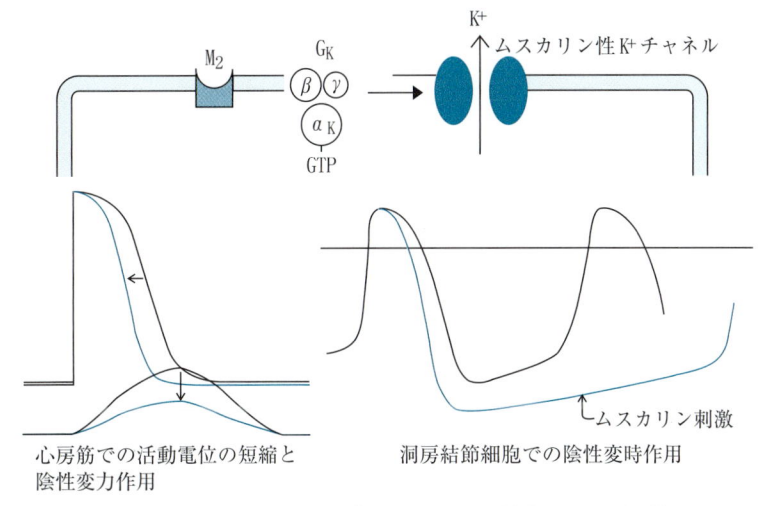

図Ⅳ-33　ムスカリン性K⁺チャネルの心機能に及ぼす影響

G-2　心拍数の調節

　心拍数を変化させることを**変時作用**といいます．変時作用は，分時拍出量を変化させる可能性がありますが，それ単独では，先に述べたフランク・スターリングの機構により分時拍出量はさほど変化しません．実際には，変時作用を示す外的要素は変力作用を伴っているので，フランク・スターリングの機構はキャンセルされ，分時拍出量は変化することになります．心拍数は洞房結節の自動能に支配されているので，心拍数の調節は，主に洞房結節の活動電位に対する作用ということになります．

a．カテコールアミンによる心拍数増加（図Ⅳ-16, 32）

　心拍数を増加させる作用を**陽性変時作用**といいます．洞房結節においてもカテコールアミンはアドレナリン β_1 受容体を介したcAMP濃度の上昇を引き起こします．結果としてリン酸化を受け活性化するイオンチャネルはL型 Ca^{2+} チャネルと遅延整流性 K^+ チャネルです．ペースメーカー電位の成因のところで述べたように，ペースメーカー電位の傾斜は遅延整流性 K^+ チャネルの脱活性化のスピードによって決まります．リン酸化により遅延整流性 K^+ チャネルが活性化すれば，脱活性化するチャネル数も増えるので，ペースメーカー電位の傾斜は急峻になります．したがって，次の活動電位の発火のタイミングが早まることになります．さらに，遅延整流性 K^+ チャネルの活性化はプラトー相からの再分極を早め，ペースメーカー電位への移行が早くなります．一方，L型 Ca^{2+} チャネルの活性化は活動電位の閾電位を下げ，活動電位の立ち上がりを早め

> 単に心拍数を増やしても分時拍出量は増えない．陽性変時作用と陽性変力作用が重なって初めて分時拍出量は増える

> 陽性変時作用
> 陰性変時作用

> カテコールアミンによる β_1 受容体刺激によって活性化するイオンチャネル
> ・遅延整流性 K^+ チャネル
> ・L型 Ca^{2+} チャネル
> ・遅延性内向き電流

るので，活動電位の発火頻度は増えることになります．

　ペースメーカー電位に重要と考えられる背景の内向き電流に関しては，候補にあげられている遷延性内向き電流はカテコールアミンにより増大すると報告されているので陽性変時作用に貢献すると考えられます．

　アドレナリン α_1 受容体への刺激では変時作用は引き起こされないと報告されています．

b．アセチルコリンによる心拍数減少（図Ⅳ-33）

　心拍数を減少させる作用を**陰性変時作用**といいます．洞房結節に対する副交感神経の作用はアセチルコリンとムスカリン性 M_2 受容体を介しています．細胞内のメカニズムは陰性変力作用の場合と同様に，cAMP 濃度における accentuate antagonism とムスカリン性 K^+ チャネルの活性化ですが，陰性変時作用の主役はムスカリン性 K^+ チャネルです．このチャネルは K^+ の平衡電位より脱分極側では大きな外向き電流を流します．正常の洞房結節細胞は内向き整流性 K^+ チャネルを欠いていて，全体に脱分極しているので，ムスカリン性 K^+ チャネルの活性化により，全体に過分極し，最大拡張期電位は K^+ の平衡電位に近づきます．この結果，ペースメーカー電位の傾斜も緩やかになり，次の活動電位の発火のための閾電位に達するのに時間を要するようになります．こうして，発火頻度は減り，陰性変時作用となるのです．

> アデノシン
> アデノシンA_1受容体

　血中の生理活性物質としての**アデノシン**は**アデノシン A_1 受容体**を介して G_K を活性化し，ムスカリン性 K^+ チャネルを開口し，陰性変時作用を引き起こすことが知られています．

H. 血液循環

　血管系は全身に分布し，血液を循環させています．血液量は成人で体重の約 1/13 であり，5 L 前後になります．左心室から駆出した血液は体循環を経て右心房に入り，右心室より肺循環に向かい，左心房に戻ってくる，閉鎖循環系をなしていますが，体循環と肺循環は直列に並んでいることがわかります．したがって，体循環量と肺循環量は原則的に等しくなり，左心室拍出量と右心室拍出量はおおむね等しいわけです．その心拍出量は成人安静時で約 5 L/min であり，血液は 1 分間以内に全身を巡ることになります．また，運動時には 25 L/min に上がり，血液は 1 分間で全身を 5 周することになります．

　体循環に拍出された血液は，全身の各部へ配分されます．安静時には，脳に 14％，肝臓と消化器系に 20 ～ 25％，腎臓に 20％，骨

3. 循環系

格筋に15〜20%,そして心臓の冠循環に5%の血流配分があります.そして,この配分は一定ではなく,各々の部分の酸素・血流要求度に応じて変化します.例えば,運動時の骨格筋では実に80〜85%の血液が流入しています.

H-1　血行力学

先に述べましたように,循環系において本質的なことは,身体各部への血液供給の確保です.すなわち,血流量の確保です.血流量とはある血管のある断面を単位時間に通過する血液量(容積)のことで,mL/minで表されます.ある血管内を流れる血流量Qは,血管の両端の圧力の差(血圧差)ΔPと血管抵抗Rによって決まります.

$Q = \Delta P / R$

血液には血球やさまざまな血漿タンパク質などが含まれており,粘りがあります.これを物理的に**粘性**という言葉で表します.粘性は液体の"流れにくさ"を表しています.粘性を持つ血液が血管のような管状構造を流れるときは,比較的流速が遅い場合,**層流**となります(図Ⅳ-34).層流とは血液各部の流れが平行になり層をなし,流れの垂直方向には各部が混じり合わない流れです.しかし粘性のため各層の間の摩擦は存在しますので,流速は管の中心部で最速となり,管壁に沿った層はほとんど動かないことになります.この各層の間に働く力をずり応力といいます.したがって,ずり応力は管壁に接した部分で最大となります.粘性を持つ血液の血流量Qは,粘性を考慮しなければならないので,次の式で与えられます.

$Q = \pi r^4 \Delta P / 8 \eta l$

ここで,rは血管内腔の半径,lは血管の長さ,ηは粘性率です.この関係を**ポワズイユの法則**といいます.この式によれば,血流量を調節するには血管の内径の変化が効果的(4乗)であることがわかります.実際,血流量の調節は抵抗血管の収縮・弛緩によって内

> 粘性

> 層流

> ポワズイユ(Poiseuille)の法則

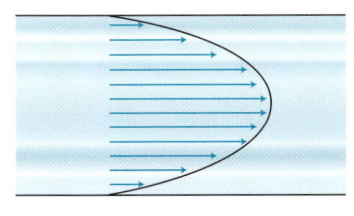

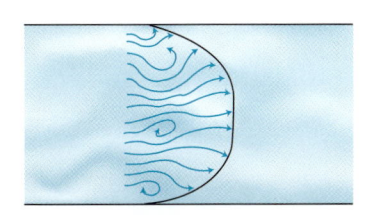

図Ⅳ-34　層流と乱流の違い

径が変化することにより行われます.

血流はおおむね層流をなしていますが，流速が速くなったり，血管に狭窄があったり，あるいは分岐部などでは層流が乱れ，**乱流**となります（図Ⅳ-34）．乱流が起こると，血管壁など近接した器官に振動が起こり，雑音が発生します．これが，血管雑音や心雑音の原因です．物理的には乱流の起こりやすさはレイノルズ数 R で与えられます．

$$R = \rho rv/\eta \quad (\rho：流体の密度，\eta：粘性率，v：流体の平均速度)$$

R が 2,000〜4,000 に増加すると乱流が起こりやすくなります.

乱流が起こると，血液が滞留する部分が発生するため，その部分の血液が凝固しやすくなり，血栓を形成しやすくなります.

H-2　動脈血圧

一般に"血圧"と呼ばれるものは体循環の**動脈血圧**です．動脈血圧は心停止状態では"0"（ゼロ）になることから，左心室が血液を駆出する際の圧力が動脈血圧の源です．しかし，左心室が血液を駆出し終わって大動脈弁が閉鎖し，左心室の内圧が動脈に伝わらなくなっても，動脈血圧はある値をもって測定されます．このときは，動脈壁自身が圧力を発生させていることになりますが，これは動脈自身が収縮するからではなく，動脈壁が弾性を持つからです（図Ⅳ-35）．収縮期に心臓から血液が急激に拍出されると，大動脈壁はその弾性により伸展しながら血液を受け入れることになります．大動脈弁が閉鎖して拡張期になると，心臓からの血液の流入は停止します．そこで，伸展していた動脈壁は元へ戻ろうとするので，血液を末梢側へ押し出すように圧力が発生します．この圧力は血液が末梢側に移

乱流

血管雑音は乱流の発生により聞こえる．普段は聞こえない

動脈壁は受動的に圧を発生させている

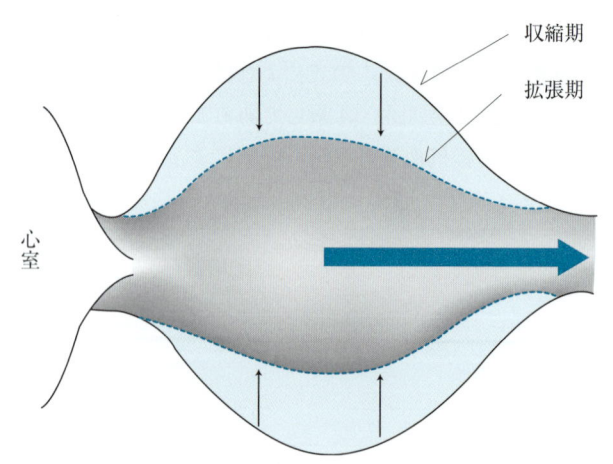

図Ⅳ-35　血管弾性による拡張期血流の維持

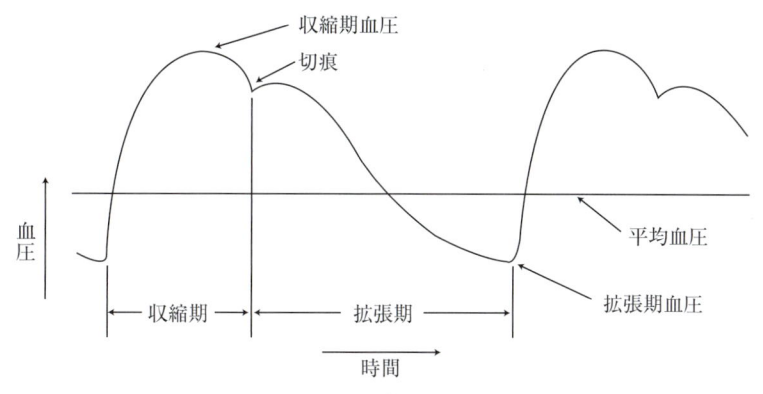

図Ⅳ-36　動脈圧脈波

動するので徐々に減少し，次の収縮期の直前に最低になります．この最低血圧を**拡張期血圧**といいます（正常は90 mmHg未満）．一方，収縮期に心臓からの血液の駆出により，血圧は最高になり（最高血圧）これを**収縮期血圧**といいます（正常は140 mmHg未満）．つまり，動脈血圧は一定のものではなく，心周期の間に増減を繰り返すものなのです．動脈血圧の時間的経過を記録したものが**動脈圧脈波**です（図Ⅳ-36）．動脈圧脈波をみると，**平均血圧**を考える場合，この時間的経過を考慮に入れる必要があることがわかります．すなわち，血圧の変化の時間平均が真の平均であり，単に（最高血圧＋最低血圧）÷2ではないということです．しかし，動脈圧脈波を測定するのには，動脈内にカテーテルや注射針を挿入しなければならないので，そこから時間平均を算出することは，臨床上，実用的ではありません．そこで，脈波の形を近似した計算式を用いて推定します．

平均血圧＝脈圧÷3＋最低血圧

ここで，**脈圧**とは最高血圧と最低血圧の差のことです．

H-3　動脈血圧の測定

ヒトの動脈血圧は，安静時に上腕動脈を用いて間接的に測定します．成人男子の正常の血圧は，収縮期血圧で100〜150 mmHg，拡張期血圧は60〜90 mmHgです．しかし，血圧は精神的・肉体的活動によって影響を受けやすいため，短時間の動揺や日内変動が著しくなっています．したがって，1回の測定のみで血圧の正常・異常を判断するのは危険です．

動脈血圧の測定には，動脈内にカテーテル，あるいは注射針を挿入して，直接（観血的に）測定する方法と，そのような侵襲なしに間接的に測定する方法があります．ここでは，日常の臨床において多用される間接法について述べます．

拡張期血圧
収縮期血圧
動脈圧脈波
平均血圧

脈圧
動脈血圧は変動しているので，動脈は圧に応じてふくらんだり縮んだりして，手首などで指で感じとることができる．これを"脈拍"という．脈拍をつくる圧力は収縮期血圧と拡張期血圧の差になるので，これを脈圧といっている

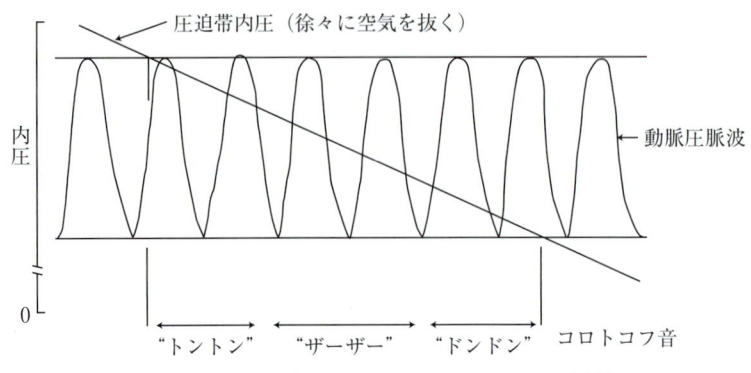

図Ⅳ-37 聴診法によるコロトコフ音と圧の関係

a. 聴診法

　上腕の肘関節に近い側に圧迫帯（マンシェット）を巻き付けます．圧迫帯の末梢側の肘窩に触れる上腕動脈の拍動を触知し，そこに聴診器を当てます．圧迫帯にゴム球を用いて空気を送り，上腕を圧迫します．その際の圧迫帯の内圧が水銀計に表示されます．上腕を十分に圧迫すると，始めは何の音も聴取されませんが，圧迫帯内の空気を徐々に抜いていくと，心拍に一致して血管音（**コロトコフ音**）が聞こえ始めます．この時の圧迫帯の内圧は，収縮期血圧（最高血圧）と一致すると考えられますので，その時の水銀計の値を読み取ります．そこから内圧を下げていくと，音の大きさと質は変化していきますが，さらに下げていくと音が急に減弱し，さらに下げると，ついに聞こえなくなります．この時の内圧が，拡張期血圧（最低血圧）に相当します（**図Ⅳ-37**）．コロトコフ音がどのような機序で発生するかはよくわかっていませんが，圧迫により血管内に乱流が起こって血管壁を振動させることによると，推定されています．

b. 触診法

　同じく，圧迫帯を用いますが，聴診器を用いないで，橈骨動脈の脈拍を触知することにより測定します．圧迫帯の内圧を下げていき，脈拍が触知できるようになった時の内圧を収縮期血圧とする方法です．この方法では拡張期血圧の測定はできません．しかし，ショック状態などで，収縮期血圧が著明に低下している状態では，聴診法ではコロトコフ音が聴取できないことが多く，触診法によらなければ血圧が測定できないことがあります．

H-4　動脈抵抗と血流

　先に述べたように，動脈壁の弾性により，心臓からの血液の断続的な駆出は連続的な流れへと変化しますが（平滑化），この効果を，大動脈の弾性を"**空気室ポンプ**"に擬して表すモデルが提唱されて

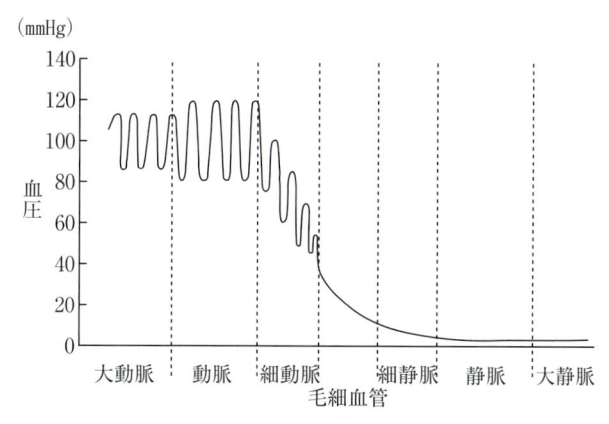

図Ⅳ-38 脈圧の平滑化
（堀　清記 編：TEXT 生理学，図 4-6，南山堂，1999）

います．この効果により，拡張期血圧は 0 とはならないのです．動脈圧脈波は大動脈起始部から末梢へ伝播するにつれて変化します（図Ⅳ-38）．末梢に進むにつれて収縮期血圧が増大し，拡張期血圧は減少し，脈圧が大きくなります．結果として平均血圧はわずかに下降していきます．動脈から細動脈に進むと，脈圧も平均血圧も急激に低下します．この急激な低下は，この部分の血管抵抗が大きいことを示しています．すなわち，この部分が動脈血圧を決定する動脈抵抗の主たる部分をなしているのであり，血管の運動性調節をも担っています．この部分を通過した血流は拍動性がほとんどなく，定常的な流れになります．また，高い抵抗のために流速はどんどん遅くなっていきます．

　心拍出量は各器官の血管の血流抵抗の割合に応じて配分されます．各器官の血流抵抗は，局所の血管緊張の度合いと血管構築で決まります．特に，血管緊張の度合いはその器官への血流配分を決定するので，循環調節機能により調節を受け，血流の配分を行っています．動脈血圧や心拍出量が相当変化しても，**脳血流量**，**冠血流量**はほぼ一定に保たれます．これは，この二つの器官の重要性とともに，酸素要求度の高さを示しています．したがって，ひとたび血流不足に陥ると，意識消失や心筋梗塞といった重篤な状態に陥ります．腎臓においても血流量は比較的確保されますが，これは，尿の産生が生命維持に重要な機能であることを示しています．一方，骨格筋は安静時に比較して運動時の血流量が 20 倍に増加します．また，腹部臓器の血流は消化活動の度合いに従って，血流量が大きく変わります．皮膚は体温調節のための熱放散量調節のため血流が変化します．このように，循環調節機能は各器官の要求度に従って血流を再配分する働きを有しています（図Ⅳ-39）．

空気室ポンプ

細動脈が全身の血圧を調節し決定している

脳血流量
冠血流量

第Ⅳ章　組織器官系の機能

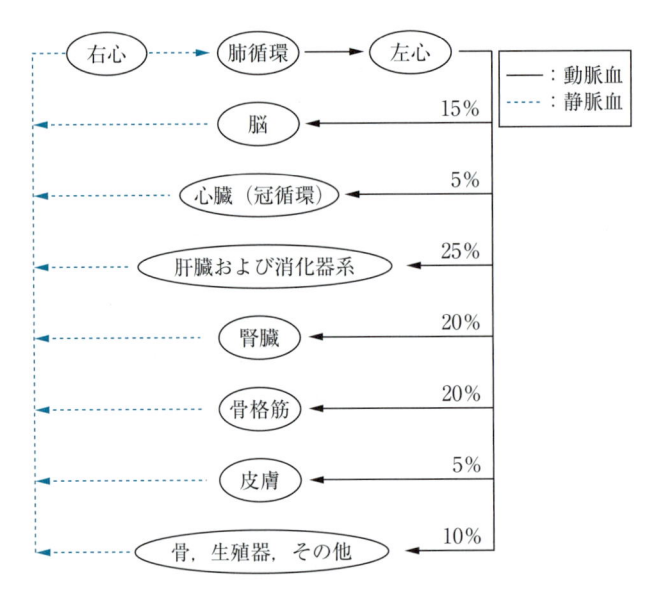

図Ⅳ-39　安静時における各臓器への血流配分（100% ＝ 5 L/min）
（堀　清記 編：TEXT 生理学，図 4-1，南山堂，1999）

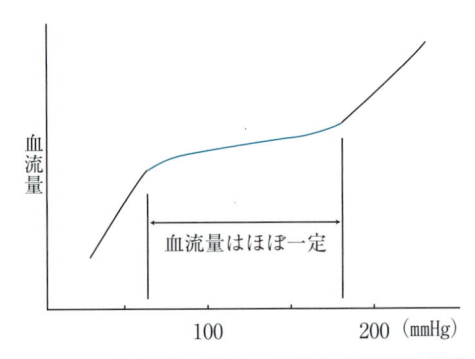

図Ⅳ-40　血流量に対する血管の自己調節機構

自己調節
ベイリス（Bayliss）効果

　脳血流や，冠血流がほぼ一定に保たれるのは，主に血管自体に備わっている機能によると考えられ，**自己調節（オートレギュレーション）**と呼びます（**図Ⅳ-40**）．この機構により，血圧がある程度の範囲で増減しても血流が一定に保たれます．こうして，変動しやすい血圧の影響を最小限にするとともに，急激な血圧変化に対する反応をほぼ自動的に速やかに行うことができます．この自己調節のメカニズムとしては，① 血管平滑筋は伸展に対して，収縮する性質（**ベイリス効果**）を持つ，② 血流の減少により血管拡張性の代謝物質（アデノシン等）が蓄積する，③ 血圧上昇により，組織への水分移動が大きくなり組織圧が高まり，逆に血管を圧迫して血流の増加を抑える，等があげられますが，実際は，これらが器官によって強弱を変えて作用すると考えられます．

H-5　静脈容量と静脈圧

　静脈の壁は平滑筋や弾性線維に乏しく，菲薄にできています．したがって，血液量が少ないときの静脈の断面はつぶれて，細長い楕円形になります．血液量が増してくると断面は円形となりますが，それまでの間，血流量の変化は断面の変化に吸収されて，内圧はほとんど上昇しません．それ以上の血流量増加に対しては，静脈壁の伸展が起こり，内圧の上昇は抑えられます．静脈壁のこういった性質のため，静脈系には血液が貯留し，循環血液量の75％を収め，血液の"貯留槽"の役割をしています．このような静脈の性質を**伸展性（コンプライアンス）**といいます．静脈の伸展性の変化は静脈の血液容量を変化させるので，わずかな変化により，循環血液量を大幅に左右することになります．

> 静脈の伸展性
> 静水圧
> 駆動圧

　このように，静脈壁は血液量に応じてほぼ受動的に変化するので，静脈内で測定された内圧は，静脈壁から能動的に与えられた圧力ではないことがわかります．静脈で測定される圧力は血液が"存在するため"の圧力，すなわち**静水圧**です．静水圧は，**駆動圧**とは異なる圧力です．駆動圧は水の流れを引き起こす圧力で，水中においてその圧力を水流として感知できるものです．この駆動圧は静脈内ではわずかです．なぜなら，循環系の駆動圧の源である心臓の圧力は，細動脈から毛細血管にかけての血管抵抗により減少，消失しているので，静脈側にはほとんど伝わらないからです．一方，静水圧は水がそこに存在するための釣り合いのための圧力であり，水中において"水圧"として感じるものです．したがって，静脈圧の上昇は血流の増加ではなく，静脈に貯留された血液量の増加を意味しています．心不全などで，心拍出量が低下すると血液は静脈側に滞留するので，動脈圧は低下するが，静脈圧は上昇することになります．

> 静脈圧の上昇は血液のうっ滞を意味する

H-6　静脈還流

　血液が静脈から心臓に還流するための機構は，単に心臓の拡張による吸引だけではありません．心房と大静脈の内圧には差があり，心房内圧が低いので，拡張期に血液が心房に流入します．しかし，この陰圧は，胸腔内にしか及ばないため，全身の血液が胸腔内に達するためには，別な機構の助けが必要になります．

a．筋肉ポンプ

　静脈，特に直径1mm以上の四肢の静脈には静脈弁が備わっています．この弁によって，静脈内の血液は心臓の方向に向かってのみ流れることが可能となり，逆流を防いでいます．静脈に血液が貯留していると，周辺の骨格筋が収縮したときに圧迫を受けますが，静脈弁の作用により，心臓の方向にのみ押し出されることになります．

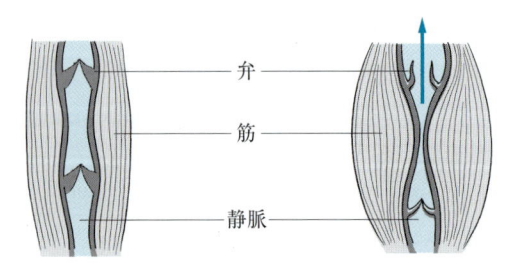

図Ⅳ-41　筋肉ポンプ

筋肉ポンプ
呼吸ポンプ

この作用を**筋肉ポンプ**といいます（図Ⅳ-41）．実際にこの作用が発揮されるのは深部静脈ですが，表在性の静脈の血液は，静脈弁と筋肉ポンプにより容量に余裕のできた深部静脈へ導かれ，心臓の方向へ移動していきます．

b．呼吸ポンプ

　胸腔内は常に陰圧であり，吸息時にはさらに強くなり，胸腔も拡大します．さらに，胸腔の拡大は腹腔臓器を圧迫するので，腹腔内圧は増加します．こうして腹腔内の静脈血は胸腔内に流れ込むことになります．さらに，呼息時には腹腔から胸腔への血液移動は減りますが，腹腔内圧の減少のため，下肢から腹腔への血液移動は増加します．このように，呼吸運動により，血液は下肢から胸腔内に移動していきます．これを**呼吸ポンプ**といいます．こうして，静脈から絶え間ない還流が行われることになりますが，この静脈還流量が心拍出量に大きく影響することは，すでに述べたとおりです（本章F-1参照）．

I. 微小循環とリンパ循環

毛細血管
血管内皮細胞
基底膜
微小循環

　循環系の目的は血液による物質の輸送ですが，その究極の目的は各器官，細胞への必要な物質の供給と不要な物質の除去です．これは，体循環であっても，肺循環であっても変わるところはありません．すなわち，局所における物質交換こそ循環の最重要な役割であるわけです．この物質交換が行われる場所が**毛細血管**です．毛細血管は**血管内皮細胞**と**基底膜**のみから構成されていますが，これは，血液と組織液の距離を最小限とすることにより物質交換の効率化を図るためです．毛細血管には平滑筋が存在しないので，血管自身がなんらかの力を発することはありません．したがって結局，物質交換の原動力は血流そのものであることがわかります．すなわち，血流の停止は物質交換の停止を意味し，局所の状況は急速に悪化するわけです．心停止すなわち血流停止が「死」をもたらすのは，このためです．このように，毛細血管における適正な血流の確保は非常

3. 循環系

に重要で，これを支える前後の細動静脈と物質交換そのものを含めて，一つの機能体として働きます．この全体を**微小循環**といいます．

🔑 毛細血管は物質交換のため平滑筋を持たない

I-1 微小循環の構築

細動脈から血管は次第に細くなり，**終末細動脈**に至ります．そこから，まだ平滑筋を持つ**メタ細動脈**が分枝します．これは，担当の**毛細血管網**の基本的血流を静脈側に常に流す役割があるので，**大通り毛細血管**と呼ばれます．また，必要最低限の物質交換も行われています．これらの終末細動脈やメタ細動脈から**真毛細血管**が多数分枝しますが，この分岐部には平滑筋細胞が集中して存在し，**前毛細血管括約筋**と呼ばれます．この括約筋の開閉により，末梢側の毛細血管血流は流れたり，途絶したりするわけで，局所の要求に応じた適正な血流の調節を行っています（図Ⅳ-42）．真毛細血管は内皮細胞と基底膜のみからなっており，物質交換は主にここで行われることになります．毛細血管の内径はおおむね4～8μmであり，1個の赤血球が変形しつつようやく通れる太さです（図Ⅳ-43）．これにより，赤血球の細胞膜と内皮細胞の細胞膜の距離は最小となり，酸素の拡散が容易に起こることになります．

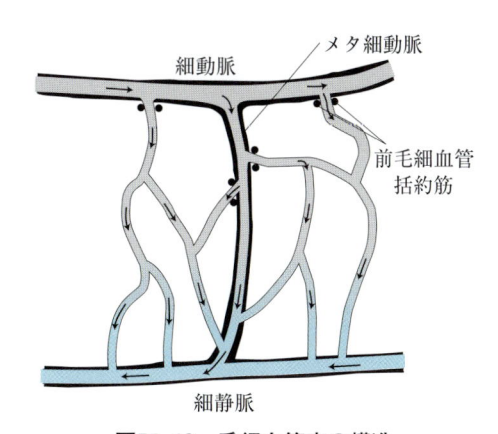

図Ⅳ-42 毛細血管床の構造

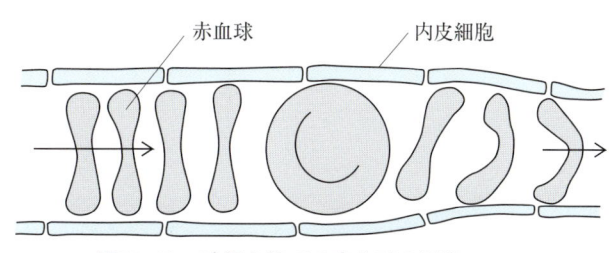

図Ⅳ-43 毛細血管での赤血球の通過

I-2 微小循環血流

動脈系は大動脈から分枝を繰り返して毛細血管に至りますが，その分枝の総断面積は分枝が重なるごとに増えていきます．そして，細動脈から微小循環に至るところで飛躍的に増大します．これは，血液と組織の接する面積を最大にすることにより物質交換を効率よく行うためですが，このため，微小循環の抵抗は低く血流の流速は非常に遅くなります．このゆっくりとした（1 mm/sec）流速は，物質交換を有効に行うことの助けとなっています．静脈側に入ると，再び総断面積が減少し，流速は次第に速くなっていきます（図Ⅳ-44）．動脈血圧は抵抗血管である細動脈で急速に降下しますが，毛細血管の動脈側で 30 mmHg の圧がかかっています．この圧力は毛細血管内でさらに低下し，静脈側では非常に低くなります（10〜15 mmHg）．したがって，毛細血管もある程度血流抵抗になることを示しています．

📄 血液粘性
赤血球変形能

　微小循環血流のもう一つの決定因子は**血液粘性**です．血液粘性の主な原因は赤血球の数と，**変形能**です．毛細血管内径は赤血球 1 個がようやく通る程度なので，赤血球の数が増加すると毛細血管を通過しにくくなることは容易にわかります（図Ⅳ-43）．したがって，赤血球数が増えている**多血症**は，末梢循環不全に陥りやすくなります．また，赤血球は変形しつつ通過するので，この能力が低下すると（変形能低下）通過しにくくなり，血流は低下することになります．

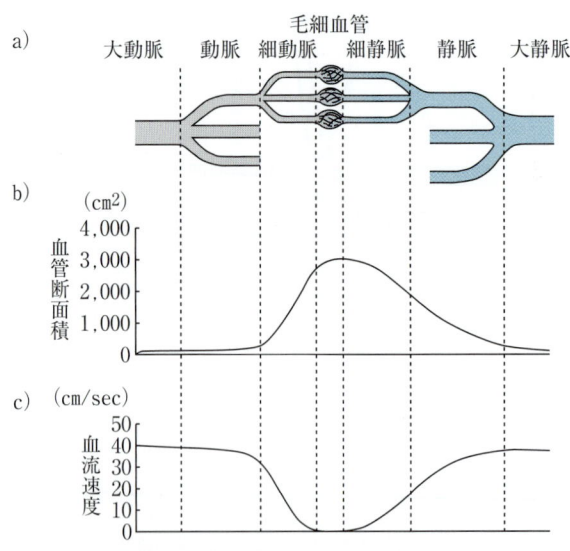

図Ⅳ-44　a）血管各部位におけるb）断面積とc）血流速度
（堀　清記 編：TEXT 生理学，図 4-3，南山堂，1999）
断面積と流速は反比例し，鏡像を呈する．

3. 循環系

I-3　毛細血管における物質交換

　毛細血管壁を通じて，血液と組織液（間質液）の間に物質交換が行われます．この際，血球成分は通さず，分子量の大きい血漿タンパクは，通りにくくなっています．このことは，内皮細胞が一種の"フィルター"の役割をなしていることを示しています．これは，内皮細胞間の結合が必ずしも強固でなく，間隙が存在すること，内皮細胞自体に細孔（窓）があることなどによります．物質はこれらの経路を純粋に物理的現象として移動することになりますが，この際の交換の形式としては，**ろ過‐再吸収**と**拡散**があげられます．

a．ろ過‐再吸収

　物質交換の一つの手段は水そのものの移動によって行う方法で，血液から組織液への水の移動を**ろ過**，組織液から血液への水の移動を**再吸収**といいます．血圧以外に原動力がない毛細血管において，水の移動が両方向に行われることを説明するものとして，**スターリングの仮説**が有名です（図IV-45）．それによると「毛細血管壁を通じての水分の移動方向と移動速度は，毛細血管内外の静水圧，膠質浸透圧，およびろ過膜としての管壁の性質に依存する」とされます．毛細血管において，血液から間質腔にろ過を行う駆動力は**毛細血管内圧**と**組織膠質浸透圧**です．一方，再吸収の駆動力は**組織静水圧**と**血漿膠質浸透圧**です．静水圧について考えてみると，動脈側にあるときは，血液の流入によって毛細血管内圧は組織の静水圧より高いと考えられます．一方，膠質浸透圧は血液より組織液が濃縮していると考えられますから，間質腔は水を引こうとしています．したが

V章「むくみ」

📄　ろ過‐再吸収
　　拡散

📄　スターリング（Starling）の仮説
　　膠質浸透圧

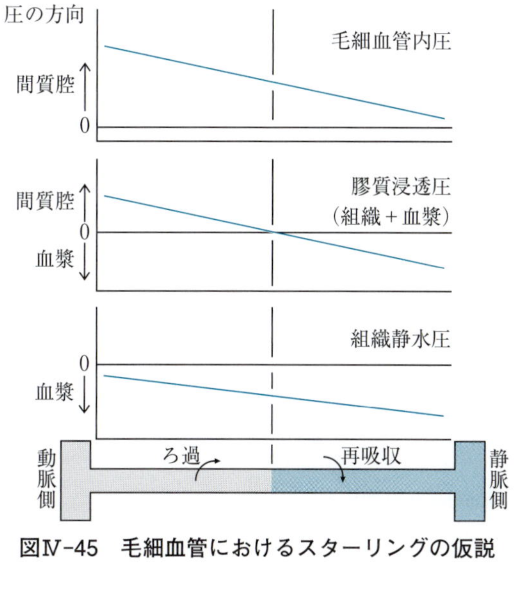

図IV-45　毛細血管におけるスターリングの仮説

い，動脈側での水の移動はもっぱら ろ過です．毛細血管の静脈側では，動脈側からの ろ過や血管抵抗により，毛細血管内圧は減少しています．これには毛細血管抵抗も関与しています．一方，水分が移動したため組織静水圧は上昇しています．さらに，ろ過によって血液は組織より濃縮していることになりますから，両者は水の再吸収を促すことになります．このように，毛細血管においては，動脈側から静脈側に内圧の勾配が形成されれば，ろ過-再吸収が行われることがわかります．こうして作られた水の流れにより，組織液は常に更新されることになります．この**ろ過-再吸収**のバランスが狂って水分が間質腔に貯留した状態を**浮腫**と呼びます．スターリングの仮説によれば，浮腫の原因は内圧の上昇や，血漿膠質浸透圧の低下（低タンパク血症など）であることがわかります．

> 浮腫

b．拡　散

拡散は，水の動きとは独立して，毛細血管壁の内外に濃度差がある物質において起こる現象です．例えば栄養物質や酸素は血液から間質腔へ，老廃物質や二酸化炭素は間質腔から血液へ移動します．この際，水溶性の物質は，主に内皮細胞の細孔や間隙を通過するでしょうし，脂溶性物質（特に呼吸ガス）は内皮細胞の細胞膜を直接通過していくことになります．

I-4　リンパ循環

リンパ管は間質腔に始まり，徐々に合流して左右の静脈角から大静脈に合流する組織液を流す脈管です．毛細血管で ろ過された水分の一部は再吸収されず，リンパ管を経由して静脈血に戻ります（図Ⅳ-46）．このリンパ管の内容液を**リンパ液**といいます．その組成は血漿や組織液の成分に似ていますが，濃度は状況により変化します．また，脂肪分が多く，細胞成分としてリンパ球が豊富に存在します．これらの成分は**リンパ循環**の役割と密接に結び付いています．

> リンパ管
> リンパ液

> リンパ管は毛細血管で運べないものを運ぶバイパスである

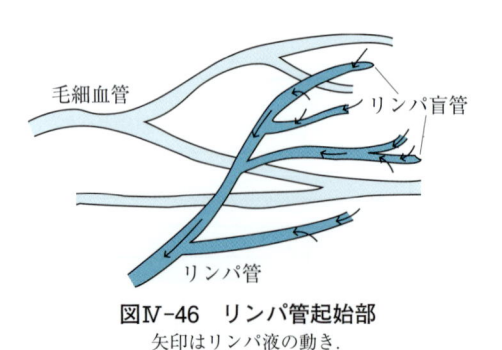

リンパ循環の役割は，一言でいえば毛細血管を通過しにくいものを血流に送り込む経路であるといえます．分子量で5,000以上の粒

図Ⅳ-46　リンパ管起始部
矢印はリンパ液の動き．

子は毛細血管を透過できないので，これらの物質の輸送はリンパ管を介することになります．まず，組織で産生されるタンパク質です．リンパ循環は主に，肝臓で産生される**血漿タンパク質**を血液に供給する手段です．さらに，間質の膠質浸透圧を調節するために高分子を除去するためにも用いられると考えられます．第2に，長鎖脂肪酸の輸送です．腸管で栄養として吸収された脂肪は，キロミクロンというリポタンパクになって溶解していて粒が大きくなっています（分子量が大きい）．そこで，リンパ管を経由して脂肪を全身に供給することになるわけです．このために，腸管からのリンパ管が注いでいる**乳び槽**から**胸管**には，脂肪粒が多量に含まれている**乳び**と呼ばれるリンパ液が貯留しています．第3に脂溶性ビタミンや免疫グロブリンの転送にも用いられます．

乳び

さて，こういった高分子を輸送するというリンパ循環の役割は，一方でリスクを背負うことになります．つまり，局所に進入した病原体や毒素は，サイズが大きいので容易には毛細血管に侵入できませんが，リンパ管には，比較的簡単に入り込んでしまうことです．そのままでは，リンパ循環経由で，病原体や毒素は血流に乗って全身にばらまかれてしまいます．そこで，これを防ぐために防御フィルターとして**リンパ節**が備わっています．リンパ節内の**細網細胞**はフィルターとして病原体や毒素を捕らえ，免疫担当のリンパ球によりこれを処理して，循環系を守っているのです．癌組織からはがれた癌細胞が，**リンパ節転移**を起こしやすいのは，リンパ循環のこのような性質によるものです．

リンパ循環の原動力は心臓の力ではありません．毛細血管から完全に独立しているので，心臓の力が届かないためです．リンパ管にも静脈と同じように弁が存在し，静脈系と同じように，筋肉ポンプ，呼吸運動などにより末梢から大静脈へリンパ液が流れます．ただ，それだけではなく，リンパ管平滑筋には自動能があることがわかっています．摘出したリンパ管は遅いけれども，1分間に2〜6回程度の規則的な自発収縮を繰り返します（図Ⅳ-47）．収縮波の伝播速度は4〜5 mm/secです．リンパ管平滑筋細胞では，自発的に発生する活動電位が観察されます．静止膜電位は，-45〜-55 mVでオーバーシュートの少ない活動電位です．この活動電位はカルシウムチャネルの活動により発生すると考えられています．しかしペースメーカー電位の成因については明らかではありません．

リンパ循環はリンパ管の持つ自動能と弁により維持される

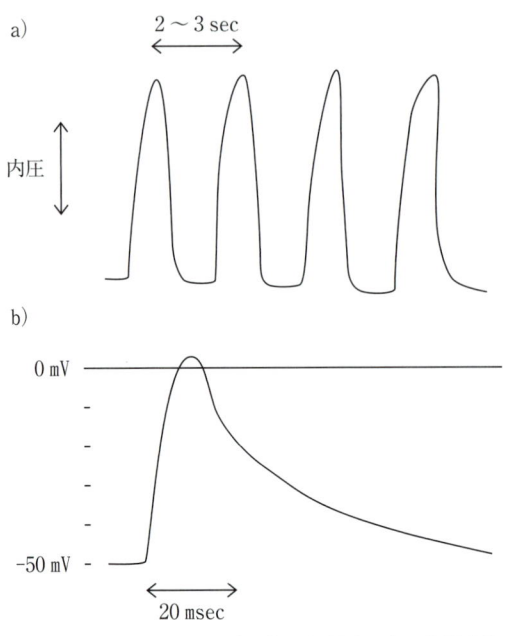

図Ⅳ-47　リンパ管の a）自発収縮と b）活動電位

J. 循環系の調節機構

　　細胞は常に循環による物質交換を必要としています．したがって，循環系は安定的に維持されなければなりません．しかし，循環系は圧力，重力といった物理的因子によって駆動していますので，立つ，座る，横になるなどの**体位変換**，安静，運動などの**身体状況の変化**，昼夜や寒暖の変化などの**環境の変化**に大きく影響を受けることになります．したがって，これら変化に応じて循環系の働きを調節して，細胞組織の要求に応える必要があります．循環調節のしくみには，変化に秒単位で即応する**循環反射**を中心とした**神経調節**と，環境の変化など比較的大きくてゆっくりとした変化に対応する**液性調節**に大別できます．

循環反射

Ⅴ章「動　悸」

心臓血管中枢
循環中枢
圧受容器（高圧受容器）
容量受容器（低圧受容器）

J-1　神経調節
a．循環調節にかかわる神経システム

　循環系を調節する末梢神経は，心臓と血管系に分布する自律神経です．循環系にかかわる自律神経を統合的に支配しているのが，延髄の弧束核にある**心臓血管中枢（循環中枢）**です．この中枢に循環系の情報を送っている末梢の受容器は，**頚動脈洞**，**大動脈弓**，**心臓**に分布します．頚動脈洞の血管壁には**圧受容器（高圧受容器）**が分布しています．ここからの求心性情報は，**舌咽神経（第Ⅸ脳神経）**を介して心臓血管中枢へ送られます．大動脈弓の壁にも圧受容器が

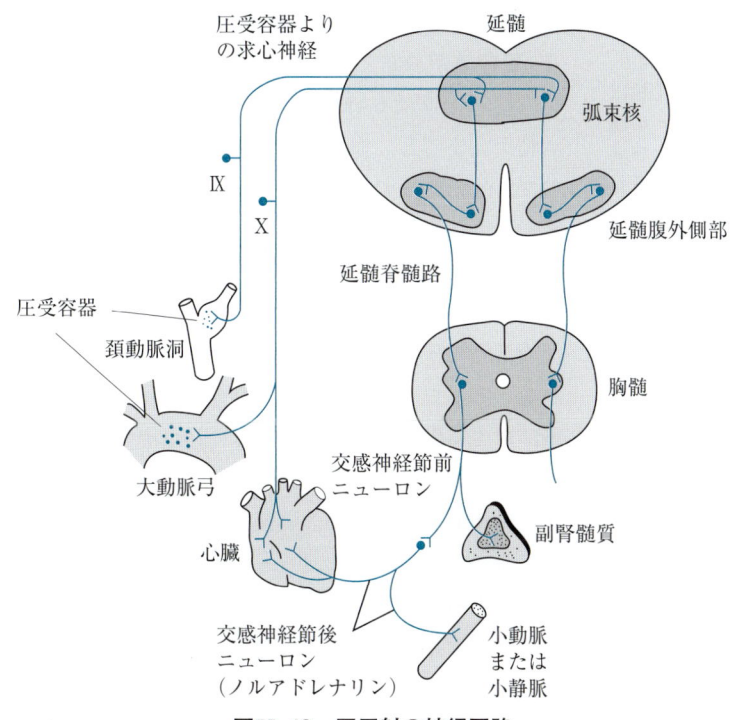

図Ⅳ-48　圧反射の神経回路

分布しており，**迷走神経（第Ⅹ脳神経）**を介して心臓血管中枢へ入力します．これらは，動脈血圧そのものを感知しています．一方，心臓の壁，とりわけ心房壁には**容量受容器（低圧受容器）**が分布しています．この受容器は循環血液量を感知し，迷走神経を介して心臓血管中枢に入力しています．これらとは別に，**頚動脈小体**と**大動脈体**からの求心性入力が心臓血管中枢に入っています．これらは，血液中の**酸素濃度（分圧）**と**二酸化炭素濃度（分圧）**を感知する**化学受容器**で，心臓血管中枢はこの情報により呼吸の状態を知り，それに合わせて循環機能を調節することができます（図Ⅳ-48）．

　循環調節の遠心性神経は，**交感神経**と**迷走神経（副交感神経系）**です．交感神経は，心臓の壁全体に分布し，**アドレナリンβ_1受容体**を介して陽性変力作用と陽性変時作用を示します．また，血管系に広く分布し，血圧上昇を引き起こします．交感神経は基本的に太い血管壁に分布しながら各臓器へ入っていきます．主に血管の外膜側に分布し神経膨大部を形成し，ノルアドレナリンを分泌し，**アドレナリンα受容体**を介して平滑筋を収縮させます．細胞内情報伝達はイノシトールリン脂質代謝系です．交感神経膨大部は動脈に密に分布しますが，静脈では疎な分布となっており，血圧の制御は主に動脈（特に細動脈）において行われることがわかります．一方，骨

頚動脈小体
大動脈体
化学受容器

> 運動時には，心臓ではβ₁受容体に作用して心拍出量を増し，骨格筋・心筋の血管は拡張させ，皮膚などの血管は収縮させる．これにより増大した血流は骨格筋・心筋へ流入する

骨格筋や心筋に分布する比較的太い動脈や大動脈には**アドレナリンβ₂受容体**が分布し，交感刺激により血管拡張反応が起きます．細胞内情報伝達はcAMP系です．これは，運動などにより交感神経活動が高まると，血圧を上昇するとともに骨格筋内血管が拡張するので，骨格筋への血流が増大することになります．

一方，迷走神経は，心臓においては洞房結節と房室結節付近に集中的に分布します．これにより，主に陰性変時作用を引き起こして調節を行います．安静時の心臓では，交感神経の活動より，迷走神経の活動のほうが著しくなっています．したがって，副交感神経遮断薬（アトロピンなど）を投与すると，心拍数は増大します．血管系に対する副交感神経の影響は，はっきりしません．一部の血管では副交感神経系の分布が指摘され，血管拡張が観察されてはいますが，総体的に考えると，副交感神経は血管系にあまり影響しないと考えるべきでしょう．

b. 循環系の反射

> 心臓抑制中枢
> 血管運動中枢
> 圧受容器反射

血圧が上昇すると，頸動脈洞と大動脈弓の圧受容器から求心性インパルスが増加し，心臓血管中枢に伝えられます．心臓血管中枢の内部では**心臓抑制中枢**が刺激され，迷走神経を介して心拍数を減じて心拍出量を下げるとともに，心臓血管中枢の内部の**血管運動中枢（降圧領野）**が活動し，交感神経活動を抑制して血管拡張を促し，血圧を下げます（**圧受容器反射**）．逆に血圧低下が先にあった場合，圧受容器からのインパルスが低下するので，血管収縮，心拍数増加，心収縮力増強が起こります．

化学受容器により低酸素や炭酸ガス過剰が感知されると，求心性インパルスが増加して，心臓血管中枢内の**血管運動中枢（昇圧領野）**を介して交感神経活動を促進して，心拍数増加，血圧上昇，心収縮力増大を引き起こし，血液循環を促進して，血液ガスの状況を改善します．

> ベインブリッジ反射
> （Bainbridge反射）

心房の容量受容器を介する反射としては，**ベインブリッジ反射**があります．心房に血液が充満すると，心房壁の容量受容器が反応して求心性インパルスが増加します．これにより心臓抑制中枢が抑制され心拍数が増大します．しかし，血液の充満がより急速に起こるときには，同時に血圧の上昇をきたすので，圧受容器反射が同時に起こり，心拍数の増加はむしろ抑制されます．

J-2　液性調節

循環系に対してはさまざまなホルモン，生理活性物質が影響を与えています．このうち代表的なものについて説明をします．

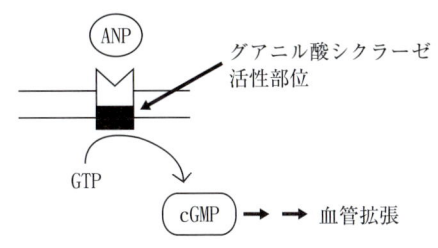

図Ⅳ-49　ANP と血管拡張

a. 心房性ナトリウム利尿ペプチド（ANP）

ANPは，心房筋細胞で生成分泌されます．循環血液量が増大すると，心房壁は伸展されますが，これにより，心房筋細胞からANPが分泌されます．ANPは血管平滑筋に対して拡張作用を示します．ANPによる刺激を受けると**ANP受容体のグアニル酸シクラーゼ**活性が増大し，**cGMP**が細胞内に増加します．これにより，細胞内カルシウムが減少し，血管拡張が起こります（図Ⅳ-49）．ANPの血管拡張作用は腎臓の輸入細動脈において著明となります（本章6.腎泌尿器系　参照）．この結果，腎の糸球体ろ過量を増加させます．これにより利尿が進み，循環血液量が減少するしくみです．

ANP
グアニル酸シクラーゼ
cGMP

b. レニン-アンギオテンシン系

腎臓の傍糸球体装置は，循環血液量が低下すると，**レニン**を分泌します（本章6.腎泌尿器系　参照）．レニンは，血中において**アンギオテンシノーゲンをアンギオテンシンⅠ**に変換します．アンギオテンシンⅠは主に肺の**アンギオテンシン変換酵素（ACE）**により**アンギオテンシンⅡ（AⅡ）**に変換されます．アンギオテンシンⅡは強力な血管収縮反応を引き起こし，血圧を上昇させます．これは**AⅡ受容体**およびイノシトールリン脂質代謝系を介して，IP_3とプロテインキナーゼCを活性化し，血管平滑筋を収縮させることによります（図Ⅳ-50）．血管収縮作用は，副腎動脈においても著明ですが，このことが，副腎皮質から**アルドステロン**の分泌を促します．アルドステロンは腎臓でナトリウムの再吸収を促進し，それにより水分の再吸収も促進し，体液量の増大を促します．アンギオテンシンⅡとアルドステロンの作用が重なって，循環血液量は元に戻ることになります．

レニン
アンギオテンシノーゲン
アンギオテンシンⅠ
アンギオテンシンⅡ（AⅡ）
アンギオテンシン変換酵素（ACE）
AⅡ受容体
アルドステロン

c. バゾプレッシン

下垂体後葉ホルモンである**バゾプレッシン**は，腎臓で水分の再吸収を促進し，体液量を増大します（本章6.腎泌尿器系　参照）．さらに，**バゾプレッシンV_1受容体**を介して血管収縮反応を起こすことがわかっていますので，これによっても血圧に対する一定の影響

バゾプレッシン

図Ⅳ-50　アンギオテンシンⅡの細胞内情報伝達

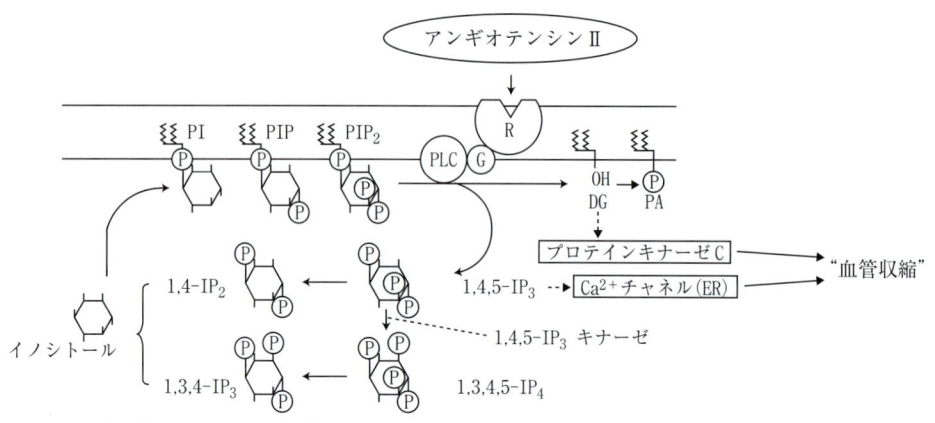

R：受容体，G：Gタンパク質，PLC：ホスホリパーゼC，
DG：ジアシルグリセロール，1,4,5-IP$_3$：1,4,5-イノシトール三リン酸

d. 血管内皮依存性弛緩因子（EDRF）

血管内皮は近接する平滑筋に対して，弛緩を促しています．これを媒介する物質を **EDRF** といいます．EDRF は実際には**一酸化窒素（NO）**あるいはその関連物質であることがわかっています．血管にかかる**ずり応力**や**ブラジキニン**，**ATP** などの生理活性物質は内皮細胞内のカルシウム濃度が上昇させます．これにより細胞内にある **NO 合成酵素（e-NOS）** を活性化させます．e-NOS はアルギニンを材料にして NO を合成します．NO は拡散により平滑筋内に到達して，細胞質の**グアニル酸シクラーゼ（s-GC）**を活性化します．こうして増加した cGMP が平滑筋弛緩を引き起こすのは ANP と同じになります（図Ⅳ-51）．この反応は，血流増大に対する受容性拡張反応として重要であると考えられます．また，NO はある種の

EDRF
一酸化窒素（NO）
NO 合成酵素（e-NOS）

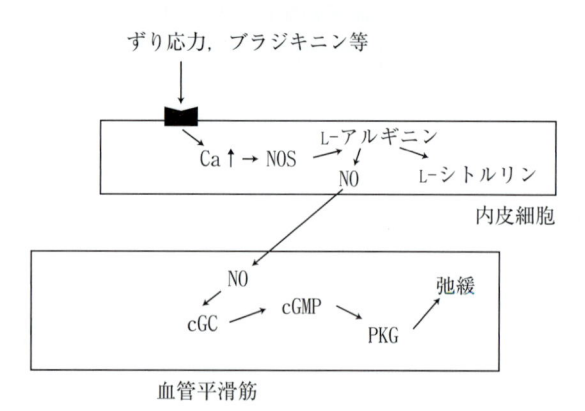

図Ⅳ-51　血管内皮依存性弛緩因子（NO）

神経の伝達物質であることから，特に消化管，気管支，中枢神経などの循環での神経性調節に重要であると考えられます．EDRF の放出を促進する物質としてアセチルコリンが有名ですが，先にも述べましたように，副交感神経の血管への分布は優勢ではないので，副交感神経系での EDRF の役割は少ないと考えられます．

4. 呼吸器系

A. 呼吸の概念

細胞は酸素を取り入れ，ブドウ糖などエネルギー物質を燃焼させ，エネルギーを取り出します．そして，燃えかすである二酸化炭素を放出します．これを化学式で表すと以下のようになります．

$C_6H_{12}O_6(ブドウ糖) + 6O_2 \rightarrow 6CO_2 + 6H_2O + 686\,\text{kcal}$

細胞は酸素を取り込み，二酸化炭素を放出することにより生命活動を維持しています．単細胞生物は細胞の周りの水溶液に溶け込んでいる酸素を取り入れ，二酸化炭素を周りに放出するのみです．しかし，多細胞生物であるヒトでは，身体の奥の方にある細胞まで，空気中の酸素が拡散のみで到達することは困難です．また，細胞が放出した二酸化炭素が体外まで拡散していくことも難しいでしょう（図Ⅳ-52）．身体の奥まで酸素を運び，逆に二酸化炭素を運び出すことが血液循環の役割です．そして，大気から血液に酸素を供給し，

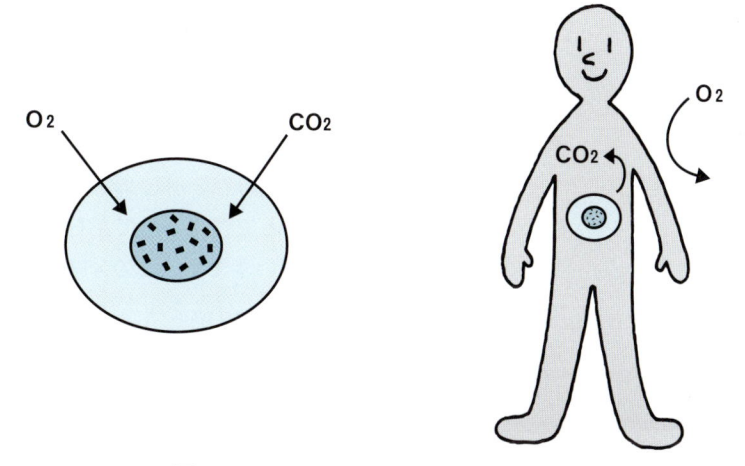

図Ⅳ-52 ヒトの細胞へ O_2 を運ぶには…

第Ⅳ章　組織器官系の機能

🔑 ガス交換
酸素と二酸化炭素の生体での交換を示す

血液内の二酸化炭素を大気へ除去するしくみが肺であるわけです．こうして，酸素や二酸化炭素のやり取り，すなわち，**ガス交換**は，細胞−血液間，血液−大気間の2か所で行われています．そこで，前者を**内呼吸**，後者を**外呼吸**と呼びます．

　外呼吸でのガス交換は，内呼吸でのガス交換と違って，気相（肺胞気）と液相（組織液および血液）間のガスの移動という特徴があります．この二つの相を分けているのが**肺胞壁**です．元来，ガスは水に溶けにくいわけですから，それをいかに効率よく水に取り込むかを考えなければなりません．ガス交換を媒介する肺胞壁にはガスの移動のための特殊な装置は存在せず，ガスは単純拡散によって肺胞壁を通過しています．水に溶け込む気体の量は，その気体のガス分圧に比例します（**ヘンリーの法則**）．それならば，空気の圧力を上昇させることができれば血液に酸素を多く溶かすことができますが，それは不可能です．第2の方法は，気相と液相の接触する面積を増やすことです．そこで，吸入した空気を気管・気管支を分岐により細かく分け，その先端に肺胞を配置して，吸入した空気の体積に対する血液の接触面積の比率を飛躍的に増大させています．あたかも，吸入した空気を肺胞壁でできた板の上で，薄く引き延ばしているようなものです．

🔑 血液をうすく引き延ばして空気との接触面積をかせぐとも考えられる

　このように，呼吸は血液循環との密接な関係において成り立っています．本項では，主に外呼吸のしくみである肺・呼吸器系を中心に述べますが，外呼吸と内呼吸の橋渡しとしての血液の役割についても，あわせて述べていくことにします．

B. 換気と呼吸運動

　ヒトは鼻腔あるいは口腔から空気を取り入れます．その空気は咽頭，喉頭を経て，気管・気管支から肺胞に至ります．この空気の通り道全体を**気道**といいます．気道内を通って空気が吸い込まれたり（**吸気**），吐き出されたり（**呼気**）します．吸気と呼気を総称して**換気**と呼びます．

📄 換気
1回換気量

　気道全体の模式図（図Ⅳ-53）を示します．喉頭から気管までは1本の通路ですが，そのあと気管支として左右の肺に向かって分岐したのち，次々と分岐していきます．この分岐は終端である肺胞まで続き，どの気管支も23回の分岐をすることになっています．気道内の容積は，20分岐までで約510 mLとなります．これは通常の呼吸1回で換気される空気量（**1回換気量**）に相当します．したがい，通常の呼吸により20分岐までは呼吸運動により換気されますが，そこから先は拡散によって肺胞に到達し，ガス交換がなされる

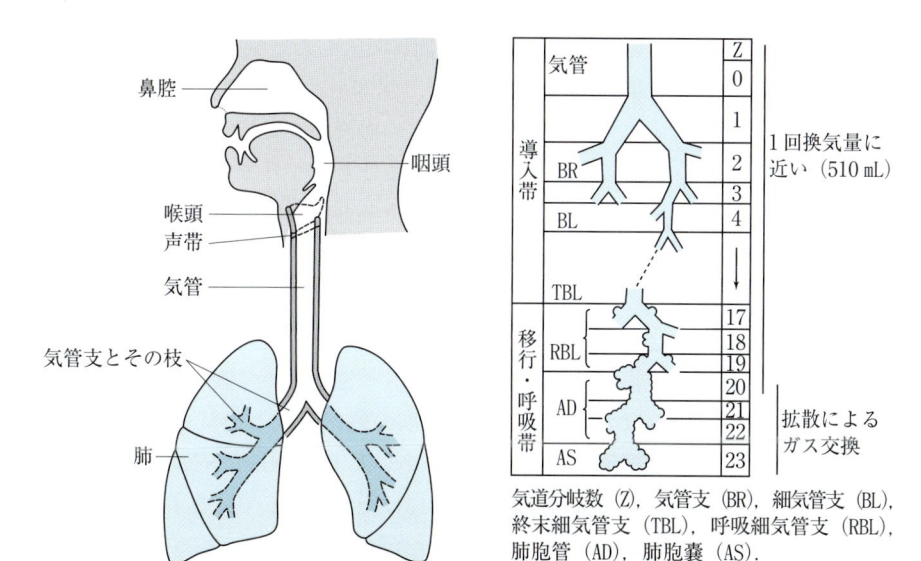

図Ⅳ-53 気道全体の模式図
（高野廣子：解剖生理学，図9-1，南山堂，2002）

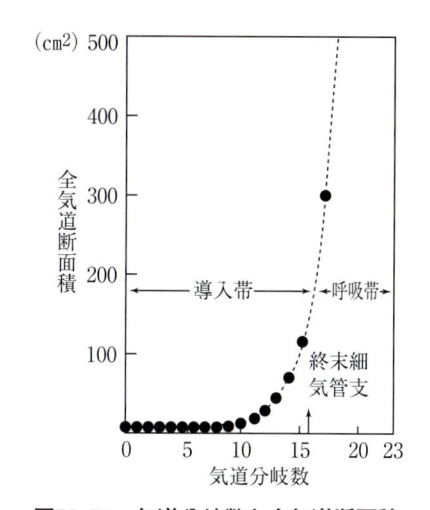

気道分岐数（Z），気管支（BR），細気管支（BL），終末細気管支（TBL），呼吸細気管支（RBL），肺胞管（AD），肺胞嚢（AS）．

図Ⅳ-54 気道分岐数と全気道断面積

ことになります．

　分岐後の2本の気管支の断面積の合計は，分岐する前の気管支の断面積より常に大きくなります．こうして，各々の分岐レベルでの気管支断面積の総計は，分岐するごとに少しずつ大きくなりますが，10分岐を経るころから飛躍的に大きくなり，16分岐で300 cm^{2}を超えるほどになります（図Ⅳ-54）．こうして分岐を繰り返し，断面積を広げていくのには，最終的に空気と血液の間のガス交換の効率を高めるという目的があります．23分岐を終了したときの終端である肺胞全体の総面積はテニスコート1面分に匹敵するといわれ

第Ⅳ章　組織器官系の機能

ています．つまり，1回に吸入した空気（1回換気量 500 mL）は薄く引き延ばされて，テニスコート一杯に広げられたことになります．一方，肺胞には大量の血液が流入しているので，血液も薄く引き延ばされて空気と接することになります．ガス交換は基本的に拡散現象によりますので，空気と血液の接触面積をできるだけかせぐことが，ガス交換の効率を上げるポイントとなります．

C. 換気の指標

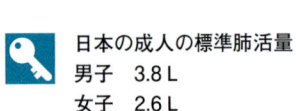

換気の様子はスパイロメータを用いて測定され，肺機能検査と称します（図Ⅳ-55）．毎回の通常呼吸で換気される空気の容積を**1回換気量**といい，正常では450〜500 mL 程度とされます．通常の呼気を出したのち肺内には空気が残っていますが，その量を**機能的残気量**といいます．したがって，通常の呼気位からさらに努力して呼気を吐き出すことができますが，こうして新たに最大限吐き出された呼気量を**予備呼気量**といいます．予備呼気量を吐き出したのちに，依然として肺内には空気が残りますが（なぜなら，肺は決してぺしゃんこにはならないからです），これを**残気量**といいます．一方，通常の吸気位から，さらに空気を吸い込むことも可能ですが，その最大量を**予備吸気量**といいます．この予備吸気位から一気に予備呼気位まで吐き出した空気の量を**肺活量**といいます．肺活量は最大の換気し得る量を示しており，1回換気量，予備呼気量，予備吸気量の総和に相当します．なお，肺活量に残気量を加えた量を**全肺気量**といいます．肺活量は体格により左右されますが，成年男子の標準的な値は3.8 L，女子で2.6 Lです．

残気量はスパイロメータでは直接測定できません．残気量を測る

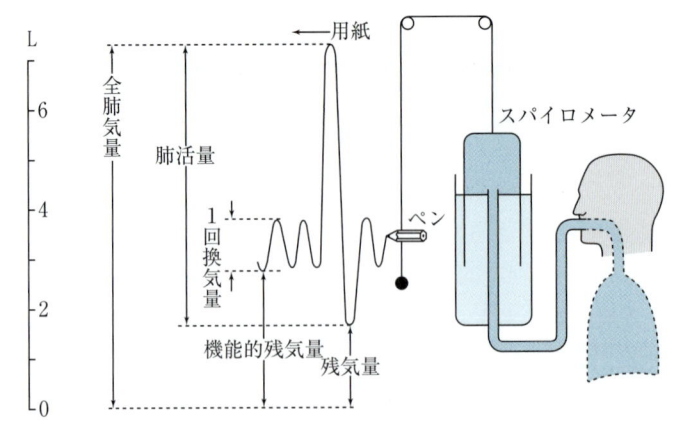

> 機能的残気量
> 残気量
> 肺活量
> 全肺気量

> 日本の成人の標準肺活量
> 男子　3.8 L
> 女子　2.6 L

図Ⅳ-55　肺機能検査
(John B West 著，堀江孝至訳：ウエスト呼吸の生理と病態生理，図3-6，MEDSI, 2002)

4. 呼吸器系

$C_1V_1 = C_2(V_1 + V_2)$

C_1：スパイロメータに入れたヘリウムの濃度
C_2：スパイロメータを被検者につないで混合気と肺内の空気が平衡になったときのヘリウムの濃度
V_1：スパイロメータの容積
V_2：残気量

図Ⅳ-56　ヘリウム希釈法による機能的残気量(FRC)の測定
(John B West 著，堀江孝至訳：ウエスト呼吸の生理と病態生理，図3-7, MEDSI, 2002)

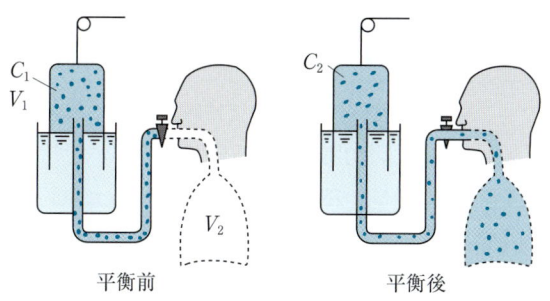

ためには，ヘリウム希釈法かボディプレスチモグラフ法を用います．ヘリウム希釈法は，スパイロメータに一定濃度（C_1）のヘリウムガスを入れて行います（**図Ⅳ-56**）．このスパイロメータを完全に予備呼気位である被検者につないで呼吸させ，スパイロメータ内の混合気と肺内の空気を平衡させます．このときのヘリウム濃度を C_2 とします．スパイロメータの容積を V_1，残気量を V_2 とすると，平衡前後のヘリウム量は変わらないので，

$C_1V_1 = C_2(V_1 + V_2)$

が成立します．ここから，残気量 V_2 を求めることができます．

一方，ボディプレスチモグラフ法は，被検者を小さな気密室（気圧 P_1，容積 V_1）に入れて，予備呼気位で気道を閉鎖したまま努力吸気をさせます．肺内の空気量は残気量（V_2）ですが，努力吸気により肺はわずかに広がるため（ΔV），肺内の圧力は下がります（P_3 から P_4）．一方，室内の容積はわずかに下がり（$V_1 - \Delta V$），圧力は高まります（P_2）．したがって，以下の式が成り立ちます．

室内：$P_1V_1 = P_2(V_1 - \Delta V)$
肺内：$P_3V_2 = P_4(V_2 + \Delta V)$

これにより，P_1, P_2, P_3, P_4, V_1 が測定可能なことから，残気量 V_2 が求められます．

こうして残気量がわかると，全肺気量もわかることになります．

🔑 **全肺気量＝肺活量＋残気量**

D. 努力肺活量（FEV）と強制呼出曲線

努力肺活量
強制呼出曲線
1秒率
％肺活量

　最大吸気位から一気に呼出させ，肺活量を測定した場合，この肺活量を**努力肺活量（FEV）**といいます．そして，その時間的推移を測定し，**強制呼出曲線**を求めると気道の状態や肺の広がり具合を知ることができます（**図Ⅳ-57**）．強制呼出開始から1秒後までに呼出された肺気量をFEVに対するパーセントで示したものを**1秒率（FEV1.0%）**といいます．正常は80％ですが，70％以下では異常として考え，努力しても呼出しにくいと考えることから，気道の閉塞性肺疾患とみなします．一方，FEVを肺活量予測値に対するパーセントで示したものを**％肺活量（％VC）**といいます．これが80％以下では拘束性肺疾患（肺線維症など）とみなします．なお，肺活量予測値は，Baldwinの予測式から求めることが多く，それは以下のようになります．

　　男子：$(27.63 - 0.112 \times age) \times tall$
　　女子：$(21.78 - 0.101 \times age) \times tall$　（ともに18歳以上に適用）

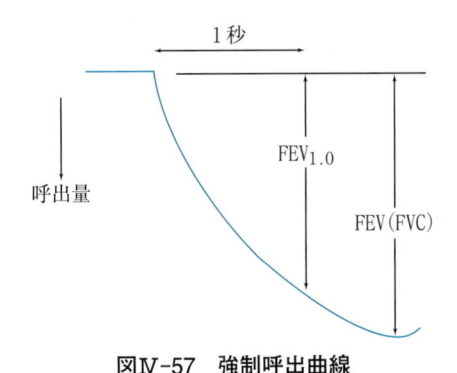

図Ⅳ-57　強制呼出曲線

E. 肺胞換気と死腔

死腔
肺胞換気量

1回換気量＝
**　肺胞換気量＋死腔**

　肺においてガス交換は肺胞上皮においてのみ行われます．口腔，気管，気管支内にも空気は残っていますが，これらはガス交換に関与しません．換気された空気でガス交換に関与しない空気量を**死腔**といいます．一方，肺胞内にあってガス交換に関与する空気を**肺胞換気量**といいます（**図Ⅳ-58**）．したがって，1回換気量は肺胞換気量に死腔を加えた量となります．解剖学的に考えて，死腔は肺胞より手前（口腔側）にあるので，1回換気量が極端に減少した場合，死腔のみが換気されることになり有効な呼吸となり得ません．し

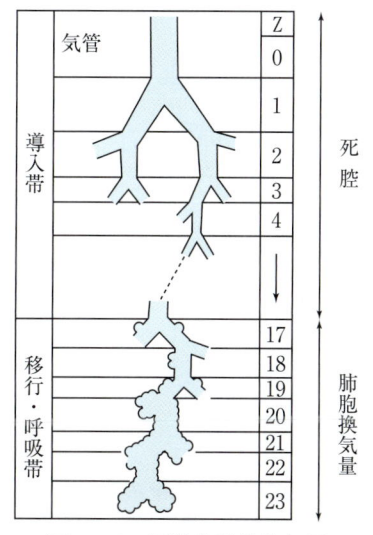

図Ⅳ-58 死腔と肺胞換気量

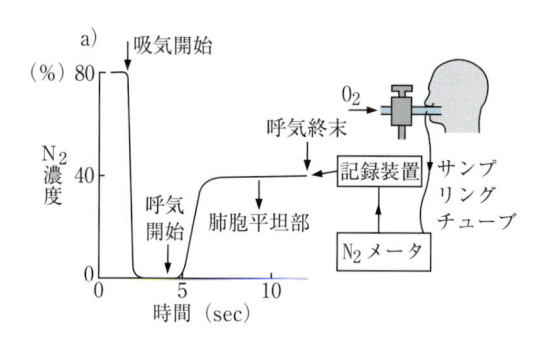

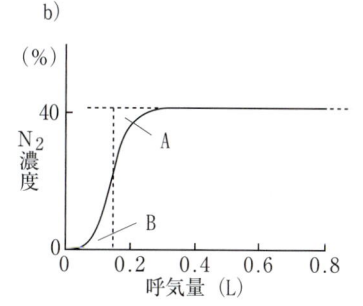

図Ⅳ-59 Fowler法

a)を横軸を呼気量にてプロットし直したもの．
領域Aと領域Bが等しくなるときの垂線が死腔量を示している．

がって，死腔の容積を知っておくことが必要となります．

　死腔の測定方法は二つあり，それぞれの測定法の特徴から，**解剖学的死腔**，**生理学的死腔**と呼ばれます．解剖学的死腔は被検者に純酸素を吸入させて，その呼気中の窒素濃度の経時的変化を観察することにより求められます（Fowler法）（**図Ⅳ-59**）．純酸素を吸入する前の被検者は空気を呼吸しているので，肺胞気には80％の窒素が含まれています．ここで，純酸素を1回吸入します．先に述べたように，通常の1回換気量では気道の20分岐程度までしか換気されませんので，気道内（すなわち死腔）は純酸素で満たされますが，肺胞内には空気が残っています．肺胞内は純酸素と空気が混じっていますので，窒素濃度は空気より低くなります．ここで呼気をしますと，初めは死腔内の純酸素のみが吐き出されますが，徐々に肺

> 1回換気量が死腔以下では，無呼吸と同じ状態になる

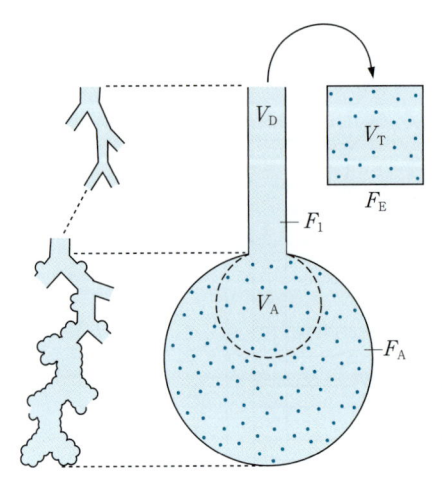

V_D：死腔
V_A：肺胞換気量
V_T：1回換気量
F_A：肺胞換気量（V_A）が含む二酸化炭素の分画
F_E：1回換気量（V_T）が含む二酸化炭素の分画

図Ⅳ-60　Bohrの方法
(John B West 著，堀江孝至訳：ウエスト呼吸の生理と病態生理，図2-3，MEDSI，2002）

胞内の空気が混じるため，窒素の濃度が上昇していきます．最終的には肺胞内の窒素濃度を示して平衡となります．呼気の初めの窒素濃度が低いのは死腔内の純酸素のためと考え，それによって死腔を計算します．一方，生理学的死腔の測定法（Bohrの方法）は，大気中の二酸化炭素がきわめて微量であることから，呼気に含まれる二酸化炭素は，ガス交換の結果であるとみなすことにより死腔を測定する方法です．つまり，二酸化炭素は肺胞からのみ排出され，死腔からは排出されないと考えます（**図Ⅳ-60**）．そこで1回換気量（V_T）が含んでいる二酸化炭素の分画をF_Eとすると，この二酸化炭素はすべて肺胞由来であるとして，肺胞換気量（V_A）が含む二酸化炭素の分画（F_A）との間に以下の式が成り立ちます．

$$V_T F_E = V_A F_A$$

一方，死腔V_Dは，$V_D = V_T - V_A$であるから，

$$V_T F_E = (V_T - V_D) F_A$$

よって，$V_D/V_T = (F_A - F_E)/F_A$（Bohr方程式）となります．
F_Aは動脈内二酸化炭素分圧（P_{ACO_2}）で代用でき，呼気中の二酸化炭素分圧（P_{ECO_2}）を用いて，V_Tは測定可能だから以下の式により死腔V_Dが求められます．

$$V_D/V_T = (P_{ACO_2} - P_{ECO_2})/P_{ACO_2}$$

この方法は，二酸化炭素を発生していない肺胞（血流がきていない，肺胞上皮が壊れているなどの原因が考えられます）を死腔とし

て勘定することになりますので，解剖学的死腔より若干大きめに見積もられます．

F. 呼吸運動

　肺には筋肉が存在せず，自ら伸び縮みできません．肺の拡張・縮小は胸郭など周りの構造の運動によって受動的に行われています．元来，別個な組織である肺と胸郭は胸腔を介して接しています．正常の胸腔にはほんのわずかな水分（胸水）以外の物質は存在せず，肺は胸郭の内側にピッタリとくっついています．この状況を力学的に表現すると，「胸腔内は陰圧である」ということになり，その値は $-2〜-4\,cmH_2O$ となります．これを利用して，筋肉を備えた胸郭が運動することにより，肺は受動的に伸び縮みすることになります．もし胸腔内に空気が入り込むと，この陰圧が減少あるいは消失するので，肺がうまく広がらず，呼吸困難に陥ります．これを気胸といいます．このような受動的な肺の動きを表現する方法として，底にゴムの膜を張った瓶を用意（胸郭とみなす）し，その中に肺に見立てたゴム風船を入れたモデルが提唱されています（図Ⅳ-61）．横隔膜に見立てたゴム膜を伸び縮みさせることで，風船が受動的に膨らんだり，縮んだりするわけです．これは，肺の拡張・縮小が受動的に行われていることを理解するのに好適なものです．

🔑 腹腔内は陰圧（$-2〜-4\,cmH_2O$）である

　胸郭は肋骨，胸骨，胸椎とその周りの筋肉で構成される骨性の部分と，横隔膜のみで骨が存在しない膜性の部分からなっていて，それぞれ特徴的な運動をします．横隔膜は"膜"ではありますが，骨格筋線維で構成された筋肉の一種です．肋骨に付着して胸郭の底辺を形作っており，完全弛緩で食道付近を頂点にしたドーム状の形状をしています．吸気の際には筋肉が収縮し，このドームが下方へ下がることになり，同時に肋骨をもち上げますので，胸腔容積が拡大することになります（図Ⅳ-62）．一方，吸気時には胸郭そのものも拡大します．肋骨は椎骨を支点として上下に動く関節を持ってい

🔑 横隔膜は収縮すると下方へ下がる

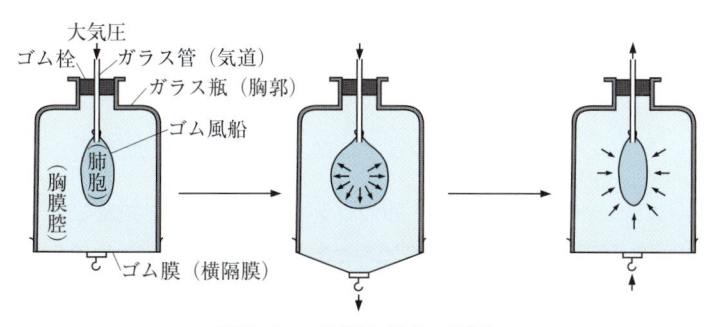

図Ⅳ-61　胸郭と肺のモデル

第Ⅳ章　組織器官系の機能

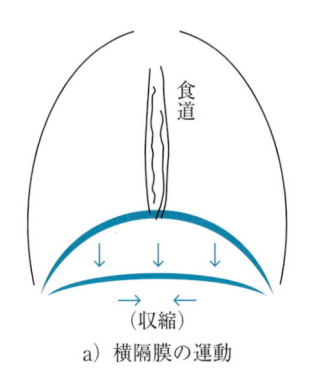

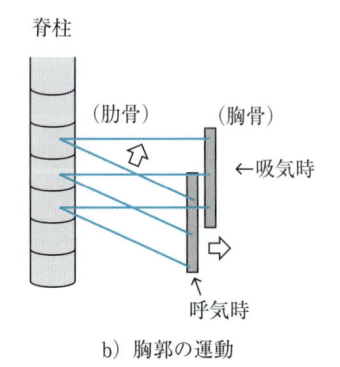

図Ⅳ-62　横隔膜・胸郭の運動

a) 横隔膜の運動　　b) 胸郭の運動

🔑 呼吸時の肋骨の動きは「バケツのつる(取っ手)」の運動に似ている

ます．外肋間筋が収縮すると肋骨全体は，椎骨との関節を支点にして上方に引き上げられ，これにより，脊柱と胸骨の間の距離が大きくなり，胸郭は拡大したことになります（**図Ⅳ-62**）．通常の呼気の際には，外肋間筋の弛緩のみで呼気を行いますが，さらに強制的な呼気をする際は，内肋間筋が収縮し，肋骨をさらに下方に引き下げて，胸郭容積を縮小させます（努力呼気）．

G. 換気力学

肺と肺胞は風船のように膨らんでいて，そこからさらに膨らんだり縮小したりしています．このような状況の肺の力学的特性を考える場合，コンプライアンスと表面張力が重要となります．

📄 コンプライアンス

コンプライアンスとは風船のような弾力を持った袋を膨らませるときの"広がりやすさ"を示す指標です．風船を膨らますために加えた圧力（ΔP）と，それによって生じる容積の変化（ΔV）の比で表しています．つまり，単位圧力当たりの容積変化の大きさとなるので，コンプライアンスが大きいということは"膨らませやすい"ということになります．これは風船のようなものの弾性を示していると考えられます．

🔑 コンプライアンスは"適合度"のことで，圧力変化に応じてどの程度容積変化が起こるかという指標である

$$コンプライアンス = \Delta V / \Delta P$$

肺の場合，コンプライアンスはその時の肺の大きさに影響されるので，それを補正するために**比コンプライアンス**を用います．

$$比コンプライアンス = (\Delta V / \Delta P) / 肺気量$$

一般には，肺のコンプライアンスを測定しようとすると，胸郭のコンプライアンスとあわせて測定することになるので，これを**総肺コンプライアンス**と呼び，$0.1\ L/cmH_2O$ となります．肺のみのコンプライアンス（肺コンプライアンス）は $0.2\ L/cmH_2O$，胸郭コンプ

4. 呼吸器系

ライアンスは 0.2 L/cmH₂O となります．コンプライアンスが下降すると，肺が広がりにくいことになりますので，"硬い肺"と表現され，肺線維症などで観察されます．

肺の大部分を構成する肺胞は，薄い膜（肺胞上皮細胞）で球形を形作っています．肺の伸び縮みは，結局，肺胞の伸び縮みにより規定されますが，これに大きな影響を与えるのが，肺胞上皮内面で肺胞上皮の水分と空気の境目に発生する**表面張力**です．この表面張力 T は肺胞の半径 r が小さいときほど大きくなる傾向があり，肺胞内圧 P との間に以下の関係が成り立ちます．

$$P = 2T/r \text{（ラプラスの法則）}$$

表面張力が大きいと，肺胞を広げようとするときの抵抗となりますので，肺が縮んでいるときほど，コンプライアンスが小さいことになります．一方，肺がすでに広がっているときは，表面張力が小さいので，圧力を下げてもなかなか肺は縮まらないことになります．この現象は，ネコなどの摘出肺標本でよく観察できます（図Ⅳ-63）．肺内圧とその時の肺気量をグラフにしますと，吸気の際と呼気の際では，異なった曲線が描かれます．本来，予想されることは吸気・呼気に関係なく同じ曲線に乗ることです．そこで，この"ズレ"のことを**ヒステレーシス**と呼びます．ヒステレーシスは，肺の中に生理食塩水を満たし肺胞内面の表面張力を消失させると観察されません．したがって，肺胞内の表面張力がヒステレーシスを形成していることがわかり，肺の運動における表面張力の重要性がわかります．

個々の肺胞の大きさは不均一でさまざまです．これらが気管支によってつながっていますので，内圧は同じと考えられます．ここでラプラスの法則を肺胞に適用して考えると，小さい肺胞の表面張力

📄 表面張力

📄 ヒステレーシス

🔑 ヒステレーシスは"解離"という意味で，吸気と呼気が異なる肺胞圧−肺気量曲線を描くことを示している

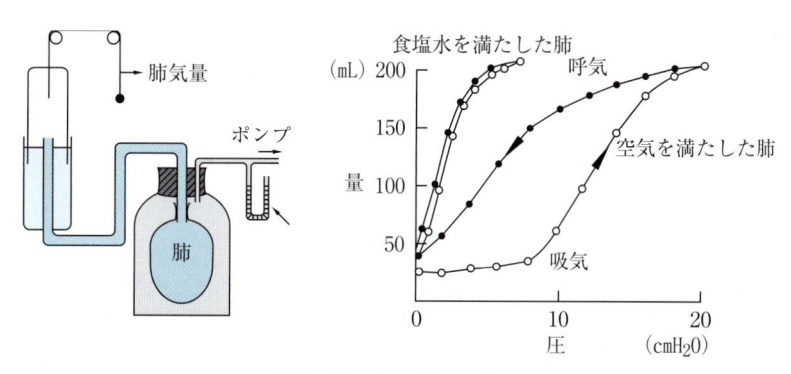

図Ⅳ-63 ヒステレーシス
空気を満たした場合，生理的食塩水を満たした場合の圧−量曲線の比較（ネコでの実験）．

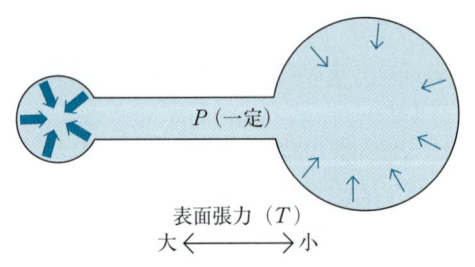

図Ⅳ-64　肺胞直径と表面張力

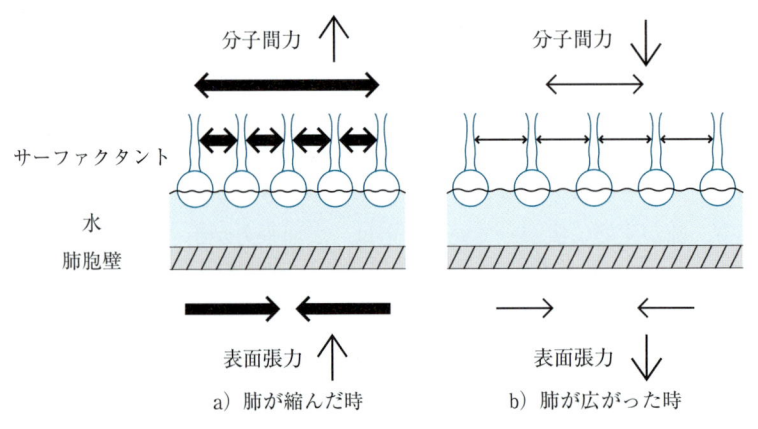

図Ⅳ-65　サーファクタントによる肺胞の安定化

a）肺が縮んだ時　　b）肺が広がった時

サーファクタント（表面活性物質）

は，大きな肺胞のものより大きくなります．したがって，小さい肺胞は虚脱してしまう可能性があります（**図Ⅳ-64**）．しかし，実際にはそうならないのは，肺胞内に表面張力を減じるしくみがあるからだと考えられます．肺胞内表面に存在して肺胞表面張力を減じている物質を**サーファクタント**といいます．サーファクタントはリン脂質とタンパク質分子からなっており，単分子膜を作って肺胞内面をおおっています．この単分子膜では，リン脂質分子同士が分子間力により引き付け合いながら（表面張力の原因），分子同士の電気的反発力との間のバランスを保っています．もし，表面張力により肺胞が縮まろうとすると，リン脂質分子間の距離が短くなり，電気的反発力が強くなり，元へ戻す力が働き，虚脱を防ぎます．一方，肺胞が引き延ばされたときは，分子間の距離が広がり，電気的反発力が弱まり，表面張力により肺胞は元に戻ろうとします（**図Ⅳ-65**）．こうして，サーファクタントの存在により肺胞は安定して存在することになります．未熟児として生まれた新生児で，サーファクタントの産生が不足することがあり，肺胞が十分広がらず呼吸困難になることがあります．これを新生児呼吸窮迫症候群（IRDS）といいます．

H. 呼吸抵抗

呼吸運動により肺胞が膨らむと，これによる肺胞内圧の低下で，大気との間に気流が発生し，気道を通って肺胞内に空気が流入します．したがって，気道内腔の断面積の大きさが，気流の入りやすさを決めることになり，これを**気道抵抗**といいます．先に述べたように，気管支の総断面積は7分岐以降に飛躍的に増大するので，気道抵抗はそれ以前に生じ，4分岐あたりが最大となります（図Ⅳ-66）．正常の呼吸音はこのあたりで気流が乱流を発生するために生じます．一方，末梢気道は抵抗が小さいので，呼吸音が発生しません（silent zone）．また，肺内の気管支の周りはすべて肺胞ですので，呼吸時に気道抵抗に対して異なった影響を与えます．肺気量と気道抵抗の関係は図Ⅳ-67のとおりとなります．肺気量が小さいときは気管支も周りに押されて小さくなっていますが，肺気量が多いと気管支も引き延ばされて広がっていると考えるわけです．一方，努力呼吸動作そのものも気道抵抗に影響を与えます．特に強制呼出時には，胸腔内圧が大きくなり気道を押しつぶす効果が出て気道抵抗はむしろ上がります．

自律神経は気管支平滑筋に作用して，気道抵抗を調節する役割があります．副交感神経はアセチルコリンを分泌し，気管支平滑筋を収縮させます．これにより気道抵抗は上昇します．一方，交感神経はノルアドレナリンを分泌して，気管支平滑筋を弛緩し，気道抵抗を減少させます．ヒトが活発に活動しているときに働く交感神経は，気道抵抗を減じて呼吸を容易にして，体内への酸素供給を促すと考えられます．

Ⅴ章「咳」

🔑 **気道抵抗と咳反射**
気道抵抗と咳反射異物，刺激性ガス，冷たい空気などが直接刺激となり，また，これらの刺激が気道粘膜の分泌を亢進し，これにより咳反射が起こります．咳はまず，声門の閉鎖により気道抵抗を高めます．次に強い努力呼気が起こり，胸腔内圧が増加します．声門解放後の気流は爆発的に吐き出され咳となります

🔑 **副交感神経刺激は気道抵抗を高める**
交感神経刺激は気道抵抗を減じる

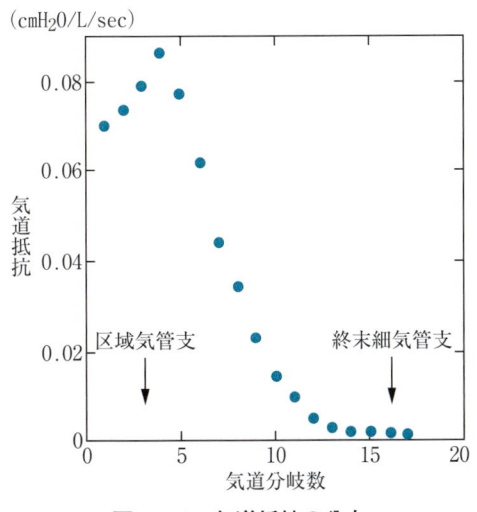

図Ⅳ-66 気道抵抗の分布

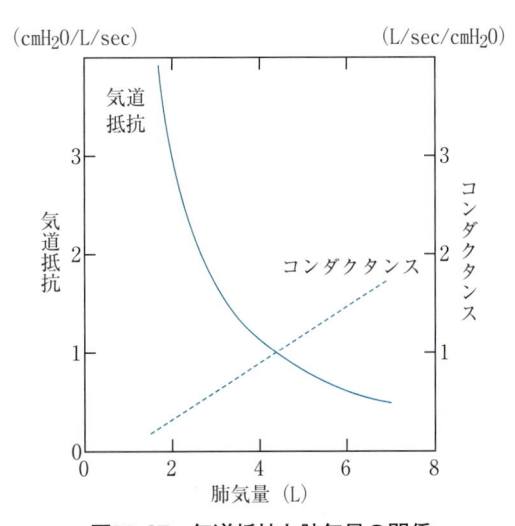

図Ⅳ-67 気道抵抗と肺気量の関係

I. 不均等換気

🔑 立位では肺底部のコンプライアンスが肺尖部より高くなる

　肺の換気量は，肺の部位によって異なっています．これは，肺に対する重力の影響や解剖学的な原因から，肺の広がりやすさに部位差があるためです．一般に，肺は肺底部の換気量が，肺尖部の換気量に比べて大きくなります（図Ⅳ-68）．重力の影響は，特に立位で著明で，重力により肺が下方に引っ張られるため，肺底部のコンプライアンスが高くなります．また，肺底部の下方は横隔膜であり，広がりやすい組織であるのに対し，肺尖部は肋骨におおわれており広がりにくい構造にあることも重要です．このような換気量の部位差のことを**不均等換気**といいます．

📄 不均等換気

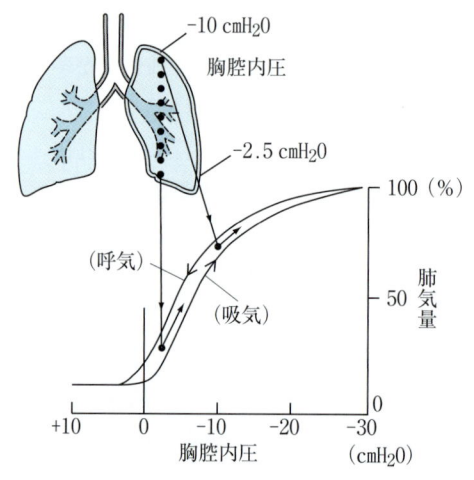

図Ⅳ-68　肺の部位とコンプライアンスの関係
重力の影響で肺底部のコンプライアンスが大きい．

J. 肺循環

　肺は，血液に酸素を運び入れ血液が運んできた二酸化炭素を取り除くことが役割ですから，肺循環は肺機能に必須なものです．肺の血管系は肺動脈系と気管支動脈系があります．気管支動脈系は気管支を栄養するもので，肺静脈に戻りますがガス交換には関与せず，"解剖学的シャント"となります．

　一般に肺循環血液量は体循環血液量とほぼ同じです．肺内の比較的小さな部位に，身体のほかの部分と同じだけの血液が集中しています．これは肺血管抵抗が低いことを示しています．これは大量の血液に対する速やかなガス交換のために有利と考えられます．事実，肺動脈系の血圧は $8 \sim 10$ mmHg と低く保たれています．肺動脈の

血管抵抗は主に肺胞周囲の毛細血管で生じます．毛細血管は肺胞の薄い壁の中にあるので，肺気量（内圧）に大きく影響されます（図IV-69）．肺気量が小さいときは肺胞壁自体が押しつぶされるので抵抗が比較的高いのですが，肺胞が膨らむと血管抵抗は低下します．さらに肺気量が増大すると，今度は肺胞壁が引き延ばされて血管抵抗が再び上昇します．

肺内の血流分布も重力の影響を受けて，肺上部ほど血流は低下します（図IV-70）．これには，肺胞内圧と動静脈圧とのバランスが重要です．肺尖部血流が少なく，血圧が肺胞内圧より低い傾向があり，さらに血流の低下を招きますが，肺底部では，豊富な血流が流れ込むので血圧が肺胞内圧より高くなり，ますます血流が多くなるわけです．

肺動脈平滑筋は体循環の動脈平滑筋と異なる特徴を持っています．それは，低酸素条件において平滑筋の収縮反応が惹起されることです．これを**低酸素性肺血管収縮**といいます．体循環の動脈では低酸素状態ではむしろ拡張反応が起きますが，これは組織の低酸素状態を解消するための反応と考えられます．肺では，低酸素状態は低換気であることを意味します．換気のないところに血流がまわっても，有効なガス交換が行われないため，換気のよい部分に血流を再配分するための反応と考えられます．肺にとってとても重要な反応である低酸素性肺血管収縮のメカニズムとしては，① 低酸素により一酸化窒素 NO の産生が抑制され，血管拡張が抑制される（第

> 🔑 肺循環の血管抵抗は低いので，肺血圧は体循環の血圧よりはるかに低い

> 📄 低酸素性肺血管収縮

> 🔑 低酸素性肺血管収縮は換気血流比を一定に保つ効果がある

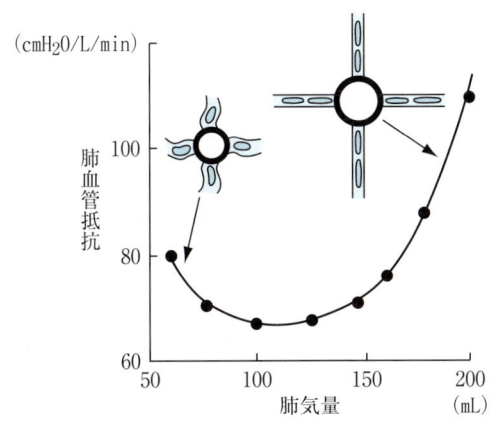

図IV-69 毛細管壁圧差が一定の場合の肺気量が肺血管抵抗に及ぼす効果
肺気量が小さくなると，肺胞外血管が狭くなり抵抗は増大する．肺気量が大きくなると，毛細管が伸展され内径が狭くなる．

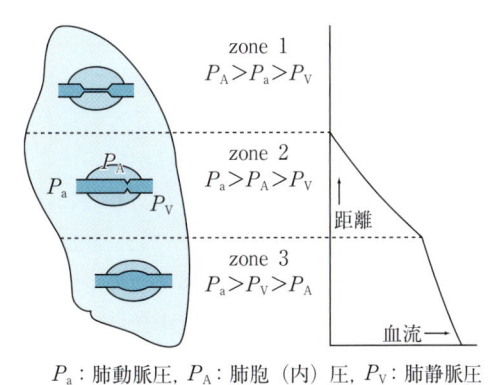

図IV-70 毛細管に働く圧に基づいて肺内不均等血流分布を説明するモデル

P_a：肺動脈圧，P_A：肺胞（内）圧，P_V：肺静脈圧

Ⅱ章 4．平滑筋のしくみ 参照），② 平滑筋の K^+ チャネルが低酸素により抑制され，膜が脱分極し収縮反応が起こる，という二つの説が提唱されています．

K. 肺におけるガス交換

K-1 ガスの拡散

肺のガス交換は，肺胞上皮で行われます．ここで，肺胞気内の酸素は肺胞上皮，肺間質腔，血管内皮を経て血液内に拡散していきます．二酸化炭素は，逆に血液から肺胞気へ拡散していきます．ガスを輸送するための特別なしくみはありません．まさしく拡散現象により移動します．したがって，ガス交換の効率は肺胞壁の拡散能により規定されることになります．

🔑 酸素および二酸化炭素は脂溶性があるので細胞膜を通過できる．したがって拡散により肺胞気と血液の間を行き来できる

肺拡散能 $D_L = DA/T$ （D：拡散係数，A：断面積，T：壁厚）
ガス拡散量 $= D_L P$ （P：ガス分圧差）

例えば，肺炎が起こり肺胞内に浸出液が貯留すると，見かけ上，壁厚が増大したことになるので，ガスの拡散が阻害され，呼吸困難に陥ることになります．また，肺線維症では線維が肺胞上皮と血管内皮の間に出現し，壁厚を増加させ，拡散係数も低下させると考えられ，呼吸困難をきたします．一方，肺気腫では肺胞が崩壊し，断面積が減少し，拡散能が低下し，呼吸困難になります．

ガスの拡散方向は，ガス分圧差により決まります．酸素分圧（P_{O_2}）の場合，肺胞気で 100 mmHg であり，肺内に流入する静脈血酸素分圧は 40 mmHg ですので，ガス分圧差 60 mmHg が肺胞から血液の方向にかかることになります．一方，二酸化炭素は肺胞気で 40 mmHg，静脈血で 46 mmHg ですので，血液から肺胞気へ拡散することになります．

🔑 P_{CO_2} の上昇は呼吸機能の重大な障害を意味する．このような状態で，臨床では酸素吸入が行われるので，P_{O_2} は意外に参考にならない

肺胞での酸素拡散は比較的速やかに行われ，肺胞への血流流入から 0.25 秒後には血液内 P_{O_2} は 100 mmHg になり，平衡に達します（図Ⅳ-71）．肺胞に達した血液が肺胞を脱するまでにかかる時間は 0.75 秒ですので，かなりの余裕があることになります．二酸化炭素は大気中にはほとんど存在しないものですから，血液からの拡散速度は速いとされています．つまり，肺に少々の障害があっても P_{CO_2} は上がりにくくなっています．

K-2 換気と血流の適合

ガス交換は肺胞気と血液の間の拡散によって行われますので，効率よくガス交換を行うためには，換気量と血流量のバランスをとることが重要です．ある肺の領域に流入する血流量を $\dot{Q}$，その肺領域

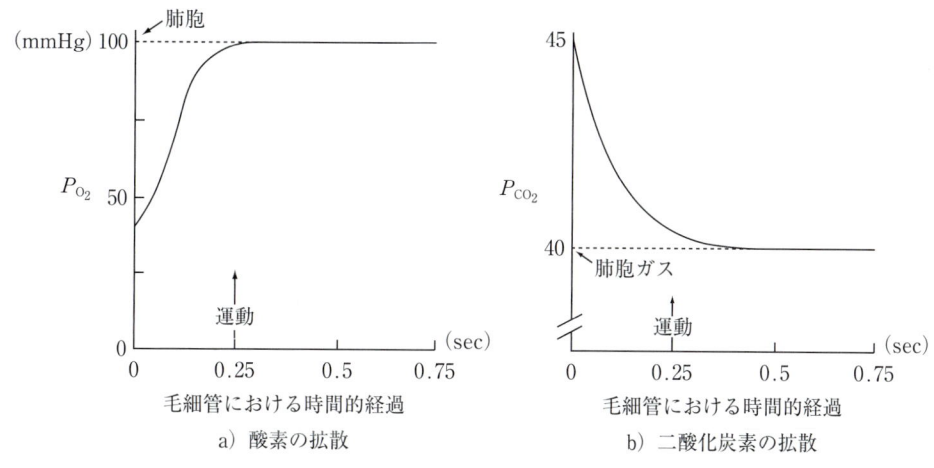

a) 酸素の拡散　　　　　　　　　　b) 二酸化炭素の拡散

図Ⅳ-71　肺胞でのガス拡散

での換気量を $\dot{V}_A$ とし，**換気血流比** ($\dot{V}_A/\dot{Q}$) を定義します．正常の肺全体の換気血流比は 0.8 と計算されます．換気血流比の小さいところでは，血流が十分に酸素化されないことになるので**肺胞気 - 動脈血 P_{O_2} 較差 ($A\text{-}aD_{O_2}$)** が生じます．正常の肺では 4〜8 mmHg となります．一方，換気血流比が"0"であることは，換気がされていない部分に血流が流入していることを意味します．すなわち，**右左シャント**です．右左シャントは生理的にも起こります．一つは静脈血混合と呼ばれ，気管支静脈血やテベシアン静脈血が肺静脈に流入するため見かけ上計算されるものです．また，換気されていない肺胞（虚脱している）に血液が流入している場合もあります．一方，肺胞は換気されているのに血流が来ていない場合は**肺胞死腔**と呼ばれ，換気血流比は"∞"になります．

　先に，肺には換気不均等と血流不均等が存在することを指摘しました．双方の不均等を勘定に入れて，肺内での換気血流比の分布を観察すると，やはり不均等があることがわかります（**図Ⅳ-72**）．

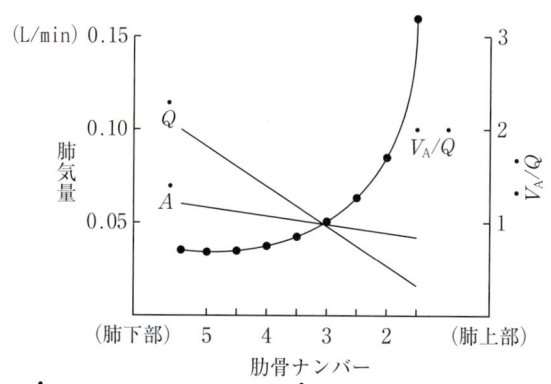

換気血流比
肺胞気－動脈血 P_{O_2} 較差
($A\text{-}aD_{O_2}$)

右左シャント

肺胞死腔

$\dot{V}_A$：ある肺領域での換気量，$\dot{Q}$：その肺領域に流入する血流量

図Ⅳ-72　立位肺での換気血流分布

第Ⅳ章 組織器官系の機能

換気血流比は肺尖部で非常に大きくなり3を超えますが，肺底部では血流の流入が多くなるため0.3程度まで低下します．

L. 血液ガスの運搬

L-1 ヘモグロビン

血液に拡散移動した酸素は，血漿（水）に溶解した状態となります．しかし，元来気体である酸素を水に溶かすことは困難です．そのままでは，すぐに気化してしまうでしょう．したがって，組織の需要に応じる分の酸素を血漿だけで運ぶのは不可能といえます．気化しやすい酸素を血液内にとどめる方策として，赤血球内に**ヘモグロビン**（Hb）が存在しているわけです．血漿内に拡散した酸素分子は赤血球膜を速やかに通過し，ヘモグロビンに結合します．これにより酸素の気化を防ぐわけです．こうすると，肺胞気のP_{O_2}100 mmHgの条件の下でも，十分な酸素を血液内にとどめることができるわけです．ヘモグロビンはαサブユニット二つとβサブユニット二つの四量体で構成されるタンパク質です（**図Ⅳ-73**）．両サブユニットともに中心に**ヘム**と呼ばれる化合物を結合しています．ヘムはポルフィリンが環状に配置し，その中心に**鉄原子**（Fe）が存在しています．酸素分子はこの鉄分子と結合します．酸素分子と結合したヘモグロビン（**酸化ヘモグロビン**）を多く含む血液は，鮮紅色を示します．これが**動脈血**の色です．一方，酸素が結合していないヘモグロビン（**還元ヘモグロビン**）を多く含む血液は暗赤色を示します．これが**静脈血**の色です．

📄 ヘモグロビン（Hb）

📄 酸化ヘモグロビン
　還元ヘモグロビン
　動脈血
　静脈血

L-2 酸素解離曲線

酸素はヘモグロビンに結合して運ばれますが，組織に到達するとヘモグロビンから解離して組織の細胞内へ入っていかなければなり

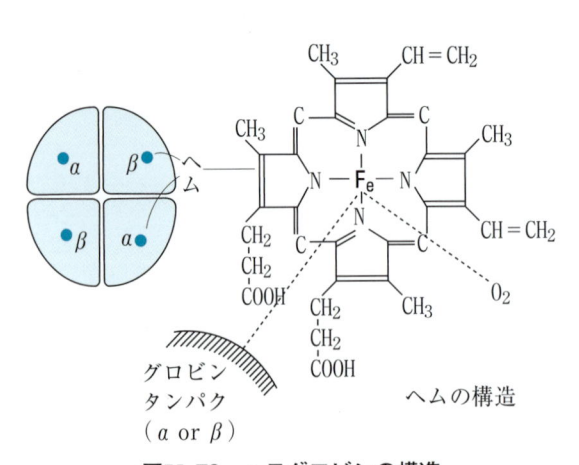

図Ⅳ-73　ヘモグロビンの構造

158

4. 呼吸器系

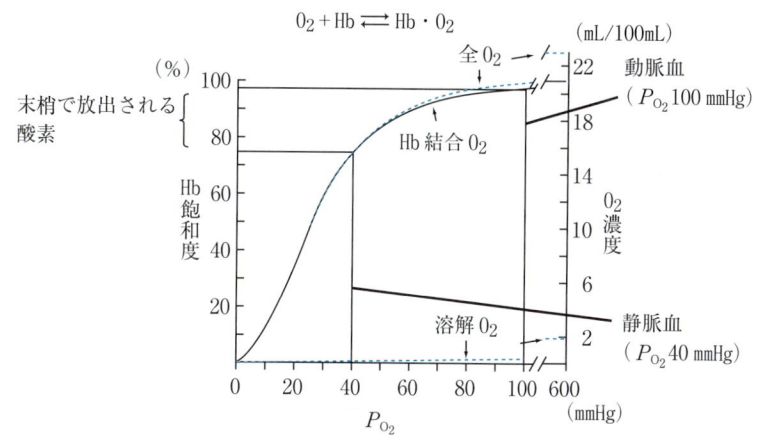

図Ⅳ-74　酸素解離曲線

ません．つまり，肺では酸素とヘモグロビンは結合しやすくなければなりませんが，組織においては逆に解離しやすくなければならないのです．この一見矛盾した過程は，酸素との結合におけるヘモグロビンの特性で可能になります．その特性を示したものが，ヘモグロビンの**酸素解離曲線**です（図Ⅳ-74）．肺胞に流入してきた血液は P_{O_2} 100 mmHg の肺胞気にさらされます．血漿内そして赤血球内液の P_{O_2} も速やかに 100 mmHg となります．したがって酸素解離曲線によると，ヘモグロビンの約 97.5％に酸素が結合することになります．これが酸素を含んだ**動脈血**の状態です．動脈血は体循環を経て組織の毛細血管に到達します．組織では細胞の代謝活動により常に酸素が消費されていますので，組織間液の P_{O_2} は 10 mmHg 以下になっています．毛細血管内の血漿から組織間液に酸素が盛んに拡散しますので，毛細血管内の P_{O_2} も低下しています．したがって，動脈血でヘモグロビンにより運ばれた酸素は，次々に解離して血漿内に拡散します．結果として毛細血管終端部での P_{O_2} は 40 mmHg 以下になります．これが**静脈血**の状態です．酸素解離曲線でみると，P_{O_2} 40 mmHg ではヘモグロビンの 75％に酸素が結合している状態になります．したがって，動脈血と静脈血の飽和度の差（97.5 − 75）の分だけ酸素が解離して，組織に供給されたことになります．静脈血は，静脈系を通って再び肺に戻ります．肺胞に入った直後の血液の P_{O_2} は 40 mmHg ですので，肺胞気の 100 mmHg と大きな差があるため，酸素が速やかに血液内に移動してきます．

このように，ヘモグロビンの酸素解離の特性によって，肺内で酸素が赤血球に移行し結合するので，肺胞気から血漿への P_{O_2} 較差は保たれ，酸素の拡散の原動力は保たれます．また，組織内でヘモグロビンが酸素を大量に解離しても，すぐに組織で消費されるため，

> ヘモグロビンは，肺では酸素と結合しやすく，組織では酸素を離しやすくなる

> 酸素解離曲線

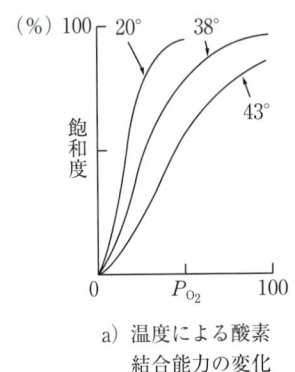

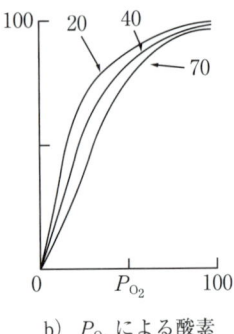

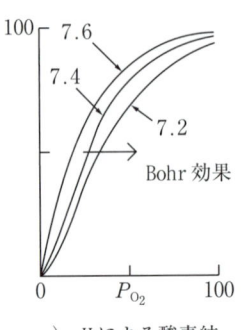

a) 温度による酸素結合能力の変化
b) P_{O_2} による酸素結合能力の変化
c) pHによる酸素結合能力の変化

図Ⅳ-75　酸素解離曲線の変化

ヘモグロビンは酸素の拡張方向を一定に保つ

血漿の低い P_{O_2} は保たれます．これは静脈血が肺に戻った際に速やかな酸素の拡散を促すことになります．つまり，ヘモグロビンの存在によって，酸素の拡散方向は一定に保たれているわけです．

タンパク質であるヘモグロビンは，生体内環境の変化から強く影響を受けます．特に，温度上昇，pH低下（水素イオン濃度上昇），二酸化炭素濃度上昇により酸素の結合能力の低下が観察されます．酸素解離曲線の上では曲線全体が右方向へ移動します．これを**右方シフト**といいます（図Ⅳ-75）．右方シフトが起こると，動脈血中での酸素飽和度はほとんど変化しませんが，静脈血中での酸素飽和度が著しく低下します．したがって，組織毛細血管中でのヘモグロビンからの酸素放出が促進されることになります．右方シフトの原因の中で，pH低下（水素イオン濃度上昇）による右方シフトを **Bohr効果** といいます．また，嫌気的解糖系の中間代謝産物である 2,3-diphosphoglycerate（2,3-DPG）も右方シフトを起こします．これらの右方シフトの原因である酸性，高 CO_2，高温，代謝亢進は，運動中の筋肉内の状態になぞらえられます．こうした筋肉は当然酸素消費が盛んなわけですから，合理的な反応といえます．

右方シフト
Bohr効果

右方シフトでは組織中での酸素放出のみ促進される．肺内が右方シフトを起こす状況になることはほとんどないが，たとえ起こったとしても，酸素結合には影響しない

L-3　血液による二酸化炭素の運搬

二酸化炭素の水に対する溶解度は酸素の 20 倍も高く，二酸化炭素は血漿に溶け込んだ形で，ある程度の運搬が可能です．しかし，さらに運搬量を増すためには，重炭酸イオンへの分解やタンパク質への結合によるカルバミノ化合物の形成などの方法がとられています．

赤血球には**炭酸脱水酵素（CA）**が存在します．この酵素は，二酸化炭素と水から可逆性に炭酸を合成します．生成した炭酸はすぐに電離して水素イオンと重炭酸イオンになります．

炭酸脱水酵素（CA）

$$CO_2 + H_2O \underset{}{\overset{CA}{\rightleftharpoons}} H_2CO_3 \rightleftharpoons H^+ + HCO_3^-$$

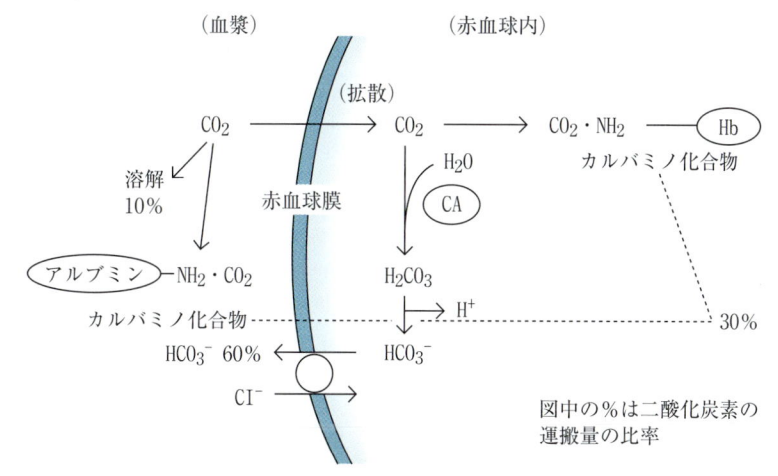

図Ⅳ-76 血漿，赤血球内での二酸化炭素の運搬様式

　組織毛細血管内で血漿に溶けた二酸化炭素は脂溶性があるので，赤血球膜を容易に通過します．赤血球内に移動した二酸化炭素は，炭酸脱水酵素により重炭酸イオンと水素イオンになります（図Ⅳ-76）．生成された重炭酸イオンは赤血球膜の HCO_3^--Cl^- 交換系により血漿に出され運搬されます．この反応の逆反応が肺毛細血管で起こり，生成された二酸化炭素は肺胞気へ拡散します．一方，二酸化炭素はタンパク質のアミノ基末端と結合することができ，カルバミノ化合物となります．とりわけ，赤血球内のヘモグロビンのアミノ基末端に結合しやすく，この形で運搬されます．二酸化炭素の運搬量の比率は重炭酸イオンの形で60％，カルバミノ化合物の形で30％，単純な溶解の形で10％となります．

🔑 二酸化炭素運搬の形式とその比率
・重炭酸イオン　　60％
・カルバミノ化合物　30％
・溶解　　　　　　10％

L-4　ホールデン効果

　酸素が結合していない還元ヘモグロビンの酸素結合部位には水素イオンが結合しています．一方，二酸化炭素から重炭素イオンを生成する際には水素原子が生じます．これら二つの過程は同じ赤血球内で行われることから，相互に連動することになります．これを**ホールデン効果**といいます．

📄 ホールデン効果（Haldane効果）

$$Hb \cdot O_2 + H_2O + CO_2 \rightleftarrows Hb \cdot H + O_2 + HCO_3^-$$

　反応が右から左へ進行する場合は肺内でみられます．肺でヘモグロビンが酸素を取り込むと，二酸化炭素の遊離・放出が促進されることになります．つまりガス交換が促進されます．一方，反応が左から右へ進行する場合は組織毛細血管内でみられます．ヘモグロビンが酸素を放す時，二酸化炭素から水素イオンを奪うので，重炭酸イオンに変換されます．これにより末梢血の酸性化が抑えられます．

🔑 ホールデン効果により組織における赤血球の CO_2 の取り込みと肺における CO_2 の放出が促進される

M. 血液の酸塩基平衡と呼吸

二酸化炭素の運搬において生じる重炭酸イオンは、二酸化炭素とともに血液の酸塩基緩衝系を形成しています.

$$CO_2 + H_2O \rightleftarrows H_2CO_3 \rightleftarrows H^+ + HCO_3^-$$

📄 ヘンダーソン・ハッセルバルヒの式（Henderson-Hasselbalch）

上記の緩衝系から血液 pH を計算するための式が**ヘンダーソン・ハッセルバルヒ**の式です.

$$pH = pK_A + \log\{[HCO_3^-]/0.03\, P_{CO_2}\}$$

重炭酸イオンは腎臓での再吸収量により調節されますが、二酸化炭素は肺で排出されることにより調節されます。正常での水素イオンとしての排出量は肺が 10,000 mEq 以上ですが、腎臓では 100 mEq 以下です。肺での酸塩基平衡調節力は莫大であり、呼吸は血液酸塩基平衡調節の主役です.

N. 呼吸の調節

N-1 呼吸中枢

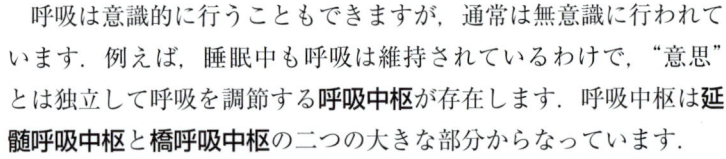

呼吸は意識的に行うこともできますが、通常は無意識に行われています。例えば、睡眠中も呼吸は維持されているわけで、"意思"とは独立して呼吸を調節する**呼吸中枢**が存在します。呼吸中枢は**延髄呼吸中枢**と**橋呼吸中枢**の二つの大きな部分からなっています.

📄 呼吸中枢
・延髄呼吸中枢
  ┌背側呼吸性ニューロン群（DRG）
  └腹側呼吸性ニューロン群（VRG）
・橋呼吸中枢
  ┌呼吸調整中枢
  └持続性吸息中枢

延髄呼吸中枢は**背側呼吸性ニューロン群（DRG）**と**腹側呼吸性ニューロン群（VRG）**から構成されています（図Ⅳ-77）.

DRG は主として吸息運動を支配し、VRG は呼息運動への関与が大きいとされています。DRG からの刺激は横隔神経から横隔膜、肋間神経を経て外肋間筋などに伝達されます。DRG での神経活動の様子は次のようなものです。数秒間の潜伏期に続いて活動電位のバーストが数秒間続きますが、頻度が次第に増強します。このバーストにより吸息筋が一気に収縮します。バーストは最後に急激に停止し、吸息筋は弛緩します。この吸気ニューロンのバーストは、**橋呼吸中枢**のうち橋上部に位置する**呼吸調整中枢**からの抑制性刺激により、早期に終了します。この中枢が呼吸数を調節するのに重要と考える研究者も多いのですが、この中枢の関与なしにも呼吸数調節は行われ得るので、定説とはなっていません.

VRG は正常安静呼吸時には活動していません。通常の呼息は吸息筋の弛緩時に肺・胸郭が自らの弾性に基づいて縮小することにより行われます。しかし、運動時などの強制的呼息が必要な場合、

4. 呼吸器系

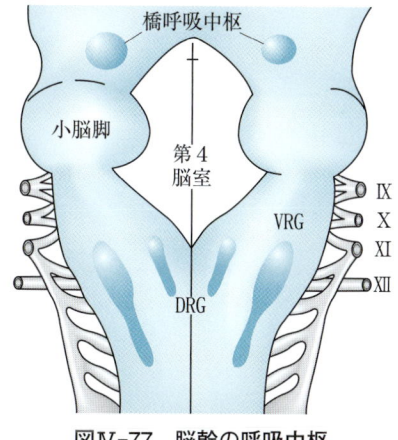

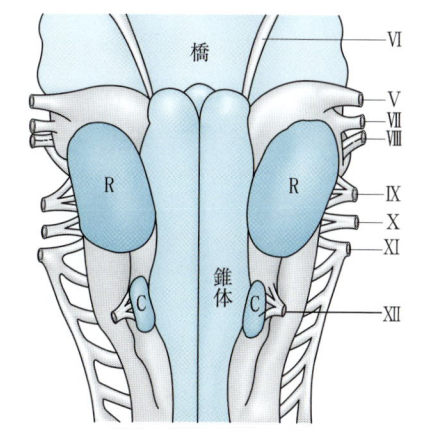

図Ⅳ-77 脳幹の呼吸中枢

図Ⅳ-78 化学受容野吻側（R）と尾側（C）

VRGは積極的に活動し，呼息筋を収縮させ，普段より大きな呼息を形成します．

橋下部には**持続性吸息中枢**と呼ばれる部分があります．この中枢は上位からの抑制がとれると，持続性吸息が一過性の努力呼気を挟んで継続するようになります．この中枢から延髄の吸息中枢に興奮性刺激が出ているためと考えられます．しかし，通常はどのような役割をしているのかは，まだ明らかではありません．

N-2 呼吸の化学的調節

呼吸は血液内の酸素や二酸化炭素の状況に応じて調節されます．これを**換気応答**といいます．血液内の酸素や二酸化炭素のガス分圧を感知するのが**化学受容器**と呼ばれるものです．化学受容器には**末梢性化学受容器**と**中枢性化学受容器**があります．

中枢性化学受容器は延髄腹外側にあります（図Ⅳ-78）．受容器は脳内の組織液の水素イオン濃度の変化に反応し，濃度が高まれば，呼吸中枢を刺激して単位時間当たりの呼吸量（**分時呼吸量**）を増加させます．元来，血液と脳の組織液は**脳血液関門**によって隔てられています．脳血液関門は水素イオン自体は通過させませんが，血液中の二酸化炭素はこれを容易に通過できます．したがって，血中の P_{CO_2} の上昇により，脳組織液の P_{CO_2} も上昇し，これによりpHが低下し，化学受容器を刺激します．したがって，中枢性化学受容器は動脈血pHの変化より，動脈血 P_{CO_2} の変化に鋭敏に応答することになります．この中枢性の換気応答は安静覚醒時のヒトの二酸化炭素に対する換気応答の90％を占めます．

末梢性化学受容器は総頸動脈分岐部の**頸動脈小体**と大動脈弓の上下にある**大動脈体**に存在します（図Ⅳ-79）．ここに存在する**グロムス細胞**が動脈血 P_{O_2} とpHの下降と動脈血 P_{CO_2} の上昇に反応し

Ⅴ章「息切れ」

換気応答
化学受容器
末梢性化学受容器
中枢性化学受容器

頸動脈小体
大動脈体
グロムス細胞

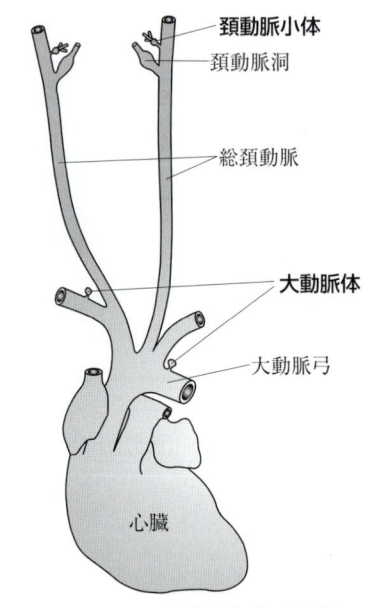

図Ⅳ-79　末梢性化学受容器

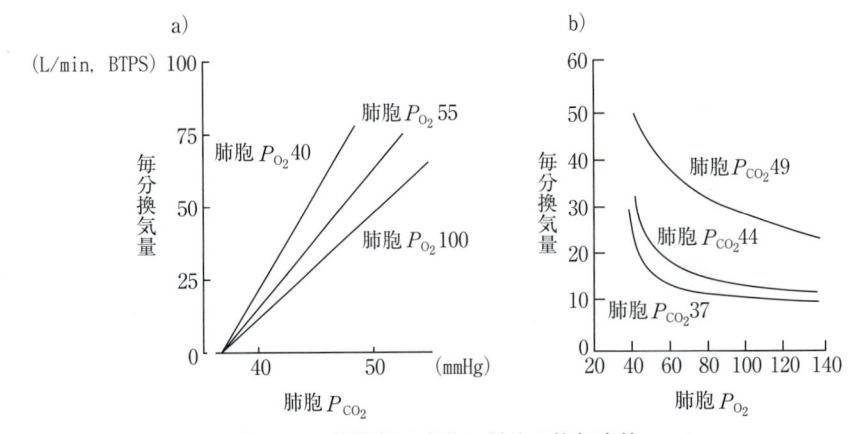

図Ⅳ-80　肺胞気の変化に対する換気応答

🔑 中枢性化学受容器は動脈血 P_{CO_2} の変化に鋭敏に応答する

🔑 動脈血 P_{CO_2} の変化に対する基本的制御は中枢性化学受容器が行うが，急激な P_{CO_2} の変化に対しては末梢性化学受容器が先に応答する

ます．末梢性化学受容器も動脈血 P_{CO_2} の上昇や pH の下降に反応し呼吸を促進しますが，中枢の反応よりは重要ではないと考えられています．しかし，動脈血に直に接していることから，動脈血 P_{CO_2} の急激な変動に対しての換気応答には有利と考えられます．動脈血 P_{O_2} の低下に対する反応は 70 mmHg 以下で急激に起こります（図Ⅳ-80）．これにより呼吸中枢を刺激して，単位時間当たりの呼吸量（分時呼吸量）を増加させます．通常の動脈血 P_{O_2} はほぼ 100 mmHg を維持しているため，この換気応答はわずかの貢献しかないと考えられています．

5. 消化器系

A. 消化管の概念

　ヒトは，身体を維持するための材料を得たり，活動するためのエネルギーを獲得するために「食べる」ことを行います．もし食べなければ，元気がなくなり活動が鈍るだけでなく，だんだんやせていき，ついには死んでしまいます（餓死）．これは，食べ物によって得られるものが，"エネルギー"と"材料"であることを著明に示しています．また，エネルギーと材料は常に消費されているため，供給が止まれば，たちどころに不足してしまうことも示しています．したがって，ヒトは毎日食べ続け，栄養補給をし続けなければならないのです．

　エネルギーの供給源は，**糖質**（炭水化物）と**脂質**です．身体を作る主要な材料は，**タンパク質**と脂質です．いわゆる三大栄養素と呼ばれるものです．単細胞生物も栄養は必要ですから細胞外から直接に食塊を取り入れます（図Ⅳ-81）．ヒトも細胞でできているわけですから，食塊は最終的に細胞が取り入れられるぐらいの大きさにしなければなりません．細胞の外側には細胞外液という水があるので，食塊は最終的に水溶液にして，栄養素の分子として取り入れるのが一番好都合ということになります．**消化**とは食べた食塊をさらに小さくして，水溶液の状態に持っていく作業であり，消化の後に起こる**吸収**によって，栄養素は体内に入ることになります．結局，ヒトの栄養補給の過程には，「食べる」，「消化」，「吸収」の三つの段階があることになります．

Ⅴ章「めまい」
　　「下　痢」
　　「嘔　吐」

糖質
脂質
タンパク質

脂質は身体を作る材料である

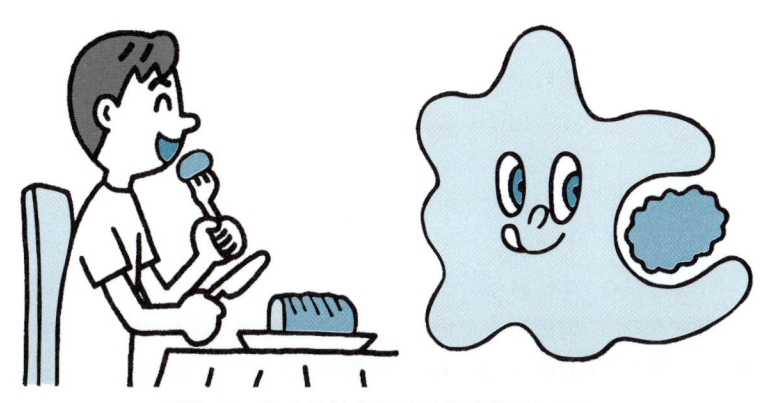

図Ⅳ-81　ヒトの消化吸収には手間がかかる…

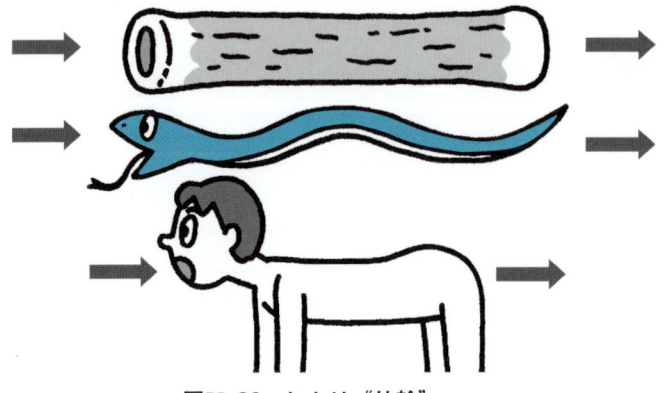

図Ⅳ-82 ヒトは"竹輪"……

栄養補給の一連の過程は**消化管**において行われます．そして，その過程の最終段階が吸収であるということは，消化管の中は，実は"身体の外である"ことを示しています．消化管を持つかなり下等な動物からヒトまでを概観しても，消化管は口から肛門まで1本の管として存在します．その管の外側こそが身体です．つまり，ヒトは"竹輪"のようなものだというわけです（**図Ⅳ-82**）．実は，消化と吸収は大変時間がかかる過程です．食べ物が口から肛門に達するのにおおむね24〜72時間かかるといわれています．実際は小腸を通過し終わるまでに大半の消化吸収は完了しています．そうすると，消化吸収にかかる時間は食後8〜9時間ぐらいと見積もられます．もし，食べ物を身体の外（消化管内ではなく）にとどめておき，そこから少しずつ消化吸収したとすると，少なくとも8〜9時間は食べ物の前を離れられないことになります．これは，行動を著しく制限し，野生動物であるなら外敵から攻撃を受けることは必至です．そこで，動物は消化管を発達させ，食べ物をとりあえず身体の中心に収めて，消化吸収している時間に自由に行動できるようにしたわけです．消化管に収まった食べ物は，それだけではまだ身体の中にあるわけではなく，消化管の中は身体の外であるといわれる理由はそれです．

嘔吐
下痢
糜粥
嘔吐中枢（化学受容器）
腸壁神経叢

嘔吐と下痢は異物排除のために必須な生理反応である

消化管の変調として，真っ先にあげられるのは**嘔吐**と**下痢**ではないでしょうか．嘔吐は胃内にたまった食塊，あるいは食塊が水に溶けた状態である**糜粥**（びじゅく）を逆流させ口腔から出すことです．一見，とても異常なことと思われがちですが，これはきわめて生理的な反応です．何といっても，延髄には嘔吐のための中枢（**嘔吐中枢**と**化学受容器**）まで備わっているのです（**図Ⅳ-83**）．嘔吐は，胃内に入った腐敗した食物や毒物等を，吸収してしまう前に排除して，身体を守るための防御反応と考えられます．下痢は，特定の中枢は指摘さ

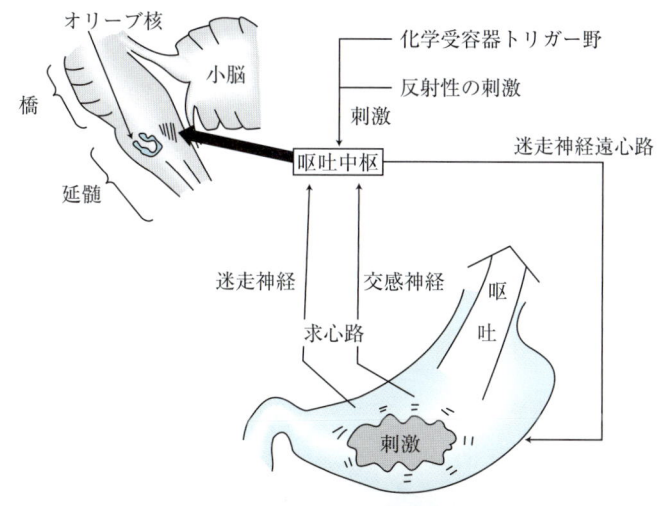

図Ⅳ-83　嘔吐の発現機構

れていませんが，やはり生理的反応です．こちらは腸内に入った糜粥が腸壁に対して化学的・物理的刺激を与えることにより，**腸壁神経叢**のネットワークが反応して蠕動運動を非常に亢進させることで起こります．下痢は，胃において排除されなかった異物，毒物を排除したり，糜粥が腸内にとどまっている間に新たに発生した毒物や病原菌等を排除し，これらの物が体内に吸収されるのを防いでいます．つまり，一時的にせよ，食物を消化管内という「外界」にとどめておくことで，異物，毒物を排除する機会を得ていることになります．嘔吐も下痢もやたらと止めるばかりではいけないといわれています．

B. 消化の流れ

それではまず，消化吸収過程の全体像をつかむため，口に食物が入ってから肛門から便として排泄されるまでの流れを概観してみましょう（図Ⅳ-84）．口腔内に入った食物は，**咀嚼**され同時に**唾液**と混和されて，少しずつ**嚥下**されていきます．ここでまず重要なのは嚥下のしくみです（図Ⅳ-85）．それは，口腔は咽頭部で喉頭とつながっていて，食物の通過だけでなく，吸息・呼息の通路でもあるからです．食物が通過する際，気管の入り口にある喉頭蓋が閉じ，食物の侵入（誤嚥）を防ぐため一過性に呼吸は停止します．同時に食道の入り口（上食道括約部）の緊張はゆるみ，食物は食道内に導かれます．このような複雑な動きを同時に行うため，このしくみは全体として**嚥下反射**と呼ばれ，不随意に自動的に起こるようになっています．食道に入った食物は食道壁の収縮（**蠕動運動**）により，

Ⅴ章「下　痢」

咀嚼
唾液
嚥下（反射）
蠕動運動
糜粥

第Ⅳ章　組織器官系の機能

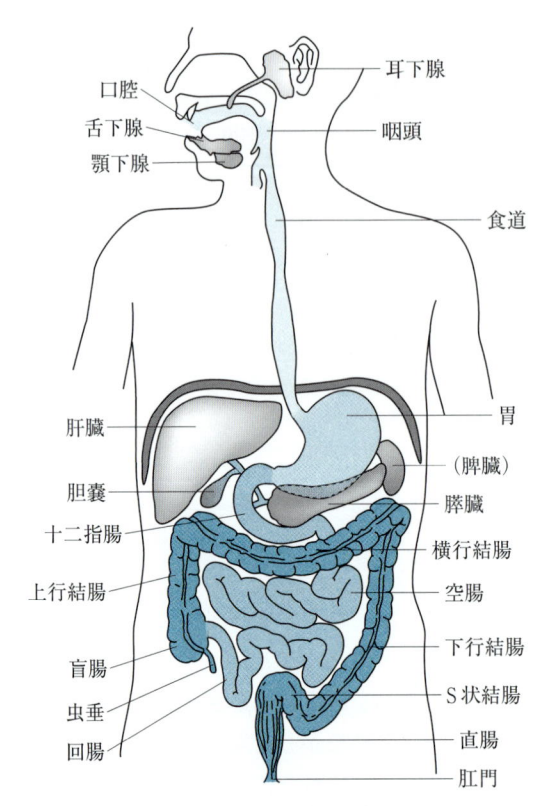

図Ⅳ-84　消化器系

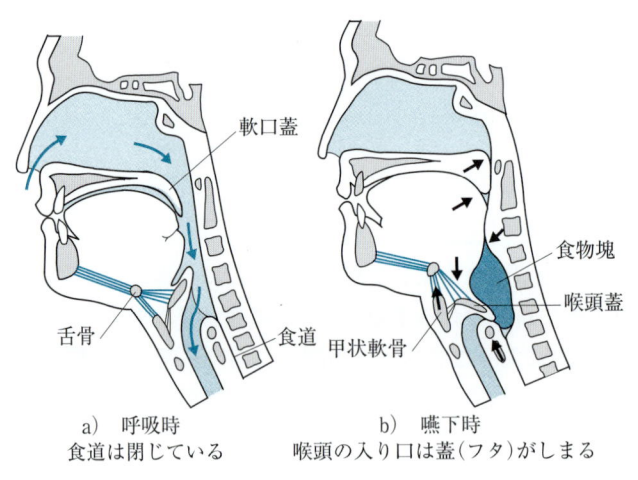

a) 呼吸時
食道は閉じている

b) 嚥下時
喉頭の入り口は蓋（フタ）がしまる

図Ⅳ-85　嚥下反射
（高野廣子：解剖生理学，図8-16，南山堂，2002）

胃へ速やかに運ばれます．胃に入った食物はしばしの間，そこに滞留します．これは幽門括約筋が普段は収縮して胃と十二指腸を隔絶しているからです．胃壁からは**酸**とタンパク質消化酵素（**ペプシン**）が分泌され，食物は形を失い，液状の**糜粥**となります．糜粥は胃の

蠕動運動によって腸へ送られ，消化吸収が行われることになりますが，腸は処理できる糜粥の最大量が決まっているため，胃は腸の能力に見合う分の糜粥を少しずつ送り込みます．腸の始めの部分である十二指腸では，消化酵素を豊富に含んだ消化液が分泌されます．膵臓から分泌される**膵液**がそれです．一方，肝臓で作られ胆嚢に貯められ濃縮している**胆汁**が同時に放出されます．胆汁は**界面活性作用**があり，糜粥に含まれている脂質をミセル化（**乳化**）し消化吸収を促進します．この二つの消化液は，十二指腸乳頭部から，一緒に分泌されます．消化酵素と一緒になり，消化分解を進行されながら糜粥は空腸・回腸へ運ばれていきます．空腸・回腸の粘膜には消化酵素が大量に存在し，最終的な消化分解（**膜消化**）が行われます．こうして食物の栄養分やビタミンは，単分子ないし2分子の状態まで分解され，腸粘膜の上皮細胞から吸収されていきます．同時に電解質や水分も吸収されます．吸収しきれなかった栄養分や栄養とはならない食物の成分（**食物繊維**）は回盲部から大腸（結腸）に移行していきます．大腸の内容物は，上行・横行・下行結腸と移動していく間に，水分が吸収され，固形化して糞便となります．出口である肛門には括約筋があり普段は閉じているため，糞便はS状結腸に貯まります．ある程度の量が貯まると，便は直腸内に侵入し，便意を催し，肛門括約筋が弛緩し，同時に腸の蠕動と腹圧の上昇があり排便されます．この動きも複雑で，一連の動きをまとめて**排便反射**といいます．この一連の消化全体の流れにおおむね24時間以上かかると考えられています．

　以上のように消化管では多彩な**消化液**（**唾液，胃液，膵液，胆汁，腸液**）が分泌されています．これらの分泌は身体の外である消化管内に対して行われますので，「外分泌」です．その総量は，1日当たり7～10 Lにも及びます．しかし，分泌された水分のほとんどは腸において吸収されますので，糞便中に含まれる水分量は1日で100 mL程度です．もし，嘔吐や下痢が長く続くことになると，消化液は吸収されないことになりますので大量に失われます．この状態を放置すると，身体は脱水状態（水分不足）になり危険です．したがって，ある程度以上続いた嘔吐や下痢に対しては，むしろ積極的に止める治療が必要になってきます．

C. 消化管運動の特徴

　消化管の始まりである口腔・咽頭・食道上部，終わりである肛門付近には骨格筋が分布し，消化管を取り巻いています．一方，それ以外の消化管の壁には平滑筋が分布しています．このことは，それ

乳化
膜消化
排便反射

次の消化液が分泌される
・唾液
・胃液
・膵液
・胆汁
・腸液

第Ⅳ章 組織器官系の機能

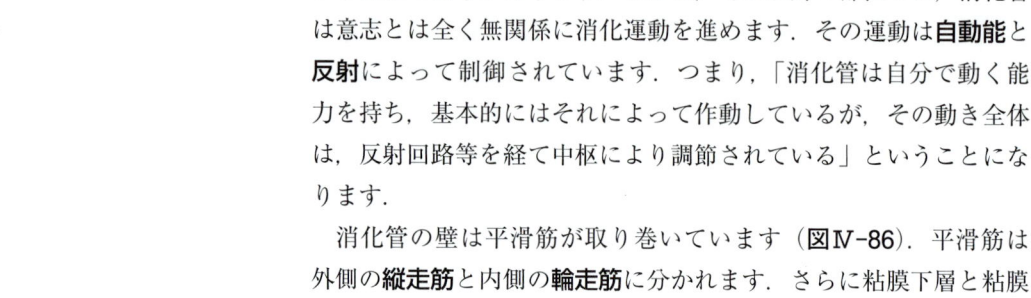

📄 便意

れの部位での運動の特徴を反映しています．口腔から食道上部では咀嚼，嚥下といった運動が行われますが，これらには"意志"が大きくかかわっています．肛門の重要な機能である排便にも**便意**という意志の関与があります．しかし，それ以外の部位では，消化管は意志とは全く無関係に消化運動を進めます．その運動は**自動能**と**反射**によって制御されています．つまり，「消化管は自分で動く能力を持ち，基本的にはそれによって作動しているが，その動き全体は，反射回路等を経て中枢により調節されている」ということになります．

消化管の壁は平滑筋が取り巻いています（図Ⅳ-86）．平滑筋は外側の**縦走筋**と内側の**輪走筋**に分かれます．さらに粘膜下層と粘膜固有層の間に**粘膜筋板**と呼ばれる平滑筋層が存在します．粘膜筋板は収縮により，消化管粘膜に折り込みやしわを作り，粘膜と食物との接触を促進する働きがあります．輪走筋は単独で収縮すると管腔を狭め，**収縮輪**を形成します．この収縮輪が離れた場所で同時に発生して腸管を小分節に区切る運動が観察されます．収縮輪は一定の時間を経て弛緩しますが，引き続き収縮輪のあった中間の部分に再び収縮輪が形成されます．これが繰り返し現れる運動を**分節運動**といいます（図Ⅳ-87）．分節運動は，食物と消化液の混和に有効と考えられています．縦走筋が単独で収縮した場合，腸管が縦方向に伸縮します．結果として内容物は進んだり後退したりするようにみえるので，これを**振り子運動**といいます（図Ⅳ-87）．特に大腸では縦走筋は**結腸ヒモ**として発達していて，輪走筋と協力して結腸膨

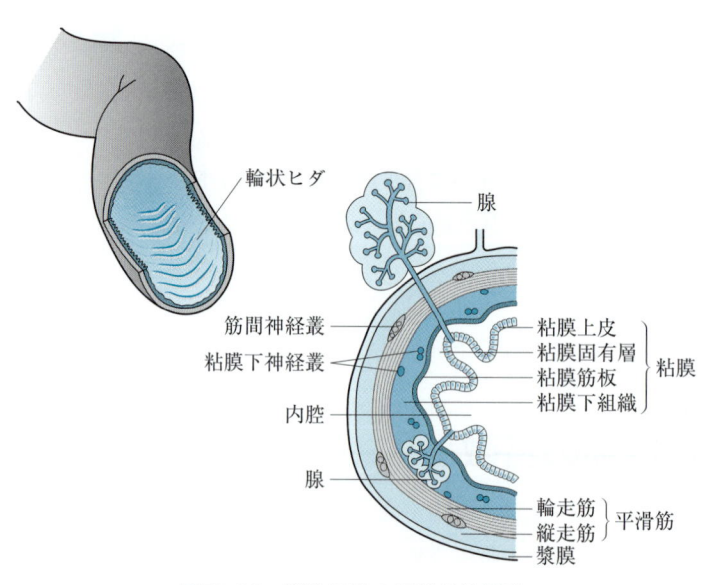

📄 収縮輪
分節運動
振り子運動

📄 結腸ヒモ
結腸膨隆

図Ⅳ-86　消化管壁の組織学的構造

5. 消化器系

隆を形作ります（図Ⅳ-88）.

　輪走筋と縦走筋が協調して腸管内の食塊を移送する運動を**蠕動運動**（図Ⅳ-87）といいます．これは，最初に縦走筋が収縮し，次に輪走筋が収縮します．縦走筋は輪走筋が収縮すると弛緩を起こします．これを繰り返すことにより，収縮輪が連続して波動状に移動することになり，収縮輪に挟まれた内容物が移動することになります．この蠕動運動が起こるためには，縦走筋と輪走筋の協調が不可欠ですが，この協調は腸管壁内の**内在神経叢**を介する反射として起こります．食塊により腸管の壁が伸展されると，それより口側の輪走筋と縦走筋は収縮し（上行収縮），肛門側では両筋の弛緩が起こります（下行抑制）．

蠕動運動

内在神経叢
腸管の法則
・上行収縮
・下行抑制

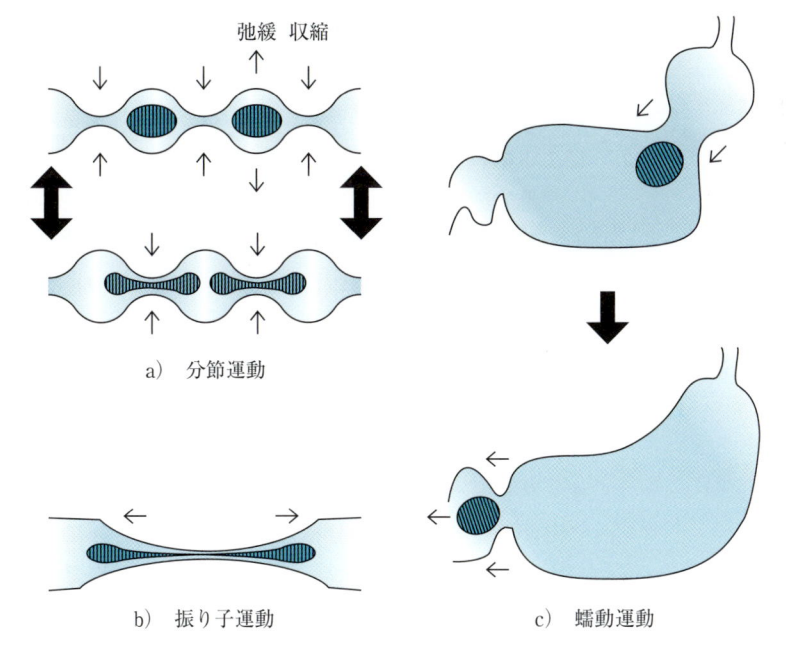

a) 分節運動

b) 振り子運動

c) 蠕動運動

図Ⅳ-87　消化管運動の様式

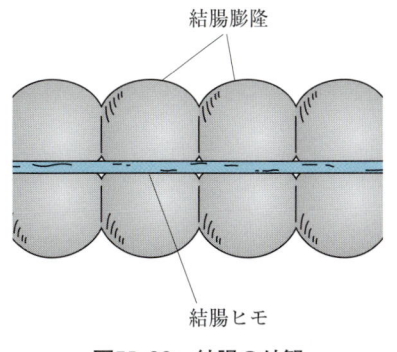

結腸膨隆

結腸ヒモ

図Ⅳ-88　結腸の外観

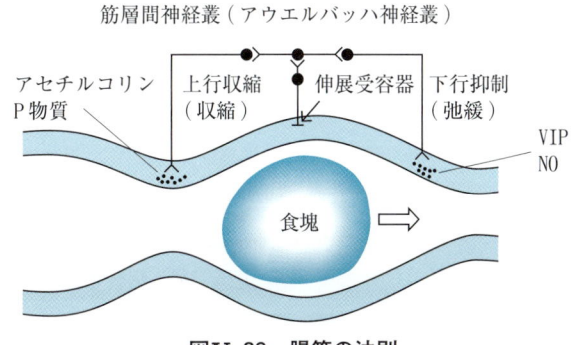

筋層間神経叢（アウエルバッハ神経叢）

アセチルコリン
P物質

上行収縮
（収縮）

伸展受容器

下行抑制
（弛緩）

VIP
NO

食塊

図Ⅳ-89　腸管の法則

第Ⅳ章　組織器官系の機能

📄 逆蠕動

　この現象をBayliss-Starlingの腸管の法則といいます（図Ⅳ-89）．この反射により，食塊は肛門側へ押し出され，それにより伸展された肛門側の壁で再び反射が繰り返され，蠕動運動として展開していくことになります．このように蠕動運動は口側から肛門側へ進行しますが，一部の腸管では，肛門側から口側に向かって蠕動運動が進行することがあり，これを**逆蠕動**と呼んでいます．逆蠕動は生理的には十二指腸部と回盲部でみられ，糜粥を長く腸管に滞留させ消化吸収を助ける役割をしています．また，先に述べた嘔吐反射の際には，胃から食道にわたって，急激な逆蠕動が観察されます．

D. 消化管平滑筋細胞の電気特性と自動能

　先にも述べましたように，消化管は中枢神経の支配から独立して，自律的に運動します．すなわち，自動能を備えているわけです．この自動性は，平滑筋そのものに備わっている自発活動と，腸管壁内の内在神経叢（腸神経系）によって形作られる腸内反射との組合せによっています．

📄 スローウェーブ (slow wave)

　平滑筋細胞の自発的興奮には，活動電位の自発的発火によるものと，腸管独特のスローウェーブによるものがあります（**図Ⅳ-90**）．腸管の平滑筋細胞の膜電位は厳密な意味では静止していません．ヒトの胃で1分間に3回，十二指腸で1分間に12回程度の頻度で膜電位の振動を繰り返しています．この振動を**スローウェーブ**といいます（P.60）．振動は-60 mVから脱分極側へ起こることが多いのですが，場合によっては+（プラス）側まで脱分極することもあります．スローウェーブは発生している平滑筋細胞の収縮を伴っていることが重要であり，脱分極により収縮，再分極により弛緩することになります．つまりスローウェーブが腸管の自発的収縮の原因であるわけです．スローウェーブの脱分極はCa^{2+}あるいはNa^+とCa^{2+}

図Ⅳ-90　腸管平滑筋の電気活動と収縮

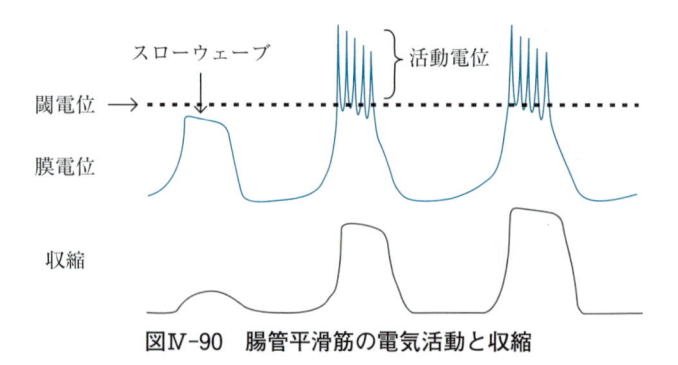

の流入によって引き起こされることがわかっていますが，いずれのチャネルを通るのかは，まだ，はっきりしていません．再分極は，上記のチャネルの閉鎖とともにCa^{2+}依存性K^+チャネルや遅延整流性K^+チャネルの開口によると報告されています．スローウェーブが強まって，閾電位を超えると**Ca^{2+}依存性活動電位**が発火します．これに伴ってCa^{2+}の流入が増えると，収縮はより強いものになります．

📄 Ca^{2+}依存性活動電位

　スローウェーブは平滑筋そのもので発生するのではなく，周辺の細胞から伝播してくるものであることがわかっています．輪走筋と縦走筋の間にはごく薄い細胞層があり，そこに線維芽細胞と平滑筋細胞の中間の性質を備えた**間質細胞（カハール間質細胞）**が存在します．この細胞は近傍の平滑筋細胞とギャップジャンクションでつながっており，間質細胞に発生したスローウェーブは平滑筋細胞に伝播していくと考えられています．これが自動性の原因と考えられます（図Ⅳ-91）．

📄 カハール間質細胞

　スローウェーブは神経系により調節を受けています．腸管の内在神経系の興奮性神経終末からはアセチルコリンやP物質が放出されますが，これらはスローウェーブの頻度や振幅を増したり，活動電位の発火頻度を増したりします．一方，抑制性神経終末からはVIPや一酸化窒素（NO）が放出され，スローウェーブの振幅を減少させます．先に述べた**腸管の法則**における上行収縮や下行抑制は，これらの神経を介した反射であると考えられています（図Ⅳ-89）．

　消化管の運動を中枢側から調節するのが自律神経の役割です．その調節の仕方は，腸管が持っている自動性を促進したり，抑制したりすることによって行われます．つまり，"アクセルとブレーキの役割"といえるでしょう．自律神経は交感神経と副交感神経系の迷走神経・脊髄（仙骨）神経が入ってきています．それぞれ，マイス

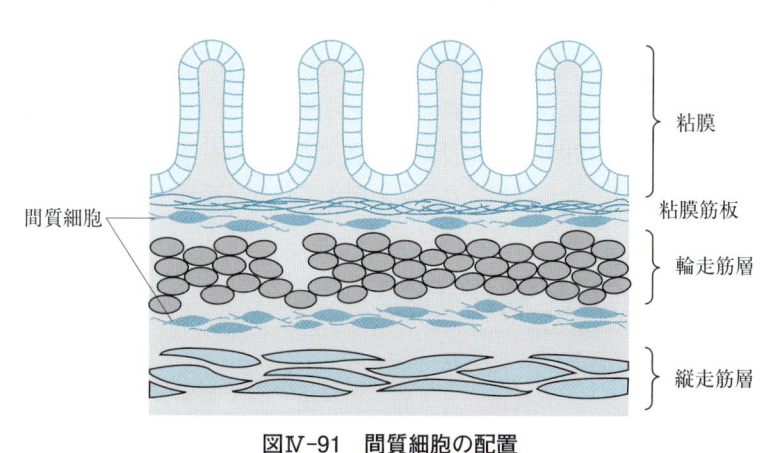

図Ⅳ-91　間質細胞の配置

図Ⅳ-92　自律神経の支配

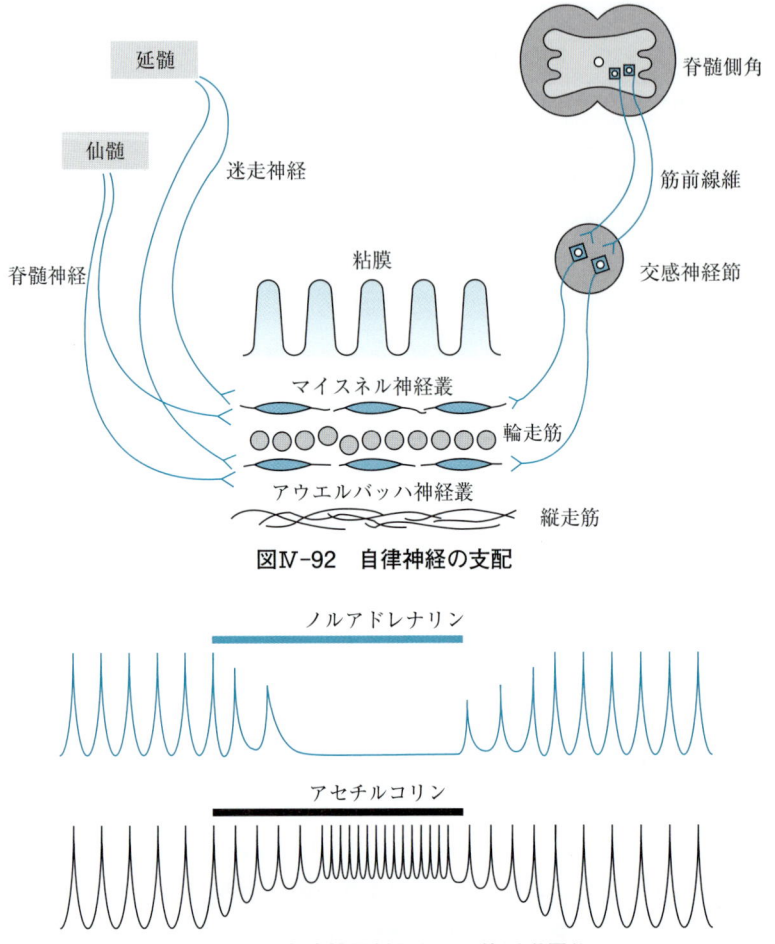

図Ⅳ-93　自律神経刺激と平滑筋活動電位

ネル神経叢とアウエルバッハ神経叢に枝を出して調節を行います（図Ⅳ-92）．一方，交感神経，副交感神経それぞれ求心性線維を持ち，腸管の情報を中枢に伝えています．交感神経の腸管に対するはたらきは，**抑制**です．消化管運動も消化液も分泌も抑えられます．一方，副交感神経のはたらきは，**促進**で，運動・分泌ともに促進します．消化管の自動能に対する作用では，交感神経終末から放出される**ノルアドレナリン**は腸管平滑筋の自発発火を抑制し，副交感神経終末から放出される**アセチルコリン**は腸管平滑筋の自発発火を著しく促進します（図Ⅳ-93）．

E. 消化液の分泌と消化過程

E-1　唾液の分泌と機能

　唾液は，耳下腺，顎下腺，舌下腺から口腔内に分泌されます（図Ⅳ-94）．分泌総量は1日におよそ1〜1.5Lです．唾液は常に少量

5. 消化器系

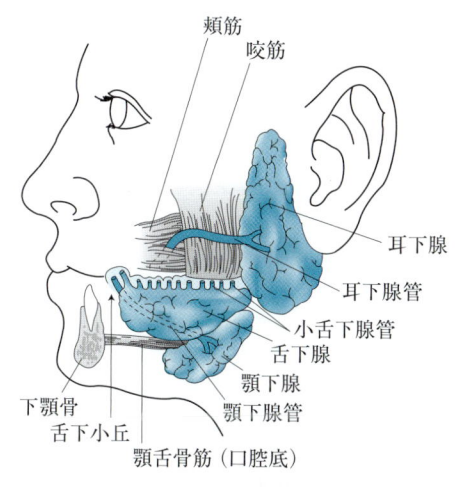

図Ⅳ-94 唾液腺

ずつ分泌されていますが，食物が口に入るとその刺激により分泌量が増加します．耳下腺は最も大きく，ムチンがない漿液性の唾液を分泌します．消化酵素である**α-アミラーゼ（プチアリン）**が多く含まれています．また，IgAが含まれていると報告されています．顎下腺と舌下腺はムチンを含む粘稠な唾液を分泌します．

　唾液のはたらきの重要なものは，食塊を湿らせ，滑らかにして，嚥下を容易にすることです．食塊は咀嚼により，嚥下できるほどの大きさにまでされるわけですが，それだけでは狭い咽頭をスムーズに通過することはできません．唾液が食塊とよく混和されることにより，湿潤させて柔らかくさせます．さらに，唾液に含まれるムチンが食塊を包み込み，咽頭粘膜との摩擦を低下させ，スムーズな嚥下を実現させるわけです．例えば，極端に乾燥した食物（例えば，クラッカーや煎餅など）は唾液の水分を吸収してしまい，唾液の潤滑作用を弱めてしまいます．したがって，そのままではとても飲み込みにくいので（摩擦が大きい），お茶などの飲料を同時に口に含むことになるのです．

　もう一つ唾液のはたらきとして重要なのは，口腔粘膜の乾燥を防ぎ，口腔内の細菌の繁殖を抑えることです．この作用に関しては，いくつかの因子があります．一つは，口腔内や歯間に残った食物を洗い出す効果があるので，これにより細菌の繁殖が抑えられることです．さらに唾液にはIgAやリゾチーム，ラクトフェリン，ヨウ素（I）が含まれており，抗菌・殺菌作用を示します．唾液の分泌が低下，欠乏したり，麻痺などで口腔が閉まりにくくなったりすると，口内乾燥と呼ばれる状態になり，細菌の繁殖が進み，虫歯や口臭の原因となります．

唾液のはたらき
・食塊の潤滑作用
・口腔内殺菌
・デンプンの消化

唾液にはα-アミラーゼ（プチアリン）が含まれており，デンプン（糖質）を二炭糖まで分解することができます．この酵素は口腔内の比較的弱酸の環境で働きますが，胃に入って強酸にさらされると失活します．したがって，口腔内で食物をよく咀嚼すると，それだけ長い時間α-アミラーゼが作用できることになるので，デンプンの消化によいと考えられます．α-アミラーゼは膵臓からも大量に分泌されますので，デンプンの消化自体は，膵液だけでも十分完了させることができます．したがって，唾液のα-アミラーゼがあまり作用しなくても，デンプンの消化不良は起こらないといわれています．

唾液の分泌は2段階の過程で行われます（**図Ⅳ-95**）．まず，腺房細胞から等張な唾液が分泌され蓄えられます．次いで，蓄えられた唾液が導管を通過して口腔内に出ていく際に，導管の上皮細胞によって修飾を受けます．具体的には，Na^+ や Cl^- が再吸収されます．これにより唾液は低張液として分泌されます．この再吸収量は，唾液が導管を通過するのに要する時間に比例しますので，流速が速いとき，すなわち，分泌が盛んなときには等張に近くなり，HCO_3^- の含有量が増えるので，pHは7付近まで上昇します．

こうした唾液の分泌そのものは主として自律神経により調節されています．安静時には0.5 mL/min 程度の分泌が常に行われています．これには，先に述べたように，口腔内の乾燥を防ぎ，清浄に保つ目的があります．食べ物のにおいをかいだり，実際に味わったり，咀嚼したりすると，7 mL/min まで増加します．これらの味覚，嗅覚や口腔・咽頭の機械的刺激は，延髄の**唾液核**に伝えられます．唾液核は視床下部の食欲中枢や大脳皮質の味覚野，嗅覚野からの情報

🔑 普段はうすい唾液，食事中は濃い唾液

📄 唾液核

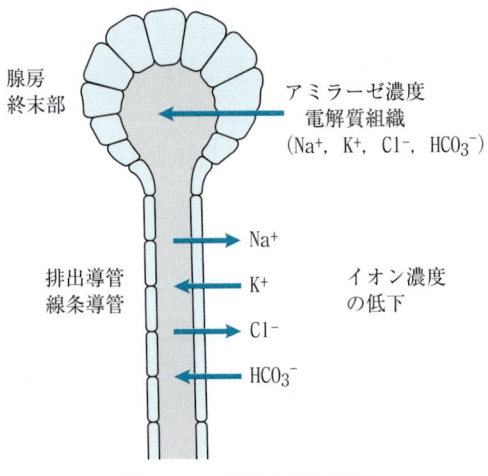

図Ⅳ-95　唾液の分泌過程

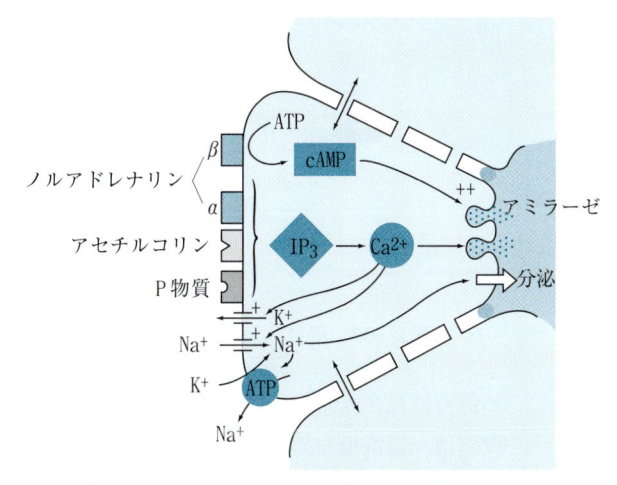

図Ⅳ-96 唾液腺の腺房細胞での分泌のしくみ

も受けています．さらに，視覚や聴覚からの情報も条件反射として入力されます．

　唾液核からの出力は，副交感神経と交感神経を介して唾液腺に伝えられますが，両神経とも唾液分泌を促進します．副交感神経は，アセチルコリンを放出し，腺房細胞の**ムスカリン受容体**と結合します．これにより，細胞内のイノシトールリン脂質代謝系が活性化し，細胞内のイノシトール三リン酸（IP_3）が増加します．IP_3は細胞内のカルシウム貯蔵部位からのCa^{2+}の放出を促します．こういった一連の反応により，アミラーゼやムチンの産生が亢進し，また，アミラーゼやムチンの分泌顆粒の開口分泌を促進します（図Ⅳ-96）．一方，管腔側の細胞膜にあるCl^-チャネルが開口し，それによりイオン分泌が促されます．交感神経終末からはノルアドレナリンが放出されます．ノルアドレナリンは腺房細胞の**α受容体**と**β受容体**に結合します．α受容体はイノシトールリン脂質代謝系を介して分泌促進にかかわるのは，副交感神経の場合と同様です．一方，β受容体は細胞内でcAMPの産生を増加させ，それによってアミラーゼ分泌を促進するとされています．しかしながら，交感神経刺激は同時に唾液腺に入る血管を収縮させるため，それによる分泌抑制効果が重なります．したがって，交感神経刺激による唾液分泌は一過性のものか，わずかな分泌にすぎないと考えられています．恐怖やストレスによる口腔内の乾燥は交感神経の分泌抑制反応の一環と考えられます．

🔑 ムスカリン受容体とα受容体はムチンとアミラーゼの分泌を促進．β受容体はアミラーゼの分泌を促進

E-2　胃での消化過程と胃液の役割

a．胃の役割と運動の特徴

　胃は食物を一時的に貯蔵し，糜粥化します．そして腸の消化吸収

第Ⅳ章　組織器官系の機能

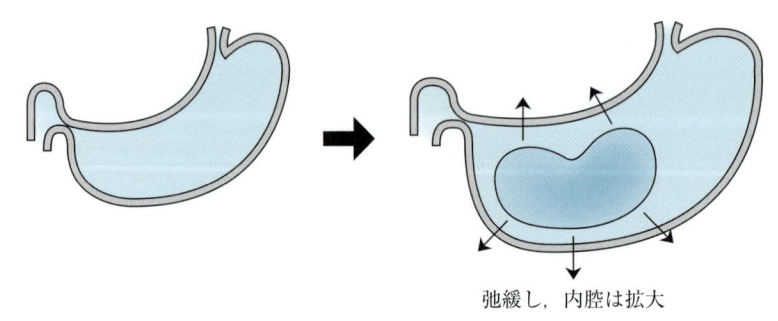

弛緩し，内腔は拡大

図Ⅳ-97　受け入れ弛緩

📄 胃の貯蔵機能

の能力に見合った分の糜粥を，腸に送り出します．**胃の貯蔵機能**の役割は，胃潰瘍や胃癌などで胃の摘出手術を受けた患者の様子により理解できます．こういう患者は，食事を1日3度ではなく，4～6度ぐらいに分けて少量ずつ摂るようにします．これを分食といいます．もしそうでなければ，腸の消化吸収能力を超えた量の食物が一気に腸内に入るので，腸は処理しきれずに下痢を起こして内容物を排除してしまいます．結果として消化吸収が十分ではなくなり栄養不良をきたします．胃の貯蔵機能は，分食を自動的に行うしくみともいえます．つまり，「一気に食べて，胃に貯め込んで，少しずつ腸で吸収する」のが消化吸収の基本戦略であり，その戦略の中で，胃は中心的な役割を演じているわけです．

🔑 一気に食べて胃に貯め込んで，少しずつ腸で吸収

📄 受け入れ弛緩

胃は食物が入ってくると，胃壁全体が弛緩し食物を受け入れます．これを**受け入れ弛緩**といいます（図Ⅳ-97）．胃の食物貯蔵のために重要な機能です．これは，食物が機械的刺激を胃壁に与えることにより起こる下行抑制反射であり，「腸管の法則」の一環と考えられます．胃の拡張能力は大きく，これが病的に亢進すると，いわゆる「胃拡張」や「胃アトニー」と呼ばれる状態になり，胃が垂れ下がり骨盤内にまで下りてくることもあります．胃は食物を受け入れた後，胃液と食物を撹拌混和するために，蠕動運動を開始します．

b. 胃での消化作用

このようにして，食物は腸に向かうまでの間，胃にとどまるわけですが，その間に，腸での消化吸収を助けるための消化作用を行います．この消化作用が必須でないことは，胃を摘出された患者さんが，量以外はほぼ普段どおりの食事ができることからも明らかですが，腸でのスムーズな消化吸収を促すために胃で消化が行われることは，やはり重要です．胃での消化作用の目的は，食物を糜粥化して，完全な水溶液にして腸へ送り込むことです．特に固形の食塊を崩すために，胃壁から**ペプシノーゲン**と**胃酸**を含む胃液が分泌されます．ペプシノーゲンは胃腔内で**ペプシン**に変換されてタンパク質

🔑 胃の消化作用の目的は食物を糜粥化すること

📄 ペプシノーゲン
胃酸
ペプシン

5. 消化器系

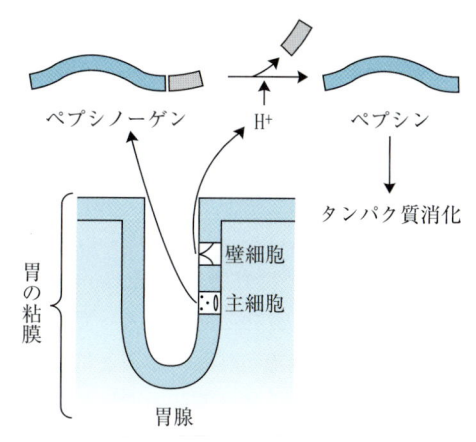

図Ⅳ-98 胃酸によるペプシン活性化

を分解します（図Ⅳ-98）．さらに，胃酸は食塊の結合組織や筋線維の分解を促進する働きがあります．胃に食物が貯留している間，胃液と食物は，胃壁の蠕動運動により撹拌混和され，消化が進み，水溶液状の糜粥となるのです．

c. 胃液の役割

胃液は胃壁粘膜内の**胃腺**から分泌されます（図Ⅳ-99）．胃液にはペプシノーゲン，塩酸，ビタミン B_{12} の内因子，ムチン，電解質が含まれています．ペプシノーゲンは胃腺の**主細胞**から分泌され，胃液の酸性条件下でペプシンに変換され，タンパク質を**ペプトン**といわれるポリペプチドに分解します．主細胞がペプシンを直接分泌しないのは，そのタンパク質分解作用により細胞自身が傷害を受け

胃腺
主細胞
壁細胞
副細胞

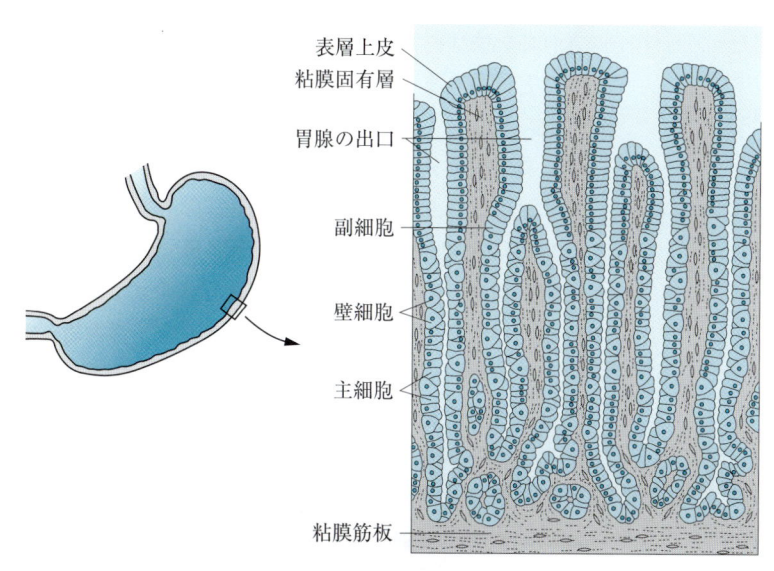

図Ⅳ-99 胃腺の構造

ることを避けるためと考えられます．

胃液に含まれる塩酸（HCl）は**胃酸**と呼ばれます．胃酸は胃腺の**壁細胞**から分泌されます．胃液を酸性にしますので，ペプシノーゲンをペプシンに変換するために必要であることが強調されやすいのですが，本来の目的は別なところにあります．それは，胃酸の**殺菌作用**です．胃は食物を一時的に貯蔵する器官です．貯蔵している間（1～2時間）は食物は湿潤で，かつ高温（つまり体温）にさらされますので，食物と同時に入ってきたわずかな細菌に増殖のチャンスを与え，食物が腐敗することになります．胃酸はその殺菌作用により，食物内の残存細菌の増殖を抑えているわけです．実際，慢性胃炎などで胃液の分泌が低下ないし消失した患者は，細菌性腸炎に罹患しやすくなります．胃酸は腐敗性菌だけでなく，病原性の高い細菌も殺菌しますので，例えば，腸チフス，サルモネラ，赤痢，コレラといった伝染病に対しても防御効果があります．

> 胃の貯蔵機能のためには胃酸による殺菌が必要となる

胃酸には直接の消化作用はありません．しかし，ペプシノーゲンからペプシンへの変換を促進するとともに，食物内のタンパク質を変性させてペプシンの作用を促進します．こうして，ペプシンと胃酸の共同作用により，食物は形を失い，糜粥となっていきます．

> 胃酸の作用
> ・殺菌作用
> ・食物の糜粥化
> ・ペプシンの活性化

胃液の中には大量の**ムチン**が含まれています．ムチンを含む粘液は主に胃腺の**頸部粘液細胞（副細胞）**から分泌されます．胃酸とペプシンは食物を分解し，殺菌しますが，これらの強力な作用は，胃粘膜そのものをも傷害する可能性があります．そこで，粘液が粘膜をおおい，食塊や糜粥が粘膜に直接触れることを防いでいます．さらに，粘膜におおわれた**胃上皮細胞**からは HCO_3^- が粘液層に分泌されています．これにより，胃酸は粘液層内で中和され，粘膜を侵すことはありません．このようなしくみを**胃粘膜バリア**といいます（図Ⅳ-100）．胃粘膜バリアの能力が低下したり，バリアの能力を超える胃酸の分泌があったときには，粘膜が急性胃炎や胃潰瘍をきたす原因となります．

> 胃粘膜バリア
> ビタミン B_{12} の内因子

胃腺の壁細胞からは，**ビタミン B_{12} の内因子**も分泌されます．これは糖タンパク質で作られており，ビタミン B_{12} が小腸で吸収されるために必要な物質です．したがって，慢性胃炎などで内因子が分泌されないと，ビタミン B_{12} が吸収されず，赤血球が作られず悪性貧血を引き起こします．

d．胃酸分泌機構

壁細胞からの胃酸の分泌は，少々複雑な経過をたどります．壁細胞の細胞質には**細胞内分泌細管**が存在しています．これらの細管は導出管に集合し，細胞外へ開口しています．さらに周りの細胞質に

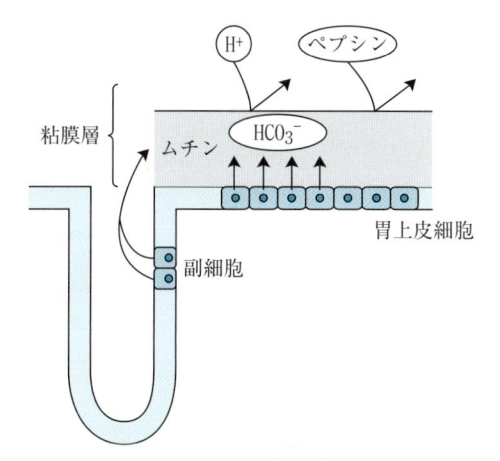

図Ⅳ-100　胃粘膜バリア

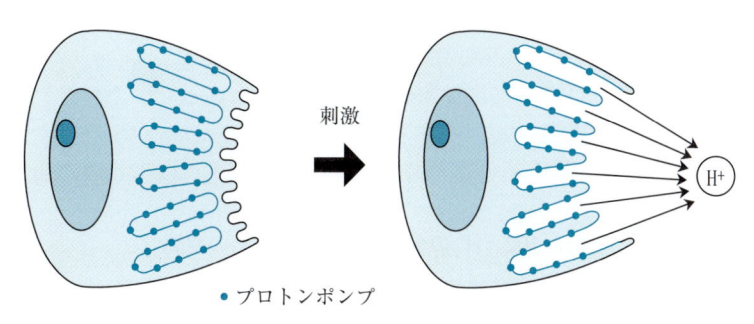

図Ⅳ-101　壁細胞のH$^+$分泌様式

は小管構造と小胞がびっしりと詰まっています．壁細胞が刺激されると，劇的な形態変化が起き，小管と小胞は細胞内分泌小管と融合し，分泌小管の表面積は飛躍的に増加します．小管‐小胞にはHClの分泌装置が備わっており，この変化により分泌小管からHClが大量に分泌されることになります（図Ⅳ-101）．

　HClの分泌装置の中心は小管‐小胞の膜上にある**H$^+$，K$^+$-ATPase（プロトンポンプ）**です．これはATPを加水分解して得たエネルギーによって，H$^+$をK$^+$と交換で細胞外に放出する輸送体です．これと同時にCl$^-$を分泌する経路としてはCl$^-$チャネルが重要とされています．この二つのしくみにより壁細胞からHClが分泌されるわけです（図Ⅳ-102）．

　壁細胞に分泌刺激を与える物質としては，アセチルコリン，ガストリン，ヒスタミンが重要です．このうち，**アセチルコリン**は胃粘膜に分布する副交感神経終末から放出されます．放出されたアセチルコリンは壁細胞の**ムスカリンM$_3$受容体**と結合し，細胞内のイノシトールリン脂質代謝系を活性化し，細胞内Ca^{2+}を増加させ，酸分泌を促進します．

プロトンポンプ

アセチルコリン
ムスカリンM$_3$受容体

第Ⅳ章　組織器官系の機能

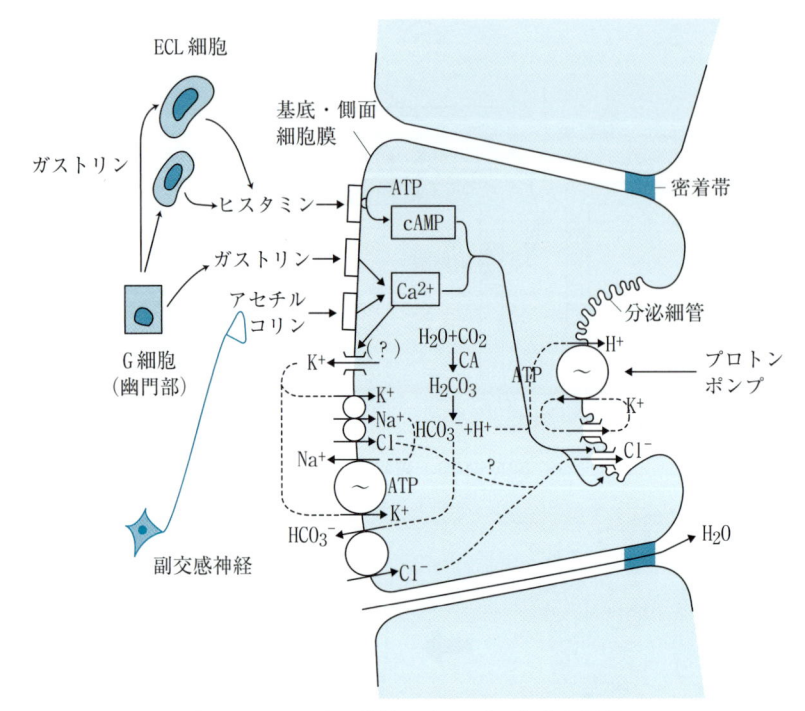

図Ⅳ-102　H$^+$の分泌メカニズムとその制御

📄 ガストリン
　G細胞
　腸クロマフィン様細胞
　（ECL細胞）
　ヒスタミン
　ヒスタミンH$_2$受容体

　　ガストリンは胃壁の幽門部の**G細胞**から分泌される消化ホルモンです．食物が胃内に入って幽門部を刺激することにより分泌されます．ガストリンは壁細胞の受容体を刺激し，アセチルコリンと同様にイノシトールリン脂質代謝系を活性化し，酸分泌を促しますが，それほど強力ではないとされています．ガストリンの作用としては，むしろ，壁細胞近傍にいる**腸クロマフィン様細胞（ECL細胞）**を刺激し，ヒスタミンを放出させることが重要と考えられます．
　　ヒスタミンはECL細胞から分泌されます．ECL細胞はガストリンのほか，アセチルコリンによっても活性化します．分泌されたヒスタミンは壁細胞の**ヒスタミンH$_2$受容体**に結合します．これにより細胞内でGsタンパクを介してアデニル酸シクラーゼが活性化し，cAMPを産生します．これにより胃酸分泌を調節しているタンパク質がリン酸化され，胃酸分泌が促進されます．
　　一方，**プロスタグランジンEとI**，および**ソマトスタチン**は胃酸分泌を抑制する作用があることが知られており，内因性の分泌抑制因子として，分泌制御にあずかっています．

e．胃液分泌の制御

　　胃液は，空腹時でも少量分泌されています（**基礎分泌**）．分泌されているのはおおむね胃酸で，胃内のpHをおよそ2.0に維持して

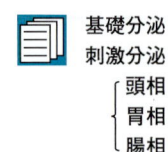

📄 基礎分泌
　刺激分泌
　　┌ 頭相
　　├ 胃相
　　└ 腸相

5. 消化器系

```
a) 頭相        b) 胃相        c) 腸相
```

図Ⅳ-103　胃液分泌の制御

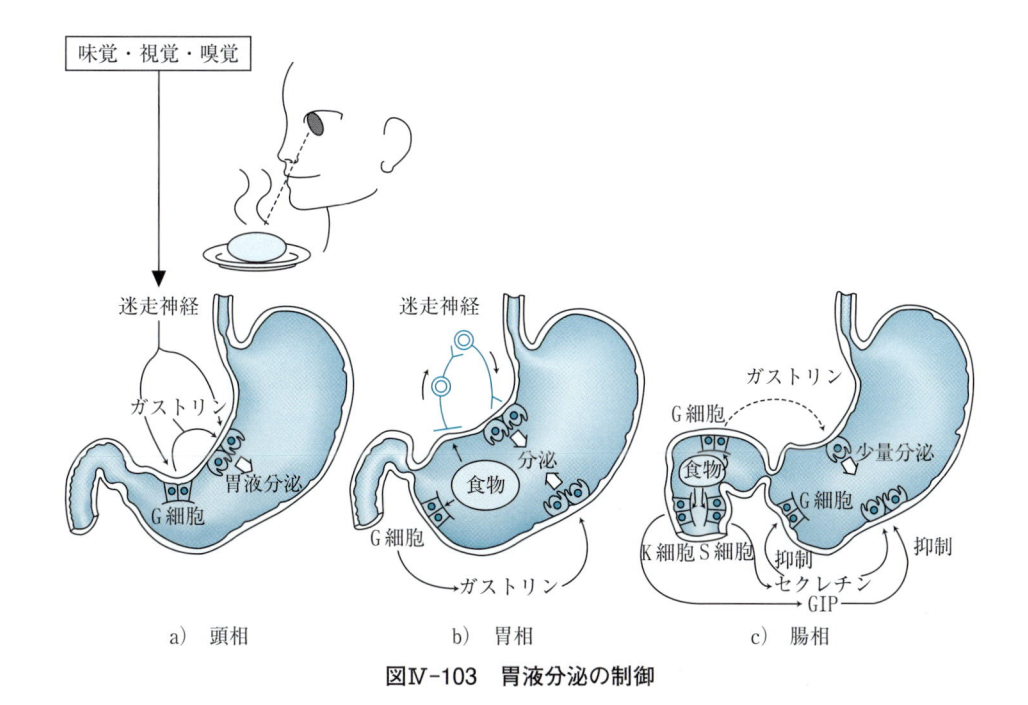

います．粘液も常に分泌されており，粘膜は保護されています．この胃酸の基礎分泌は消化管の防御作用の一環だと考えられます．

　刺激を受けると胃液の分泌は飛躍的に亢進します．これを**刺激分泌**といい，胃壁に加わる刺激の様式から頭相，胃相，腸相に分けて考えられています．各々の分泌量は，頭相で10～20％，胃相で約80％，腸相で5％程度となります（**図Ⅳ-103**）．

　（1）頭相　食物が胃に入る前に，視覚・嗅覚・味覚が刺激され，さらには食物を想像することや，条件付けによる反射が形成されると，胃液分泌が亢進します．これらの刺激は，大脳皮質や視床下部の食欲中枢などを介して，信号を延髄の迷走神経核へ送ります．こうして**迷走神経**が興奮し，胃壁を刺激することになります．胃壁の筋層間神経叢で迷走神経の節後線維からアセチルコリンが放出され，胃腺の各細胞を刺激するわけです．この際の胃液には，ペプシノーゲンが含まれるようになります．さらに，幽門部の**G細胞**を刺激し，ガストリンの分泌を促しますが，胃内のpHが下がると，幽門部のG細胞近傍にある**D細胞**から**ソマトスタチン**が分泌され，G細胞の活動を抑制します．つまり，局所的な負のフィードバック機構が働いていることになります．こうして胃内のpHは3程度に維持されています．

　（2）胃相　食物が胃内に入ってくると，酸は希釈・緩衝されるので，pHは6以上に増加します．これにより，幽門部でのD細胞

D細胞
ソマトスタチン

第Ⅳ章　組織器官系の機能

による抑制は解除され，迷走神経刺激によるG細胞のガストリン分泌は再び亢進します．さらに，胃内容物による胃壁の伸展刺激により，**迷走－迷走神経反射**と呼ばれる反射により，迷走神経の活動はさらに増強され，ペプシノーゲンと胃酸を含んだ胃液が大量に分泌されます．このように，迷走神経刺激は胃相での胃液分泌で中心的に働きます．一方，食物内のペプチド，アミノ酸，有機酸（酢酸など）はG細胞を直接刺激して，ガストリンの分泌を促進します．一般に胃相は3〜4時間持続するといわれます．

> 迷走－迷走神経反射

（3）腸相　食物は糜粥化し，十二指腸に輸送されると，今度は小腸粘膜のG細胞からもガストリンが分泌され少量の胃液分泌が続きます．しかし，これよりは，十二指腸に酸性の糜粥が入ってくることによる伸展刺激と酸性刺激により，**腸－胃抑制反射**が起こるため，胃液分泌はむしろ抑制される方向になります．これには十二指腸粘膜の**S細胞**から分泌される**セクレチン**と**K細胞**から分泌される**胃抑制ペプチド（GIP）**が関与します．セクレチンは，血流に乗って幽門部のG細胞に作用してガストリンの分泌を抑制します．GIPは壁細胞に作用し胃酸の分泌を抑制するといわれています．こうして，腸相での胃液分泌はわずかなものになるのです．

> 腸－胃抑制反射
> S細胞
> セクレチン
> K細胞
> 胃抑制ペプチド（GIP）

E-3　胃－十二指腸移行部の役割

先に述べましたように，胃は食物を一時的に貯蔵し，腸の消化吸収の処理能力に適合した量の食物を糜粥として流し込んでいます．この胃の機能においてカギになるのは，幽門部すなわち**胃－十二指腸移行部**の機能であることは明らかです（図Ⅳ-104）．胃と十二指腸は幽門により隔てられています．幽門の壁には**幽門括約筋**と呼ばれる平滑筋が発達しており，これにより幽門は開閉します．括約筋ですから，普段は閉じていて，これにより胃内に入った食物は貯蔵

> 胃－十二指腸移行部
> 幽門括約筋

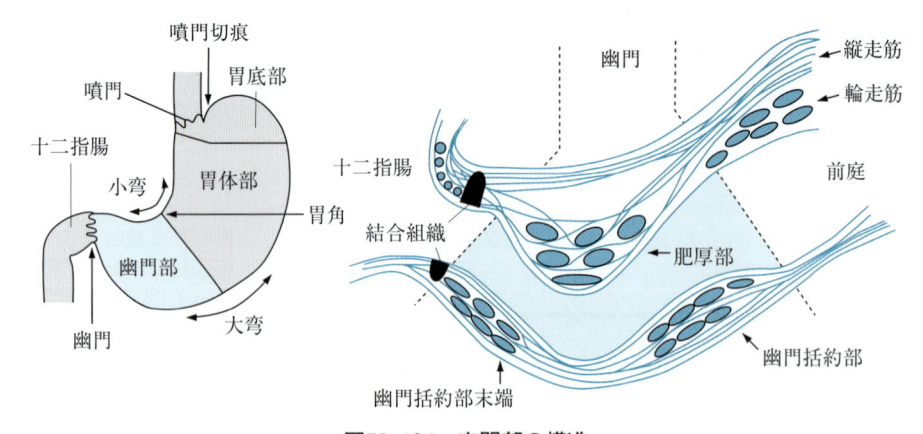

図Ⅳ-104　幽門部の構造

され，胃液により消化され糜粥となります．一方，幽門は十二指腸の内容物を胃に逆流させない役割も持っています．十二指腸内に満たされている胆汁は強いアルカリ性を示しますが，これが胃に逆流すると粘膜を傷害する可能性があるからです．このように，消化においてきわめて重要な役割を持つ胃−十二指腸移行部ですので，その機能制御はきわめて精巧に，かつ複雑なメカニズムで成り立っています．

🔑 普段の幽門は，胃内容物と十二指腸内容物を隔てる役割を持つ

a. 胃からの糜粥排出機構

胃では胃体部の噴門側から幽門部に向かって蠕動が伝播していきます．これにより食物は幽門部へ集められ幽門部の内圧は高まります．しかし，初めは幽門部は弛緩していませんので，食物は幽門部付近で撹拌される結果となり，消化が進みます．そのうちに幽門部の内圧が十二指腸内と比べて18〜24 cmH_2O 程度に高まると，括約筋が弛緩して内容物を通過させますが，1回に通過させる量は胃内容物が500 mLであるときで，1〜3 mL程度とわずかなものです．したがって，大半の食物は幽門部に滞留し撹拌・消化が継続され，糜粥となっていきます．また，1回当たりの通過量がわずかであることは，大きな食塊はそのままでは通過できないことを意味していますので，糜粥化された食物のみが十二指腸に進むことになります．いったん糜粥を通過させると，幽門部の内圧は低下しますが，蠕動波は次々と幽門部に到達しますので，再び内圧上昇が始まり，次の排出につながるわけです．最終的には，1回の食事で摂取された食物は，最大2時間以内に糜粥化され十二指腸に排出されます．

🔑 糜粥化された食物のみが幽門を通過する

b. 排出の調節機構

先に述べましたように，胃から十二指腸への糜粥の排出量は，腸の消化吸収能力に見合った量でなければなりません．したがって，胃の排出速度は，十二指腸・空腸からの神経あるいはホルモン刺激による抑制性フィードバック効果により厳重に調節されています．これを**腸−胃抑制反射**と呼びます（図Ⅳ-105）．この反射を引き起こす三つの主要な因子があります．それは，胃から排出され十二指腸内に入ってきた，① 酸（あるいは胃酸），② 脂肪・脂肪分解産物，③ 糜粥の高い浸透圧，の三つです．十二指腸内が酸性（pH3.5以下）になると，酸は粘膜の**セクレチン分泌細胞（S細胞）**を刺激し，**セクレチン**という消化管ホルモンを分泌させます．セクレチンは血流に乗り幽門前庭部の収縮を抑制し，幽門括約筋の収縮を促しますので，胃からの糜粥排出が停止します．また，酸は小腸粘膜の迷走神経性の求心性神経を刺激することがわかっていますが，この刺激は腹腔神経節を介して交感神経を反射的に作動させ，胃の蠕動運動を

📄 腸−胃抑制反射

🔑 腸−胃抑制反射の因子
・酸
・脂肪，脂肪分解産物
・高浸透圧

📄 セクレチン分泌細胞（S細胞）
セクレチン

第Ⅳ章　組織器官系の機能

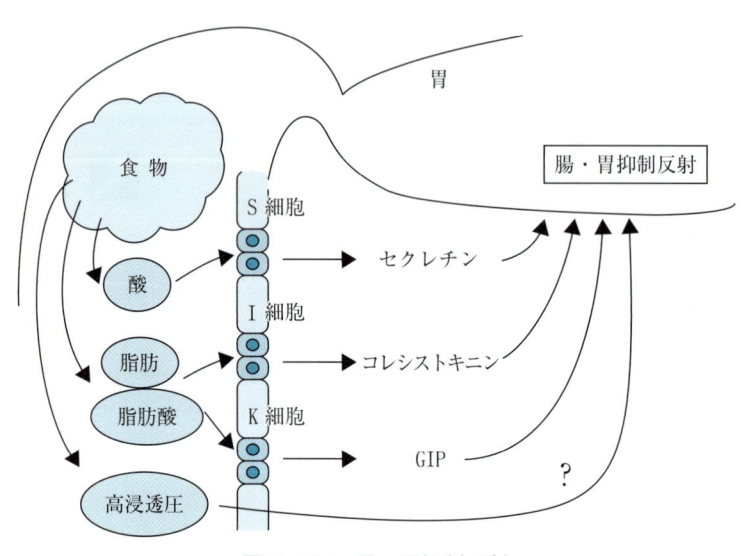

図Ⅳ-105　腸－胃抑制反射

抑制します．一方，糜粥に含まれる脂肪や，十二指腸での脂肪の消化によって生じる脂肪酸は十二指腸や空腸粘膜の**コレシストキニン分泌細胞（I 細胞）**を刺激し，**コレシストキニン**を分泌させます．コレシストキニンも消化管ホルモンで，セクレチンと同じく，幽門前庭の収縮を抑え，幽門括約筋を収縮させます．脂肪や脂肪酸は，このほかに **GIP 分泌細胞（K 細胞）**から**胃抑制性ペプチド（GIP）**を分泌させ，胃からの排出を減弱させるといわれています．糜粥は食物が消化分解された溶液ですから，非常に高い浸透圧を示します．高い浸透圧そのものが，腸粘膜下の浸透圧受容器を刺激し，神経系の反射（あるいは未知のホルモン）を介して胃の運動を抑制します．このほか，小腸粘膜が糜粥により伸展されること，内容物の温度変化，さらに精神的なストレスが胃の排出速度を低下させることが知られています．

　以上，さまざまな因子がかかわり合いながら，総体として糜粥が十二指腸内に一定量入ってくると，胃の運動を抑制し胃からの排出を制御して，小腸の消化吸収能力に見合った糜粥が常に小腸内に存在するように調節されているわけです．

E-4　十二指腸での消化液の分泌とその調節

　十二指腸では，膵臓から分泌される膵液と肝臓・胆嚢を経て分泌される胆汁が，十二指腸乳頭部から分泌されます．このうち膵液は強いアルカリ性を示し，糜粥内に残る胃酸を中和して腸粘膜を保護しています．また，三大栄養素（炭水化物，脂肪，タンパク質・オリゴペプチド）を消化分解する消化酵素を含んでおり，最強の消化

> コレシストキニン分泌細胞（I 細胞）
> コレシストキニン
> GIP 分泌細胞（K 細胞）
> 胃抑制性ペプチド（GIP）

> 十二指腸の消化作用は生体に必須なものである

液といえます．一方，胆汁はアルカリ性を示し，糜粥の中和を助けるとともに，その強力な界面活性作用により脂肪の消化分解を助ける役割があります．つまり，十二指腸で分泌される消化液があれば，消化分解は完遂されることになり，逆に，これらの消化液の分泌がないと，他の部分で代行することはほぼ不可能で，生死にかかわることになります．外科手術において，十二指腸部をすべて摘出するような手術は行いませんし，胃を全摘するような手術をするときは，食道と十二指腸をいかにつなげるかが，重要なポイントとなるわけです．

a. 膵液の成分と分泌

膵液の主な成分は**消化酵素**と**重炭酸イオン**（HCO_3^-）です．重炭酸イオン濃度は，分泌が少ないときでも50 mEq/L程度で，分泌が盛んなときで120 mEq/Lと血漿の5倍弱にもなります．このときの膵液はpH8.1を示します．

膵臓の**腺房細胞**から分泌される膵液は，血漿とほぼ同じ電解質組成を示し，重炭酸イオンは主に膵臓の導管部の**上皮細胞**（**導管細胞**）から積極的に分泌されます．導管細胞における重炭酸イオン分泌経路は，管腔側の膜に存在するHCO_3^--Cl^- **交換輸送体**です（図Ⅳ-106）．重炭酸イオンは塩素イオンと交換で膵液へ分泌されます．重炭酸イオンの分泌は細胞内外の塩素イオン濃度勾配を原動力として行われますが，重炭酸イオンと交換で細胞内に入ってきた塩素イ

重炭酸イオン

腺房細胞
導管細胞
HCO_3^--Cl^-交換輸送体

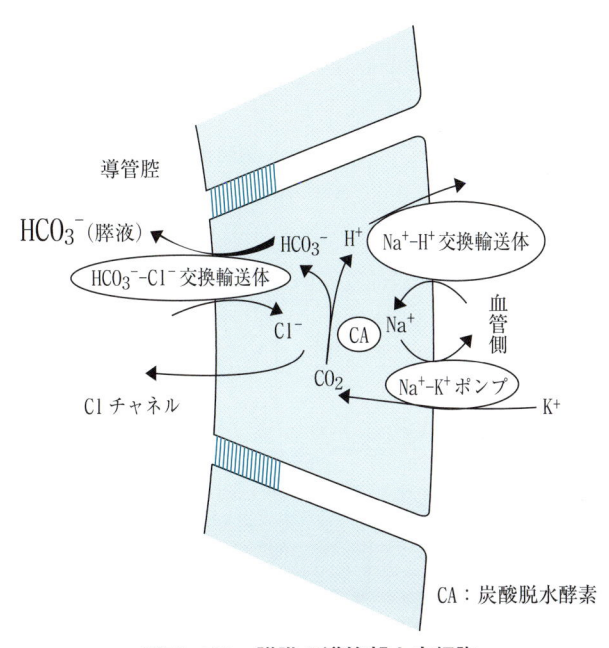

図Ⅳ-106　膵臓の導管部上皮細胞

オンは管腔側膜の塩素イオンチャネルで膵液へ戻ります．一方，分泌される重炭酸イオンは，細胞内の**炭酸脱水酵素**（**CA**）が二酸化炭素を分解することにより供給されます．重炭酸イオンが生成された際に生じる水素イオンは，細胞にとっては有毒ですので，側底膜の **$Na^+－H^+$ 交換輸送体**により放出されます．これにより細胞内に入った Na^+ は，ナトリウムポンプにより排出され，**二次性能動輸送**のしくみになっています．

📄 炭酸脱水酵素
Na^+-H^+ 交換輸送体

🔑 セクレチンは重炭酸イオンの分泌を促進，コレシストキニンは酵素分泌を促進

　膵臓の重炭酸イオン分泌は，消化管ホルモンである**セクレチン**の作用により促進されます（図Ⅳ-107）．先に述べたようにセクレチンは，十二指腸粘膜のS細胞から分泌されます．分泌刺激は糜粥内の酸です．つまり，十二指腸内が酸性に傾くと，セクレチンが分泌され，膵液の重炭酸イオンが増加してアルカリ性が強くなり，これによって糜粥の酸を中和するわけです．分泌されたセクレチンは具体的には導管細胞の側底膜にあるセクレチン受容体に結合し，細胞内のcAMP濃度を増加します．増加したcAMPは管腔側膜の塩素イオンチャネルと直接結合し，活性化します．こうして塩素イオン輸送が促進され，結果的に $HCO_3^-－Cl^-$ 交換輸送体を活性化して，重炭酸イオン分泌が促されます．

🔑 タンパク分解酵素は分泌されたのちに活性化するが，他の酵素はそのままの形で活性を持つ

　膵液に含まれる消化酵素は腺房細胞から分泌されます．このうちタンパク分解酵素は酵素作用のない前駆物質（**酵素原**）として管腔に放出され，小腸内で酵素作用を獲得します．糖質分解酵素と脂肪分解酵素は，腺房細胞を壊す可能性がないので，そのまま分泌されます．これらの酵素・酵素原は細胞内の**チモーゲン顆粒**（**酵素原顆粒**）に蓄えられており，腺房細胞の管腔側に集まっています．分泌

📄 チモーゲン顆粒

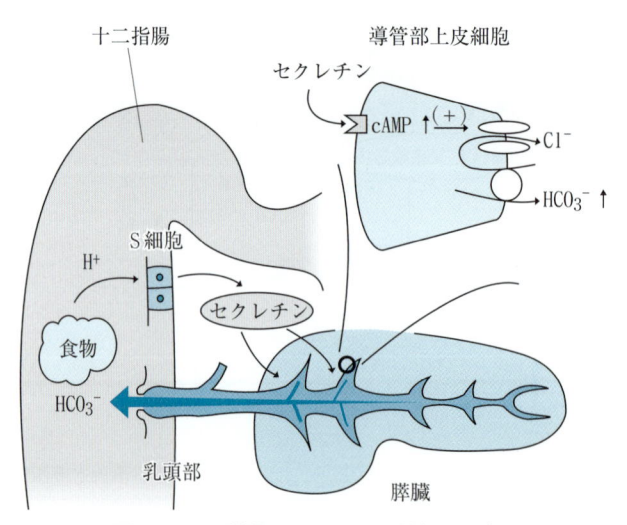

図Ⅳ-107　膵臓での HCO_3^- 分泌のしくみ

5. 消化器系

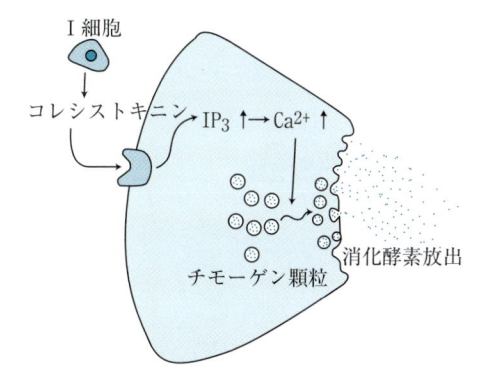

図Ⅳ-108　膵臓腺房細胞での酵素分泌

刺激，特に消化ホルモンである**コレシストキニン**の作用により細胞膜と接着して開口分泌が行われます．分泌刺激としては，ほかにアセチルコリン，セクレチン，VIPなどがあげられます（図Ⅳ-108）．

　分泌される消化酵素は，三大栄養素のそれぞれに対応したものです．糖質分解酵素では唾液と同じ**α-アミラーゼ**で，デンプンをマルトース（二炭糖），マルトリオース（三炭糖）等に分解します．タンパク分解酵素は，酵素源としてトリプシノーゲン，キモトリプシノーゲン，プロエラスターゼ，プロカルボキシペプチダーゼAおよびBがあり，小腸内で活性化します．具体的にはトリプシノーゲンは小腸上皮細胞のエンテロキナーゼにより，**トリプシン**に変換されます．トリプシンはトリプシノーゲンを含む酵素源すべてに作用して，**キモトリプシン**，**エラスターゼ**，**カルボキシペプチダーゼAおよびB**を生成します．これらの消化酵素は糜粥内のタンパク質やペプトンを分解し，ペプチドにします．ペプチドは小腸粘膜でさらに"膜消化"され，アミノ酸や小ペプチド分子として吸収されます．脂肪分解酵素としては，**膵リパーゼ（ステアプシン）**が主なものです．中性脂肪を脂肪酸とモノグリセリドやグリセロールに分解します．さらにステロールに作用する**脂肪分解酵素**，レシチンをリゾレシチンに分解する**ホスホリパーゼ**が含まれます．これらの脂肪分解酵素の作用には，胆汁酸による脂肪のミセル化が必要になります．

コレシストキニン

膵の消化酵素
・糖質分解酵素
　α-アミラーゼ
・タンパク分解酵素
　トリプシノーゲン→トリプシン
　キモトリプシノーゲン→キモトリプシン
　プロエラスターゼ→エラスターゼ
　プロカルボキシペプチダーゼAorB→カルボキシペプチダーゼAorB
・脂肪分解酵素
　膵リパーゼ
　脂肪分解酵素
　ホスホリパーゼ

b．膵液の分泌調節

　膵液の分泌を調節する因子は，神経性因子と体液性因子があります．特に，体液性因子では，消化管壁から分泌される消化管ホルモンが重要な役割を演じています．

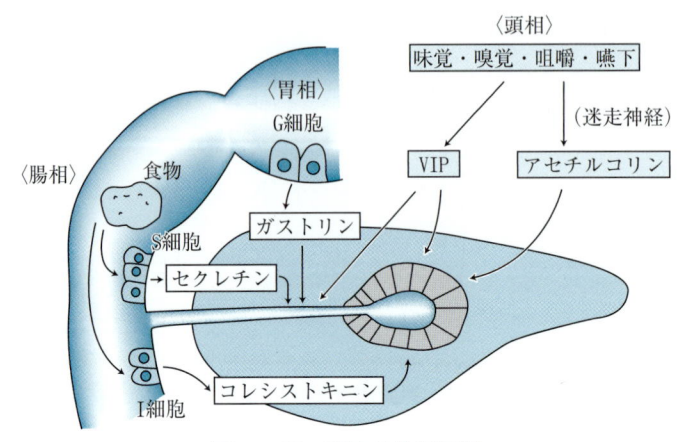

図Ⅳ-109　膵液の分泌調節

　空腹時にも膵液の分泌がわずかながら確認されていますが，そのしくみははっきりしていません．膵液の分泌は主に食事や食物そのものによるさまざまな刺激が引き金になっています．したがって，胃液の分泌調節と同様に，頭相，胃相，腸相に分けて考えられています．このうち中心となるのは腸相で，全体の80％の分泌量を支配すると考えられます．残りの20％は頭相といわれ，胃相の関与は少ないような印象を受けます．しかし，腸相での刺激は，十二指腸内に移送された糜粥が腸壁を刺激することにより起きますので，胃-十二指腸移行部の働きによっているとも考えられます（図Ⅳ-109）．

　頭相　食事による味覚や嗅覚・咀嚼・嚥下等の刺激による無条件反射と，食事という行為や連想による条件反射が関与すると考えられています．刺激は迷走神経を遠心性神経として伝わり，**アセチルコリン作動性神経**によって腺房細胞を，**VIP作動性神経**により腺房および導管細胞を刺激し，分泌を促進します．さらに，胃壁でG細胞を刺激し，それにより分泌されるガストリンが腺房細胞で消化酵素の分泌を促進します．

　胃相　胃内に食物が入ると，その伸展刺激によって神経因子あるいはガストリン分泌を促進して，膵液分泌を促します．

　腸相　十二指腸内に酸性内容物が輸送されると，その酸が十二指腸粘膜の**S細胞**を刺激します．pHが4.5以下に下がるとS細胞は消化管ホルモンである**セクレチン**を分泌します．先に述べましたようにセクレチンは導管細胞での重炭酸イオンの分泌を促進します．これにより酸性内容物は中和され，腸粘膜は保護されています．セクレチンは同時に胃の運動・分泌を抑制し，十二指腸内の内容量を一定に保ちます．一方，食物内のアミノ酸と脂肪酸は，十二指腸粘

膵液分泌
・頭相
　┌無条件刺激
　└条件刺激
　アセチルコリン作動性神経とVIP作動性神経の作用
・胃相
　ガストリンの関与
・腸相
　セクレチン（S細胞）とコレシストキニン（I細胞）の関与

膜のI細胞を刺激し，**コレシストキニン**を分泌させます．コレシストキニンは昔，パンクレオザイミン（膵酵素分泌ホルモンを意味する）と呼ばれたこともあり，膵液内の消化酵素の含有量を増やします．具体的には，主に腺房細胞に作用して，消化酵素（酵素源）の分泌を促進します．このコレシストキニンの作用はセクレチンにより増強されると考えられています．

c．胆汁の成分

　胆汁は胆嚢ではなく，肝臓において生成分泌されています．胆汁は消化酵素を含まない消化液ですが，脂肪の消化と吸収を促進します．それは，胆汁が**界面活性作用**を示し，脂肪を**ミセル化（乳化）**することができるからです（図Ⅳ-110）．ミセルとは，水の中で親水基を外に向け，疎水基を内に向け，お互いに結合した分子の集団によって作られるゲルの状態をいいます．このように親水基と疎水基を併せ持つ分子の性質を両親媒性といいます．元来水に溶けにくい脂肪は，そのままだと水性である消化液内で油滴となり，膵液にあって水溶性である脂肪分解酵素群が作用しにくい状態になるはずです．胆汁は脂肪を分子集団の中心に取り込んでミセル化することにより，脂肪を消化液中になじませて消化酵素と脂肪の接触を促進するわけです．さらに消化分解されて生成される脂肪酸やモノグリセリドとミセルをつくり，小腸上皮細胞での吸収を促進します．

　胆汁内で両親媒性を示し，ミセルをつくる有効成分は**胆汁酸**です．胆汁酸はコレステロールを原料としており，コール酸，キノデオキシコール酸，デオキシコール酸，リトコール酸などが主な成分です．

- 胆汁の産生は，肝細胞が行う
- 界面活性作用
  ミセル化（乳化）
- 胆汁によって脂肪は水に溶けるようになり消化分解が進む
- 胆汁酸

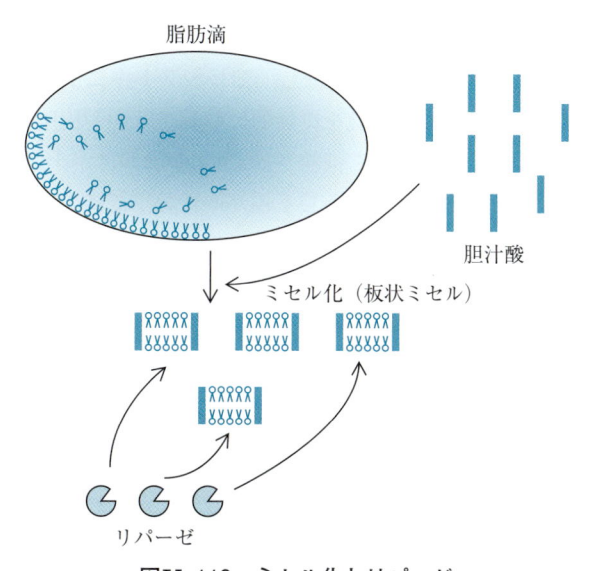

図Ⅳ-110　ミセル化とリパーゼ

> レシチン
> コレステロール
> 胆汁色素（ビリルビン）

胆汁にはほかに**レシチン**や**コレステロール**そのもの，そして**胆汁色素（ビリルビン）**が含まれていますが，ミセルの形成そのものにはほとんど関与しません．胆汁の黄金の色調は，胆汁色素によるものです．

　胆汁の産生は肝細胞と肝臓内の胆管上皮で行われます．肝細胞は毛細胆管そのものを形成していて，胆汁を毛細胆管に直接分泌します．分泌量は1日でおよそ600 mLで，肝細胞からの分泌はそのうち450 mLといわれています（**毛細胆管胆汁**）．残りは，毛細胆管が集合して形成される小葉内胆管や肝管の上皮細胞から分泌されます（**胆細管胆汁**）．胆細管胆汁の分泌はセクレチンにより増加することが知られています．これら肝臓から分泌される胆汁を**肝臓胆汁**といいます．

> 🔑 セクレチンは肝臓での胆汁分泌を促進

> 肝臓胆汁
> 胆嚢胆汁

d. 胆嚢と胆汁分泌機構

　肝臓胆汁の分泌は常に行われています．分泌された胆汁は総肝管に流出します．しかし，十二指腸内への出口である総胆管末端には**オッディ括約筋**があり，空腹時には収縮して末端部を閉塞しています．したがって，空腹時に産生された肝臓胆汁は，十二指腸内には流出しません．流出しなかった胆汁は胆嚢に貯められることになります．胆嚢は伸展性の高い袋状構造を持っていて，20～50 mLの胆汁を貯めることができます．しかし，空腹の間に分泌される肝臓胆汁はその数倍になります．そこで，胆嚢壁の粘膜では胆汁の水分と無機電解質を吸収して，胆汁を濃縮します（**胆嚢胆汁**）．これにより胆汁酸，コレステロール，レシチン，胆汁色素は5～50倍に濃縮されます（図Ⅳ-111）．

> オッディ（Oddi）括約筋

> 🔑 オッディ括約筋が収縮するので，胆汁は胆嚢に貯留される

> 🔑 胆嚢に貯まった肝臓胆汁は，濃縮され胆嚢胆汁となる

　食事を取り，糜粥が十二指腸内に入ると，糜粥内の脂肪酸が粘膜内の**I細胞**を刺激し，**コレシストキニン**を分泌します．コレシストキニンは胆嚢を律動的に収縮させ胆管内圧を高めます．同時にオッディ括約筋を弛緩させ，主に胆嚢胆汁が十二指腸内に放出されます．この内分泌性のしくみが胆汁分泌機構の主要な部分ですが，自律神経も食事を取ったときの神経性因子として働き，胆汁分泌を行うと考えられます．特に**迷走神経**を刺激すると胆嚢の収縮とオッディ括約筋の弛緩が起こり，胆汁の排出が観察されます．しかし，この神経性の分泌が，胆汁分泌全体に占める割合は明らかではありません．

e. 腸肝循環

　小腸内に放出された胆汁は，一部は糞便とともに排泄されますが，残りの大部分は腸管での脂肪の吸収に関与して，脂肪とともに小腸粘膜から吸収されます．そして血液循環に入り，再び肝細胞に取り込まれて，胆汁として利用されます．この循環を**腸肝循環**といいま

> 腸肝循環

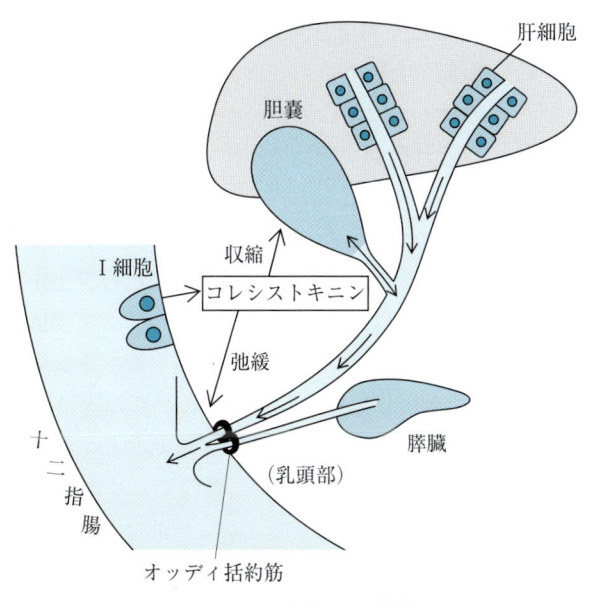

図Ⅳ-111　胆汁分泌機構

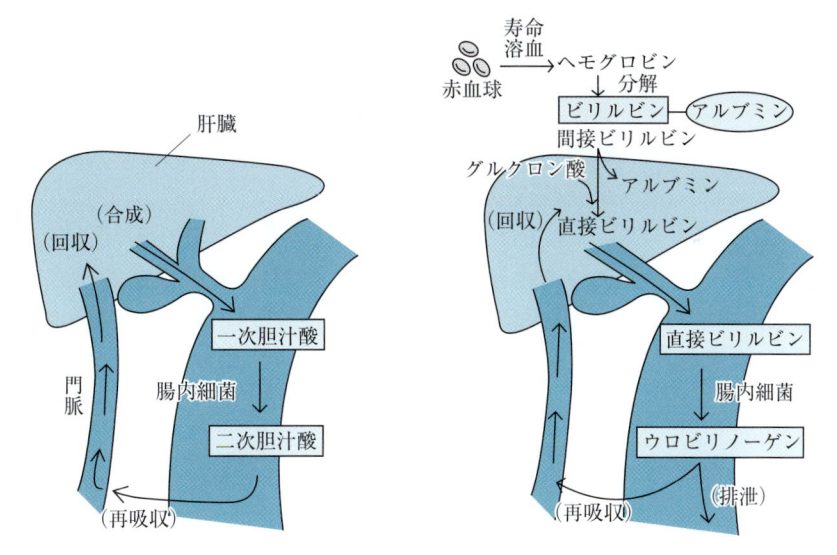

図Ⅳ-112　腸肝循環

す．腸肝循環の経路は胆汁の成分によって異なります（図Ⅳ-112）．

　胆汁酸　肝細胞で合成された胆汁酸（**一次胆汁酸**：コール酸，キノデオキシコール酸）の一部は腸内細菌によって代謝されます（**二次胆汁酸**：デオキシコール酸，リトコール酸）．これらの胆汁酸は回腸粘膜上皮細胞で吸収され，血液循環に乗り，門脈血流から肝細胞に能動的に再吸収されます．再吸収された胆汁酸は再び胆汁の成

一次胆汁酸
二次胆汁酸

分として利用されます．したがって，肝細胞が分泌する胆汁酸は，細胞で合成された一次胆汁酸と回収された一次胆汁酸および二次胆汁酸からなることがわかります．

胆汁色素
・間接ビリルビン
・直接ビリルビン

胆汁色素　胆汁の一次の胆汁色素はビリルビンです．ビリルビンはヘモグロビンの代謝産物です．寿命に達した赤血球が脾臓で破壊されたとき，**ヘモグロビン**はヘムとグロビンタンパクに分解されます．次いで，**ヘムは鉄イオンとビリフェルジン**に分解されます．ビリベルジンは還元されてビリルビンに変換され，血中に放出されます．血中のビリルビンは血漿アルブミンと結合して循環しています（**間接ビリルビン**）が，これが肝細胞に取り込まれます．肝細胞内でビリルビンはグルクロン酸結合して胆汁の成分として放出されます（**直接ビリルビン**）．腸内でビリルビンは腸内細菌により**ウロビリノーゲン**となりますが，一部は小腸末端部および大腸において再吸収され一部は門脈血中に入ります．こうしてウロビリノーゲンは肝細胞に摂取され再び胆汁に入ります．肝細胞に再吸収されなかったウロビリノーゲンは腎臓から尿中に排泄されます．

ウロビリノーゲン

これらの経路のどこかに異常が生じ血液中にビリルビンが増加しますと，これが皮膚や粘膜などに蓄積され**黄疸**となります．黄疸は，血液，肝臓，腎臓などが障害された場合の重要な症状です．

E-5　腸管での消化，吸収

a．腸管での分泌

小腸では，内容物の移動，消化酵素との撹拌混和を促進し，栄養素の消化分解を促すため，粘液・電解質液を分泌します（図Ⅳ-113）．電解質液の分泌を行っているのは，腸粘膜の**陰窩部**（crypt）

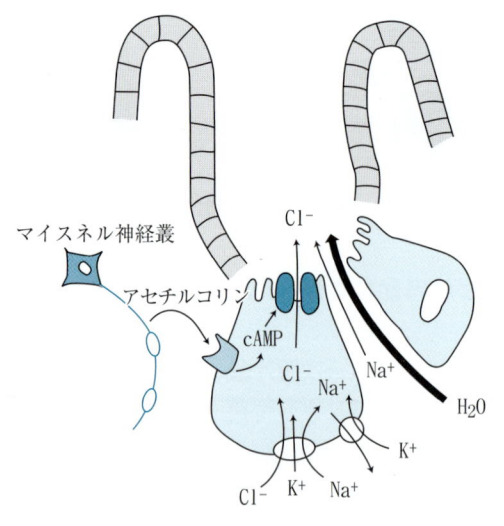

図Ⅳ-113　腸粘膜での水分分泌

の**上皮細胞**です．この細胞の管腔側膜には **Cl⁻ チャネル**があり，Cl⁻ が分泌されています．この Cl⁻ は側底膜 **Na-K-Cl 共輸送体**を介する二次性能動輸送により，血管側から供給されます．この Cl⁻ 移動に伴って，Na^+ が細胞間隙を経由して管腔内に移動します．この NaCl の分泌により管腔内の浸透圧が一時的に高まるので，血管側からの水分の移動が行われ，電解質液の分泌という現象になります．

　この電解質液の分泌はマイスネル神経叢により制御されており，その神経終末（膨大部）から分泌されるアセチルコリンが調節にかかわっています．アセチルコリンは上皮細胞内の cAMP/cGMP ないし Ca^{2+} を増加して Cl⁻ チャネル（**cAMP 依存性 Cl チャネル**）を活性化すると考えられています．重篤な下痢症を引き起こすコレラ菌や病原性大腸菌は，毒素（例えばコレラ毒素）を分泌します．この毒素が細胞内の cAMP を極端に増加させ，分泌亢進を引き起こします．その分泌量は 1 日 10 L にも及び，致命的な障害となるわけです．

b. 腸管での消化

　十二指腸で膵液および胆汁と混ぜられた糜粥は，小腸に運ばれ，その間に消化酵素による消化分解が進行します．しかし，膵液の消化酵素は糖質やペプチドのオリゴマーのレベルまでの分解しか行いません．この段階の消化を**中間消化**といいます．オリゴマーの状態では，まだ分子サイズが大きすぎて小腸粘膜を通過できません．小腸粘膜で栄養素を吸収するためには，単糖やアミノ酸まで分解する必要があります（**終末消化**といいます）．このための消化酵素は**小腸上皮細胞**の**刷子縁膜**に組み込まれています．したがって，細胞膜上で消化分解が進行するため，**膜消化**ともいわれます（図Ⅳ-114）．

　糖質の膜消化を担うのは，**グルコアミラーゼ**や**乳糖水解酵素（ラクターゼ）**を代表とする二糖類水解酵素です．これらの酵素により，糖質は最終的にグルコース，ガラクトース，フルクトースなどの単糖類となり，小腸粘膜から吸収されていきます．一方，中間消化により生じたオリゴペプチドは，**アミノペプチダーゼ**によりアミノ酸に分解されます．ただし，ジペプチド（二つのアミノ酸）やトリペプチド（三つのアミノ酸）は，アミノペプチダーゼによりあまり分解されません．これらの小さなペプチドはアミノ酸とは別の経路でそのまま吸収されることになります（図Ⅳ-114）．

　脂肪の消化は，糖質やペプチドの消化とは異なった手順となります．先に述べたように，糜粥は十二指腸で分泌された胆汁と小腸内でよく混和されます．胆汁の界面活性作用により，糜粥内の脂肪は

陰窩部上皮細胞
Na-K-Cl 共輸送体

cAMP 依存性 Cl チャネル

中間消化
終末消化
膜消化

膜消化の酵素
・糖質
　グルコアミラーゼ
　乳糖水解酵素
・オリゴペプチド
　アミノペプチダーゼ
（脂肪は吸収）

図Ⅳ-114　膜消化

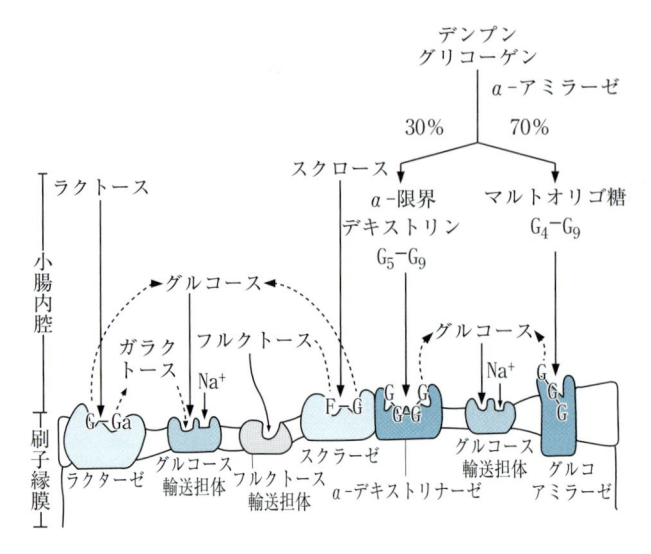

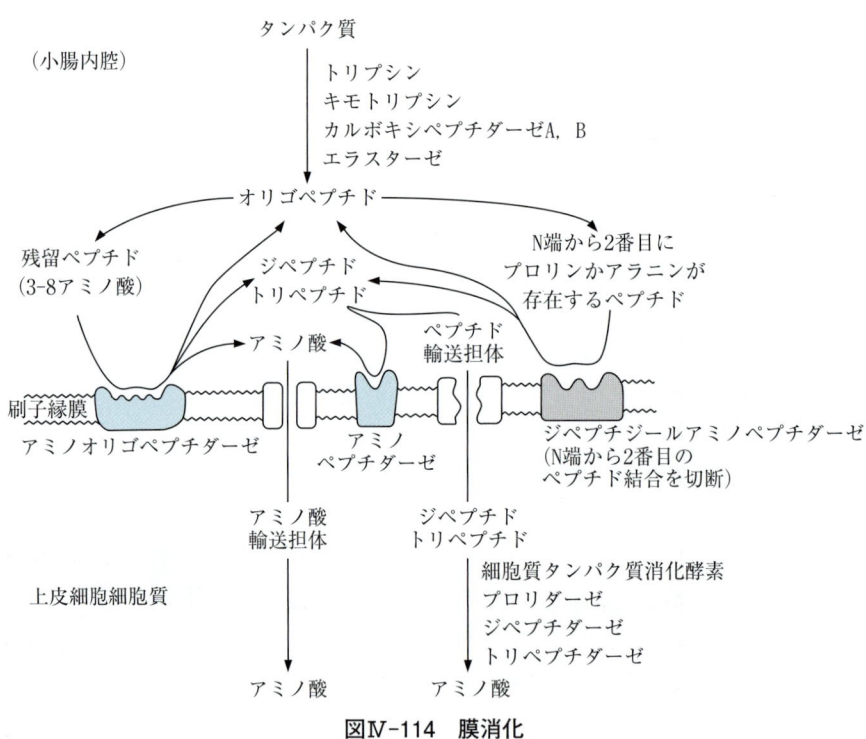

ミセル化（あるいは乳化）し，水溶液との接触面積を飛躍的に増やします．これにより膵臓から分泌されたリパーゼの反応表面積が増大し，脂肪はモノグリセリドと脂肪酸に次々と消化分解されていきます．こうして生じた脂肪消化産物はミセルの一部を形成しながら，上皮細胞刷子縁の奥まで到達します（**図Ⅳ-115**）．

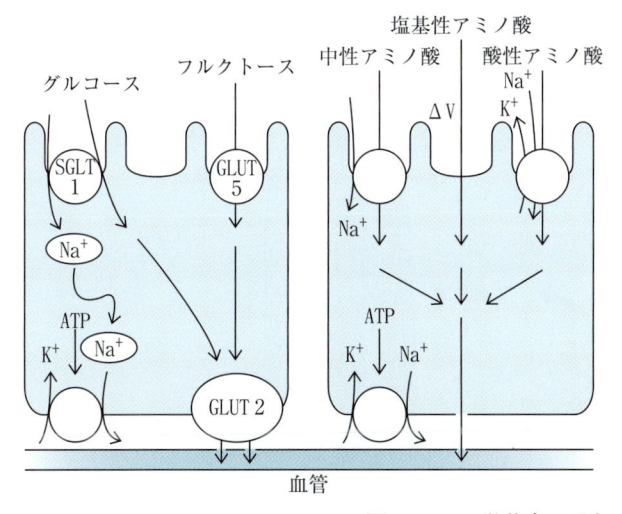

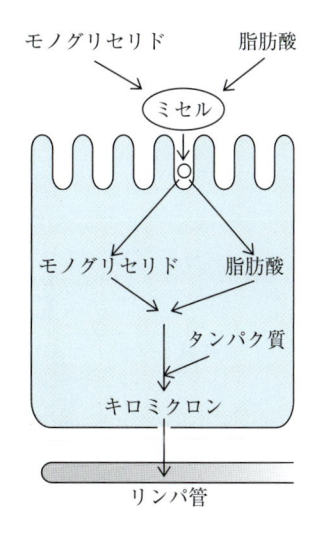

図Ⅳ-115　栄養素の吸収

c. 腸管での栄養素の吸収

　水溶性である単糖類やアミノ酸，小さなペプチドは，そのままでは小腸の上皮細胞膜を通過できません．そこで，それぞれの物質に応じた輸送担体（タンパク分子）が細胞膜に存在し，輸送を行っています（図Ⅳ-115）．

　単糖類に対してはアルドヘキソース系担体（**SGLT 1**：グルコース，ガラクトースなど）とケトヘキソース系担体（**GLUT 5**：フルクトース）があります．このうちアルドヘキソース系担体はNa^+依存性があり，上皮細胞側底膜のナトリウムポンプによる二次性能動輸送として作動しています．こうして上皮細胞内に取り込まれた単糖類は，側底膜の**GLUT 2**により促通拡散で血管側に輸送されます．

　アミノ酸も担体輸送により刷子縁膜を通過します．このうち中性アミノ酸はグルコースなどと同様にNa^+と共輸送されます．結果として，この輸送は二次性能動輸送となります．塩基性アミノ酸はその電荷により膜電位依存性に細胞内へ導入されますが，側底膜ではNa^+との交換輸送が考えられています．酸性アミノ酸はNa^+との共輸送がK^+の逆輸送と連結した複雑なしくみで刷子縁膜を通過したのち，細胞内で**アミノ基転位反応**が行われて中性アミノ酸に変換され血管側に運ばれます．

　脂肪酸やモノグリセリドなどの脂肪分解産物は依然として脂溶性を保持しているので，そのままの形で刷子縁膜を拡散により通過します．細胞内で脂肪酸は**脂肪酸結合タンパク**（**FABP**）と結合し，滑面小胞体まで輸送します．そこでタンパク質と結合しリポタンパ

SGLT 1
GLUT 2
GLUT 5

アミノ酸の担体輸送
・中性アミノ酸
　Na^+-共輸送
・塩基性アミノ酸
　電位依存性輸送
・酸性アミノ酸
　Na^+-K^+依存性輸送
　アミノ基転位反応で中性化

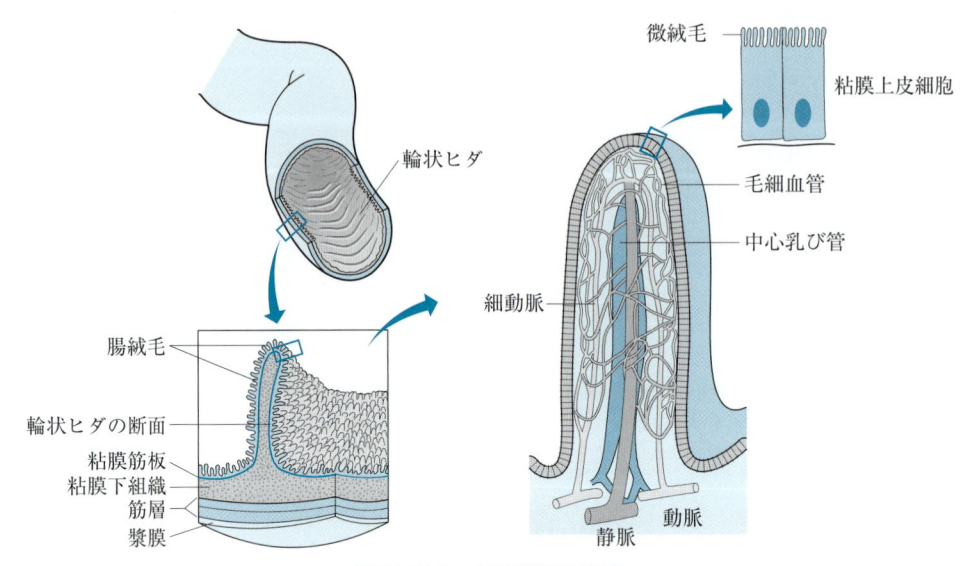

第Ⅳ章　組織器官系の機能

図Ⅳ-116　小腸粘膜の構造
（高野廣子：解剖生理学，図8-25・26，南山堂，2002）

脂肪酸結合タンパク
（FABP）
キロミクロン
絨毛リンパ管

クとなります．合成されたリポタンパクは，側底膜から放出され，キロミクロンと呼ばれます．**キロミクロンは絨毛リンパ管**に取り込まれて，**腸間膜リンパ管**，**乳び槽**，**胸管**を経て，全身の血行に入ります．

こうして，三大栄養素は小腸粘膜上皮を経て吸収されるわけです．これらの吸収機構は基本的に受動輸送（一次能動輸送ではない）であるため，その吸収効率は，それぞれの輸送機構自体の効率はもちろん，腸管消化産物と腸管粘膜との接触をいかに長くとれるかが，重要なカギになります．したがって，小腸は先に述べた分節運動，振り子運動，蠕動運動を行い内容を撹拌するとともに，粘膜に常に新しい腸管消化産物が接触するようにしています．また，小腸は全

腸内容物と粘膜との接触効率を高めることが吸収のために最重要である

長2.5〜3mにも及びますが，その粘膜には輪状ヒダが数多くあり，粘膜表面積を稼いでいます．さらに，その粘膜表面は一面を絨毛がおおっており，その絨毛を構成する上皮細胞の管腔側膜は刷子縁となっており，さらに表面積が大きくなっています．結果として小腸が3mの単純な管であった場合に比べ，表面積は約600倍になっています（図Ⅳ-116）．

d. ビタミンの吸収

ビタミンは水溶性ビタミンと脂溶性ビタミンに分けられます．このうち水溶性ビタミンは十分な量が摂取されていれば，小腸粘膜より拡散によって吸収されます．しかし，水溶性ビタミンである**ビタミンB_{12}は特異的な輸送体で主に回腸で吸収されています**（図Ⅳ

ビタミンB_{12}
内因子

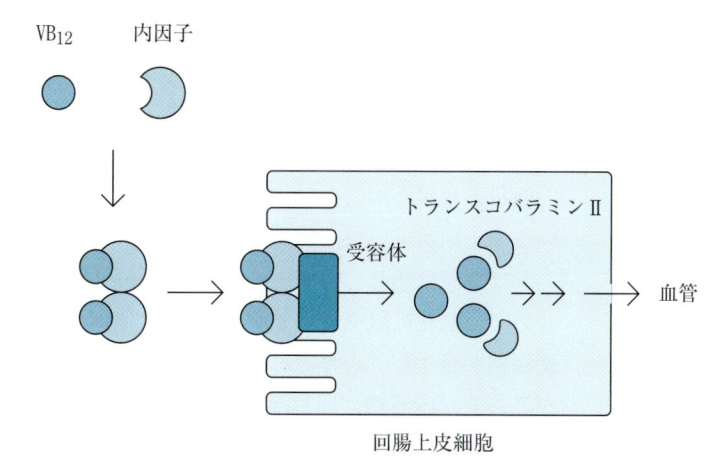

図Ⅳ-117　ビタミン B_{12} の吸収

-117)．ビタミン B_{12} は食物中ではタンパク質と結合していますが，胃内でタンパク質の分解が進むと，遊離します．胃粘膜の壁細胞が分泌する**内因子**はこの遊離ビタミン B_{12} と結合し，この状態で回腸まで移動します．回腸上皮細胞刷子縁膜にはビタミン B_{12} - 内因子複合体に対する**受容体**があります．この受容体は遊離したビタミン B_{12} とは結合せず，内因子と複合体になったビタミン B_{12} と結合します．受容体は結合した複合体を細胞内に導き，細胞内でビタミン B_{12} と**トランスコバラミンⅡ**と結合し直して，血液中に放出されます．このように，ビタミン B_{12} の吸収には内因子が必須であり，慢性胃炎などで胃での内因子分泌を欠いてしまうと，ビタミン B_{12} 吸収不良となります．ビタミン B_{12} は赤血球の産生に必要なものですので，吸収不良により貧血（悪性貧血）が起こります（図Ⅳ-117）．

　脂溶性ビタミンは小腸内で胆汁酸と脂肪消化産物によりつくられた混合ミセル内に入ります．こうして，脂溶性ビタミンは脂肪の一部として小腸粘膜から吸収され，キロミクロンに組み込まれてリンパ管経由で全身に運ばれることになります．

e．水の吸収

　腸での水分の吸収は受動的で，糖やアミノ酸といった栄養素の吸収に伴って起こります（図Ⅳ-118）．これは，腸上皮細胞の細胞間隙のタイトジャンクションがゆるく，水が容易に通過しやすいことによります．先に述べたように栄養素の吸収が行われる小腸上皮では，溶質である栄養素の吸収に引かれて，水分が受動的に移動します．さらに，栄養分だけでなく，消化産物内の電解質の吸収によっても水分の吸収があります．特に Na^+ は単糖類やアミノ酸の二次性能動輸送に伴って吸収されます．この際，Cl^- も Na^+ の電気力に

> 🔑 水分の吸収は溶質の吸収（栄養素・電解質）により生じる浸透圧差（腸内腔が低い）により行われる

引かれて受動的に移動します．先に述べましたように，小腸上皮は腸液を分泌していますが，それでも水分吸収量の方が圧倒的に多く，小腸での正味の水分吸収量は 8.5 L/day となります．

E-6　回盲部の役割

回腸と盲腸との結合部分は**回盲部**と呼ばれ，特殊な構造になっています．回盲部には回盲括約筋（**回盲弁**）があります（図Ⅳ-119）．これは普段は閉じていて，回腸の内容物を比較的長い間回腸内にとどめて，消化吸収を促します．さらに，回盲部から回腸に向かって**逆蠕動**が発生し，内容物が回盲弁を越えるのを防いでいます．消化が進んで，内容物が回盲部にたまり回腸内圧が上昇してきますと，逆に順方向（肛門方向）へ蠕動が発生するようになり，内容物は徐々に盲腸内に移動していきます．さらに，食後には**胃－回腸反射**が起

- 回盲部
- 回盲弁

- 回盲部の回腸は生理的逆蠕動を起こす

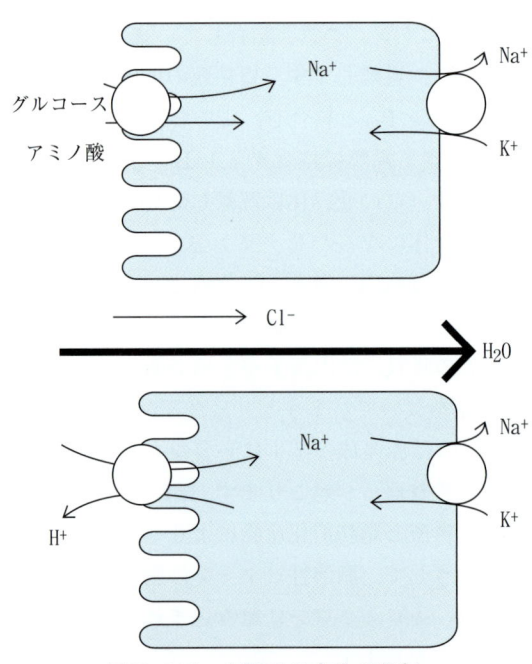

- 胃－回腸反射

図Ⅳ-118　小腸での水分の吸収

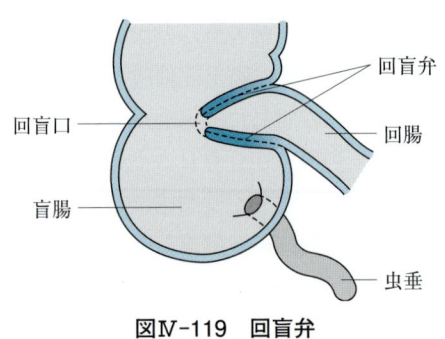

図Ⅳ-119　回盲弁

こり，排出が促進されます．排出された内容物は回盲弁により逆流することはありません．1日での内容物の移動量は500 mL 程度であるといわれています．

E-7　大腸の役割

大腸の主な役割は，小腸から運ばれた内容物から水分と電解質を吸収し，糞便として滞留させ，排便を調節することです．この目的のため，大腸は盛んに分節運動を行っています．こうして大腸は常に収縮している部分と弛緩している部分が連なって見え，これを**結腸膨隆**（haustra）と呼びます（図Ⅳ-120）．結腸膨隆は口側から肛門側へ移動するように見え，**膨起性移送運動**と呼ばれます．さらに，近位結腸では，1日に1〜3回，**大蠕動**が起こり，内容物を肛門側に一掃します．こうして遠位の結腸（S状結腸）に内容物が貯留します．この間に，結腸上皮ではNaCl共役輸送やNaチャネルを通じた二次性能動輸送により，溶質としての電解質が吸収されます．これに伴って水分も吸収されます．全体の水分吸収量は400 mL/day となります．こうして，遠位に貯められるまでに内容物はかなり固形化し，直腸へ移動していきます．

腸管内，特に結腸内には多数の細菌が定着していて，**腸内細菌**と呼ばれます．腸内細菌はヒトの消化酵素では分解されない糖類（一般に**食物繊維**と呼ばれます）を栄養源として利用して，短鎖脂肪酸，メタン，水素ガス，アンモニア等を産生します．このうち短鎖脂肪酸は草食動物にとっては重要なエネルギー源として利用されますが，ヒトにとってはあまり重要ではないと考えられています．しかし，腸内細菌のバランスが狂うと，腸機能に変調をきたすことが知

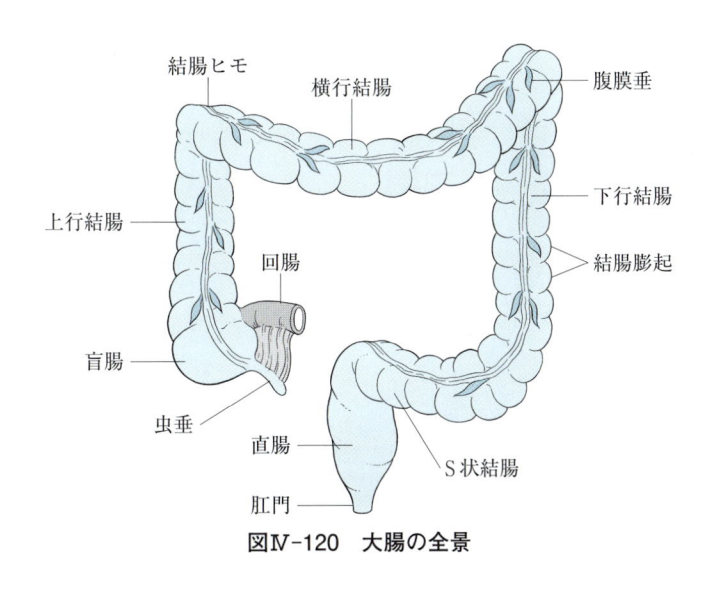

> 結腸膨隆
> 膨起性移送運動

> 腸内細菌
> 食物繊維

図Ⅳ-120　大腸の全景

られていますので，腸内細菌の存在はヒトにとっても有益であると考えられます．

E-8 排便のしくみ

通常，直腸は空の状態であり，肛門周囲の括約筋（**内肛門括約筋**と**外肛門括約筋**）は緊張性に収縮しています．S状結腸の総蠕動により糞便が直腸内に移動しますと，これにより直腸壁が伸展されて，この刺激が**骨盤神経**を経て仙髄に達し，後索を上行し，高次中枢に伝わり**便意**となります．一方，仙髄に達した刺激は，反射性に骨盤神経遠心路を刺激して，直腸の蠕動運動と内肛門括約筋の弛緩が起こり，便は肛門まで下がってきます．しかし，外括約筋は一過性に収縮し（**肛門括約筋反射**），直ちに排便することがないように働きます．次に意志により排便動作に入りますと，**陰部神経**を介して外肛門括約筋の弛緩が始まり，同時に横隔膜，腹筋が収縮し，「いきみ」を加えることにより排便が進行します．乳幼児のうちは外括約筋の支配が発達しておらず，便意を感じたときに排便をとどめることができませんが，大脳の発達につれ排便習慣がつき，「便意即排便」とはならなくなるわけです（図Ⅳ-121）．

排便のきっかけの多くは，食事と考えられます．例えば朝食のあとに，排便することをよく経験しますが，これは**胃－大腸反射**により，近位および遠位結腸の運動と大蠕動が反射的に増強し，便が直腸内に押し込まれるためと考えられます．

Ⅴ章「便 秘」
- 内肛門括約筋
  外肛門括約筋
- 直腸は普段は空で，便の侵入により，便意を形成する
- 大脳の発達により排便反射が抑制できるようになり，排便習慣がつく
- 胃－大腸反射

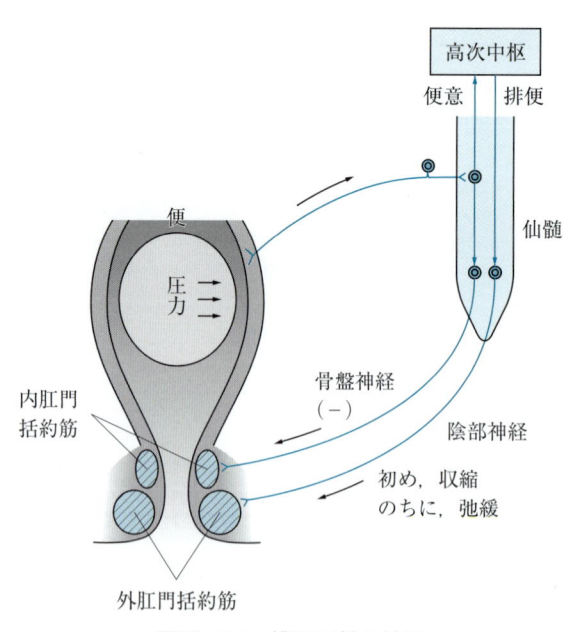

図Ⅳ-121 排便反射と神経

6. 腎泌尿器系

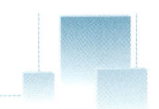

A. 尿生成の意義とその変調

　細胞は生き続けるかぎり，物質代謝が必要です．生存のためのエネルギーを得るためには，エネルギー物質を分解しなければなりません．また，細胞の構造を作ったり化学反応を触媒したりするタンパク質も，未来永劫に安定なものではなく，古くなれば取り替えなければなりません．こういった細胞活動の結果，さまざまな**不要代謝産物**が生成されます．もし，これが細胞内に蓄積されることになれば，先に述べた細胞の物質代謝の化学反応は抑制されることになります．それを放置すれば，化学反応は停止します．つまり細胞死が起こるわけです．したがって，不要代謝産物は速やかに細胞外に"排出"されなければなりません．単細胞生物では，話はここでおしまいです．不要代謝産物は細胞の容積から比べれば無限ともいえる細胞外の空間（海水あるいは淡水）に"無限希釈"されていくからです．一方，多細胞生物，特に複雑な構造を持つ現代の動物ではそうはいきません．なぜなら，細胞外液は外界から殻や鱗や皮膚などで堅く守られていて，おのずと容積に制限があるからです．多細胞生物では，細胞から排出された不要代謝産物は細胞外液に蓄積していくことになります．そのまま放置すれば，いずれ細胞外液は不要代謝産物に満たされてしまい，細胞からの排出は困難になり，結局，細胞死を引き起こすことになるのです．細胞外液に時々刻々蓄積する不要代謝産物を細胞外液から除去するしくみが必要になります（図Ⅳ-122）．腎臓の第一の役割とは，不要代謝産物の体外への

Ⅴ章「ショック」

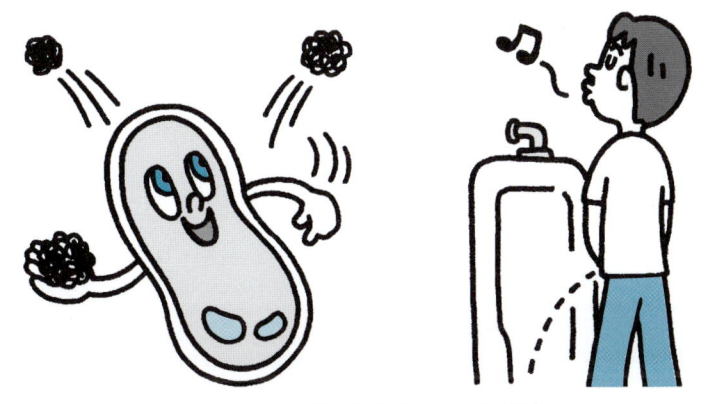

図Ⅳ-122　単細胞生物とヒトの排泄

第Ⅳ章 組織器官系の機能

希釈作用

除去です．腎臓が不要代謝産物を体外に排出することを**希釈作用**といいます．各々の細胞から排出された不要代謝産物は組織間液を介して血液に拡散していき，血流に乗って全身から腎臓へ集められます．希釈作用とは具体的には，腎臓において不要代謝産物を血液から体外へ除去する作用のことになります．

腎の役割
・不要代謝産物の除去（希釈作用）
・水分の保持（濃縮作用）
・体液内容の維持

不要代謝産物は水溶性である

さて，この希釈作用のためには，水が必要になります．なぜなら，不要代謝産物はすでに水に溶けているので，この水溶液の状態で排出することが一番簡単だからです．したがって，不要代謝産物が排出される際には水分の喪失を伴うことになります．この不要代謝産物が溶け込んでいる水溶液が**尿**です．水中で生活する動物（例えば魚類）では，水分は無尽蔵に利用できるわけですから，尿の生成に制限はないと考えられます．一方，ヒトをはじめとする陸上動物では，尿を無制限に生成すると，体内の水分を喪失し，生命の危機に陥ります．このため，不要代謝産物の排出のためには，水分の節約が必要となります．つまり，なるべく濃い濃度で不要代謝産物を尿に溶かし込まなければならないわけです．腎臓に備わっているこの作用を**濃縮作用**といいます．言い換えると，濃縮作用とは水分を体内に保持しつつ，不要代謝産物を排出するためのしくみということになります．

濃縮作用

以上のように，腎臓の働きは，血液，細胞外液の水分量と密接にかかわり合うことになります．したがって，腎臓の希釈作用，濃縮作用を積極的に制御することによって，逆に，血液，細胞外液の水分量，さらには溶質の濃度を適切に調節することが可能になります．生体が積極的な腎機能調節を行う手段として，種々のホルモンが確認されています．副腎皮質から分泌される**アルドステロン**は，血漿，細胞外液の主な溶質であるNa^+の腎での再吸収量を調節しています．下垂体後葉から分泌される**バゾプレッシン**には腎臓での水分再吸収量を調節して，体内水分量を決定する重要な役割があります．また，**心房性ナトリウム利尿ペプチド**は，腎臓に流れ込む血液量の調節を行い，腎臓の水分・Na^+の排泄機能を制御しています．

腎機能を調節する主要ホルモン
・アドステロン
・バゾプレッシン
・心房性ナトリウム利尿ペプチド

このように，腎臓の役割とは「不要代謝産物の排泄」と「体液量とその内容の維持」であるといえます．したがって，腎臓に疾病が起こると，これらの重要な機能が障害されることになりますから，全身に影響が及ぶことになります．腎機能は生命に必須ともいえるわけですから，医療現場において患者の状態を維持管理していく際に，循環，呼吸と並んで，常に監視しなければならない機能であるわけです．

尿の生成は，実は常に行われています．それは，血液が間断なく

腎臓に流れ込んでいるので，その圧力を原動力にして尿が押し出されるように作られているからです．腎機能が極端に破綻した場合，尿の生成は停止します．これを**無尿**といいます．こうなると，時々刻々生成する不要代謝産物は体内に蓄積します．これが**尿毒症**と呼ばれる状態です．この状態に生体はどのくらい耐えられるのでしょうか？　ヒトの場合，最大限24時間といわれています．すなわち無尿は死を意味するのです．腎機能が途絶してしまう極端な場合でなくても，腎の機能がある程度低下すると，やはり全身にさまざまな影響がでてきます．この状態を**腎不全**といいます．腎不全が起こる原因は，腎臓自身の病変のほかに，腎臓へ流入する血液量（あるいは血圧）が低下することによっても起きます．例えば，急性循環不全（ショック）です．ショックの場合，血圧を改善する治療の際に腎臓への血流を確保することに心を砕かなければいけないのは，このためです．

🔑 尿の生成は常に間断なく行われる

B. 腎の微細構造と尿生成過程

先に述べたように，腎臓の第一の役割は細胞外液から血液内に運び出された不要代謝産物を，体外に排泄することです．では，血液内の不要代謝産物をいかに取り出せばよいのでしょうか．とりあえず血液そのものを体外に放り出せば，目的を達成できます．しかし，血液は無尽蔵ではないので，不可能であることは明らかです．また，血液には血球や栄養分やホルモンなど生体に必要不可欠なものが大量に含まれていますから，いわば選択的に不要代謝産物だけを取り除く方法が必要になります．

血液中から選択的に不要代謝産物を取り除く方法の一つは，腎臓の細胞や膜が不要代謝産物を特異的に捕まえて，尿内に運び入れてしまう方法です．この方法には二つの欠点があると考えられます．第一は血液内の不要代謝産物の量は，栄養分などの必要物質に比べて少ないであろうと考えられることです．この量が多いということは，すでに生体に危機が及んでいることになりますから，正常の状態では少量が存在し，すぐに排出されることが望ましいからです．しかし，量が少ないものを選んで取り出すためには，相当な努力が必要なことは想像に難くないでしょう．第二は不要代謝産物の種類は相当な数になるであろうことです．詳しくは生化学の教科書をみていただくとして，中間産物まで含めると，さまざまな物質が血液内に存在することになります．これらの物質一つ一つに対応した輸送システムを構築しなければ，選択的に不要代謝産物を排出できないとすると，腎臓は膨大な大きさになる必要があります．結局，生

🔑 腎臓は不要代謝産物だけ選択的に排泄する

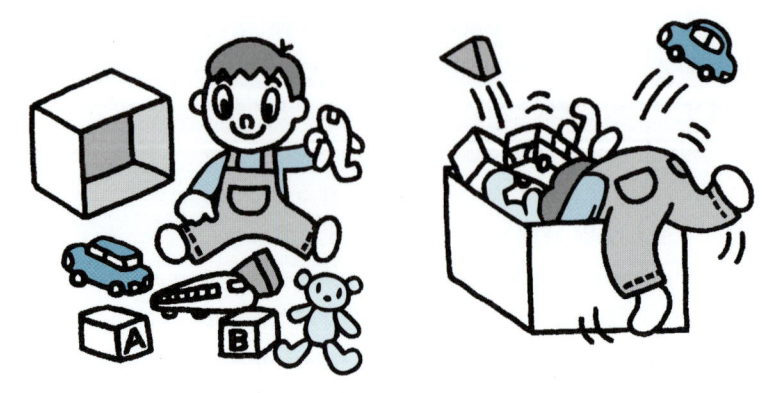

図Ⅳ-123　一度広げてから…

体はこの方策は採らなかったのです．

　選んだ方法は，血球を除いた血液成分をとりあえず，体外へ出してしまう方法です．その後，必要なものだけ体内に再吸収するわけです．生体に必要なものは，すなわち栄養分などですから，あらかじめよくわかっているもので，血液内に大量に存在しますが，種類は限定的であると考えられます．つまり，とりあえず出してしまった尿の中から，必要なものだけ選択的に血液に戻してしまうやり方です．尿中に残るのはすなわち不要代謝産物です．このほうが，はるかに効率がよさそうです．

　この腎臓のしくみは，おもちゃ箱から欲しいおもちゃを取り出す方法に例えることができます（図Ⅳ-123）．先に述べた前者の方法は，大きなおもちゃ箱に頭を突っ込んで欲しいおもちゃを探す子どものやり方です．いかにも効率が悪そうです．後者の方法は，いったんおもちゃ箱をひっくり返して，すべてを床に広げて，欲しいおもちゃを取り出してから，残りをもう一度箱に片づける方法です．片づける手間をいとわなければ，効率ははるかによさそうです．腎臓では，おもちゃを床に広げる役目を糸球体が担い，必要なおもちゃを拾い出すのが尿細管の役割になっているのです．

　以上の考えに基づき，腎臓の構造と機能を概観してみましょう（図Ⅳ-124）．不要代謝産物を含んだ血液は，腎動脈から腎臓内へ流れ込みます．腎臓内で動脈は分岐を続け，非常に細い**輸入細動脈**となります．この動脈から**糸球体**に血液は流れ込みます．糸球体は毛細血管がとぐろを巻いた状態のもので，血管壁は非常に薄く，多くの「孔」が開いていて，そこを通過して血漿成分のほとんどは水分とともにしみ出していき，血球等は血管内に残ります（図Ⅳ-125）．すなわち**ろ過**が行われるわけです．こうすれば，血液内の不要物は確実に血管外へ出されることになります．これを**原尿**といい，原尿

🔑 **腎機能の分担**
血液中の物質をとりあえず出す →糸球体機能
必要なものを選択する →尿細管機能

📄 輸入細動脈
　糸球体
　ろ過
　原尿

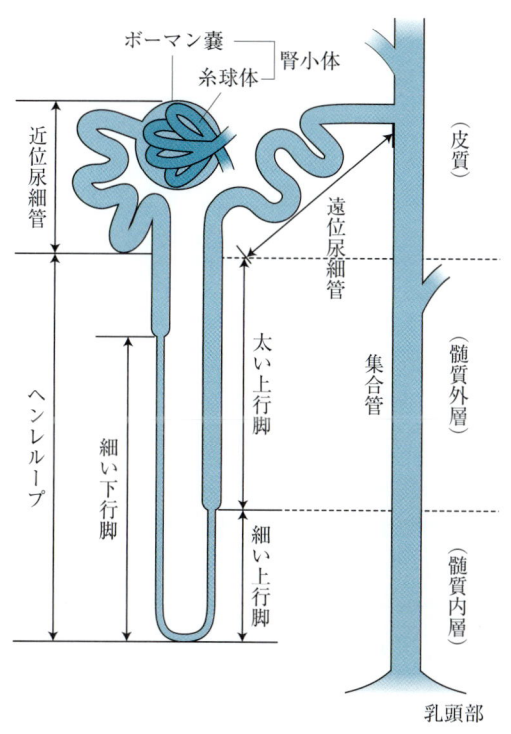

図Ⅳ-124　ネフロンの構造

図Ⅳ-125　腎小体の構造

を受け止めるものが**ボーマン嚢**です．糸球体とボーマン嚢をひとまとめとして**腎小体**と呼びます．ボーマン嚢は尿細管と呼ばれる管状の構造につながり，この中を尿が流れていきます．尿細管には常に血管が並走しています．この血管には糸球体から**輸出細動脈**として出てきた血液が主に流れていきます．そして，尿と血液の間で物質のやり取りが行われます．この際，尿細管側から血管側に物質が移動することを**再吸収**と呼び，逆の動きを**分泌**と呼びます．尿細管は**近位尿細管**，**ヘンレループ**，**遠位尿細管**，**集合管**に分かれていますが，その尿細管全体での再吸収と分泌の総合的な結果として，原尿中の栄養分や水分は再吸収され，主に不要代謝産物を含んだ最終的な尿が生成されます．以上のように，腎小体と尿細管は一つのまとまりとして腎臓の尿生成機能に携わっていることになります．そこで，このまとまりを腎機能の最小単位と考え**ネフロン**と呼んでいます．ネフロンは左右の腎臓にそれぞれ約100万個あるといわれ，その総体が個体の腎機能であるといえます．

ボーマン嚢
腎小体
輸出細動脈

尿細管での物質の移動
・尿細管→血管⇒再吸収
・血管→尿細管⇒分泌

再吸収
分泌

近位尿細管
ヘンレループ
遠位尿細管
集合管
ネフロン

C. 糸球体ろ過

先に述べたように，腎臓は血液内に蓄積している不要代謝産物を体外に排泄する役割を持っています．不要代謝産物は血液内にある

わけですから，当然水に溶けています．これを再び固体に戻すよりは，水溶液の状態で排出したほうが効率がよいわけです．そこで，血液成分ごと血管外へ出すことになります．この際，血球成分はもちろん排出する必要はないので，これらを血管内にとどめ，つまり血漿のみが排出されます．この作用を**ろ過**といい，それを行っているのが糸球体です．したがって，**糸球体ろ過**という言い方がなされます．**糸球体ろ過量（GFR）** とは糸球体ろ過により両側の腎臓のすべての糸球体から排出される血漿量を示したものです．その正常値は 100 〜 150 mL/min とされています．これは 1 日量にしておよそ 180 L になります．ヒトの生理的な血漿量はおよそ 2.5 L ですから，血漿は 1 日に 72 回出ることになります．血漿内の不要代謝産物を排出するのに十分な能力といえます．

　糸球体は毛細血管の塊なのですが，血管壁の構造が特殊になっていて，そこから血漿がしみ出しています（**図Ⅳ-126**）．血液側は，**内皮細胞**でおおわれていますが，細胞同士の密着性は低く，また細胞には多数の細孔があります．内皮細胞は**基底膜**という網状の構造物を土台にして広がっています．そしてこの基底膜の反対側には**上皮細胞（タコ足細胞）** が張り付いています．上皮細胞は多数の**足突**

- 糸球体ろ過
  糸球体ろ過量(glomerular filtration rate：GFR)
- GFR 100〜150 mL/min
- 内皮細胞
  基底膜
  上皮細胞（タコ足細胞）
  足突起

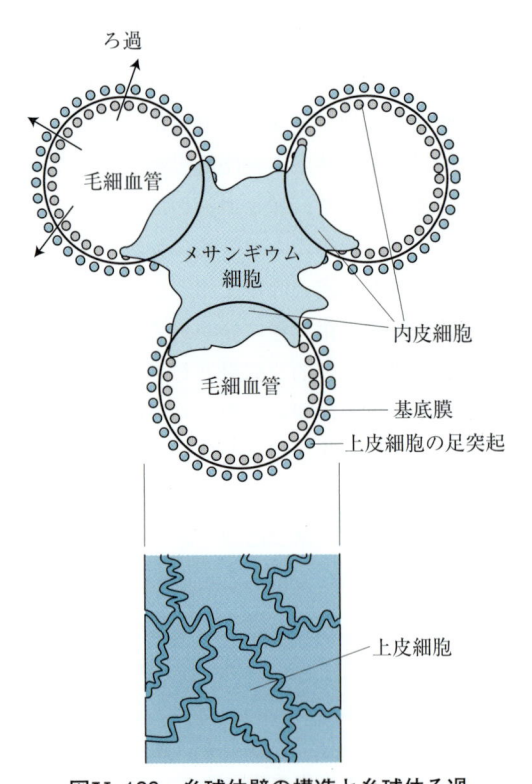

図Ⅳ-126　糸球体壁の構造と糸球体ろ過

起を出し，隣の細胞と入り組んだ形の接触をしていますが，これまた大きな隙間を多数持っています．糸球体からボーマン嚢に血漿がしみ出す際には，①血管内皮細胞の細孔，②基底膜の網の目，③上皮細胞の間隙，の三つの障壁を通過することになります．これらが一種のふるいの役割をするため，一定の大きさ（およそ40オングストローム）以下の分子が糸球体壁を通過することになります．したがって，血漿中の大きな分子量のタンパク質と血球はともに通過できません．このしくみを**限外ろ過**といいます．結局，糸球体からろ過された液には血漿のうち大きなタンパク質を除いたすべてのものが含まれていることになります．これを**原尿**と称します．ボーマン嚢は原尿で常に満たされています．この原尿には当然，血液に含まれていた不要代謝産物のすべてが含まれていますし，大きなタンパク質以外の栄養分もすべて含まれているのです．

　糸球体ろ過の際には，原尿は糸球体の壁をしみ出してくることになります．原尿をしみ出させる原動力は何でしょうか？ それは血管である糸球体の内腔にかかる圧力，すなわち**血圧**です．ボーマン嚢側が原尿を吸い込むような作用があれば，それでろ過は可能ですが，ボーマン嚢側にそのような構造は存在しません．したがって，ひとえに血圧が糸球体ろ過の原動力であるといえます．つまり，心臓が働き，血液が腎臓に流れるかぎり，糸球体ろ過は自動的に，かつ継続的に行われていることになります．こうして，糸球体ろ過が常に行われていることから，ボーマン嚢は常に原尿で満たされていることになり，**ボーマン嚢内圧**が発生します．原尿が尿細管へ，スムーズに流れ出ていれば，この内圧はあまり高くありませんから，糸球体ろ過を妨げるものではありません．しかし，血圧の効果を減弱させる働きがあります．もし尿細管などの下流側に通過障害があると，ボーマン嚢内圧は上昇し，糸球体ろ過が障害されることになります．尿路結石や膀胱炎，腎盂腎炎などの病気により，ボーマン嚢内圧が上昇し，最終的には急性腎不全に発展する危険性があります．もう一つ糸球体ろ過を抑える因子として，**膠質浸透圧差**があります．ボーマン嚢にある原尿は，糸球体内の血漿と常に接していますが，先に述べたように，原尿にはタンパク質が少ししか含まれていませんので，双方の溶液の浸透圧は，タンパク質の分だけ差があることになります．これが膠質浸透圧差です．さらに，血漿側にある血球もこの圧力差に一役買うことになるでしょう．水は浸透圧の低い方から高い方へ動こうとするので，原尿から血漿に向かって水が移動するような圧力が発生します．以上述べたことをまとめると，糸球体ろ過には，血圧（P），ボーマン嚢内圧（B），膠質浸透圧（Π）

🔑 **糸球体壁のバリア(障壁)**
・血管内皮細胞の細孔
・基底膜の網目
・上皮細胞の足突起間の間隙

📄 限外ろ過

🔑 糸球体ろ過の原動力は血圧である

🔑 **糸球体ろ過圧**
＝血圧－（膠質浸透圧＋ボーマン嚢内圧）

第Ⅳ章　組織器官系の機能

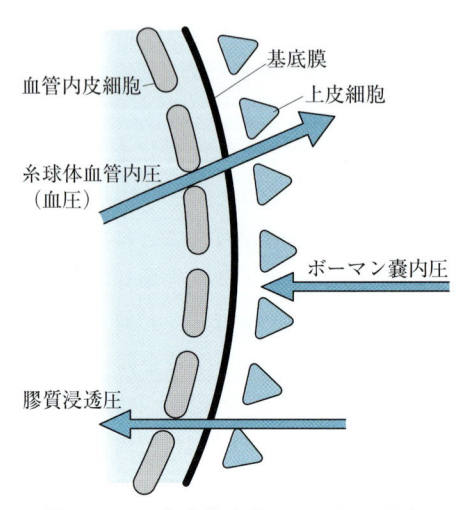

図中ラベル：基底膜／上皮細胞／血管内皮細胞／糸球体血管内圧（血圧）／ボーマン囊内圧／膠質浸透圧

図Ⅳ-127　糸球体ろ過にかかわる圧力

の三つの要素がかかわっていることになります．これらの圧力の総和が，最終的には糸球体から原尿を押し出す力とみなされるので，これを**糸球体ろ過圧**といいます（図Ⅳ-127）．こうして，原尿は糸球体ろ過圧に圧されて糸球体の壁をしみ出してくるのですが，糸球体の壁の"小さな孔"を強引に抜けてくるわけで，この孔の大きさとその密度が糸球体ろ過の効率を左右することになります．すなわち，これがろ過の障壁となるわけです．先に述べたように，実際の障壁は内皮細胞の孔と，基底膜の網目と，上皮細胞の隙間から成り立っているわけです．この障壁全体の通りやすさを示した指標が**ろ過係数**（K_f）です．こうして**糸球体ろ過量**（**GFR**）は以下の式で表すことができます．

糸球体ろ過圧

ろ過係数
糸球体ろ過量
（glomerular filtration rate：GFR）

$$GFR = K_f(P - B - \Pi)$$

糸球体に炎症が起こったり，糸球体の孔に何か異物が引っかかったりすると，K_f は低下することになり，GFRは減ります．これは糸球体腎炎と呼ばれる疾患において観察されます．放置すればたちどころに腎不全に陥ります．

D. 腎循環

糸球体ろ過圧の主な要素が糸球体内の血圧であることから，腎臓での血液循環を維持するしくみは，とりわけ重要です．もし，腎臓への血流が停止すると，糸球体ろ過が停止し，腎臓機能が途絶することは容易に想像できます．不要代謝産物を効率よく排出するためにも，腎臓には大量の血液が流れ込みます．解剖学的にみても，左

6. 腎泌尿器系

右の**腎動脈**は大動脈から直接分岐していて，その重要性が現れているといえるでしょう．腎臓に流れ込む血液は，もちろん，腎臓そのものを養うための酸素や養分を運ぶ役割がありますが，大半は不要代謝産物を処理するために流れ込んでくることになります．したがい，腎機能を考える場合，血液そのものより，血漿の流入がより重要であることになります．なぜなら，血球成分はろ過されないからです．そこで，腎臓の血流を考える場合は，**腎血漿流量（RPF）**を用います．正常成人の RPF はおよそ 500 〜 700 mL/min です．先に述べた GFR が 100 〜 150 mL/min ですから，腎臓に流れ込む血漿の約 20％ がろ過されることになります．この比率を**ろ過率（FF）**といいます．逆に言うと，輸入細動脈から糸球体に流れ込んだ血漿の 80％ はろ過されずに輸出細動脈へ流れ出るわけです．輸出細動脈に入った血液は，尿細管の周囲で再び毛細血管となり，尿細管との間で物質のやり取りをすることになります．つまり，腎臓に流れ込んだ血液は糸球体と**周尿細管毛細血管**の二つの毛細血管を通過することになります．

　腎血管抵抗は糸球体前後で一番大きくなり，腎臓の血流は主にこの部分で調節されることになります．血流調節機構で一番重要なのは，いわゆる**自己調節機構**です．図Ⅳ-128 に示すように，血圧が 80 〜 200 mmHg の間で変化するときは，腎血流量は一定に保たれます．この反応は，他の臓器でも観察されるもので，血管平滑筋に備わったしくみであると考えられています．すなわち，血圧が上昇すると血管壁が伸展して平滑筋の収縮力が高まり，血流を制限します．一方，血圧が低下すれば，収縮力は低下して血管内腔が拡大して血流が多くなるわけです．さらに，血圧が極端に下がると（90 mmHg 以下）この自己調節機構が働かなくなり，もはや腎血流を保持できなくなることもわかります．これにより必然的に

🔑 血圧の維持によって糸球体ろ過が維持され，腎機能が維持される

📄 腎血漿流量
（renal plasma flow：RPF）
ろ過率
（filtration fraction：FF）
周尿細管毛細血管

🔑 RPF 500 〜 700 mL/min
FF 20％

📄 自己調節機構

🔑 極端な血圧低下は急性腎不全となる

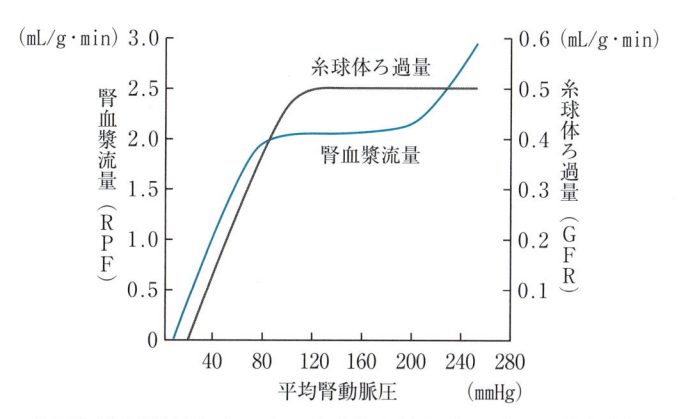

図Ⅳ-128　血圧と腎血漿流量（RPF），糸球体ろ過量（GFR）の関係（自己調節作用）

GFR の低下を招き，腎不全に陥ります．救急時の全身管理において，腎血流を確保するためには，極端な血圧低下は極力防がなければなりません．

尿細管糸球体フィードバック
緻密斑
傍糸球体装置

　腎血流の自己調節にはもう一つ，**尿細管糸球体フィードバック**というしくみがかかわっています．このしくみの詳細はまだ不明な点がありますが，図IV-125 に示すように遠位尿細管は糸球体のすぐそばを通過しており，尿細管の糸球体側の壁には**緻密斑**と呼ばれる特殊な細胞が並んでいます．尿細管を通過する尿流量が通常より多くなると，緻密斑を介してシグナルが糸球体に伝わり，**傍糸球体装置**を経て腎血流を低下させ，GFR を下げて，尿流量を元に戻そうとします．尿流量が減少した場合は逆のことが起こるわけです．

　このように腎血流は GFR と密接な関係があります．そこで，腎血流を調節することで，GFR を調整するしくみが可能になります．

心房性ナトリウム利尿ペプチド（ANP）

心房性ナトリウム利尿ペプチド（ANP） は，輸入細動脈を拡張させますが，これにより GFR を増加させ，排尿量を増やすこと（利尿）を行います．ANP は主に心房から分泌されます．循環血液量がなんらかの理由で増大すると，心房壁が伸展され，これにより心房筋細胞から ANP が循環血流に分泌されます．ANP は血流に乗って腎動脈に入り，輸入細動脈に作用し拡張させます．こうすると，糸球体に流入する血漿量は増大しますので，GFR は増えることになります．結果として，血液の水分は糸球体から多く排出されることになり，循環血液量は元に戻るわけです．輸入細動脈の平滑筋細胞には **ANP 受容体**があり，ANP と結合すると，細胞内で cGMP を増大させ，細胞内カルシウムイオンを減少させます．このことにより，平滑筋の持続的収縮は弱められ，動脈が拡張するわけです．

ANP は糸球体に流入する血流量を増加させることで GFR を増やし，排尿量を増やす

ANP 受容体

E． 尿細管輸送

E-1　尿細管輸送の役割

再吸収
分泌

　糸球体ろ過により生成した原尿は，ボーマン嚢から尿細管へ流れ出てきます．尿細管では，水分，養分，電解質など生体にとって必要な物質を原尿から回収して血液へ戻す作用が働きます．これを**再吸収**といいます（図IV-129）．この結果として，不要代謝産物と生体にとって過剰な水分・電解質などが尿中に残され，これらが最終的に体外へ排除されます．一方，糸球体ろ過の方法では完全には排除しきれない血液中の不要物質として，酸性物質や薬物などがあげられますが，尿細管では，これらの物質をより積極的に尿中へ輸送するしくみがあります．この作用を**分泌**といいます．こうした尿細管の作用の総合的結果として尿が生成されています．

a) 再吸収　　　　　　　　　　b) 分泌

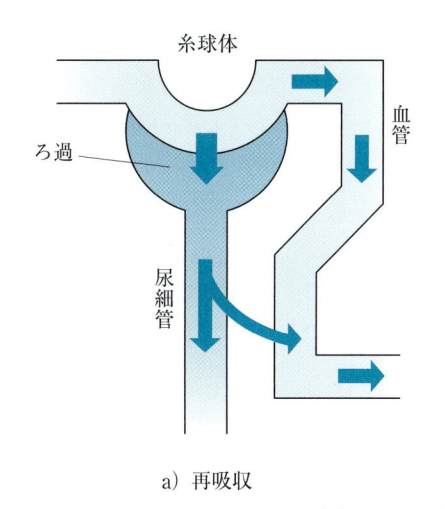

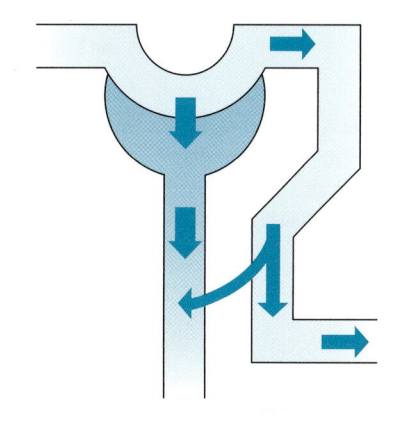

図Ⅳ-129　尿細管輸送の様式

　尿細管機能の重要性をはっきり示す例としては，水分輸送の問題があります．GFR が 100 〜 150 mL/min であることは先に述べました．したがって，1 日には約 180 L もの水分がろ過されることになります．もちろんヒトの身体にこんな大量の水分がそのまま存在するわけはありません．体重の 70％が水分であるとしても，ヒトの全水分量は 50 L 前後です．糸球体ろ過だけなら半日ももたずに「ミイラ」になってしまいます．したがって，ろ過された水分の大半は，尿細管で再吸収され，回収されなければならないのです．実際，ヒトの通常 1 日の尿量は 1 〜 1.5 L です．これは糸球体ろ過の 1 日量の 1％弱になります．つまり，99％は尿細管で再吸収されていることになります．尿細管機能の破綻が致命的な結果を招くのは明らかでしょう．

　こうしてみてみると，尿細管の主たる役割はろ過された必要物質の回収にあるといえます．ですから，尿細管のさまざまな再吸収過程は，通過する尿量や物質量に強く依存しており，神経やホルモンの調節をほとんど受けません．ろ過された必要物質のほとんどすべてを文句なしに再吸収する必要があるからです．特に，近位尿細管での水分や電解質の再吸収には神経やホルモンによる調節のしくみはありません．しかし，最後の最後で，残されたわずかな量の物質を再吸収するか，しないかの選択の余地は残っています．尿細管の終末である遠位尿細管や集合管にアルドステロンやバゾプレッシンが作用し，水分や電解質の再吸収量を最終的に調節します．わずかな量とは言いましたが，この再吸収量を調節することが，生体にとって非常に大事であることは言うまでもありません．このやり方は実に巧妙で，最小限のエネルギーで体液調節が行えます．

🔑 糸球体でろ過された水の 99％は尿細管で再吸収される

🔑 尿細管の主な役割はろ過された必要物質の回収であるので，大半は自動的な再吸収であり，ホルモン等に無関係

V章「むくみ」

🔑 糸球体ろ過により，単糖，アミノ酸，小ペプチドはろ過され，その後近位尿細管で再吸収され回収される

📄 尿細管上皮細胞
　刷子縁（管腔側）
　側底膜（血管側）
　細胞嵌合

🔑 近位尿細管上皮と小腸上皮は機能的にも形態的にも似ている

E-2　尿細管での必須物質の輸送

　血漿中には全身の細胞に供給するため，豊富な栄養分が含まれています．三大栄養素である糖質，タンパク質，脂質は，血漿中では単糖（グルコース），アミノ酸，小ペプチド，リポタンパクの形で輸送されています．糸球体ろ過では，このうち単糖とアミノ酸，小ペプチドがろ過されることになります．放置すればたちまち栄養不足に陥ってしまいます．そこで，ろ過された単糖とアミノ酸，小ペプチドをすべて回収するためのしくみが近位尿細管に備わっています．

　近位尿細管のこのようなしくみを実際に担っているのは**尿細管上皮細胞**です（図Ⅳ-130）．近位尿細管の尿細管上皮細胞は管腔側の細胞膜は微絨毛がぎっしりと並んだ状態になっていて，**刷子縁**と呼ばれる様相を呈しています．これは，原尿との接触面積をできるだけ稼ぐことになり，栄養分の再吸収にとても有利な構造です．一方，その反対側の膜（**側底膜**と呼ぶ）は基底膜という網状の膜の上に固定されていて，血管と相対しています．側底膜自体の様子は複雑で，隣の細胞と突起を絡み合わせていて**細胞嵌合**と呼ばれています．これら細胞全体の様子は，小腸の上皮細胞とそっくりで，双方とも栄養を吸収しようと待ち構えるという役割の点でも，実はそっくりなのです．

a. 近位尿細管でのグルコース再吸収機構

　両側の細胞膜の構造が違うことは，機能の違いの反映です．同じ

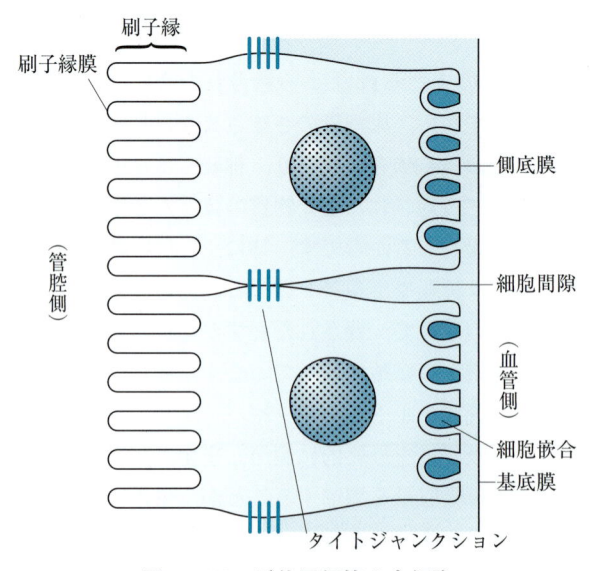

図Ⅳ-130　近位尿細管上皮細胞

細胞なのに，細胞膜の方向によって備わる機能が全く異なる，すなわち分化しているのです．この機能分化のお陰で，物質は原尿から血液といった一方向への（逆送を起こさない）輸送が可能になります．ではまず，単糖の再吸収のしくみをグルコースを代表としてみてみましょう（図Ⅳ-131）．原尿には大量のグルコースが含まれます．その濃度はおそらく血糖の血漿濃度と同じです．この大量のグルコースを尿細管上皮細胞に捕まえるしくみが**ナトリウム依存性グルコース共輸送体（SGLT）**です．SGLTは刷子縁膜上に存在し，グルコースを細胞内へ導く膜機能タンパクです．グルコース輸送の原動力はNa^+の濃度勾配です．尿細管上皮細胞内のNa^+濃度は，他の細胞と同様に低くなっています．一方，ボーマン嚢から流れ出てきた直後の原尿には血漿と同じ濃度のNa^+が含まれています．こうして，刷子縁膜を挟んでNa^+の濃度勾配が形成されることになります．これによりNa^+が細胞内へ拡散しようとする力が強くなりますが，この力を利用してグルコースを同時に細胞内へ導くしくみです．したがって，グルコースを細胞内に導くと，Na^+も流入してくるので，細胞内Na^+濃度は上昇する傾向にあります．放置すれば，Na^+の濃度勾配は緩くなりグルコースの輸送効率は低下し，ついには停止するでしょう．Na^+の濃度勾配を維持するために細胞内Na^+濃度を低く保っているのは，他の細胞にも普遍的にみられる**ナトリウムポンプ（Na^+-K^+ATPase）**です．尿細管上皮細胞では，ナトリウムポンプは側底膜側にのみ存在し，細胞内のNa^+を血管へ能動的に排出しています．この際に必要なエネルギーをATPの分解によって得ています．このしくみ全体をエネルギーの出入りでみてみると，結局ナトリウムポンプが消費するATPのエネルギーにより，グルコース輸送が行われていることになります．SGLTは，直接はATPを必要としていませんが，間接的に消費しているわけ

🔑 尿細管上皮細胞の両側の細胞膜の性質は，全く異なる
（極性があると表現する）

📄 ナトリウム依存性グルコース共輸送体
（sodium-dependent glucose transporter：SGLT）
ナトリウムポンプ

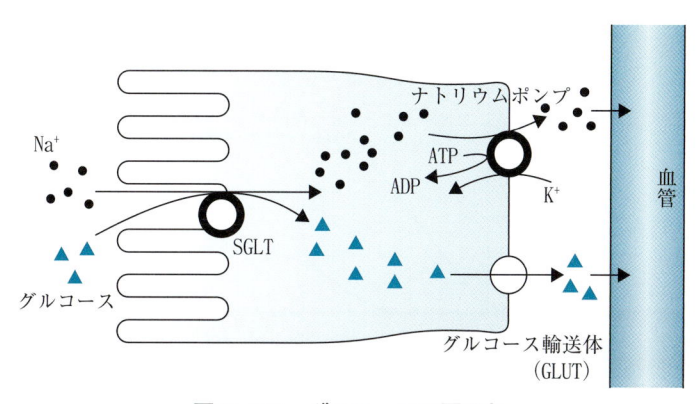

図Ⅳ-131 グルコースの再吸収

第Ⅳ章　組織器官系の機能

二次性能動輸送

促通拡散型グルコース輸送体（GLUT）

正常のヒトでは100％再吸収

尿細管最大輸送量（T_m）
T_m制限性再吸収

で，このようなしくみ全体を**二次性能動輸送**と表現します．さて，こうして細胞内へ導かれたグルコースはどうなるのでしょうか．尿細管上皮細胞にはグルコースが常に高濃度で存在することになります．側底膜には**促通拡散型グルコース輸送体（GLUT）**というものが常に機能しており，グルコースはこの輸送体を通って，細胞内外のグルコース濃度勾配に従って血管側に放出されます．この輸送体は刷子縁膜のSGLTとは異なる膜タンパクで，Na^+の動きとは全く無関係にグルコースを輸送します．こうして，尿から血管へのグルコースの再吸収が完成します．

　グルコースは身体にとっては重要な栄養物質であり，むだは基本的には許されません．したがって，糸球体ろ過されたグルコースは100％再吸収され回収されるのが理想です．実際，健康なヒトの尿中にはグルコース（尿糖）は検出されません．つまり100％再吸収が実現しているのです．この100％再吸収は近位尿細管の終端部で完了します．これまで述べたように，グルコースの再吸収はSGLTにより行われていますので，SGLTの能力以上には再吸収できないことになります．尿細管で再吸収（あるいは分泌）できる最大限の量を**尿細管最大輸送量（T_m）**といい，そのような再吸収のしくみを**T_m制限性再吸収**と称します．T_mは輸送担体分子の能力と，その数によって左右されます．グルコースの場合，T_mの値は男子でおおむね375 mg/min（女子で303 mg/min）です．血漿中のグルコースすなわち血糖の正常値は100 mg/dLですので，GFRが125 mL/minであれば，原尿中に125 mg/minの割でグルコースがろ過されます．この値はT_mよりかなり小さいので，グルコースは近位尿細管で完全に再吸収されてしまいます（図Ⅳ-132）．では，

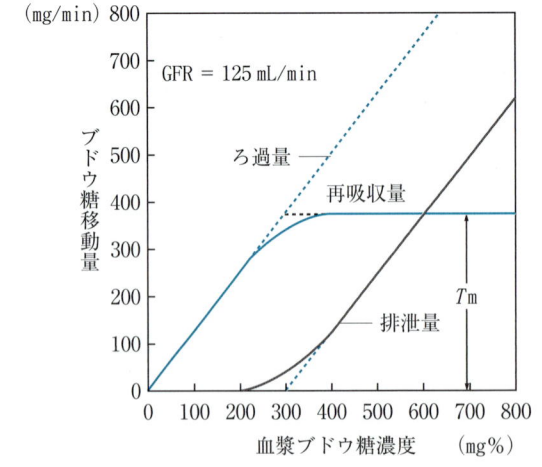

図Ⅳ-132　ヒトにおけるグルコース再吸収と血糖の関係
（本郷利憲 他：標準生理学第6版，図12-43，医学書院，2005）

血糖がどの程度まで増加すると再吸収しきれなくなるのかというと，200 mg/dLを超えると尿糖が検出されるようになります．こういった尿糖を**オーバーフロー性尿糖**ともいいます．糖尿病患者で尿糖が検出されるのは，患者の血糖が上昇しているのが原因です．糖尿病は名前とは異なり，「尿糖が出る病気」なのではなく，「血糖が上昇する病気」なのです．一方，腎臓に原因があって観察される尿糖を**腎性尿糖**といいます．この場合，血糖は正常であるにもかかわらず，先天的あるいは後天的原因でT_mが低下している状態で起こります．先天的な場合，臨床上問題にはなりませんが，後天的な場合は尿細管細胞の機能障害が疑われます．

> オーバーフロー性尿糖
> 腎性尿糖

> 尿糖が検出された糖尿病は進行した例といえる

b．近位尿細管でのアミノ酸，ペプチドの再吸収機構

原尿中に含まれる，もう一つの重要な栄養素がアミノ酸および小ペプチドです．これらの必須物質も近位尿細管でほぼ100％再吸収されます．一口にアミノ酸といっても，原尿（あるいは血漿）には20種類の必須アミノ酸が含まれていて，中性アミノ酸，酸性アミノ酸，塩基性アミノ酸とイオン化の状態もさまざまです．したがって，刷子縁膜に存在する輸送体は大きく五つの系に分かれています．

このうち，中性アミノ酸とイミノ酸はNa^+との共輸送体により運ばれています．このしくみは本質的にグルコース輸送のSGLTと同様のものです．酸性アミノ酸も基本的には同じですが，H^+やK^+の関与が指摘されています．塩基性アミノ酸では電荷を持ったまま，単独で促通輸送されると考えられています．このようにして上皮細胞内に導かれたアミノ酸は側底膜の輸送体により血管へ運び出されます．具体的には，中性アミノ酸は促通輸送，酸性アミノ酸はNa^+依存性の単体輸送，塩基性アミノ酸はNa^+との交換輸送であるとされています．最近の分子生物学的研究の進展によって，尿細管のアミノ酸輸送体は構造の面から，① 促通拡散型，② Na/Cl依存性輸送体，③ Na/K依存性輸送体，④ アミノ酸輸送体活性因子，の4種類に分類されています．先に述べた輸送するアミノ酸の種類の分類との関係は一対一対応ではなく，今後明らかにされていくことでしょう．

アミノ酸の輸送は担体によっていますので，T_m制限性です．例えば，尿細管がまだ十分発達していない新生児や乳幼児では，尿中にアミノ酸の排泄が観察されます．しかし成人の最大輸送量は非常に大きく，成人の尿中にみられるアミノ酸はごくわずかなものです．また，病的な状態でも血漿中のアミノ酸濃度が極端に増えることはなく，アミノ酸が尿中にオーバーフローすることはありません．成人において尿中にアミノ酸が検出されるのは，重金属中毒や尿細管

> アミノ酸輸送様式
> ・ナトリウム共輸送体
>   中性アミノ酸，イミノ酸
> ・酸性アミノ酸輸送（H^+, K^+依存性）
> ・塩基性アミノ酸促通輸送

> アミノ酸がオーバーフローすることはない

図Ⅳ-133　三次性能動輸送

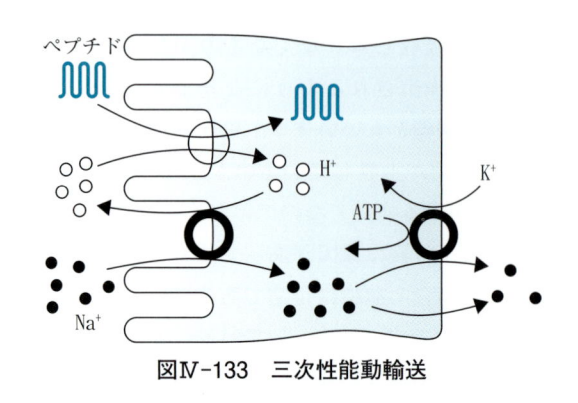

障害によりアミノ酸輸送担体が傷害されたときや，先天的なアミノ酸輸送系の欠損などがあったときに限られます．

小ペプチドの再吸収は，従来，膜上のペプチダーゼでアミノ酸に分解されてから再吸収されると考えられていましたが，近年の研究から**ペプチド輸送体**が別個に存在していることがわかりました（図Ⅳ-133）．この輸送体の原動力は，H^+の濃度勾配です．あとでまた詳しく述べますが，近位尿細管の刷子縁膜には**Na^+-H^+ 交換輸送体**があり，上皮細胞内のH^+を尿中へ排出しています．このしくみにより刷子縁膜の内外にはH^+の濃度勾配が生じるわけです．細胞内へ戻ろうとするH^+と一緒にマイナスに帯電しているペプチドを細胞内へ導きます．ところで，Na^+-H^+ 交換輸送体は，Na^+の濃度勾配に依存しているので，結局，ペプチド輸送体はナトリウムポンプの働きに依存していることになります．したがって，ペプチド輸送体は**三次性能動輸送**であると考えられます．

c. 小さなタンパク質の再吸収

先に述べたように，糸球体ろ過では大きな分子の血漿タンパク質（分子量7万以上）は全く原尿中に出てきません．それ以下の小さい分子の血漿タンパク質のうち，アルブミン（分子量69,000）は約1％，ミオグロビン（分子量17,000）は75％が糸球体からろ過され原尿に含まれます．その量は1日当たり約7gになります．しかし，尿中にタンパク質はほとんど検出されないので，この小さなタンパク質も尿細管で再吸収されていることがわかります．

タンパク質の再吸収も近位尿細管で行われます．輸送様式は**飲作用（ピノサイトーシス）**です．刷子縁膜の一部が嵌凹し，細胞質内に小胞を作り，その際に原尿中のタンパク質を小胞の中に取り込むやり方です．小胞はその後，リソソームと融合し，タンパク質はアミノ酸に分解され，側底膜から血管へ放出されます（図Ⅳ-134）．

したがって，尿中にタンパク質が検出される**タンパク尿**は，糸球

ペプチド輸送体
Na^+-H^+ 交換輸送体

三次性能動輸送

正常では再吸収により尿中にタンパク質は検出されない

飲作用
（ピノサイトーシス）
タンパク尿

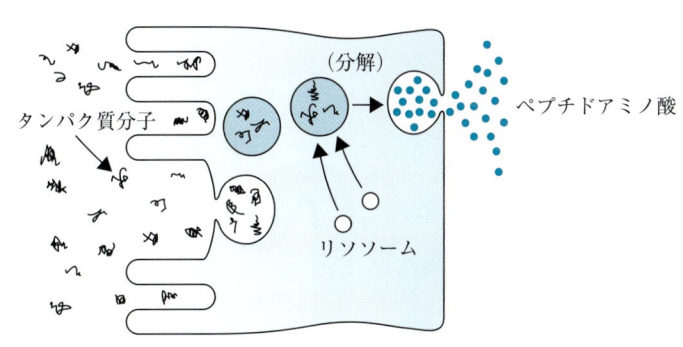

図Ⅳ-134　ピノサイトーシスによるタンパク質再吸収

体ろ過や近位尿細管の再吸収の障害によって出現することになり，腎機能障害の重要な兆候となります．また，小さなタンパク質が血漿中に異常に増加すると，飲作用の能力を超える量が糸球体からろ過されることになり，オーバーフローによるタンパク尿が観察されます．例えば，赤血球が血管内で破壊される「溶血」が起こると，小さなタンパク質であるヘモグロビン（分子量 68,000）が大量に血漿中に放出されます．結果として，オーバーフローして，ヘモグロビン尿として観察されるわけです．

E-3　尿細管での不要代謝産物の排出

先に述べたように，腎臓は生体が生じる不要代謝産物を体外に排出するために働いています．糸球体と尿細管の関係から，原尿に含まれている不要代謝産物は，必要物質が再吸収され回収されたのちに，そのまま尿として排泄されます．一方，一部の不要物質は，尿細管でより積極的に分泌されます．なるべく速やかに体外に排出しないと害が生じる恐れのある物質（薬物の代謝産物など）や，比較的水に溶けにくく，糸球体ろ過だけでは完全に除去しきれない物質（尿酸）がこれに該当します．腎不全では，これらの物質の除去が完全でないことから，身体の変調をきたすことがあります．特に，慢性腎不全の患者に薬物を投与するときには，慎重な配慮が必要です．

> 不要代謝産物や外来物質の排出には尿細管機能が重要である

a．尿素の輸送

尿素はタンパク質代謝の主要な代謝産物です．タンパク質が分解処理される場合，アミノ酸に分解されてから，アミノ酸自体を分解します．アミノ酸はC，H，O，Nからなります．CとOは二酸化炭素，OとHは水として処理されます．一方，NはNH$_3$（アンモニア）に変換されます．NH$_3$は生体物質としては強い酸性を示すので有毒です．そこで肝臓においてNH$_3$を**尿素（(NH$_2$)$_2$CO）**に変換し無毒化します．こうして尿素が産生されます．したがって，生体のタンパク質の摂取量に比例して尿素の排泄量は増えることに

> 尿素

第Ⅳ章 組織器官系の機能

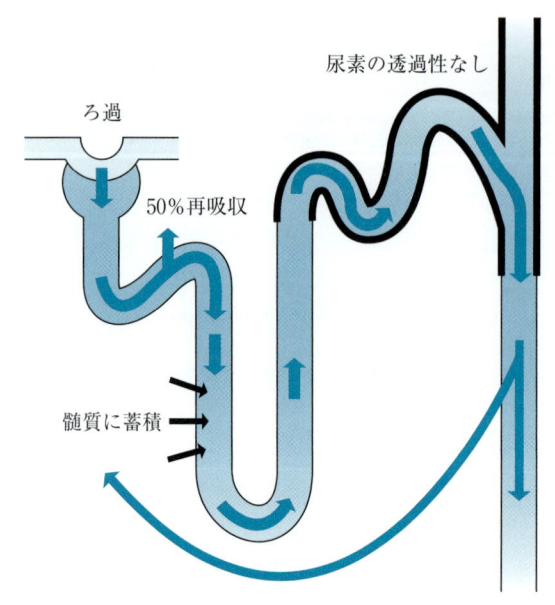

図Ⅳ-135 尿素の動き

なります．尿素の1日の排泄量は18〜27 gといわれています．最終的な尿中の尿素濃度は約300 mMとかなり大量で，NaClと並んで尿の主要な溶質であるといえます．

尿素の分子サイズはとても小さいため（分子量60），糸球体で容易にろ過され原尿に血漿と同じ濃度で存在することになります．分子量が小さいので，尿細管上皮の間隙を受動的に通過できます．こうして，近位尿細管では水の再吸収に伴い尿素はろ過量の50%が再吸収されます．ヘンレループでは周囲の髄質に蓄積された尿素が逆に分泌され，ろ過量に匹敵する尿素が遠位尿細管を通過して集合管に至ります．遠位尿細管と集合管前半部での尿素の透過性はありませんが，集合管の髄質内層側（乳頭部に近い方）でバゾプレッシンが水の再吸収を促進することにより受動的に再吸収され，尿素は髄質に蓄積されます（図Ⅳ-135）．蓄積された尿素は，髄質の高浸透圧に貢献し，尿の濃縮希釈機構に重要な「**髄質の浸透圧勾配**」（後述）を形成します．

🔑 **尿素は基本的に受動的に輸送される**

📄 **髄質の浸透圧勾配**

このように，非常に複雑な過程を取りますが，最終的にはバゾプレッシンが作用しているときでろ過量の20%，バゾプレッシンが作用しないときでろ過量の50%が排泄されます．したがって，血液中の尿素量は尿素の糸球体ろ過の影響を強く受けることになります．このことを利用して，血液中の**尿素窒素量（BUN）**を測定することにより，GFRを推定することができます．臨床ではBUNは腎機能の重要な指標として活用されています．

📄 **血中尿素窒素量（blood urea nitorogen：BUN）**

b. 尿酸の輸送

　ヒトにおいては尿酸は**核酸**（プリン体）の最終代謝産物です．核酸は水に対して難溶性で，濃度が高まると体内で容易に結晶化し結石を作ったり，関節内で結晶化すると激しい炎症が起こり「痛風」となります．したがって，より積極的に排泄する必要があります．核酸は分子量（168）が小さいため糸球体から容易にろ過されますが，大半は尿細管で再吸収されてしまうと考えられています．そこで核酸排泄のため，尿細管で積極的な分泌が行われています．尿細管には核酸のような有機酸を分泌する担体が存在すると考えられています．さまざまな薬物の代謝産物が腎臓から排泄されるしくみも同様なものと考えられます．ただ，詳細に関してはまだ不明です．高尿酸血症に対して尿酸排泄促進薬を投与しますが，この薬物は**有機酸担体**に作用すると想定されています．

> 核酸
>
> タンパク質の最終代謝産物は尿素．核酸の最終代謝産物は尿酸
>
> 有機酸担体

c. クレアチニンの輸送

　クレアチニンは筋肉内に存在して高エネルギーリン酸の代謝にかかわる重要な物質ですが，一部は代謝により筋細胞より血中に出てきます．こうして血液中には常にクレアチニンが存在します．クレアチニンは分子量も小さいので，糸球体で容易にろ過され尿中に排出されます．この物質は尿細管で再吸収・分泌などの作用をほとんど受けませんので，尿中のクレアチニン量はGFRの反映と考えられています（後述）．

E-4　尿細管での電解質輸送

　糸球体ろ過された原尿には血漿とほぼ同じ濃度，成分の電解質が含まれています．もちろん，これら電解質も生体に必要なものですから，尿細管で再吸収され回収されます．電解質は原尿において最重要な溶質となりますので，電解質の輸送は尿の浸透圧を左右します．尿と血漿（組織間液）の浸透圧の差をなくす方向に水は移動しますので（**等張性再吸収**），電解質の輸送は水の輸送と密接なかかわりを持っています．電解質成分で一番多いものはNaClです．したがってNaClの輸送を中心に水の輸送とのかかわりを述べたいと思います．さらに全身の神経・筋などの活動にかかわりのあるK^+の輸送について説明します．腎ではCa^{2+}の輸送も行われますが，このしくみは内分泌系により全身の調節の一環として行われますので，内分泌の項（本章8．内分泌系F．カルシウム代謝）でまとめて述べることにします．

> 電解質は尿の浸透圧を左右するので水分輸送のかなめである
>
> 等張性再吸収

a. NaClの輸送

　糸球体でのNaClのろ過量は1日で約1,500 gですが，尿中排泄量は1日当たり約10～15 gですので，約99％が再吸収されるこ

第Ⅳ章　組織器官系の機能

とになります．NaClのうち，Na^+の輸送は基本的に能動的に行われていて，Cl^-はNa^+の電気的影響を受けて受動的に移動しています．Na^+の再吸収の度合いは尿細管の各部分によって異なっていて，糸球体でろ過されたNa^+量のうち近位尿細管で70〜75％，ヘンレループで20〜25％，遠位尿細管および集合管で5〜10％が再吸収されています．このうち，近位尿細管では無条件のほぼ自動的な再吸収機構により基本的な再吸収量を担っています．ループの再吸収は，水の再吸収に不可欠な髄質の浸透圧勾配を形成するために必要なしくみです．遠位尿細管および集合管での再吸収は，最終的に膀胱へのNa^+の排泄量を決定することになるので，この部分ではホルモン（**アルドステロン**）による再吸収量調節を行っています．

> 🔑 **Na^+の再吸収量**
> 近位尿細管　　　70〜75％
> ヘンレループ　　20〜25％
> 遠位尿細管および集合管
> 　　　　　　　　5〜10％

近位尿細管　先に述べましたように，近位尿細管では必要栄養物質であるブドウ糖とアミノ酸の再吸収をNa^+との共輸送体を介して行っています．この一連の**二次性能動輸送**によりNa^+は尿中から尿細管上皮細胞を経て血漿へ再吸収されていきます（図Ⅳ-136）．このしくみは近位尿細管でのNa^+再吸収の重要な部分を占めています．

さらに，Na^+の二次性能動輸送には別な経路も存在します．それは，近位尿細管曲部の刷子縁膜にある**Na^+-H^+交換輸送系**です（図Ⅳ-137）．これは，刷子縁膜の内外に生じるNa^+の濃度勾配を利用して，尿細管上皮細胞内の水素イオンを尿中へ排出するしくみです．これによって細胞内に流入してきたNa^+は側底膜のナトリウムポンプにより血管へ放出されNa^+の再吸収が成立します．一方，分泌されたH^+は糸球体でろ過された重炭酸イオン（HCO_3^-）と結合し，炭酸H_2CO_3になります．H_2CO_3は，刷子縁膜上にある**炭酸脱水酵素（CA）**によって水と二酸化炭素に分解されます．このうち二酸化炭素は脂溶性が高く，細胞膜を容易に通過するので，刷子縁膜上で生成した二酸化炭素はそのまま膜を通過して尿細管上皮細胞内に移動します．細胞内にも炭酸脱水酵素があり，細胞内に入った二酸

> 📄 **Na^+-H^+交換輸送体**
> **炭酸脱水酵素**

> 📄 **炭酸脱水酵素（carbonic anhydrase：CA）**

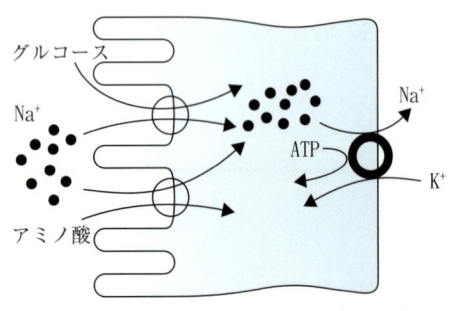

図Ⅳ-136　近位尿細管でのNa^+再吸収

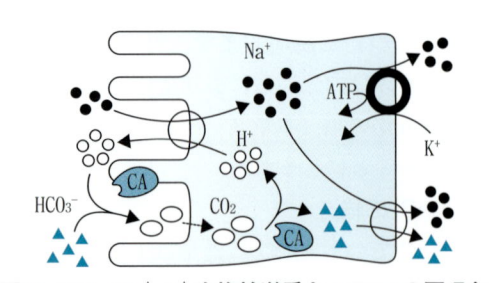

図Ⅳ-137　Na^+-H^+交換輸送系とHCO_3^-の再吸収

化炭素は再び炭酸に合成され，たちまち重炭酸イオンと水素イオンに電離します．こうして生成された水素イオンが Na^+-H^+ 交換輸送体により排出されるものの大部分を占めます．こうしてみると，水素イオンは尿細管上皮細胞の刷子縁膜を行ったり来たりしているにすぎないことがわかります．しかし，結果的に糸球体でろ過された重炭酸イオンは細胞内に再吸収されています．この重炭酸イオンは側底膜において Na^+ とともに共輸送体により血管へ放出されます（Na^+ の再吸収経路でもある）．これにより血漿中の酸を中和する効果が生じますので，全体の収支としては血漿から酸が排出された（除かれた）ことになるわけです．つまり，Na^+ の再吸収と同時に起こる重炭酸イオンの再吸収により血漿の酸塩基平衡を調節していることになります．

　以上の Na^+ の再吸収経路は主に近位尿細管曲部で働いています．こうしてろ過された Na^+ のかなりの部分は能動的に再吸収されますが，後半部分である近位尿細管直部では受動的な機構で NaCl の再吸収が行われます（図Ⅳ-138）．近位尿細管では，グルコース，アミノ酸，重炭酸イオンといった陰イオンが Na^+ とともに再吸収されるため，後半部に来るころには，尿中の陰イオンの大半は Cl^- になっています．つまり，上皮細胞間隙の**タイトジャンクション**を挟んで Cl^- の濃度勾配が形成され，Cl^- は拡散により血管側へ再吸収されます．Na^+ はこの Cl^- の動きに電気的に引かれる形で血管側へ移動するわけです．タイトジャンクションはイオンが自由に通過できる程度の隙間があるわけです．上皮細胞間隙だけではなく，上皮細胞の中を通過する Cl^- の動きもあります．刷子縁膜上には **Cl^--塩基逆輸送体**の存在が報告されています．塩基は水酸化イオン，重炭酸イオン，ギ酸イオン，シュウ酸イオンなどです．これは，主に Cl^- の濃度勾配に応じて，Cl^- を細胞内に導きます．細胞内に入った Cl^- は，側底膜の **K^+-Cl^- 共役輸送体**により血管へ再吸収されてい

🔑 腎では重炭酸イオンの再吸収により血中の酸を減少させている

🔑 近位尿細管前半（曲部）では Na^+ は能動的に再吸収され，後半（直部）では受動的に再吸収される

📑 タイトジャンクション

📑 Cl^--塩基逆輸送体
　K^+-Cl^- 共役輸送体

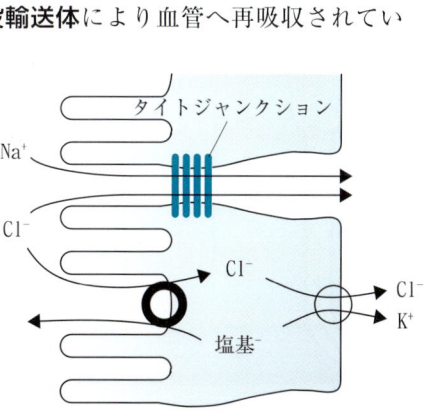

図Ⅳ-138　近位尿細管での Cl^- 輸送と Na^+

きます．経上皮細胞経路では，先に述べた二次性能動輸送でNa^+が再吸収されているので，結果的にNaClが再吸収されることになります．

ヘンレループ ループ全体では糸球体でろ過されたNa^+の20〜25％が再吸収されます．しかし，そのしくみ全体は非常に複雑です．それは，ループの主な役割はNa^+の再吸収ではなく，ループが貫いている**腎髄質の浸透圧勾配**を維持することにあるからです（図Ⅳ-139）．髄質の浸透圧勾配とは，髄質（すなわち尿細管と血管の間の間質液）にある溶質全体の濃度（浸透圧を決める）が皮質側から乳頭部にかけて次第に高くなっていることをいいます．皮質では等張（約300 mOsm/kgH$_2$O）であった間質液は乳頭部では1,400 mOsm/kgH$_2$Oまで高くなっています．浸透圧勾配は集合管における水の再吸収機構にきわめて重要な役割を担っています．これについてはあとで述べます．この浸透圧勾配を形作る主要な溶質がNaClです．ループで再吸収されたNa^+は髄質間質液に貯められ，さらに一定量を超えて再吸収された分は血管に入り血液に戻されることになります．

Na^+の再吸収は**ループ上行脚**で行われます．特に**太い上行脚**では，尿細管上皮細胞でナトリウムポンプによる二次性能動輸送によるNa^+の再吸収が観察されます．この際，刷子縁膜にある**Na^+-K^+-**

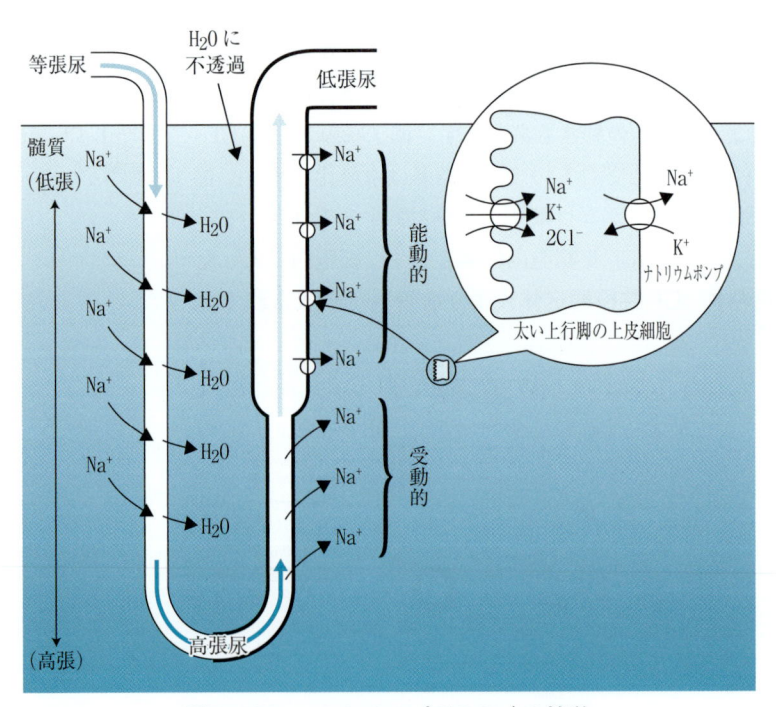

図Ⅳ-139 ヘンレループでのNa^+の輸送

2Cl⁻共輸送体があり，Na⁺とCl⁻は同時に再吸収されることになります．一方，屈曲部に近い**細い上行脚**でもNa⁺の再吸収が想定されていますが，ナトリウムポンプが存在するという報告はなく，むしろ受動的なしくみで再吸収されると考えられています．

一方，**ループ下行脚**ではNa⁺の分泌がみられます．下行脚の尿細管上皮はNa⁺の透過性が高く，水の透過性も高いことがわかっています．下行脚は髄質を下行していくので，周りが徐々に高浸透圧になり，Na⁺は分泌され，水は再吸収されることになります．

Na⁺は下行脚で分泌され，上行脚で再吸収されるとすると，ループでは結果的にNa⁺について何も起こらないように錯覚しがちですが，そうではありません．上行脚と下行脚でのNa⁺の動きの収支決算として，Na⁺の再吸収が観察されると考えられるのです．

遠位尿細管，集合管 糸球体からろ過されたNa⁺は近位尿細管，ヘンレループと再吸収されますが，これは糸球体ろ過が継続的に行われるかぎり，無条件で行われる再吸収です．結果として約90〜95％のNa⁺が再吸収された尿が遠位尿細管に入ってきます．遠位尿細管および集合管では残った5〜10％のNa⁺の再吸収が行われます．特に，遠位尿細管の終末部である接合尿細管から集合管での再吸収は**アルドステロン**の支配を受けており，生体の状況に応じて調節され再吸収量が増減します（図Ⅳ-140）．再吸収されなかったNa⁺は尿として尿管，膀胱を経由して体外に排泄されますから，最終的に"どのくらいのNa⁺を排泄するか""体液中のNa⁺の過不足

🔑 ループ上行脚でのNa⁺再吸収
・細い上行脚
　→受動的
・太い上行脚
　→能動的

🔑 ループ下行脚ではNa⁺，水の透過性が高い

🔑 ヘンレループでは下行脚でNa⁺の分泌，上行脚で再吸収が行われ，その収支の結果はNa⁺の再吸収である

📄 アルドステロン

🔑 Na⁺の最終的排泄量はアルドステロンにより決定される

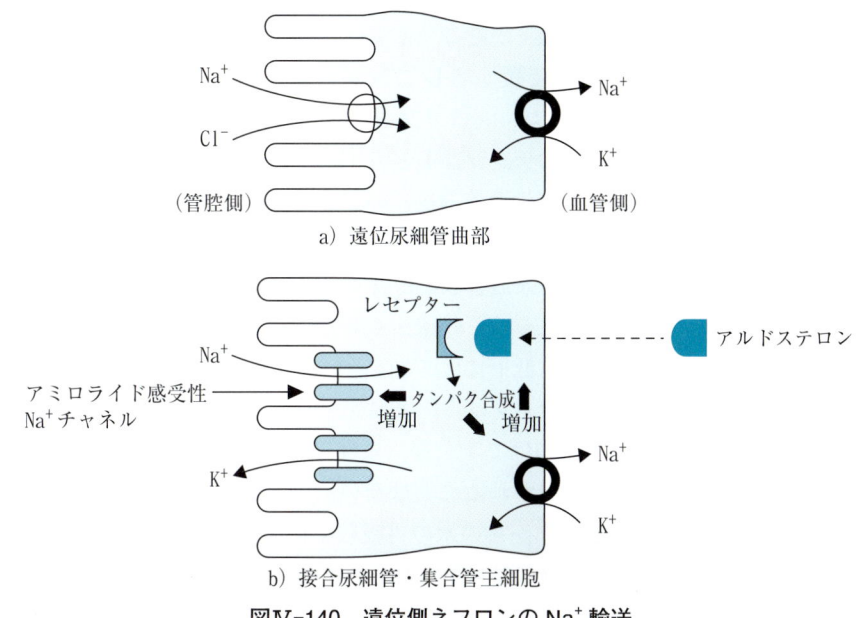

a）遠位尿細管曲部

b）接合尿細管・集合管主細胞

図Ⅳ-140　遠位側ネフロンのNa⁺輸送

第Ⅳ章　組織器官系の機能

をどのように補うか"を決定するのは，遠位尿細管，集合管であるということになります．

接合遠位尿細管，集合管のNa^+の再吸収は，やはりナトリウムポンプを用いた二次性能動輸送で行われます．遠位尿細管の上皮細胞のうち，**主細胞**と呼ばれる細胞（**P cell**）の刷子縁膜にはアミロライドという利尿薬で抑制される**Na^+チャネル（アミロライド感受性Na^+チャネル）**が分布しています．側底膜のナトリウムポンプにより低い濃度に保たれている細胞内に向かって尿細管腔からNa^+が流入することになります．また，遠位尿細管の最初の部分では，刷子縁膜に**Na^+-Cl^-共輸送体**がNa^+の流入経路となっています．

> 主細胞（P cell）
> アミロライド感受性Na^+チャネル
> Na^+-Cl^-共輸送体

接合遠位尿細管，集合管でのNa^+の再吸収に対するアルドステロンの調節のしくみについては，次のように説明されています．アルドステロン（電解質コルチコイド）は副腎皮質から分泌されるホルモンで，尿細管上皮細胞内の**ステロイド受容体**と結合して，**アルドステロン誘導タンパク（AIP）**の合成を促進します．このタンパクが，ナトリウムポンプやアミロライド感受性Na^+チャネルの合成を促進し，Na^+の再吸収機構全体が活性化します．逆に，アルドステロンが作用しないと，Na^+の再吸収機構の活性が低下して再吸収が抑えられることになります．

> ステロイド受容体
> アルドステロン誘導タンパク（AIP）

b．アルドステロンによる体液量調節

アルドステロンの分泌の制御機構にはレニン-アンギオテンシン系が重要な役割を演じています．体内でNa^+が不足すると，体液量そのものが低下して等張を保ちます．このため血漿量は低下し，血圧の低下が起こります．この血圧の低下により，輸入細動脈の**傍糸球体装置**から**レニン**が血流に向かって放出されます（図Ⅳ-141）．レニンは**アンギオテンシノーゲン**という血漿ペプチドから**アンギオテンシンⅠ**を切り離します．アンギオテンシンⅠは肺（あるいは毛細血管内皮）の**アンギオテンシン変換酵素（ACEと呼ばれる）**により**アンギオテンシンⅡ**に変わります．アンギオテンシンⅡは強力な血管収縮物質ですが，血流に乗って副腎皮質の球状層に入る動脈を強く収縮させます．球状層の顆粒細胞はこの動脈収縮による血流低下に反応して，アルドステロンを分泌させるのです．アルドステロンは遠位尿細管，集合管に働いてナトリウム再吸収を促進するわけです．遠位尿細管自体は水の透過性が低いので，水がNa^+に引かれることはないのですが，体液に再吸収されたNa^+は腎臓全体からの水の再吸収を促進しますので，体内のNa^+量あるいは体液量は是正されることになります．つまり，遠位尿細管・集合管のNa^+の再吸収機構は体液量全体の調節にきわめて重要な役

> 傍糸球体装置
> レニン
> アンギオテンシノーゲン
> アンギオテンシンⅠ
> アンギオテンシン変換酵素（ACE）
> アンギオテンシンⅡ

6. 腎泌尿器系

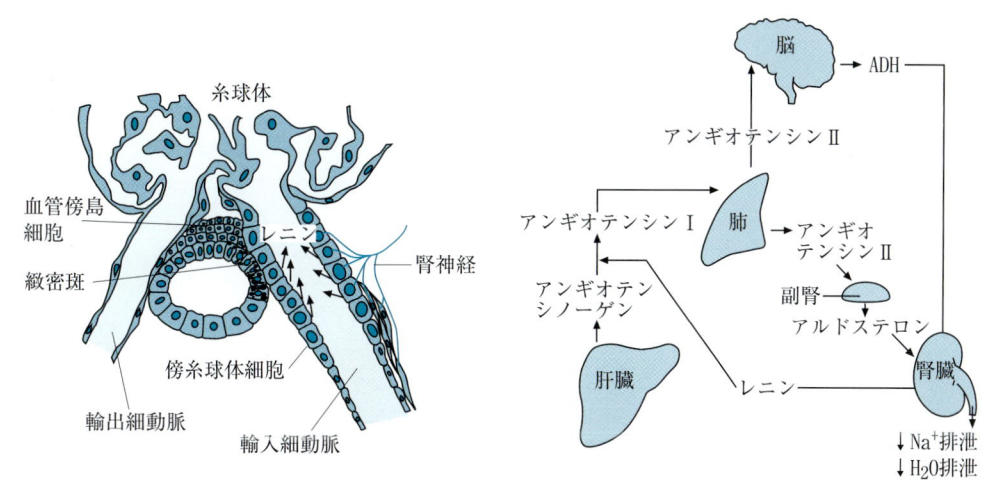

図Ⅳ-141　レニン分泌とレニン-アンギオテンシン・アルドステロン系

割を持っていることになります．したがって，この部分の変調は高血圧などの循環疾患を引き起こすことになります．

c. K^+ の輸送

Na^+ と並んで主要な体液電解質は K^+ です．K^+ は特に興奮性細胞において膜電位を決定し，その興奮性を左右します．細胞外液の K^+ 濃度は Na^+ と比べてはるかに低く（$4 \sim 6\,mM$）維持されています．一方，食餌は K^+ を多く含んでいるため，腎臓での濃度調節が重要になります．さらに，濃度が低いということは，逆にわずかな K^+ 量の出入りにより簡単に濃度が変動する可能性を持つことです．先に述べたように興奮性は K^+ 濃度に影響されますので，K^+ 濃度の腎臓による調節は診療の上でも常に注意を払わなければならない要素です．

糸球体でろ過された K^+ の約 65% は近位尿細管で再吸収されます．これも体内の K^+ 量を基本的に維持するための無条件の再吸収です．再吸収の経路は尿細管上皮細胞間の細胞間隙であると考えられます（図Ⅳ-142）．先に述べたように近位尿細管では，Na^+ の能

🔑 血漿 K^+ 濃度の維持はきわめて重要

🔑 近位尿細管での K^+ の再吸収は受動的である

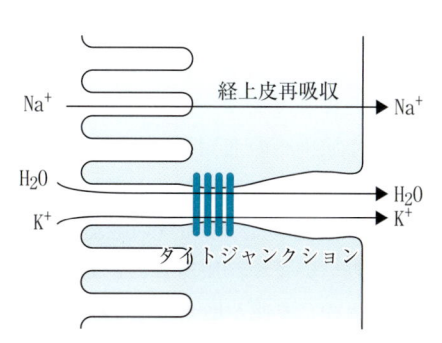

図Ⅳ-142　近位尿細管での K^+ の再吸収

第Ⅳ章　組織器官系の機能

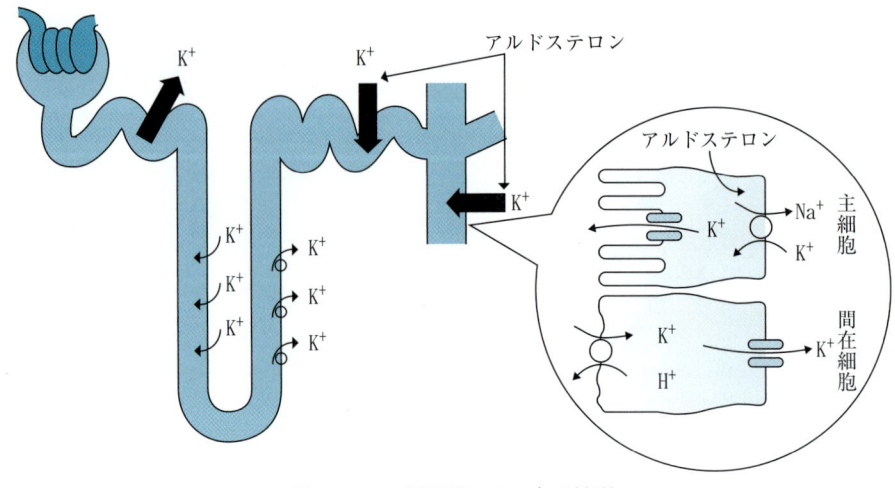

図Ⅳ-143　尿細管でのK⁺の輸送

動的再吸収に伴って，水が細胞間隙を経由して再吸収されています．K⁺はこの水の動きに伴って再吸収されるわけです．

　ヘンレループでは下行脚では髄質からの分泌がみられます（図Ⅳ-143）．上行脚ではNa^+の能動的再吸収に伴うK^+の再吸収が重要です．刷子縁膜にあるNa^+-K^+-$2Cl^-$共輸送体はNa^+の再吸収に働いていますが，この際同時にK^+が再吸収されます（図Ⅳ-139）．尿細管上皮細胞内に貯まったK^+は，側底膜にある**K^+チャネル**を通過して血管へ移動して再吸収が完成するわけです．下行脚での分泌量はかなり大量なものですが，上行脚での再吸収量も大きくループでのK^+の移動の収支決算は糸球体ろ過量の15〜35％の再吸収となります．

　遠位尿細管，集合管では大量にK^+が分泌されます（図Ⅳ-143）．このK^+の分泌は，Na^+と同様にアルドステロンにより調節を受けています．K^+の分泌経路は，刷子縁膜の**K^+チャネル**です．細胞内のK^+濃度は基本的に高いので，濃度勾配によりK^+は分泌されます．細胞内の高K^+濃度は側底膜のナトリウムポンプの働きにより支えられますが，先に述べたようにアルドステロンはナトリウムポンプ分子を増加させますので，全体としてK^+の分泌は促進されることになります．Na^+の場合と同様に，ここでのK^+の移動は最終的な尿中へのK^+排泄量を決定することになります．

　集合管でのK^+分泌にはアルドステロンのほかに，①尿流速（あるいは尿流量），②血漿の酸塩基平衡，が強く影響を及ぼすことが知られています．尿流速の影響のメカニズムはまだ明らかではありませんが，流速が増すとK^+の分泌が促進されることは明らかです．したがって，利尿薬を投与して人為的に尿量を増やすと，尿流速も

🔑 遠位尿細管ではK^+の能動的分泌が行われている．これはアルドステロンの調節を受ける

増してK$^+$が失われることになり，低K$^+$血症を招く恐れがあります．

集合管上皮には主細胞のほかに**間在細胞**が存在します．この細胞は刷子縁膜に**プロトンポンプ（H$^+$-K$^+$ATPase）**があり，尿への酸分泌を行っています．分泌されるH$^+$と交換にK$^+$が再吸収されていますが，通常は主細胞のK$^+$分泌量に比較すると少ないものです．しかし，血漿がアルカリに傾く（**アルカローシス**）と，間在細胞での酸分泌は抑制され，K$^+$の再吸収も抑制されます．結果的に集合管全体でのK$^+$の分泌は促進されます．極端な場合，これにより低カリウム血症をきたします．もし血漿が酸性に傾く（**アシドーシス**）と，間在細胞でのK$^+$再吸収は逆に亢進され，集合管全体でのK$^+$の分泌は抑制されたことになります（高カリウム血症）．

> 間在細胞
> プロトンポンプ（H$^+$-K$^+$ATPase）

> アルカローシス→低カリウム血症
> アシドーシス→高カリウム血症

F. 腎臓での酸塩基平衡の調節

生体は生きていくためにエネルギーを消費します．そのエネルギーは栄養分，特にグルコースの分解によって得られます．

$$C_6H_{12}O_6 + 6O_2 \rightarrow 6H_2O + 6CO_2 + 686kcal$$

したがって，必然的に二酸化炭素（CO$_2$）が発生します．二酸化炭素は，水に溶けると以下の反応によって酸（水素イオン）を発生します．

$$CO_2 + H_2O \rightarrow H_2CO_3 \rightarrow H^+ + HCO_3^-$$

こうして，生体は生きていくために常に酸を発生させています．酸は量が多くなると（つまり酸性に傾くと）タンパク質を変性させます．したがって，酸は主要な有害代謝産物です．こうして，生体では酸を常に排出し体液のpHを一定（pH7.4±0.05）に保つ必要が生じます．酸の排出は主に，肺と腎の二つの臓器において行われます．肺での酸の排出は，呼気により二酸化炭素を呼出する方法をとります．一方，腎臓での酸の排出は少し複雑な方法をとります．第一は，重炭酸イオン（HCO$_3^-$）の再吸収による体内の酸の中和であり，第二は水素イオンの直接的分泌です．さらに，尿中に分泌された水素イオンを尿中にとどめておくためのしくみも必要となります．

> 腎での酸の排出様式
> ・重炭酸イオンの再吸収
> ・H$^+$の分泌
> ・尿中でH$^+$の固定

F-1 近位尿細管での重炭酸イオン再吸収

近位尿細管での酸の排出は重炭酸イオンの再吸収と連動しています．繰り返しになりますが，酸塩基平衡の観点から，このしくみを説明してみます（**図IV-137**）．近位尿細管上皮細胞の刷子縁膜にはNa$^+$-H$^+$交換輸送体が存在し，Na$^+$の再吸収に伴って水素イオンの放出が行われています．しかし，この水素イオンは，細胞内の炭酸

第Ⅳ章　組織器官系の機能

脱水酵素により二酸化炭素より産生されているものです．つまり，分泌されるべき血液内の水素イオンではないのです．これは，血液から水素イオンを細胞内に取り入れ，管腔内に分泌するまで貯留しておくことは，細胞障害を引き起こす可能性があるため行えないのだと解釈できます．その代わり，細胞内で水素イオンを生成する脇から Na^+-H^+ 交換輸送体で管腔内に分泌すれば，細胞のリスクは低くなるわけです．でも，これでは生体から酸を分泌したことになりません．その代わり，水素イオンを生成したときに生じる重炭酸イオンを側底膜の Na^+-HCO_3^- 共輸送体により，血液中に放出しています．この重炭酸イオンは血液中の酸を中和しますので，結果的に酸が分泌されたのと同じ効果になると考えられます．では，細胞内で重炭酸イオンを生成するための材料である二酸化炭素はどこから来るのでしょうか．原尿中には血漿と同じ程度の比較的豊富な重炭酸イオンが含まれています．近位尿細管では，Na^+-H^+ 交換輸送体により水素イオンが盛んに分泌されていますが，この水素イオンと重炭酸イオンは刷子縁膜上の炭酸脱水酵素により，次々に二酸化炭素に合成されます．二酸化炭素は脂溶性が高く，膜を自由に通過しますので，刷子縁膜の管腔側に貯められた二酸化炭素は，膜を通過して細胞内に入り，細胞内の炭酸脱水酵素の基質となるわけです．全体を概観すると，糸球体でろ過された重炭酸イオンのかなりの部分は，近位尿細管で二酸化炭素の形で再吸収され，再び，重炭酸イオンに戻されて，Na^+-HCO_3^- 共輸送体により血液に戻されることになります．一方，水素イオンは，かなりの量は刷子縁膜の内外を循環して重炭酸イオンの再吸収を助けています．もちろん，管腔側で重炭酸イオンと結合しなかった部分は，そのまま分泌された酸として尿細管を流れていくことになります．近位尿細管での重炭酸の再吸収は腎全体の 75％ にあたります．

F-2　遠位尿細管，集合管での酸分泌

ヘンレループでは，上行脚に炭酸脱水酵素があり，重炭酸イオンの再吸収が行われます．また，遠位尿細管，集合管でも重炭酸イオンの再吸収が報告されています．しかし，遠位尿細管，集合管ではむしろ酸分泌のしくみが中心であると考えられます．先にも述べましたが，遠位尿細管および集合管上皮の間在細胞の管腔側膜には**プロトンポンプ**が分布しています（図Ⅳ-143）．プロトンポンプはATPを消費しながら，水素イオンを管腔内に分泌します．この酸はやはり，血液から直接供給されたものではなく，細胞内の炭酸脱水酵素により生成されます．この際，同時に生成された重炭酸イオンは側底膜の **Cl^--HCO_3^- 交換輸送体**によって血液中に放出されま

重炭酸イオンの流れ
原尿→水素イオンと結合→再吸収→分離→Na^+-HCO_3^- 共輸送体→血液

水素イオンの流れ
細胞内で生成
↓
Na^+-H^+ 交換輸送体
↓
尿中
↓
重炭酸と結合
↓
CO_2 として再吸収

プロトンポンプ
Cl^--HCO_3^- 交換輸送体

遠位尿細管，集合管では重炭酸イオンは新生される．再吸収ではない

す．したがって，このしくみも重炭酸イオンによる血液の中和ですが，重炭酸イオンは尿からの再吸収ではなく，細胞内での新生によることになります．なぜなら，遠位尿細管管腔内の重炭酸イオンはすでにきわめて低濃度まで再吸収されてしまって，効果的な重炭酸イオンの再吸収は不可能だからなのです．では，材料となる二酸化炭素はどこから来るのでしょう．これは，主に血液中に溶けて，なおかつ電離していない二酸化炭素が膜を横切り拡散してくると考えられています．先に述べましたように，この酸分泌のしくみはカリウムイオンの動きに強く影響を受けるため，アルドステロンはカリウム排出を促進することにより，この酸分泌を亢進すると考えられます．

F-3　酸の固定

尿細管上皮での重炭酸イオンの再吸収や酸の分泌により，尿中には水素イオンが多数分布することになりますが，原尿で主たる陰イオンであった重炭酸イオンは再吸収されていきますので，それに見合った陰イオンがないと，水素イオンは尿中に存在できません．そこで，他の不揮発性塩（陰イオン）により緩衝されて尿中に存在します．主なものは**リン酸**です．

$$NaHPO_4^- + H^+ \rightarrow H_2PO_4^- + Na^+$$

このように，水素イオンはリン酸イオンの中に取り込まれ，尿中に排出されていきます．このような効果を持つ物質として，ほかに尿酸，クレアチニンが尿中に存在します．このような物質は，尿を滴定して中和させた場合に尿中に含まれる酸として認識されるので，**滴定酸**と呼ばれます．

もう一つ，酸の排出に重要な役割を果たしているのが，**アンモニア**（NH_3）です．尿中にアンモニアが多く含まれていることは，一般にかなり知られています．アンモニアはアミノ酸の代謝産物ですが，血漿の中にアンモニアがあるときは，昏睡などの障害を起こし有毒です．そこで，正常では非常に低く抑えられていて，肝臓で無毒な尿素に積極的に代謝されています（E-3a．尿素の輸送　参照）．したがって，尿中に存在するアンモニアは尿細管上皮で産生されたものであることがわかります．特に近位尿細管上皮細胞内では，グルタミン酸をα-ケトグルタル酸に変換し，アンモニアを取り出しています（図Ⅳ-144）．アンモニアは脂溶性が高く，容易に刷子縁膜を通過して，尿中へ拡散します．ここで，Na^+-H^+交換輸送体により分泌されている水素イオンと結合し，**アンモニウムイオン**（NH_4^+）になります．イオン化されると膜の透過性は低くなります

滴定酸
（リン酸，尿酸，クレアチニン）
アンモニア（NH_3）

近位尿細管上皮はアンモニアを産生する

アンモニウムイオン
（NH_4^+）

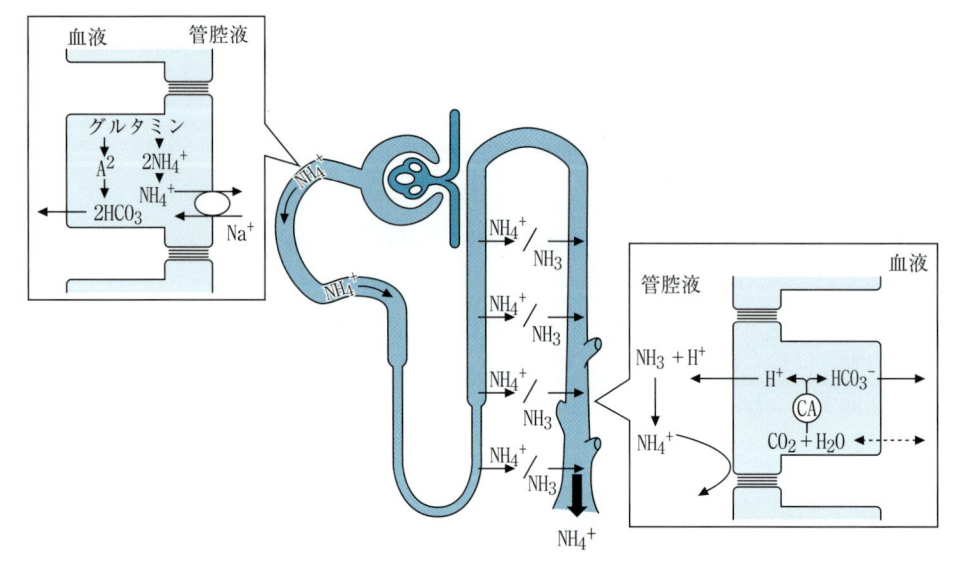

図Ⅳ-144　アンモニアの生成と輸送

から，アンモニウムイオンはそのままヘンレループへ移動していきます．つまり，**酸が固定化**されたことになります．こののち，太い上行脚では Na^+-K^+-$2Cl^-$ 共輸送体により K^+ の代わりとして再吸収されます．こうして髄質に蓄積されたアンモニウムイオンはアンモニアに再び変換され，集合管から分泌されると考えられていますが，そのしくみの詳細は明らかではありません．いずれにしても，集合管に再び分泌されたアンモニアは間在細胞から分泌される水素イオンと結合し再びイオン化し，アンモニウムイオンとして尿中へ排出されていきます．

酸の固定

G. 腎臓での水の輸送

腎臓の糸球体全体で，125 mL/min，1日に換算して約 180 L の水がろ過されます．そのうち，およそ99％の水は尿細管で再吸収されます．1日の尿量は1.5〜2.0 Lとなります．水の再吸収過程は，やはり2段階に分かれています．すなわち，①ろ過された水分を無条件で血管に戻す過程，および②再吸収量をホルモンなどにより調節して体内の水分量を調節し，尿量を決定する過程です．①の過程は主に近位尿細管とループでの再吸収機構です．②の過程は遠位尿細管，集合管での再吸収です．ここには，**アルドステロン**と**バゾプレッシン**といったホルモンが関与しています．さらに，糸球体ろ過量そのものを調節して水分量を調節するしくみがあります．これには**心房性ナトリウム利尿ペプチド（ANP）**が関わっています．

水の再吸収
・無条件再吸収
・調節される再吸収

ろ過された水の99％は再吸収される

G-1 水の等張性再吸収

近位尿細管では糸球体でろ過された Na^+ の 70〜75％が再吸収されます。Na^+ は主要な溶質ですので、Na^+ が再吸収された尿は、間質液あるいは血液に対して低張となります。近位尿細管のタイトジャンクションはゆるく、水やイオンが通過できます。したがって、タイトジャンクションを挟んだ浸透圧差により、水は細胞間を抜けて移動し再吸収されることになります。つまり、Na^+ の動きに引かれて水が移動することになります。結果的に、近位尿細管管腔内の浸透圧は、間質液とあまり変わらないことになり、このような状況での水の再吸収を**等張性再吸収**といいます。また、近年、細胞膜で水分子を選択的に通過させる**水チャネル**が発見されましたが、近位尿細管細胞の両側の膜にはこの水チャネル（AQP1）が豊富に存在して、等張性再吸収の経路になっていることも明らかになっています。いずれにしても、Na^+ が 70〜75％ 再吸収されているので、GFR の 70〜75％は近位尿細管で再吸収されることになります。

G-2 ループでの水の再吸収

近位尿細管では、Na^+ と水が等張性に再吸収されますので、終末部では尿は依然として等張の状態です。この等張尿は、ループの下行脚に入り下っていきます。先に述べたように髄質は高張となっていますので、尿と髄質の間に浸透圧差が生まれます。下行脚の尿細管上皮は水に対する透過性を保持していますので、尿中の水は、髄質に引かれて再吸収されます。こうして尿は濃縮されますが、下がれば下がるほど髄質の浸透圧は高くなる（**浸透圧勾配**）ので、尿が下行脚を下がるにつれ水の再吸収が進行します（図Ⅳ-145）。ループの屈曲部に到達した尿は非常に濃縮され高張尿となります（1,200 Osm/kgH$_2$O）。尿が上行脚に入ると上皮の性質は一変し、水に対する透過性がなくなります。おそらくは水チャネルが存在しないことによります。一方、上行脚では Na^+ を中心とする溶質の再吸収が行われていますので、尿は低張になっていきます。遠位尿細管に入るころには尿は非常に薄くなり、低張尿（100 Osm/kgH$_2$O）となります。このループでの水の再吸収は糸球体ろ過量の約 20％にあたります。

G-3 尿の濃縮・希釈機構

ループを過ぎて、遠位尿細管に入った尿は、アルドステロンの影響を受けて、さらに Na^+ の再吸収が行われます（F. 腎臓での酸塩基平衡の調節 参照）。ここの上皮も水の透過性がきわめて低いため、尿はさらに低張になります。したがって、集合管に入ってくる尿はきわめて薄い状態にあることになります。この尿から水分を再吸収

GFR125 mL/min
（1日で約 180 L）
1日尿量 1.5〜2.0 L

等張性再吸収
水チャネル

浸透圧勾配

ループ下行脚
　→水に透過性
ループ上行脚
　→水は不透過

第Ⅳ章　組織器官系の機能

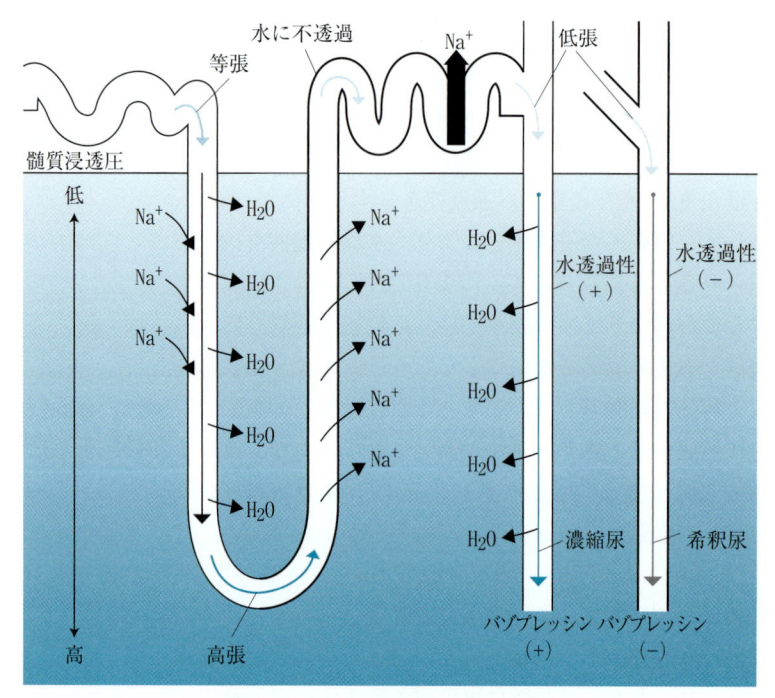

図Ⅳ-145　尿の濃縮・希釈機構

バゾプレッシン

希釈尿
浸透圧受容器

水チャネル
AQP 2
AQP 3

AQP 2 はバゾプレッシン依存性．AQP 3 は常に機能している

するのか，しないのかを調節することにより，最終的に体外へ排出される水分量が決定されます．決定しているホルモンが**バゾプレッシン**です．

　バゾプレッシンが下垂体後葉から放出されていないときは，集合管は水の透過性が全くなく，遠位尿細管を経てきわめて低張になっている尿は，そのまま膀胱へ排出されていきます．これが，**希釈尿**として認められるきわめて薄い（水分の多い）尿です．飲水などで体内に水分が過剰な状態では，血漿浸透圧が低くなります．視床下部の**浸透圧受容器**がこれを感知して，バゾプレッシンの分泌を抑え，集合管からの水の再吸収が行われないというしくみです（**図Ⅳ-145**）．一方，体内が水分不足であるとき，あるいは過剰な溶質（塩分の過剰摂取などによる）が存在すると，浸透圧受容器を経て，バゾプレッシンの分泌が促進されます（図Ⅳ-146）．バゾプレッシンは，集合管上皮細胞の管腔側で**水チャネル（AQP 2）**の数を増加させて，水の透過性を与えることになります．側底膜には**AQP 3**という別なタイプの水チャネルがありますが，これはバゾプレッシンとは無関係に膜に存在し，常時働いていると考えられています．結果的にバゾプレッシンにより集合管上皮細胞を水が通過する通路が完成することになります．集合管は，皮質から髄質を経て乳頭部

234

6. 腎泌尿器系

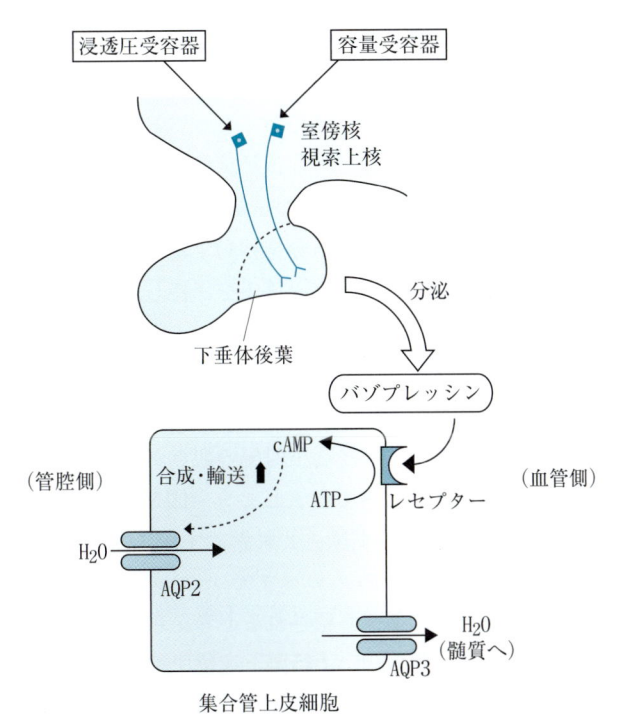

図Ⅳ-146 バゾプレッシンの分泌と作用

まで下がっていきますが，周囲の髄質には浸透圧勾配があります．したがって，尿と髄質間質の間には浸透圧の差があることになります．バゾプレッシンにより集合管に水の通路が形成されると，この浸透圧の差により水が再吸収されます．もし尿が1か所にとどまれば，この浸透圧の差はたちどころに解消され，水の動きはなくなるはずです．しかし，尿は集合管の中を徐々に下がっていきますので，常に周りに高浸透圧の髄質が存在することになり，水の再吸収はどんどん進行します．結果的に，髄質乳頭部の高浸透圧（1,400 mOsm/kgH$_2$O）まで濃縮されることが可能になります．こうして生成された**濃縮尿**は，主に不要代謝産物と酸と過剰分の電解質が比較的少量の水に溶けている状態となり，膀胱へ排出されます．これが，色のついた濃い尿の正体です．このように，バゾプレッシンが尿の濃縮・希釈を決定し，体内の水分量を調整する重要な役割を担っています．しかし，このバゾプレッシンが有効であるためには，髄質に浸透圧勾配が存在するということが前提になっています．それでは，浸透圧勾配はどのように形成されるのでしょうか？

G-4　腎髄質の浸透圧勾配の形成

髄質は高浸透圧の状態にあり，このことが集合管での水の再吸収の原動力です．しかし，水が再吸収されると，髄質の浸透圧は低下

濃縮尿

髄質の浸透圧勾配を利用してバゾプレッシンは水を再吸収する

するはずです．そのまま放置すれば，いずれは等張になってしまうかもしれません．そうすると，水の再吸収の原動力は失われ，バゾプレッシンが有効でなくなってしまいます．さらに，せっかく再吸収された水分は，血液循環に運び込まれなければ意味がないわけですが，血漿の浸透圧が正常の等張（300 mOsm/kgH$_2$O）のままでは，髄質から血漿に水分を移動することは不可能です．水の再吸収を行いつつ，髄質の高浸透圧を保持し，なおかつ水分を血漿に導く役割はヘンレループと並走している**直血管**が担っています．ヘンレループが「下行し，上行する」という一見むだにみえる動きをするのは，髄質に浸透圧勾配を形成し維持するためです．

　それでは，浸透圧勾配の観点から，ループでの溶質と水の動きをもう一度みてみましょう（図Ⅳ-147）．髄質の高浸透圧を形成する主な溶質はNa$^+$と尿素ですが，これがどのように蓄積されるのかが，第一のステップです．Na$^+$は，ループの上行脚でのNa$^+$の再吸収により蓄積されると考えられます．ループの上行脚は屈曲部に近い側の**細い上行脚**と遠位尿細管と接する**太い上行脚**に分かれます．太い上行脚の尿細管上皮側底膜にはナトリウムポンプがあり，刷子縁膜にあるNa$^+$-K$^+$-2Cl$^-$共輸送体と連動してNa$^+$の再吸収を行っているのは，先に述べたとおりです．これにより，髄質にはNa$^+$が蓄積されます．また，細い上行脚では，ナトリウムポンプによらない，受動的なNa$^+$の再吸収が行われています．結果として，上行脚全体では，下から上に向かってNa$^+$の再吸収が連続的に繰り返されますが，上行脚に水の透過性はありませんから，尿はどん

🔑 ヘンレループは髄質の浸透圧勾配維持に必要

🔑 ヘンレループの上行脚の溶質再吸収が浸透圧勾配をつくる

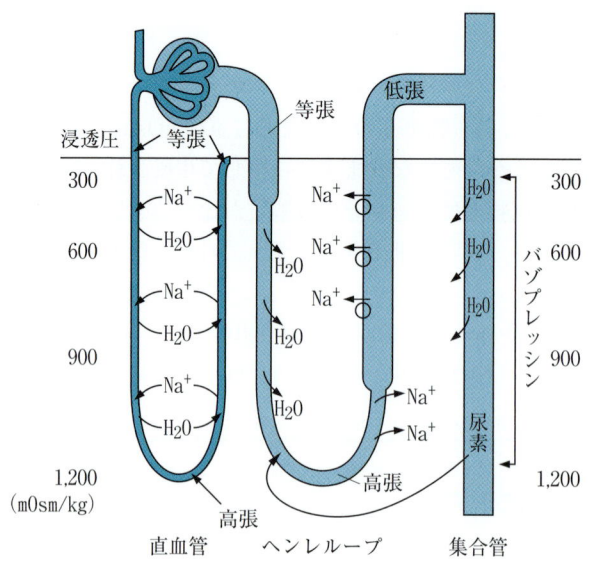

図Ⅳ-147　直血管とヘンレループによる対向流系

どん希釈されることになります．また，屈曲部での尿はかなり濃縮されているので，細い上行脚あたりのNa^+の再吸収量は結果的に大きく，そのあたりの髄質により多くのNa^+が蓄積されることになります．こうして，遠位尿細管に希釈尿を送り込みつつ，髄質に溶質が蓄積され，浸透圧勾配が形成されるのです．

　この浸透圧勾配は，下行脚の影響も受けています．下行脚尿細管上皮は水の透過性を保持しています．近位尿細管で大量の等張性再吸収を経た尿は，やや希釈された状態で下行脚に入ります．下行脚の周りの髄質は徐々に高浸透圧になっていきますから，下行脚内の尿は水を再吸収され濃縮されます．下行脚の始めの部分では，尿がまだ薄いため比較的多くの水が再吸収されます．それが，髄質外層の比較的低浸透圧を支えていると考えられます．さらに，下行脚はNa^+の透過性があり，周りの髄質に蓄積されたNa^+が分泌され屈曲部に到達するころには，周りの髄質と同程度の高浸透圧になります．こうして形成された高浸透圧の尿が上行脚に入ると，貯められたNa^+がどんどん再吸収され尿中の溶質が髄質に貯められることで，浸透圧勾配が形成されます．

🔑 ヘンレループの下行脚の前半での多量の水の再吸収が髄質外層（上部）をうすめる

　このように，髄質の高浸透圧は，ヘンレループのしくみによって支えらています．バゾプレッシンが集合管に作用したときは，この髄質の高浸透圧により，尿中の水分の再吸収が進行します．しかし，それだけであれば，髄質の浸透圧はバゾプレッシンが作用するたびに低下することになり，いずれは低張になるかもしれません．髄質に再吸収された水分を運び出し，なおかつ髄質に形成された浸透圧勾配を維持するために，ヘンレループには**直血管**という血管が並走しています．直血管は他の毛細血管と同様に水や溶質に対する透過性があります．下行脚と並走しながら髄質を下がってくる直血管内の血液は，水分が血管外へ移動し，かつ，髄質内の溶質が血管内に移動するので，徐々に高浸透圧になっていきます．上行脚に入った高張な血液は，移動するにつれ，周囲の浸透圧が低下するので，逆に水分を血管内へ，溶質を血管外へ移動させ，浸透圧を下げていきます．再び皮質に戻るころには血液はほぼ等張に戻ります．もし，バゾプレッシンにより過剰な水分が髄質に再吸収されたときには，過剰分はすぐに直血管に移動していくことになります．直血管は一連の収支決算として，水分を髄質から運び出しながら髄質の浸透圧勾配は保持するのです．

📄 直血管

🔑 髄質の過剰の水分は直血管に入る

　このようなヘンレループや直血管の髄質浸透圧勾配に対する作用は，**対向流系**の原理によっているといわれます．対向流系は工学における概念で，一般生活においては，熱交換器の原理として利用さ

📄 対向流系

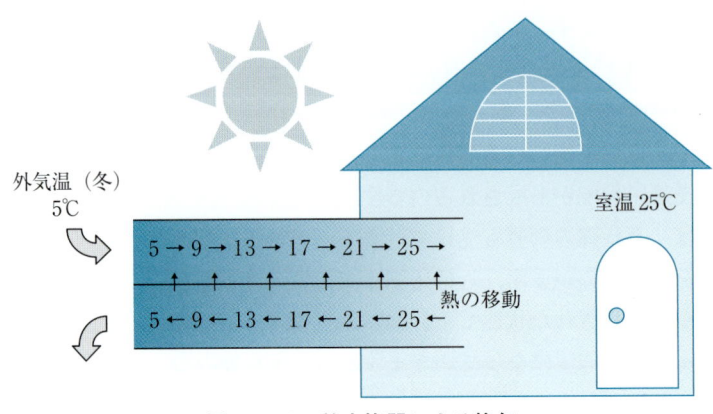

図Ⅳ-148　熱交換器による換気

れています．例えば，室内の空気を入れ換える際に，室内の温度を一定に保ちながら，外気を取り込むための換気装置などに使われています（図Ⅳ-148）．これを腎臓にあてはめると，髄質の高浸透圧は室内の温度，血液や尿は換気の気流，皮質の低浸透圧は外気温に相当するわけです．つまり浸透圧（温度）を変えずに，水分（空気）を運び出しているわけです．このしくみを一般には対向流系というのですが，特に浸透圧の維持のしくみに能動輸送が絡んでいるループを**対向流増幅系**といい，直血管は単純な拡散によっているので対向流交換系と考えます．このしくみは髄質が周りから隔絶（室内なら断熱）された状況でなければ成立しません．例えば，ある種の消炎鎮痛剤の副作用で起こる乳頭壊死により，髄質の溶質が腎杯に漏れ出ます．こうして，浸透圧勾配が失われ，尿の濃縮が困難となり極度の脱水が起こります．

▸ 対向流増幅系

G-5　髄質での尿素の蓄積

このように髄質に溶質が蓄積し高浸透圧を形成することは非常に重要です．髄質に認められる溶質としては，もちろん Na^+ が主なものです．さらに大量の尿素の蓄積が認められています（図Ⅳ-149）．尿細管における尿素の透過性は，ヘンレの下行脚と髄質内層の集合管で高いことがわかっています．上行脚では尿素は透過されませんが，Na^+ は再吸収されています．したがって，遠位尿細管を経た尿では尿素の濃度が非常に高くなっています．尿素は髄質内層の集合管で高くなり，高濃度の尿素は髄質へ拡散蓄積します．この尿素の再吸収にはバゾプレッシンにより尿が濃縮され尿素が高濃度になることが必要で，バゾプレッシンが作用していないときはむしろ分泌になると報告されています．こうして蓄積された尿素の一部は，下行脚で尿中に分泌され，上行脚以降での高濃度の尿素の維持に貢献することになります．

🔑 バゾプレッシンは水の再吸収作用により間接的に尿素を再吸収する

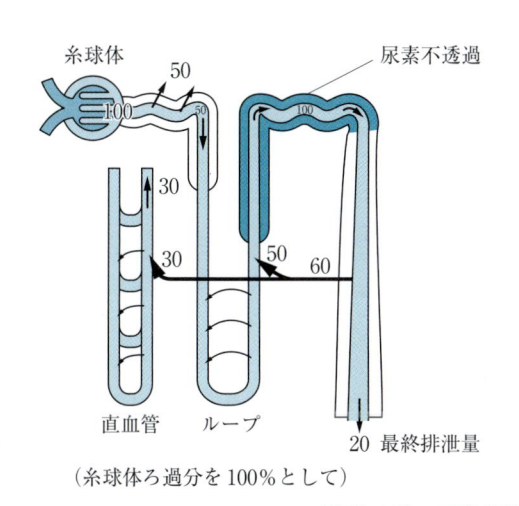

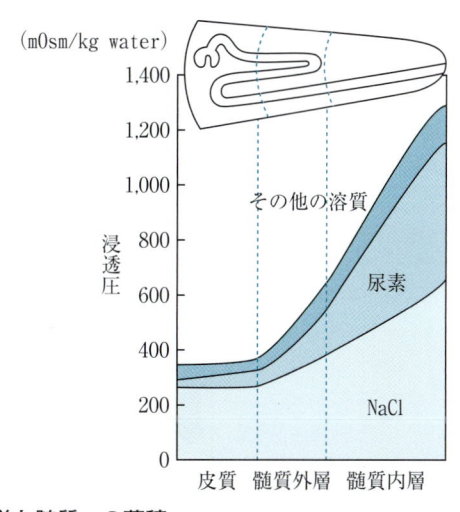

図Ⅳ-149　尿素の輸送と髄質への蓄積
右図（本郷利憲　他：標準生理学　第6版，図12-57，医学書院，2005）

H. 腎機能の指標

　以上述べたように，腎臓は生体内の環境維持にとって非常に重要な役割を演じています．この腎臓の機能の状況を知るために，臨床においてさまざまな腎機能の指標が使われています．これらの指標を効果的に活用するためには，その原理を理解することが不可欠です．特に**クリアランス（除去率）**は基本となる最重要な概念です．

H-1　クリアランス

　腎臓はさまざまな物質を尿に排出する機能がありますが，これまで述べたように，それぞれの物質で，排出のしくみが異なっています．したがって，それぞれの物質について腎臓がその物質を排泄する効率も異なります．腎臓において特定の物質が血液から除去され排泄されていく効率を**クリアランス（除去率）**と呼びます．こうした考えから，クリアランスは，腎臓に入る直前まで溶け込んでいた特定の物質が，腎臓を通過する際に除去された（きれいにされた）血漿の量として表されます（**図Ⅳ-150**）．例えば，いま特定の物質Xが時間当たりどのくらい尿中に排泄されたかを観察してみます．このときの物質Xの尿中濃度をU_Xとし，時間当たりの尿量をVとすると，時間当たりの物質Xの排泄量は$U_X \cdot V$で表されます．この$U_X \cdot V$は，物質Xが同じ時間に腎臓において血漿から除去された量であるはずです．もし，このときの腎臓に入る直前の物質Xの血漿濃度がP_Xであったとすると，腎臓において"きれいにされた"血漿の量は$U_X \cdot V/P_X$で計算できるはずです．こうして物質XのクリアランスC_Xは，

　　クリアランス

　　クリアランスは"きれいになった"血漿量として表される

第Ⅳ章　組織器官系の機能

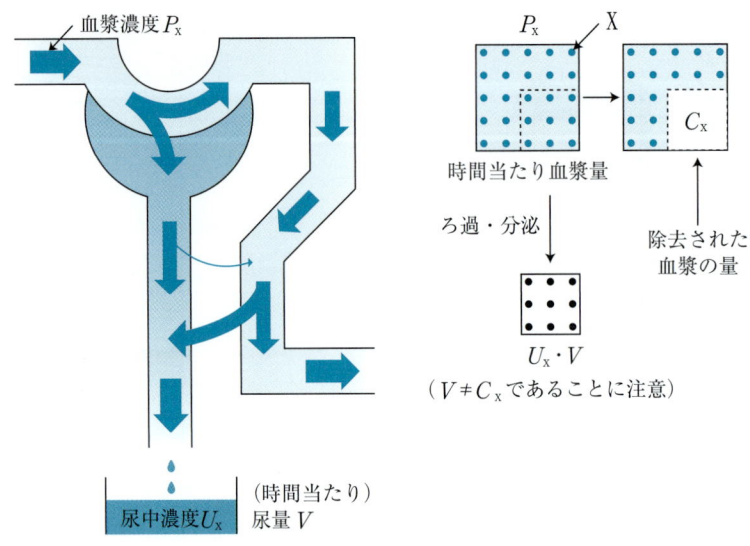

図Ⅳ-150　クリアランスの概念

$C_x = U_x \cdot V / P_x$

$$C_X(\mathrm{mL/min}) = U_X \cdot V / P_X$$

と表されることになります．この際，注意すべきことは，除去される物質が糸球体からろ過されても，尿細管で分泌されても，その両方があっても構わないということです．また，尿細管の分泌量が再吸収によって減じたとしても構いません．クリアランスは腎臓内の経路は問わずに，最終的な尿への排泄量をもって，腎の排泄効率を測る指標です．比較的測定が容易な，尿量，尿中濃度，血漿濃度を測れば算出できますので，臨床においても非常に有用な概念として扱われています．

H-2　糸球体ろ過量（GFR）

もし糸球体でろ過されるけれども，尿細管で一切の輸送が行われない物質 a があったとすると，この物質 a によって計測されるクリアランスは，糸球体でろ過される血漿量を示していることになります（図Ⅳ-151）．こういった物質 a を利用して**糸球体ろ過量（GFR）**正常値 100～150 mL/min）を決定します．

糸球体ろ過量（GFR）

$$\mathrm{GFR} = U_a \cdot V / P_a$$

イヌリン

このような物質としては，**イヌリン**が有名ですが，ヒトではわずかですがイヌリンの尿細管での輸送があることが明らかで，理想的ではありません．一方，クレアチニンも尿細管輸送がほとんどない物質です．前に述べましたように，クレアチニンは常に血漿中に存在しますので，イヌリンのように外来性に注射する必要がなく，臨

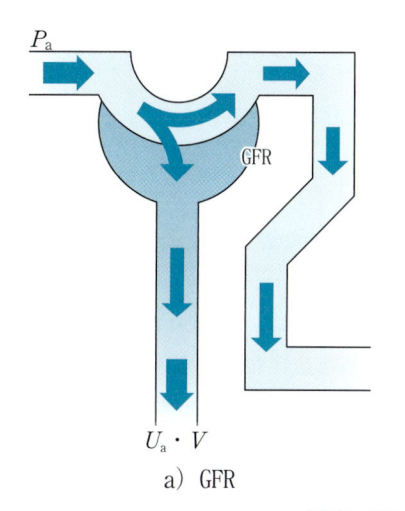

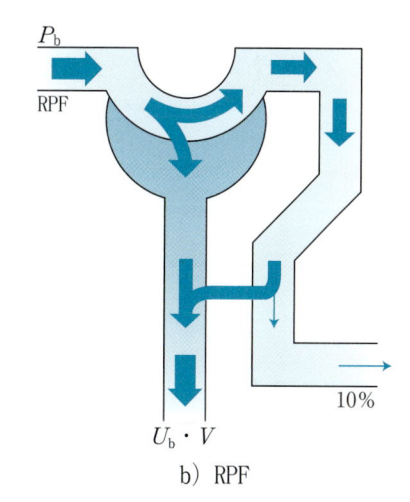

図IV-151　GFR・RPFの測定

a）GFR
b）RPF

床で**内因性クレアチニンクリアランス**（C_{cr}）として用いられています．

H-3　腎血漿流量（RPF）

腎臓を通過する際に，糸球体ろ過と尿細管分泌を含めて1回の通過で完全に尿中へ排出され，腎静脈で検出されない物質bがあるとします．この物質bのクリアランスは，腎動脈より腎に入り，腎排出機能にかかわるすべての血漿量を反映していることになります（図IV-151）．これを**腎血漿流量（RPF）**といいます．腎動脈から入る血漿には，腎髄質や間質のみに流れ込む部分もありますが，これは腎血漿流量には勘定されません．

$$RPF = U_b \cdot V / P_b$$

理想的にRPFを示すことのできる物質はありませんが，**パラアミノ馬尿酸**（**PAH**）は1回の腎臓通過により90%が除去されるため，PAHのクリアランスを測定し代用します．この際，PAHは腎静脈で検出されますので，腎動脈での血漿濃度と腎静脈での血漿濃度の差を用います．PAHクリアランスによるRPFの正常値は500〜700 mL/minです．

H-4　浸透圧クリアランスと自由水クリアランス

腎臓の重要な機能として尿の濃縮・希釈があることは，前に述べたとおりです．この濃縮・希釈機能の指標も，クリアランスの概念を用いて表すことができます．この際，考えることは尿の溶質全体の濃度（つまり浸透圧を規定する溶質の量）です．尿における溶質全体の量は，溶質の濃度（あるいは尿の浸透圧）U_{osm}と時間当た

内因性クレアチニンクリアランス（C_{cr}）

腎血漿流量
（renal plasma flow：RPF）

パラアミノ馬尿酸
（Para-amino hippuric acid：PAH）

浸透圧＝濃度×ガス定数×絶対温度なのでC_{osm}と濃度は式の上で同様に扱うことができる

第Ⅳ章 組織器官系の機能

浸透圧クリアランス
(C_{osm})

りの尿量 V により $U_{osm}\cdot V$ となります．いま，血漿の溶質全体の濃度（血漿浸透圧）を P_{osm} とすると，溶質全体のクリアランス（**浸透圧クリアランス**，C_{osm}）が計算できます．

$$C_{osm} = U_{osm}\cdot V/P_{osm}$$

等張尿
希釈尿

ちなみに，**等張尿**が排泄された場合は，$U_{osm} = P_{osm}$ です．したがって，$C_{osm} = V$ となります．

一方，**希釈尿**が排泄された場合は，$U_{osm} < P_{osm}$ となり，$C_{osm} < V$ となります．このことは，溶質を伴わない水（**自由水**という）が同時に尿中に排泄されたため，V が大きくなったと考えます．この自由水の排泄量を**自由水クリアランス**（C_{H_2O}）といいます．

自由水
自由水クリアランス
(C_{H_2O})
自由水再吸収

$$V = C_{osm} + C_{H_2O}$$

バゾプレッシンが働いた場合は尿は濃縮されますので，高張尿となります．したがって，$U_{osm} > P_{osm}$ となり，$C_{osm} > V$ となります．バゾプレッシンにより再吸収された自由水量を $T^C_{H_2O}$ と表し，

$$V = C_{osm} - T^C_{H_2O}$$

となります．このように，自由水クリアランス C_{H_2O} や**自由水再吸収量** $T^C_{H_2O}$ は腎臓の濃縮・希釈機構の指標となります．

I. 排尿のしくみ

乳頭部
集合管開口部
腎杯
腎盂
尿管

🔑 尿は尿管内を間断なく流れる

膀胱

尿道カテーテル法

腎臓は血液から尿を生成しています．血液は腎臓に間断なく流れ込みますので，腎臓は間断なく尿を生成し続けています．糸球体ろ過量の1%が尿になるとすると，1分当たり1〜1.5 mLの尿が腎臓により生成され続けることになります．この尿は，**乳頭部**の**集合管開口部**より**腎杯**，**腎盂**を経て，**尿管**に入ります．尿管には平滑筋があって，自動的に収縮を繰り返していることが知られています．したがって，腎臓から押し出す圧力と，尿管自体が発する圧力により，尿は尿管内を間断なく流れ，**膀胱**に集められます．尿管から常に尿が出てきていることは，膀胱に尿道カテーテルという管を挿入して，その管から少しずつ尿が出てくることで確認できます．臨床では，特に自ら排尿できない意識不明の患者の尿排泄を行い，腎臓の機能を観察するために，**尿道カテーテル法**が用いられます．膀胱は，間断なく産生される尿を一時的に貯めるための器官です．もしそうしなければ，ヒトを含む地上の動物は尿を常に排泄し続けなければなりません．そのような状態では，おそらく，感染の危険性や行動の制限が生じ，地上での生存競争に不利であると考えられます（図Ⅳ

6. 腎泌尿器系

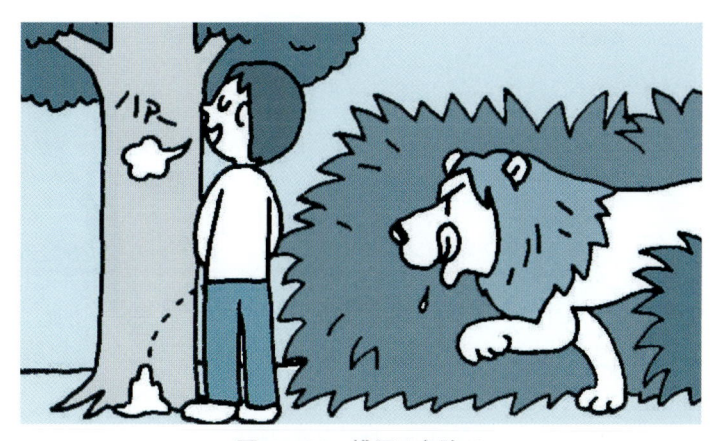

図Ⅳ-152 排尿は危険！？

-152).

尿は膀胱に入っていきますが，膀胱頚部にある**内括約筋**と尿生殖隔膜にある**外括約筋**は常に収縮していて，尿が尿道に入ることを妨げています．こうして，膀胱に尿が少しずつ貯まっていきますが，個人差はあるものの，その量が 300 mL 前後に達すると，急激に内圧が増大し同時に尿意を感じるようになります．この感覚の求心性線維は**骨盤神経**を経て，仙髄に入り，胸腰髄の排尿に関する中枢を経て，脳の**排尿中枢**に達し，尿意となるようです（図Ⅳ-153）．

内括約筋
外括約筋

骨盤神経
排尿中枢

排尿のスタートは，外括約筋の随意的弛緩によります．しかし，一度，排尿が始まると，その先のステップはすべて反射的（不随意）に進みます．そのため，排尿に関する膀胱での一連の反応を**排尿反射**といい，自律神経の支配を受けています．内括約筋は**下腹神経**の交感神経性支配を受けていますが，外括約筋の弛緩に続いて弛緩します．同時に膀胱全体の**利尿筋**が収縮し，尿を尿道へ押し出

排尿反射
下腹神経
利尿筋
残尿

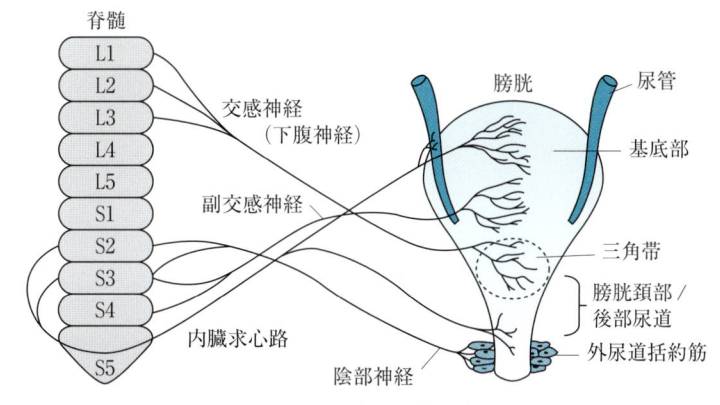

図Ⅳ-153 膀胱の神経支配
(Robert M.Berne, Matthew N.Levy（原著）：生理学，西村書店，1996)

243

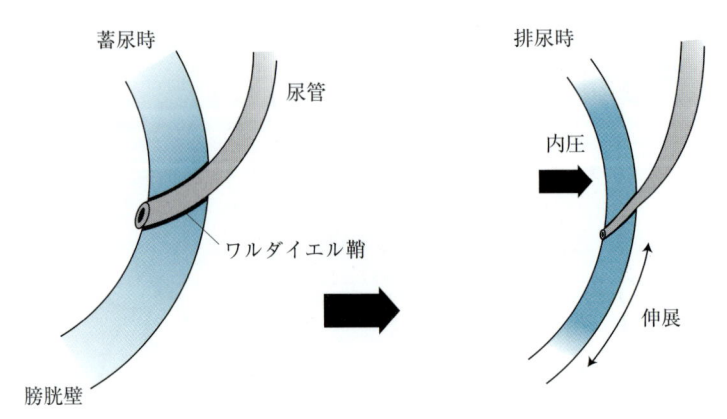

図Ⅳ-154　尿管逆流の防止

します．利尿筋は主に骨盤神経から来る副交感神経の刺激により収縮します．収縮は膀胱の内腔がなくなるまで続きますので，1回の排尿でそれまで貯められた尿は完全に排泄されます．もし，膀胱機能に問題があると，完全な排尿が行われず，膀胱内に**残尿**が残ることがあります．残尿がなければ，1回の排尿量は200～300 mLということになります．そうすると，1日の尿の生成量は1～1.5 Lぐらいですから，1日に5～7回程度の排尿が普通ということです．

排尿時に利尿筋の収縮により膀胱内圧は高まっています．この際，高い内圧で尿が尿管に逆流する恐れがあります．そこで，尿管が膀胱壁を通過する部分には，逆流を防ぐための構造があります（**図Ⅳ-154**）．尿管は膀胱壁を斜めに貫いており，膀胱内圧が高まると，それにより尿管が膀胱壁に押しつぶされて，開口部が閉じるようになっているのです．こうして，排尿中の逆流が防がれています．もし，この部分に障害があると，**膀胱尿管逆流**という現象が起き，膀胱炎や腎障害の原因となることがわかっています．

- 1回排尿量
  200～300 mL
- 1日尿生成量
  1～1.5 L
- 尿の回数
  5～7回/day

膀胱尿管逆流

7. 栄養と代謝系

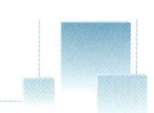

A. 栄養素とその代謝

　細胞はそれ自身を維持するために，盛んに物質代謝を行っています．したがって，細胞を構成するのに必要な物質や，物質代謝に必要なエネルギーを得るためのエネルギー物質が細胞に常に供給されなければなりません．このような細胞の維持に必要な物質のうち，生体が合成できないか，必要量が莫大で，外から取り入れなければならないものを**栄養素**といいます．栄養素には**3大栄養素**と呼ばれる**糖質**，**タンパク質**，**脂質**と，**ビタミン**と呼ばれる微量の有機物，カルシウムなどの無機物が含まれます．

A-1　糖質（炭水化物）

　ヒトは主なエネルギー源として**六炭糖**，特に**グルコース**（ブドウ糖）を用います．ほかにガラクトースやフルクトースなどがあります．実際には，グルコースの骨格を作る炭素分子同士の結合を切り離すときに放出されるエネルギーを利用することになります．これは，グルコースを直接に燃焼させた際に得られる熱量と同程度のものですので，「生体で燃焼が起こっている」と表現します．燃焼過程を化学式で表現すると，以下のようになります．

$$C_6H_{12}O_6 + 6\,O_2 \rightarrow 6\,CO_2 + 6\,H_2O + 686\,\text{kcal} \tag{1}$$

　こうして得られたエネルギーはADPとリン酸を結合するエネルギーとしてATP内に貯められて，さまざまな生体反応に利用されます．グルコースからエネルギーを取り出す際には，**解糖過程**と**酸化的リン酸化過程（TCA回路）**が働きます．このうち解糖過程は酸素を必要としないで，グルコースをピルビン酸まで分解して2分子のATPを得ます．TCA回路はピルビン酸を，酸素を使って完全に分解し，36分子のATPを産生します．こうしてグルコース1分子から，つごう38分子のATPが産生されます．

　食物の中には，六炭糖分子単独で存在しますが，それに加えて，六炭糖が二つ組み合わさった**二糖類**（蔗糖，果糖など）や，多数のグルコースがつながったデキストリンやデンプンなどの**多糖類**が含まれます．したがって，これらの糖類は消化過程により単分子の状態に分解されて，腸管から吸収され利用されます．

六炭糖
グルコース（ブドウ糖）

解糖過程
酸化的リン酸化過程
（TCA回路）

解糖過程　　→ 2 ATP
TCA回路　　→ 36 ATP
計
グルコース1分子→ 38 ATP

二糖類
デキストリン ┐
デンプン　　 ┘多糖類

A-2 タンパク質

タンパク質は，細胞の形を決める細胞骨格や，細胞間や組織間を結びつける結合組織の材料として利用され，生体の身体そのものを構成するものです．また，酵素，受容体，チャネル，輸送体などさまざまな生体機能を媒介する装置はすべてタンパク質によって作られており，生体機能はタンパク質によって形成されるといえます．

タンパク質を構成するのはアミノ酸ですが，ヒトなどで必要とされるアミノ酸は 20 種類ほどあります．このうち体内で合成できず，栄養として摂取しなければならないアミノ酸を**必須アミノ酸**といいます．これらのアミノ酸は，単独あるいはタンパク質の構成要素として食物内に存在します．生体はタンパク質のまま吸収することはできないので，消化酵素により分解されて，アミノ酸分子あるいは，アミノ酸分子が 2 個結合した**ジペプチド**の形で吸収されます．

アミノ酸は，主に肝臓において分解燃焼してエネルギーを得ることができますので，エネルギー物質としての役割もあります．しかしアミノ酸の消費は身体自体の分解を意味しているので，正常において，肝臓以外の部位ではあまり利用されません．生体が極端なエネルギー不足に陥ったとき（すなわち飢餓状態）に使われる最後の手段です．

A-3 脂質

脂肪は細胞膜や細胞小器官を作る主要な材料であり，ホルモンなどの材料にもなります．また，エネルギー物質として燃焼されエネルギーを取り出します．食物内の脂質は，生体内と同じく**中性脂肪**や**コレステロール**として存在します．中性脂肪はそのままの形で吸収しにくいので，いったん，**脂肪酸**と**モノグリセリド**に分解してから吸収され，その後，再び中性脂肪に再合成されて，体内で利用されます．体内の脂肪組織には大量の脂質が含まれて，体温保持やエネルギー蓄積の役割を担っていますが，この脂質は栄養として吸収された脂質が，必ずしも直接使われるわけではありません．糖やアミノ酸などの他のエネルギー物質が一時的に余剰となった場合には，すべて脂質に変換されて，脂肪組織に蓄積されます．これは，1 g 当たりの発生熱量が一番大きいのが脂質であり，（糖質：4.1 kcal/g，脂質：9.3 kcal/g，タンパク質：4.2 kcal/g：**atwater の係数**といいます）同じ熱量を保持するのに軽量で済むという利点を利用しているからです．

A-4 ビタミン類

ビタミンは生体内で合成できず，栄養として外から取り入れなければならない物質で，それ自身はエネルギーを取り出したり，身体

を構成したりしませんが，生体の反応の補酵素など触媒的な役割を演じる有機物質の総称です．必要量はきわめて微量ですが，不足するとさまざまな障害が起こります（表IV-4）．したがって，化学的には性質の全く異なるさまざまな物質がビタミンと呼ばれます．最近は，各種ビタミンの製剤が開発され，ビタミンをより積極的に摂取できるようになりました．そのために，従来はなかった，摂取過剰による障害が増えてきていることに注意しなければなりません．特に脂溶性ビタミンは体内，特に脂肪組織などに蓄積しやすいので注意を要します．

A-5 電解質，微量元素

細胞内外液を構成する電解質も，重要な栄養として補給される必要があります．特にカルシウムは電解質としての役割のほかに，骨を構成したり，収縮分泌などさまざまな細胞機能を媒介していますが，日本人の場合比較的不足しがちなものとして位置づけられています．

生体が必要とする微量元素としては，血色素を作る鉄や，酵素反応や味覚などに関係するとされる亜鉛などが重要です．微量元素は昨今の食生活の変化により，不足する傾向が認められ，臨床的にも注意が必要です．

表IV-4 各種ビタミン

ビタミン	作用	欠乏症
ビタミンA（カロチン）	視紅の成分，上皮細胞の維持	夜盲症，皮膚の乾燥
ビタミンB_1（チアミン）	脱カルボキシル基の補助因子	脚気，神経炎
ビタミンB_2（リボフラビン）	フラビンタンパクの成分	舌炎，口唇炎
ナイアシン（ニコチン酸）	NAD，NADPの成分	ペラグラ
ビタミンB_6（ピリドキシン）	酸化還元反応の媒介	痙攣，神経過敏症
パントテン酸	CoAの成分	皮膚炎，腸炎，円形脱毛症など
ビオチン	脂肪酸合成	皮膚炎，腸炎，
葉酸	補酵素，赤血球造成	スプルー，貧血
ビタミンB_{12}	赤血球造成	悪性貧血
ビタミンC（アスコルビン酸）	コラーゲン合成，抗酸化作用	壊血病
ビタミンD	カルシウムとリン酸の吸収	くる病
ビタミンE	抗酸化作用	不妊，溶血性貧血
ビタミンK	血液凝固	出血傾向
コリン	抗脂肪肝作用	脂肪肝

B. 生体内の代謝・中間代謝

消化吸収により取り入れた栄養素は，そのままで細胞に利用されるものもありますが，むしろ，大多数はさまざまな作用を受けて，貯蔵されたり，より利用しやすい形に変化していきます．このような代謝のことを**中間代謝**といいます．中間代謝は，食事により栄養が消化管から盛んに吸収されている時期（**吸収期**）と，空腹などで栄養吸収が行われていない時期（**空腹期**）に分けられます．吸収期は摂食後約3時間程度で，他は空腹期と考えられます．したがって，午後の遅い時間，夜間の大部分などはこれにあたります．吸収期，空腹期を通じて，生体は常にエネルギーの消費を行っているわけで，そのためのエネルギーの安定的供給をどのように行うのかが，中心的な命題になります．そのためには，エネルギーが豊富に得られる吸収期に，エネルギー不足となる空腹期の備えを行うことになります．一方，空腹期には限られたエネルギー源を，いかに有効に使うかということが重要になります．

📖 中間代謝
　　吸収期
　　空腹期

B-1 吸収期

a．糖　質

グルコースは小腸で吸収された後，門脈を経て全身の細胞に運ばれます．グルコースが血液を介して全身に運ばれる様子をみているのが**血糖**であるといえます．吸収期のグルコース量は全身の細胞のエネルギー要求量をはるかに超えます．したがって余剰のグルコースを，エネルギー供給が減少する空腹期に備えて貯蔵する必要があります．貯蔵の中心は肝臓です．ここで肝細胞に余剰のグルコースは取り込まれます．他の単糖類も肝細胞に取り込まれ，ここでグルコースに変換されます．グルコースはリン酸化され（グルコース六リン酸），その上で重合されて生体内の多糖類である**グリコーゲン**となり蓄積されます．肝細胞自身はアミノ酸をエネルギー源としており，肝細胞に取り込まれたグルコースは将来に備えて大部分はグリコーゲンになります．余剰グルコースの一部は骨格筋や心筋でもグリコーゲンになります．骨格筋内のグリコーゲンは運動などにより筋肉のエネルギー消費が飛躍的に高まる事態に備えています．さらに余剰となったグルコースは脂肪組織や肝臓で脂質（トリグリセリド）に変換され蓄積されます．

📖 血糖

📖 グリコーゲン

🔑 エネルギー源の蓄積
　　グルコース
　　　↓
　　グリコーゲン
　　　↓
　　脂質
　　　↓
　　蓄積

b．タンパク質

アミノ酸は腸管から吸収されると，かなりの量が肝臓に取り込まれ，タンパク質の合成の材料となります．肝臓で生成されるタンパク質にはさまざまな機能タンパク（あるいは酵素）が含まれますが，

主なものは**血漿アルブミン**の合成に使われます．血漿アルブミンは血液中に放出され，全身に対するアミノ酸の供給源としての役割を担います．一方，肝臓以外の細胞組織に取り込まれたアミノ酸は，それぞれのタンパク質の原料となります．さらに，アミノ酸はそのままで，エネルギー物質として利用されます．特に肝細胞ではこのしくみが主なエネルギー代謝経路であり，**ケト酸**に変換されて，脂肪や糖質の代謝経路に入ったり，ケト酸を直接分解してエネルギーを得たりします．この際できる代謝産物が**アンモニア**，さらには**尿素**です．

c．脂　質

中性脂肪は，脂肪酸とグリセロールに分解されて腸管から吸収されます．腸管壁内で再び中性脂肪（トリグリセリド）に合成され，タンパク分子と結合し，**キロミクロン**となって，リンパ管を経て血中に入ります．脂質のほとんどは，肝臓と脂肪組織に取り込まれて貯蔵されることになります．ごく一部は吸収期に分解されてエネルギー源として使われます．

B-2　空腹期

空腹期の中間代謝には血糖を維持するという重要な目標があります．なぜなら，中枢神経系はグルコース以外の栄養素をエネルギー源として利用できないためです．血糖が低下すると（低血糖），中枢神経へのグルコース供給が減り，中枢神経の機能は低下します．イライラ，不穏などから最悪の場合，昏睡から死に至り，**低血糖発作**と呼ばれます．したがって，空腹期にはグルコースの吸収がないため，血糖を維持するために，体内に蓄積された"グルコース"を動員したり，中枢神経以外の組織でのグルコース消費を制限することが必要となります．

グルコースの供給源として，一番先に動員されるのは，肝臓に貯蔵されているグリコーゲンです．しかし，その最大貯蔵量は100ｇ程度なので，さらなる供給源が必要です．筋肉の貯蔵グリコーゲンは直接利用できないので，乳酸やピルビン酸の形で肝臓へ供給されグルコースに合成されます．これを**糖新生**といいます．糖新生は，脂肪組織から動員されたグリセロールや，肝臓内のアミノ酸を材料としても行われます．糖新生の材料としては，ピルビン酸，グリセロール，アミノ酸の順で動員されていくようです．しかし，アミノ酸の動員は，タンパク質の分解につながるので，生命の危機をはらんでいます．したがって，通常はピルビン酸とグリセロールの利用にとどまります．

中枢神経へのグルコースの安定供給を保証するには，他の組織で

> 空腹期に中枢以外の組織では糖の利用を抑える

のエネルギー代謝の転換が必要です．すなわち，グルコース酸化を停止し，脂質をエネルギーとして使うようにすることです．脂肪組織ではトリグリセリドの分解により脂肪酸を取り出します．これを血中へ放出します．中枢神経以外の組織では増加した血中脂肪酸を積極的に取り込んでβ酸化系によりアセチルCoAを作り，これがTCA回路に入ってATPを得ます．このアセチルCoAを2分子結合したのが**ケトン体**であり，肝臓で産生され，全身のエネルギー源として利用されますが，血液はアシドーシスになるので，普段は行いません．

B-3　中間代謝の調節機構

吸収期と空腹期での中間代謝の劇的な変化は，各種ホルモンの作用により引き起こされます．特に，全体の変換のカギを握っているのは膵臓の**ランゲルハンス島**から分泌される**インスリン**と**グルカゴン**です．

a. ランゲルハンス島（膵島）

> ランゲルハンス島
> インスリン
> グルカゴン

膵臓の大半は膵液を分泌する外分泌組織ですが，その中に内分泌を行う細胞集団が約100〜200万個ほど点在しており，これを**ランゲルハンス島**といいます．ランゲルハンス島は**A（α）**，**B（β）**，**D（δ）**，**F細胞**の4種類の細胞から構成されています．一番多いのはB（β）細胞で全体の60〜75%を占めます．A（α）細胞は20%を占め，D（δ）細胞とF細胞は少数です．B（β）細胞はインスリンを分泌します．A（α）細胞はグルカゴンを分泌します．D（δ）細胞は，B（β）細胞とA（α）細胞を制御する**ソマトスタチン**を分泌します．F細胞（あるいは**PP細胞**）は**膵ポリペプチド**を分泌する細胞ですが，このペプチドの生理的作用はまだ確定していません．いずれにしても，消化吸収にきわめて重要な役割を持つ膵臓に，中間代謝を調節するホルモンを分泌するランゲルハンス島が位置することは，きわめて有利です．特に，ランゲルハンス島を潅流した血液は門脈に入り，肝臓へ注ぐことになっており，肝臓の中間代謝を効果的に調節できます．

> A（α）細胞→グルカゴン
> B（β）細胞→インスリン
> D（δ）細胞→ソマトスタチン
> PP細胞→膵ポリペプチド

> 膵島は中間代謝の司令塔である

b. インスリン

インスリンはSS結合でつながった2本のポリペプチド鎖（A鎖，B鎖）からなるペプチドホルモンです．合成は**B（β）細胞**内で行われ，遺伝子より翻訳されて，前駆物質であるプレプロインスリンからプロインスリンを経た後，**C鎖（Cペプチド）**が切り落とされてインスリンとなります（図Ⅳ-155）．Cペプチドは血中に放出されるのでラジオイムノアッセイで測定できます．Cペプチドはインスリンと1対1であり，B（β）細胞由来と断定できることから，

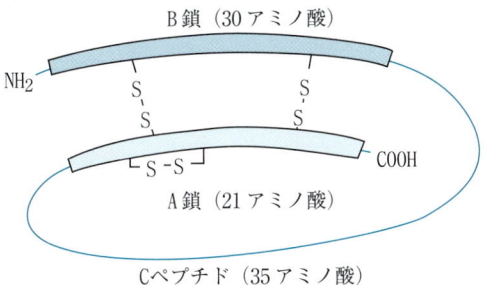

図Ⅳ-155　インスリン分子の構造とCペプチド

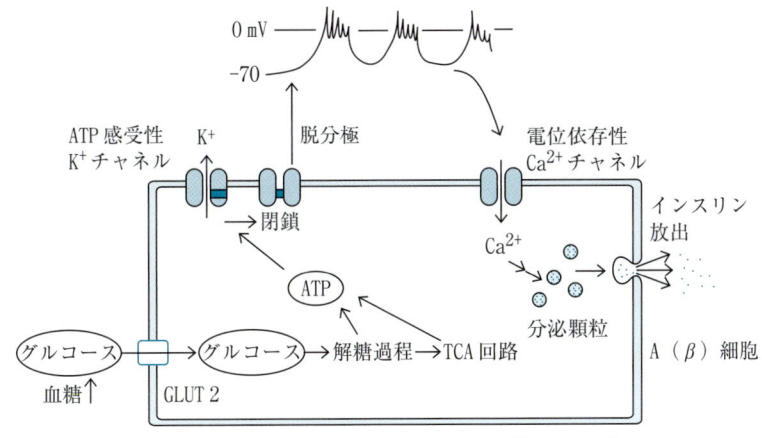

図Ⅳ-156　血糖上昇によるインスリン放出のしくみ

インスリン治療中の糖尿病患者のB（β）細胞機能を知ることができます．

　血糖が増加するとインスリンの分泌が行われます．B（β）細胞のインスリンの分泌機構は，分子レベルで詳細に解明されています（図Ⅳ-156）．まず，B（β）細胞は静止状態では**ATP感受性K⁺チャネル**が開いており，静止膜電位は約 -70 mVとなります．吸収期に入り，血液中のグルコース濃度すなわち血糖が上昇し，5.5 mM（100 mg/dL）を超えると膜電位は脱分極を始めます．これは増加したグルコースが **GLUT 2** を経て細胞内に入り，ATPの産生を増加させ，増加したATPがATP感受性K⁺チャネルを閉鎖させるからです．この脱分極によりB（β）細胞は自発的に連続的な活動電位の発火（バーストと呼びます）を示すようになります．活動電位の脱分極は**電位依存性Ca²⁺チャネル**（おそらくL型）によって引き起こされるので，バーストによって細胞内にCa²⁺が大量に流入します．増加した細胞内Ca²⁺はカルモジュリンなどを介

> 血糖が増加するとインスリンが分泌

> ATP感受性K⁺チャネル
> GLUT 2
> 電位依存性Ca²⁺チャネル

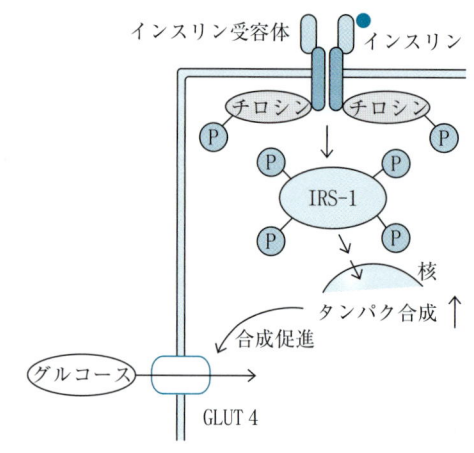

図Ⅳ-157　インスリン受容体によるグルコースの取り込み

してインスリンを含んだ分泌顆粒の開口分泌を促します．こうして，血糖が増加すると，インスリン分泌は促進することになるのです．

　インスリンの生理作用は大きく分けて，①糖の取り込み促進（血糖低下），②肝臓，脂肪組織でのグリコーゲン合成，③タンパク質合成促進・脂肪合成促進，④脂肪分解抑制，の四つになります．これらの作用の標的となる細胞には**インスリン受容体**があります．インスリン受容体は細胞内ドメインとしてチロシンキナーゼを含んでおり，**インスリン受容体基質（IRS-1）**をリン酸化します．これにより，RAS活性化やMEKKリン酸化が起こり，MAPKキナーゼが活性化して，代謝系酵素が活性したり，核内での遺伝子転写が促進されます．こうして種々のタンパク質の合成が起こり，さまざまな反応が引き出されます．インスリンの一番重要な作用は，吸収期に増加した血糖を利用して，筋細胞や脂肪細胞のグルコース取り込みを促進することです（図Ⅳ-157）．この作用は，インスリンが細胞膜上に**GLUT 4**を増加させることにより起こります．逆に言うと，インスリンがなければ，筋細胞や脂肪細胞はグルコースを取り込めません．吸収期に増大した血中グルコースはインスリンの作用により，GLUT 4を通じて筋細胞や脂肪細胞に取り込まれ，それぞれグリコーゲンや脂肪に変換されてエネルギー源の蓄積が図られることになるのです．この作用の結果として血糖は低下します．つまり，吸収期の中間代謝はインスリンの作用により形成されるのです．

c．グルカゴン

　グルカゴンは **A（α）細胞**で生成されます．インスリンと同様に，プロプレグルカゴンが遺伝子より翻訳されてから，グルカゴンへ変

換します．グルカゴンの分泌様式は，インスリンと同様の開口分泌ですが，その詳細はまだ明らかではありません．グルカゴンの分泌刺激は**血中アミノ酸濃度の上昇**です．空腹期に肝細胞のエネルギー源として組織から動員されるアミノ酸により，血中アミノ酸濃度は上昇します．この時期はインスリンの作用により血糖も低下していますが，これもグルカゴンの分泌刺激となります．こうして空腹期にグルカゴンの分泌は促進されます．このほか，βアドレナリン刺激はグルカゴン分泌を促進します．

　グルカゴンの生理作用を一言でいえば，体内のエネルギー源を動員するホルモンであるといえます．したがって，エネルギー源（グルコース）の供給が激減する空腹期において，エネルギー供給を安定化するために重要な役割を演じています．具体的には，肝臓でのグリコーゲン分解を促進し，加えて，アミノ酸から糖新生を促進し，血中へのグルコース放出を促します．脂肪細胞では脂肪分解を促進し，遊離脂肪酸の放出を増加させます．この脂肪酸は肝臓でケトン体を産生しエネルギー源として使われます．しかし，一方では筋肉でのグリコーゲン分解は促進しません．

　グルカゴンは標的細胞の**グルカゴン受容体**に結合して作用します．その細胞内情報伝達系はcAMP/Aキナーゼ系で，cAMP濃度の増加によりさまざまな反応が引き出されます．

d．ランゲルハンス島内の分泌調節

　ランゲルハンス島の三つの細胞はきわめて近い位置にあり，それぞれのホルモンはお互いの分泌に直接的に影響を及ぼしています．こうした分泌形式を**傍分泌**といいます．とくに**D（δ）細胞**から分泌される**ソマトスタチン**は血中に乗って遠隔組織に影響することはほとんどありません．ソマトスタチンはA（α）細胞，B（β）細胞の双方に対して分泌抑制刺激となります．グルカゴンはソマトスタチンの分泌促進作用があるので，ソマトスタチンはグルカゴンに対する負のフィードバックをかけていることになります．

　インスリンはグルカゴンの分泌抑制刺激となりますが，グルカゴンはインスリンの分泌を促進します．この関係は，インスリンがグルカゴンに負のフィードバックをかけていることになります．この関係によると，吸収期に高血糖によりインスリンが大量に分泌されているときは，グルカゴンの分泌は抑制されることになります．これは，エネルギー蓄積に有利です．一方，空腹期で血糖の低下とアミノ酸の上昇が起こると，グルカゴンが分泌されます．インスリンの分泌は血糖の低下により減少していますが，グルカゴンの作用によりある程度の量の分泌は維持されます．これは，グルカゴンによ

血中アミノ酸濃度の上昇によりグルカゴンが分泌

グルカゴンは空腹期にエネルギーを動員する

グルカゴン受容体

傍分泌
（paracrine secretion）

ソマスタチン

吸収期
インスリン上昇→グルカゴン低下
空腹期
グルカゴン上昇→インスリン上昇

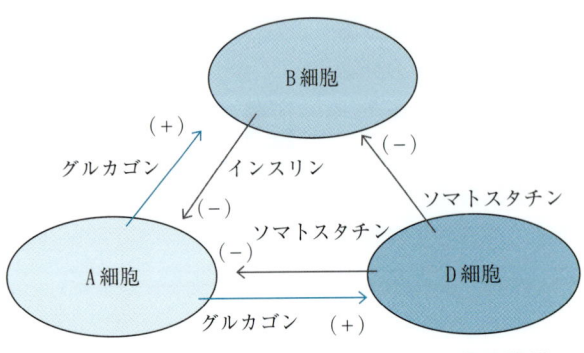

図Ⅳ-158 ランゲルハンス島内での細胞の相互関係

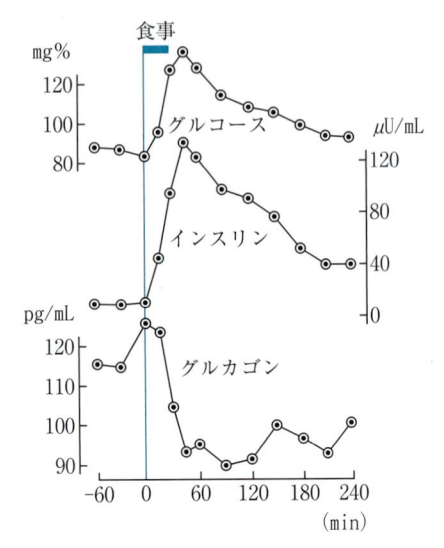

図Ⅳ-159 血糖，インスリン，グルカゴンの関係

り動員されたグルコースを筋細胞などで利用するために必要なしくみとも考えられます（図Ⅳ-158）．

e．血糖の調節

中間代謝の目的は，中枢神経のために血糖値を維持しながら体内の効率的なエネルギー供給を図ることです．したがって，血糖を維持するホルモンの役割が重要です．インスリンは生体内で唯一の血糖を低下させる効果を有するホルモンで，吸収期の高血糖により分泌されます．一方，グルカゴンは血糖を上昇させる効果を持つホルモンで，空腹期のエネルギー不足に対処するため糖や脂肪の動員を行います（図Ⅳ-159）．低血糖に反応して糖を動員するホルモンはほかにもあります．アドレナリン，甲状腺ホルモン，成長ホルモンと，**糖質コルチコイド**です．このうち，糖質コルチコイドが重要です．糖質コルチコイドは**糖新生**を促進しますが，これは許容作用であることがわかっています．他のホルモンの糖新生促進作用は，糖質コルチコイドの存在なしには起こりません．

🔑 糖質コルチコイドなしには糖新生は起こらない

C. エネルギー代謝

これまで述べてきたように，生体はエネルギー源として栄養素を吸収し，細胞，組織では代謝活動によりエネルギーを消費しています．エネルギーの消費は熱力学的にはエネルギーの放出です．こうして，生体の活動をエネルギーの出入りの観点から捉えることができますが，このエネルギー出入りを総体として**エネルギー代謝**と呼

📄 エネルギー代謝

びます．生体に入るエネルギーとは食物が持つエネルギーの総和ということになります．この食物エネルギーは消化管から吸収され，貯蔵に回される部分を除いて，生体のさまざまな反応に利用されますが，そのためには **ATP** への変換が必要です．この変換過程に熱が発生し，それにより食物エネルギーの約 61％はロスとなります．残り 39％のエネルギーは ATP に保持されますが，実際に ATP を利用して生体内の仕事が行われると，19％分が熱として失われます．結果として食物エネルギーの 20％が実際の仕事に利用され，80％は熱となります．生体を発動機として考えると，その**エネルギー効率は 20％**となりますが，これはガソリンエンジンなどの発動機のエネルギー効率に比べて，きわめて高性能ということになります．

🔑 食物エネルギーの 20％が実際に利用される

📄 エネルギー効率

C-1 エネルギー代謝量の特徴

生体で食物エネルギーが消費されるためには，酸素が必要です．糖質の分解はもちろん，アミノ酸や脂肪からエネルギーを取り出す場合は，最終的には TCA 回路に入るため，酸素が必要です．酸素を使ってエネルギーを引き出した後のいわば"燃えカス"は水と二酸化炭素と尿素です．そこで，生体における酸素の消費量と，二酸化炭素の放出量と，タンパク質の燃えカスである尿中尿素量から，エネルギーの消費量（放出量）が推定できます．この考えに基づいて**間接熱量測定法**が，一般に行われます．栄養素の理想的な燃焼が行われたときの二酸化炭素放出量と酸素消費量の比率を**呼吸商（RQ：CO_2/O_2）**といいます．糖質で 1.0，脂肪で 0.7，タンパク質で 0.8 となります．この呼吸商を利用して，呼吸ガス分析の結果と併せて，そのときのエネルギー代謝量が測定されます．

📄 間接熱量測定法
呼吸商（RQ）

🔑 呼吸商
糖質　　　　1.0
脂肪　　　　0.7
タンパク質　0.8

エネルギー代謝量は，生体の状況によってさまざまに変化します．したがって，どういう条件で測定したかが重要になります．生体にとって基本となる代謝量として，**基礎代謝量**が考えられています．基礎代謝量は，ヒトが外部に対して仕事をしていない状態を想定しています．つまり完全な精神的・肉体的安静が保たれ，食後 12 〜 14 時間の完全空腹で消化運動を行っていない状態で，20 〜 25℃の快適な室内で覚醒状態で測定されます．基礎代謝量は生命の維持に必要な最低限のエネルギー量と考えられます．基礎代謝量は体表面積に比例し，いずれの動物種でも約 1,000 kcal/m^2 となります．これは，細胞の生存のための必要エネルギーはどの動物種でも共通であることを示しています．したがって，基礎代謝量の男女差はひとえに体格差により異なります．日本人の 20 歳の平均基礎代謝量は，男子で 1,500 kcal/day，女子で 1,200 kcal/day となります．代謝量は睡眠時は基礎代謝量より低下し，約 90％程度になります．基礎

📄 基礎代謝量

🔑 日本人 20 歳の平均基礎代謝量
男子　1,500kcal/day
女子　1,200kcal/day

表Ⅳ-5 生活活動指数

労作強度	生活活動指数
軽い労作	0.35
普通労作	0.50
やや重い労作	0.75
重い労作	1.00

代謝量は，同一個人でも冬高く，夏低めに測定され，環境に影響を受けます．さらに，乳児期や思春期に高く，老齢期で低くなります．一方，労作時にはその強度により増加します．例えば，重労働では基礎代謝量の2倍の代謝量となります．こうしたことを考慮に入れると，日常生活における**エネルギー所要量**が予測できます．

> エネルギー所要量＝基礎代謝量（1日）×（1＋生活活動指数）
> ＋特異動的作用 (2)

このうち，**生活活動指数**は労働の強度を表します（**表Ⅳ-5**）．**特異動的作用**とは摂食後に一過性に起こるエネルギー代謝の増加を指します．栄養素の吸収に要するエネルギーと考えられていて，全エネルギー所要量の10％と考えられています．

C-2　エネルギー代謝の調節

エネルギー代謝を積極的に調節する代表的ホルモンは**甲状腺ホルモン**です．このホルモンは，全身のほとんどの臓器で代謝を亢進しますが，これにより基礎代謝量は増加します．特に，細胞でエネルギー物質の分解で取り出したエネルギーを直接熱に転化する作用があるため，熱産生量を増加させ，体温を上昇させます．さらに，甲状腺ホルモンは，アドレナリンβ刺激に対する細胞の反応性を亢進させるので，カテコールアミンによる代謝亢進を促します．カテコールアミンの代謝促進作用の中で，エネルギー代謝に大きく影響するのは**褐色脂肪組織**での熱の産生作用です．これは熱の産生による体温維持に重要な組織で，**アドレナリン$β_3$受容体**を介して働いています．副腎皮質ホルモンのうち**糖質コルチコイド**は，糖新生を促し，これによりエネルギー代謝を促進します．

D. 体温とその調節

私たちヒトは，環境温の変動に対して，体温は一定域内に調節されています．これを**恒温動物**（あるいは**内温動物**）といいます．これに対して，環境温の変動によって体温が大きく左右される動物を**変温動物**（あるいは**外温動物**）といいます．冬眠などで環境温によ

り変動する時期と，一定に保たれる時期の双方を持つ動物を**異温動物**といいます．私たちの体温は一定であるという前提から，体温の変動は，健康状態を反映すると考えられ，日常診療できわめて重要な診断手段の一つです．

D-1　体温の成り立ち

体温を決める大本は，各組織，臓器での代謝の際に発生する熱です．生体の生命維持のために取り入れた食物エネルギーを代謝する際，その80％は熱となります．一方，私たちは環境，特に外気に取り囲まれていますが，発生した熱は外気に放散されます．この熱の産生と放出のバランスにより体温は決定されます．

a. 熱産生

安静時の熱産生は，主に脳および胸腹腔内臓器で行われます．仕事や運動時には筋肉で大量の熱産生があります．さらに，外気温の低下，すなわち寒冷刺激によって熱の産生が亢進します．これには**ふるえ**と**非ふるえ産熱**の二つのしくみがあります．**ふるえ**とは寒冷刺激により骨格筋が小刻みに収縮弛緩を繰り返して，その収縮反応の際に発生する熱を利用するもので，運動神経が調節しています．**非ふるえ産熱**は，交感神経（ノルアドレナリン分泌）によって調節され，肝臓などの臓器での熱産生増加を指しますが，とくに**褐色脂肪組織**における熱産生亢進が注目されています．褐色脂肪組織は，通常の脂肪組織と異なり，単にエネルギー貯蔵を行う組織ではありません．ヒトの場合，特に新生児の背中の肩甲骨の間や頚部などにみられる脂肪組織で，組織内で積極的に脂肪を分解し熱を作り出すはたらきをします．大人に成長するまでにほとんどは通常の白色脂肪組織に置き換わりますが，成人においても非ふるえ産熱にかかわっていると考えられます．

b. 熱の放散

ヒトは皮膚を介して体温（約36℃）より低い外気と常に接しています．したがって，体熱は外気に向かって常に放散されることになります．熱の放散の様式は，一般の物理的現象として**輻射**，**伝導**，**対流**，**蒸発**があります．このうち，**伝導**は外気と皮膚の直接の接触によって起こります．一方，熱源であるヒトの身体は常に赤外線を周囲に放射しています．この赤外線を介して熱が失われます．これを**輻射**といいます．例えば，手のひらを頰になるべく近づけると，接触していないのに瞬時に暖かさを感じますが，これが赤外線による輻射です．さらに，**対流**はこうして暖められた皮膚周辺の外気が上昇して対流現象を起こすことで，新鮮な外気が皮膚に接触することになり，熱の放散が進む現象です．衣服を着ると，輻射が抑え

られるとともに，皮膚周辺の外気の対流が起こらず，皮膚温近くに暖められた空気が薄い層をなしてとどまります．この層のことを**境界層**といいます．**蒸発**は，皮膚から水分を蒸発させて，その際，**気化熱**を皮膚から奪うことで，熱を放散させることです．**発汗**や**不感蒸泄**がこれに当たります．こうして，さまざまな方法で，身体から熱は放散し続けています．

c. 熱の平衡と体温分布

以上述べた熱産生と熱の放散のバランスで，体内に蓄えられる熱量が決まります．これにより**体温**が決まることになります．もし，熱産生と放散量が同じであれば，**熱の平衡**が成り立っていることになり，体温は一定となります．恒温動物は，この熱の平衡が常にとられている動物と考えることができます．

体温が一定に保たれているときにも，身体の場所で比較すると一定ではありません．一般に身体の中心部分（**芯**，core）で温度が高く，皮膚とその付近（**殻**，shell）では低くなっています．これは，二つの理由によります．一つは，熱の放散が主に皮膚で行われるために，殻では温度が下がる傾向にあることです．もう一つは，血流です．体内で熱を産生しているのは臓器ですが，臓器で発生した熱は血液を温めます．温まった血液は，静脈を経て，心臓に流れ込みますが，これにより熱も心臓に集積していきます．結果として体内で一番温度が高いのは心腔内の血液ということになります．こうして**芯の温度**は安定しておおむね37℃を示します（図Ⅳ-160）．

こうして体温は測る場所により変わることになります．臨床では，安定している芯の温度，すなわち，**身体深部温度（深部温）**を測定

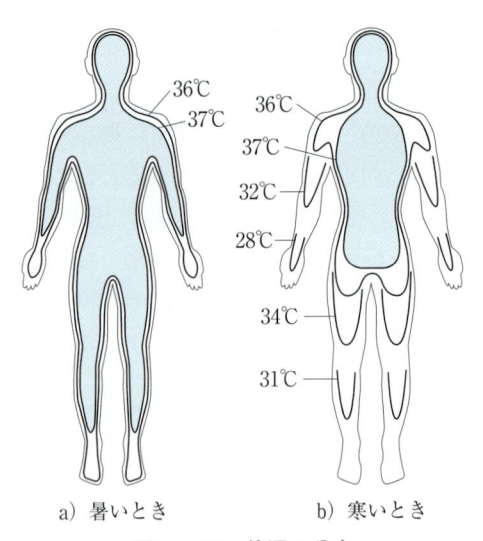

a）暑いとき　　　b）寒いとき

図Ⅳ-160　体温の分布

して体温とします．深部温に一番近いのは**直腸温**で，おおむね37℃ですが，測定に難があるため，便宜的には，**口腔温や腋窩温**が用いられますが，直腸温よりはそれぞれ，0.5℃，0.8℃低くなります．

> 直腸温
> 口腔温
> 腋窩温

D-2 体温の調節

a. 熱産生の調節

熱の産生は，生命活動が続く限り，必然的に起こり続けます．ただ，寒冷刺激などでさらに熱産生が必要な場合，熱の産生が亢進します．ふるえ産熱はそうした調節の一環で，短期間での熱産生にかかわります．一方，非ふるえ産熱は交感神経活動や甲状腺ホルモンにより調節されます．

b. 熱の放散の調節

細胞の代謝の必然として熱は発生することから，積極的な体温調節は熱の放散を制御することにより行われます．もし熱の放散がうまくいかないと，体温は上昇し，44℃を超えると体内のタンパク質の変性（熱凝固）が起こり死亡してしまいます．熱放散の第一の方法は皮膚へ熱を輸送する血流を調節することです．先に述べましたように，皮膚は外気に接しているため，生体における熱の放散の場になっています．つまり皮膚は自動車などのラジエーター(冷却機)の役割を担っているわけです．皮下に流れる血液の熱は，皮膚を通じて外気に向かって熱を放散しますので，皮膚は血液を冷却するはたらきをします．したがって，皮膚への血流を増加させると，熱の放散量を増やすことができます．具体的には皮下に走る表在静脈に注ぐ血流を調節することになります．こうして，暑い環境では皮膚が赤みを帯びてみえます．一方，熱の放散を抑制するときは，表在静脈への血流を抑え，深在静脈への血流が増えます．深在静脈は動脈と対向流系をなし，熱の放散が抑えられます（図Ⅳ-161）．こうして，寒冷刺激により皮下の血流は減るので，皮膚は白っぽく（あ

> 熱の放散の調節が体温調節に重要である

> 皮膚への血流を増やすと，熱の放散量が増える

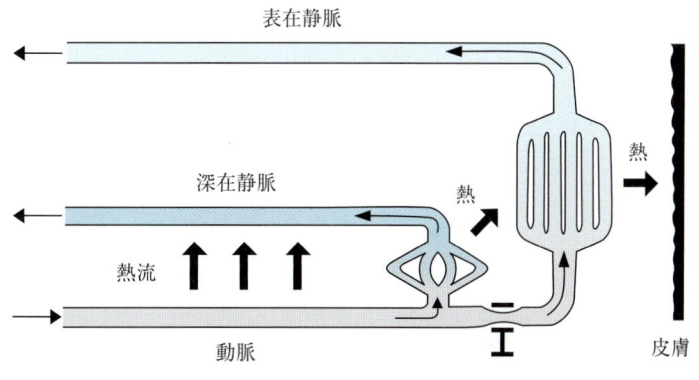

図Ⅳ-161　皮下での熱放散の調節

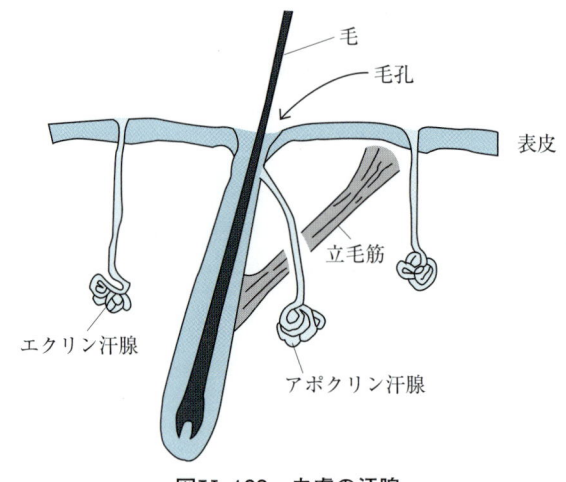

図Ⅳ-162　皮膚の汗腺

るいは青っぽく）なります．これらの血管の収縮と弛緩をしているのは交感神経の役割です．

発汗
エクリン汗腺

　もう一つ重要なしくみが**発汗**です．皮膚には体温調節のための発汗を行う**エクリン汗腺**が数多く分布しています．エクリン汗腺はサラサラとした脂分の少ない汗を分泌します．この汗は血漿を元に作られますので，Na^+ をはじめとする電解質が多く含まれています．分泌された汗は皮膚表面で気化し，皮膚から気化熱を奪って，皮膚を冷やします．これにより，皮下の血液も冷やされて，体温を下げるはたらきをします．発汗には交感神経が重要なはたらきをして，分泌を促進します．汗腺にはもう一つアポクリン汗腺が毛穴に一致して存在しますが，こちらは温度調節には関与しません（図Ⅳ-162）．発汗には熱を積極的に放散するための**温熱性発汗**のほかに，精神的なストレスにより起こる**精神性発汗**や辛いものや酸っぱいものを食べると発汗が起こる**食餌性発汗**がみられます．これらの発汗は体温調節の意味はなく，手掌や足底，顔面などに起こります．温熱性発汗は手掌や足底以外の皮膚で広範に起こります．

温熱性発汗
精神性発汗
食餌性発汗

　一方で，普段から発汗を起こさなくても皮膚から水分は蒸発し，それにより熱は常に放散されています．これは発汗のように実感することのない熱の放散で，**不感蒸泄**と呼ばれます．これも体温調節に重要です．不感蒸泄は主に毛穴から起こりますので，不感蒸泄を抑えるために寒冷刺激を与えられると，毛穴を閉める**立毛反応**が起きます．これが"鳥肌"です．これは立毛筋を使いますが，やはり交感神経によって調節されています．

不感蒸泄
立毛反応

c．体温調節機構

　恒温動物では，熱の産生と放散を調節することにより体温を一定

に保つためのしくみがあり，**体温調節機構**と呼ばれます．そして，その中枢として**体温調節中枢**が視床下部に存在します．

体温を一定に保つためには，外気の温度変化を知る必要があります．温度の受容器には皮膚の**温冷覚受容器**と視床下部にある**深部体温受容器**があり，それぞれ，中枢に情報を送っています．皮膚の温冷覚受容器は皮膚に接触する物体の温度を知るとともに，受容器周辺の皮膚や外気の温度を感知し，中枢へ環境の温度情報として送ります．深部体温受容器には，温度の下降を感知する**冷ニューロン**と温度の上昇を感知する**温ニューロン**が独立して存在します．主に視床下部に流入する血液や周辺の組織の温度を感知して処理をしています．

体温調節中枢は深部体温受容器とおそらく同一領域に存在します（視床下部前部から視索前野）．皮膚温と深部温の情報は，この中枢に集められ，体温の上下を判断し，身体の各部分に命令を出して体温を一定に保ちます．中枢は自律神経系，特に交感神経を調節して発汗や皮下血流を調節し，熱の放散を制御します．また，内分泌系と交感神経を介して代謝を調節し熱の産生を制御します．強い寒冷刺激が加わると，体性神経を不随意に制御してふるえ産熱を促します．また，寒暖に応じて衣服の着用や，暖房や冷房を使ったりする**体温調節行動**を促します．体温調節中枢はこれらの反応を起こす命令を出す基準の温度，すなわち**設定温度（セットポイント）**を決めています．いわば，体温の目標値です．設定温度は冷ニューロンの活動と温ニューロンの活動のバランスによって決められると考えられます（図IV-163）．なぜなら，冷ニューロンは体温の低下を感知して体温を上げる方向に働き，温ニューロンは体温の上昇を感知して体温を下げる方向に働くからです．設定温度は個人差が大きいと考えられ，そのために，体温の個人差が生まれると考えられます．

> 体温調節機構
> 体温調節中枢
> 温冷覚受容器
> 深部体温受容器
> 冷ニューロン
> 温ニューロン

> 体温調節行動
> 設定温度

> 冷ニューロン→体温低下を感知
> 温ニューロン→体温上昇を感知

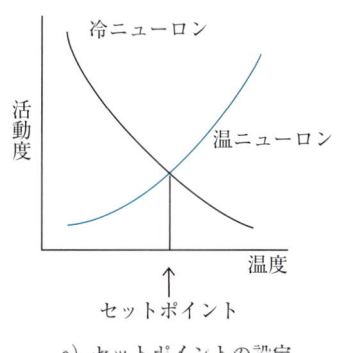

a) セットポイントの設定　　b) 発熱時の変化

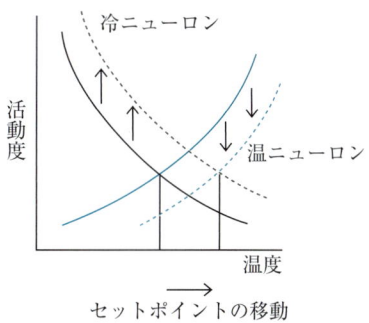

図IV-163　体温調節のしくみ

d. 体温の生理的変動

体温は，生理的状況でも，環境の変動に応じて狭い幅で変動します．まず，1日の中でも変動があり，早朝3～6時に最低になり，午後3～6時に最高になります．変動幅は0.7～1.2℃程度です．これは生物時計に支配されており，少々の徹夜などでは体温の日内リズムは変化しません．また，年齢でも体温には差があり，新生児は体温調節中枢が未熟で，体温は環境に大きく左右されます．成人型になるのは10歳以降とされます．また，老年では一般に体温が低下する傾向があります．このほか，女性の性周期に伴う体温の変動（基礎体温変動）があります．

e. 体温の病的変動

病的な体温変動では，特に高体温が問題になります．高体温の原因として**うつ熱**と**発熱**があります．

うつ熱は環境の温度が上昇している状態で，体温調節中枢のはたらきで熱の放散が最大限に行われても体温が上昇し，体内に熱が蓄積していく状態です．具体的には熱射病，日射病と呼ばれるものです．体温調節中枢が正常である証拠として，発汗や皮下血管拡張が最大限になっています．

発熱は，細菌感染や炎症などにより体内に**発熱物質**が生じて，これによって体温調節中枢の設定温度が高めに設定されることにより起こります（図Ⅳ-164）．設定温度が上昇すると，そのときの体温との間に差が生じますが，これを是正するため，体温を上昇させる反応が生じます．つまり，寒気がして（悪寒），血管収縮，立毛，ふるえが起こり，これにより体温が上昇していきます．これを発熱といいます．病気が治ったり，熱さましの薬を飲んだりすると，設定温度が下がり，これによって体温を下げる反応が起こります．筋

体温の日内変動
早朝：最低
午後（昼過ぎ）：最高

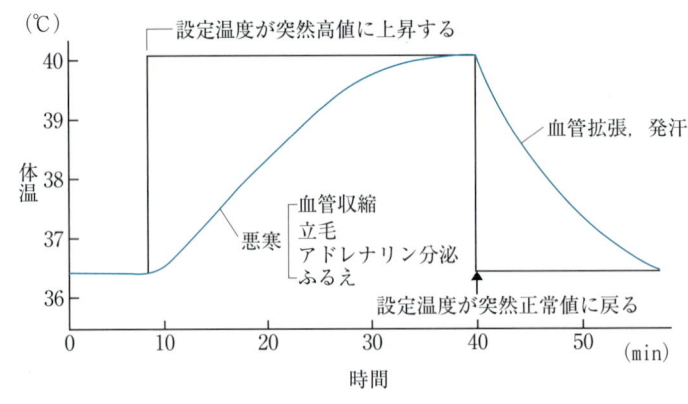

うつ熱
発熱

解熱
熱の分利

図Ⅳ-164　発熱と解熱

緊張は低下し，皮下血管は拡張して，大量の発汗が起こります．これを**解熱**といいます．解熱により体温が急速に下がることを**熱の分利**といいます．

　発熱を引き起こすのは細菌などの毒素やウイルスの体が**外因性発熱物質**として働くためです．これをマクロファージが取り込むと，**インターロイキンⅠ**が放出されます．これを**内因性発熱物質**と呼びます．感染以外の炎症反応で発熱が起こるのは，このためです．インターロイキンⅠは，体温調節中枢内で**プロスタグランジン**の産生を促します．プロスタグランジンは温ニューロンの活動を抑え，冷ニューロンの活動を亢進します．これにより，セットポイントは高く設定されて発熱が起こります（図Ⅳ-163）．臨床で多用される解熱剤はこのプロスタグランジンの産生を抑える（プロスタグランジン合成酵素であるシクロオキシゲナーゼを抑制する）ことにより，解熱を引き起こします．発熱は生体防御反応の一つと考えられています．高体温では細菌やウイルスの活動が低下するととともに，免疫担当細胞を運ぶ血流が増加する効果があるからです．

> 外因性発熱物質
> インターロイキンⅠ
> 内因性発熱物質
> プロスタグランジン

8. 内分泌系

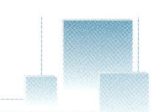

A. 内分泌の意義とその変調

　唾液，汗など体外へ分泌されるものと対照的に，体内，特に血液中に物質が分泌されるしくみを**内分泌**といいます．内分泌系の基本的しくみは，特定の種類の物質（**ホルモン**）が，特定の分泌臓器より分泌され，特定の臓器（**標的臓器**）に作用するというものです．これは，各臓器のはたらきを調節し，個体全体として必要な方向に各臓器のはたらきを合わせるという役割があります．同じような役割をするしくみに神経系があります．神経系は中枢神経からの命令を末梢神経を介して伝え，身体全体のはたらきを統一的に行います．内分泌系も，分泌臓器から分泌された**ホルモン**が血流に乗って全身の臓器に達します．二つのシステムの大きな違いはスピードといえましょう．神経系は，電気現象である興奮を一瞬にして末梢まで伝え，機能を発揮します．一方，内分泌系はホルモンが血流に乗っていくので，ゆっくりとしたものになります．構造的にも，神経系はシナプスにより標的臓器に情報が伝えられるため，情報の伝達は厳格に1対1になります．内分泌系は，ホルモンが血液に入るので，

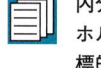

> 内分泌
> ホルモン
> 標的臓器

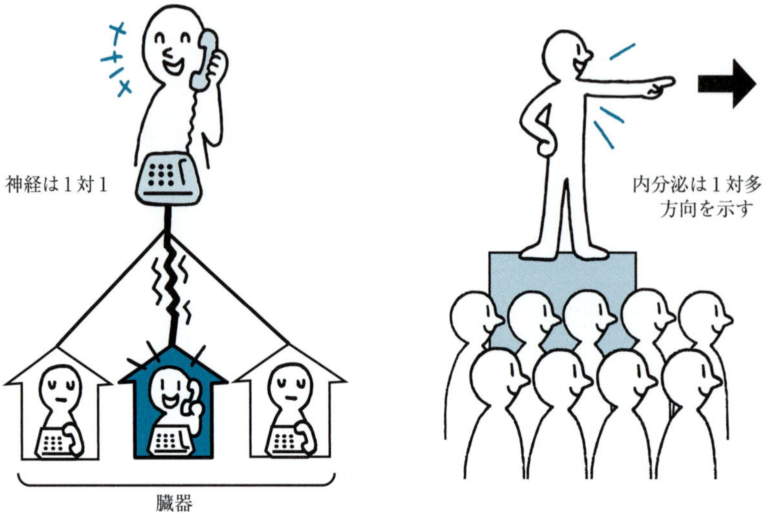

第Ⅳ章　組織器官系の機能

図Ⅳ-165　神経系と内分泌系の情報伝達

すべての臓器で反応が起こる可能性があります．実際，特定の臓器のみ反応するものから，すべての臓器に影響のあるものまで知られています．すなわち，1対多の対応ということです（**図Ⅳ-165**）．これらの特徴から内分泌系は，代謝・生殖・成長・生体リズムなど日，月，年，あるいは数十年のレンジの調節を担っているわけです．つまり，ヒトの一生のドラマのシナリオに基づいて，演出・監督・指導を行っているのが内分泌系といえるわけです．

　内分泌系の具体的機能として，①内部環境の恒常性維持，②中間代謝の調節，③発育と成長の制御，④性の分化と生殖，があげられます．そしてこの内分泌系を媒介する生理活性物質を**ホルモン**と称します．ホルモンにはペプチドや脂質などさまざまな構造を持つ物質が含まれます．近年，生命科学の進歩により，さまざまな生理活性物質が発見されています．このうち神経細胞が分泌するものは神経伝達物質といいますが，一部はホルモンと同じ物質を使っています．一方，プロスタグランジンのように，分泌臓器が特定されず，さまざまな臓器から分泌される生理活性物質も発見されています．それらと比較してホルモンは，以下のような特徴を持っています．①体内の内分泌腺で生産貯蔵され，刺激に応じて血管内に直接分泌される，②血液を介して運搬される，③**標的細胞**を持つ，④細胞の代謝系の調節を行うことにより作用を発揮する．ホルモンが標的細胞，あるいは標的臓器を持つことが大きな特徴です．ある細胞が，あるホルモンの"標的"となるのは，その細胞がホルモンに対応した**受容体**を持っているからにほかなりません．ホルモンと受容体の結合は，シナプスにおける神経伝達物質と受容体の結合

内分泌系の機能
・内部環境の恒常性維持
・中間代謝の調節
・発育と成長の制御
・性の分化と生殖

ホルモンの特徴
・内分泌腺で生産，血管内へ放出
・血液を介して運搬
・標的細胞を持つ
・細胞の代謝系の調節

受容体

8. 内分泌系

と本質的に同じです．そう考えると，神経系と内分泌系の違いは，分泌部位と受容体との距離の違いだともいえます．

　ホルモンが発揮する効果は，生体に非常に大きな影響を与えます．したがって，分泌量が極端に増減することは，生体に障害を起こします．そこで，ホルモンの分泌量は厳重に制御されなければなりません．ホルモンの分泌調節のしくみは**フィードバック**により行われます．フィードバックは電気回路では，出力の一部が入力側に戻り，それにより出力を増減させる回路のことで，論理学では結果に含まれる情報を原因に反映させ調節することです．これを内分泌系に当てはめると，分泌されたホルモンが標的細胞に作用するだけでなく，分泌腺自体に作用して，分泌量を調節するしくみです（図Ⅳ-166）．分泌量を抑制する場合を**負のフィードバック**といい，分泌量を増加させる場合を**正のフィードバック**といいます．負のフィードバック機構では，ホルモンの分泌量が増加すると分泌が抑制され，分泌が抑制されると分泌量が減って，抑制が解除されることになり，分泌量が一定に保たれるようになっています．さらに内分泌系の場合，第一のホルモンが第二のホルモンの分泌腺を刺激する役割をして，第二のホルモンが第一のホルモンの分泌を抑制するしくみが多く，これを**短経路フィードバック**と呼んでいます．さらに，第二のホルモンが第三のホルモンの分泌刺激をしていて，それが第一，第二のホルモンの分泌抑制をしているものを**長経路フィードバック**といいます．

　これまで述べたようにホルモンは，生体の恒常性を維持し，生活していく上で，重要な役割をしています．したがって，ホルモン分泌の異常は，すぐ疾患に結びつきます．一般に，分泌が亢進してい

📄 フィードバック

📄 負のフィードバック
　正のフィードバック

📄 短経路フィードバック
　長経路フィードバック

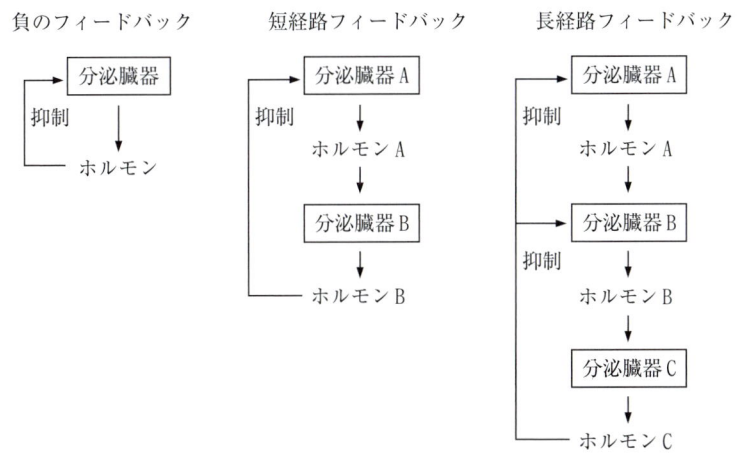

図Ⅳ-166　ホルモン分泌でのフィードバックの様式

る場合は"機能亢進症",分泌が低下している場合は"機能低下症"といいます.治療はホルモンを補充したり,ホルモンの作用を阻害する薬物を使用したりしますが,なんといっても,機能異常を引き起こした原因を検索することが重要です.特にホルモン分泌はフィードバック調節を受けているので,機構が複雑であり,"機能低下症"にホルモン補充を行うとかえって症状を悪化させる場合もあるからです.内分泌異常で,すぐに生命に危険が及ぶ場合は少ないようですが,それだけに罹患してから患者さんが苦しむ時間は長いともいえます.内分泌系疾患の治療には,内分泌系の生理学に対する正確な知識・理解が必須といえるでしょう.

B. 視床下部－下垂体ホルモン

視床下部

　ヒトの内分泌系の大半は,多かれ少なかれ視床下部－下垂体系といわれるシステムの支配下にあります.そのようなことから,**視床下部は内分泌系の司令センター**といえるでしょう.そもそも視床下部は,自律神経系の中枢が位置するところです.また,本能行動の中枢も存在します.したがって,視床下部には全身のさまざまな情報が集まってきます.視床下部の内分泌系はこれらの情報をもとに,自律神経や本能とも連携をとって,全身の恒常性を維持しているわけです.

下垂体

　視床下部が"司令センター"なら,**下垂体は最大の中継基地**といえるでしょう.そもそも下垂体は視床下部の下にぶら下がるように位置しています（図Ⅳ-167）.間をつなぐ下垂体茎を通じて,情報が視床下部から下垂体へ送られています.下垂体は,発生学的に二

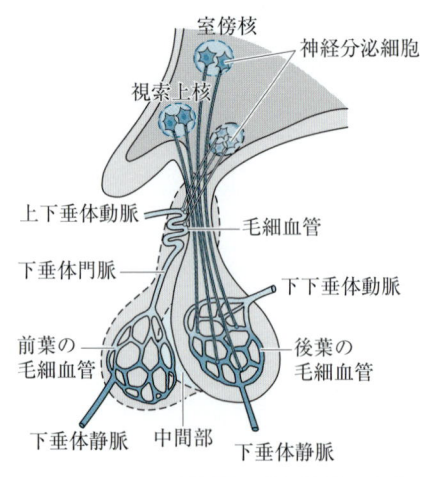

図Ⅳ-167　下垂体門脈系と神経分泌系
（高野廣子:解剖生理学,図12-5,南山堂,2002）

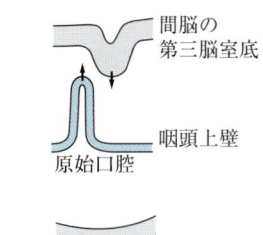

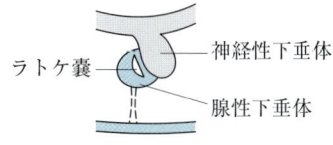

図IV-168 下垂体の発生

つの起源を持っています（**図IV-168**）．第三脳室下部と，咽頭に位置するラトケ嚢から，それぞれ伸びてきた組織が一つになって下垂体が作られます．このうち，ラトケ嚢から形成された部分は**下垂体前葉**となり，脳から下りてきた部分は**下垂体後葉**と**下垂体茎**となります．下垂体の前葉と後葉の発生学的差異は，視床下部との関係に反映します．下垂体前葉は，視床下部から放出されたホルモンが下垂体門脈を通り，前葉のホルモン分泌細胞を刺激するしくみになっていますが，後葉では，視床下部の神経細胞から伸びた神経線維が下垂体茎を通って，後葉内で血管に直接ホルモンを分泌します（神経分泌）（**図IV-167**）．

　下垂体前葉
　下垂体後葉

　視床下部から下垂体前葉に情報が伝わる内分泌系は，特に複雑なしくみ（長経路フィードバック）になっています（**図IV-166**）．それは，①視床下部から分泌され下垂体前葉を刺激するホルモン，②下垂体前葉から分泌され末梢の内分泌腺を刺激するホルモン，最後に③末梢内分泌腺から分泌され最終的に標的臓器に作用するホルモンの3段階のホルモン分泌からなります．そして下垂体前葉と末梢内分泌腺から分泌されるホルモンは視床下部に対してフィードバック（多くは負のフィードバック）をかけて分泌調節をしています．甲状腺ホルモン，糖質コルチコイド，性ホルモンなどがこの分泌調節のしくみで機能しています．

B-1　視床下部のホルモン

　視床下部から放出されるホルモンは下垂体門脈を経て，標的である下垂体前葉のホルモン分泌細胞を刺激します．主なものとして構造が決定している6種類のペプチドホルモンがあげられています（**表IV-6**）．視床下部ホルモンの大きな特徴は，複数のホルモンが同一の標的細胞を制御していることです．あるホルモンが標的細胞を刺激するとすれば，一方のホルモンは抑制性に作用し，拮抗的に働くことも特徴といえます．各々のホルモンについては，それぞれ

表Ⅳ-6　視床下部のホルモン

化学構造が明らかなもの
甲状腺刺激ホルモン放出ホルモン（TRH）
黄体化ホルモン放出ホルモン（LHRH）
ゴナドトロピン放出ホルモン（GnRH）
ソマトスタチン（SIH）
副腎皮質刺激ホルモン放出ホルモン（CRH）
プロラクチン分泌抑制ホルモン（PIH）
成長ホルモン放出ホルモン（GRH）
化学構造が未決定のもの
プロラクチン放出ホルモン（PRH）

の標的細胞が，分泌するホルモンの解説でまとめて述べることにします．

B-2　下垂体前葉ホルモン

下垂体前葉のホルモンのうち，最終的な作用を発揮する標的臓器を持つホルモンが二つあります．それは，**成長ホルモン（GH）**と**プロラクチン（PRL）**です．両者ともペプチドであり，その構造も非常に似通っており，共通の祖先遺伝子から進化したと考えられています．

a．成長ホルモン

成長ホルモン（GH）は下垂体前葉の **GH 分泌細胞**から分泌されます．成長ホルモンは肝臓を刺激して**ソマトメジン**とも呼ばれる**インスリン様成長因子（IGF）**を分泌させ，これが全身の臓器に作用し**インスリン作用**を示します．インスリン作用とは，インスリンのように細胞に対して生体に必要な物質の合成を促す作用（同化作用）を指します．IGF は軟骨，骨，脂肪組織に対して作用し，成長ホルモンの主要なはたらきである**成長促進作用**を媒介します．特に，軟骨増殖を促進し，骨化を促します．とりわけ，成長期には長管骨の骨端線を刺激して，身長が伸びることになります．さらにさまざまな組織のタンパク合成を促進し，筋肉などの成長も促します．こうして**バランスのとれた**身体の成長が促されます．

成長ホルモンは IGF を介さず，自身も各臓器に直接的に作用し，**抗インスリン作用**を示します．筋肉や脂肪細胞のグルコース取り込みを抑制し，血糖を上昇させます．また，脂肪組織からの脂肪酸の遊離を促進します．インスリン作用と抗インスリン作用は全く逆の作用であり，成長ホルモンの作用全体での位置づけは明確ではありませんが，どちらの作用が発現するかどうかは，標的臓器の状況に依存するようです．

成長ホルモン（GH）
プロラクチン（PRL）

GH 分泌細胞
ソマトメジン
インスリン様成長因子（IGF）
インスリン作用
成長促進作用
抗インスリン作用

GH は抗インスリン作用
IGF はインスリン作用

8. 内分泌系

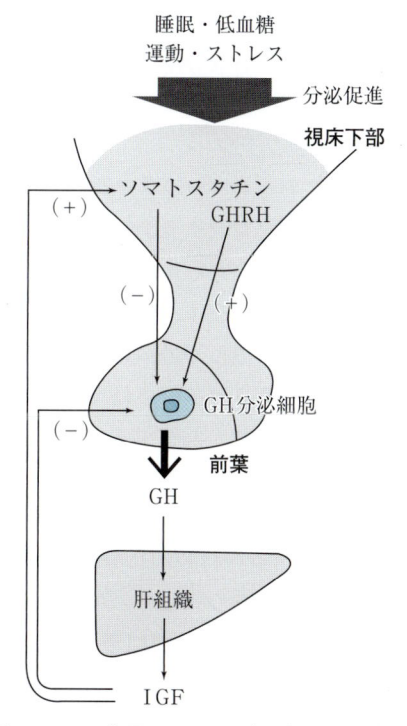

図Ⅳ-169　成長ホルモン（GH）の分泌調節

　成長ホルモンは胎児期にも分泌されていますが，この時期の成長には重要ではありません．小児期の成長においては中心的役割を演じます．したがって，成長期において成長ホルモンが適正に分泌されることが重要になります．成長ホルモンの分泌は，視床下部から分泌される**GH放出ホルモン（GHRH）**により促進され，**ソマトスタチン**により抑制されます（図Ⅳ-169）．両ホルモンはGH分泌細胞に対して別個な受容体を介して非競合的に作用します．これらの視床下部のホルモン分泌に対してさまざまな環境要素が関与します．特に，**睡眠**は重要な促進因子として知られています．"寝る子は育つ"という言い伝えがありますが，あながち迷信ではないわけです．**低血糖**も重要な刺激です．食後3〜5時間の低血糖状態では成長ホルモンの分泌が増加します．その他，運動・ストレス・発熱などで分泌が促進されます．フィードバック系の分泌調節としては，IGFによる下垂体前葉への負のフィードバックがあります．また，IGFは視床下部でソマトスタチンの分泌を促進し，結果的にGHの分泌を抑制するフィードバックがあります（図Ⅳ-169）．

　成長ホルモンの分泌異常は，重大な障害を引き起こします．成長期に分泌がされないと成長が妨げられ，**小人症**となります．小人症の特徴は均整のとれた身体の小ささにあります．一方，成長期に異

🔑 成長ホルモンは小児の成長期に重要である

📖 GH放出ホルモン（GHRH）
ソマトスタチン

常に分泌が高まると**巨人症**になります．成長した後（骨端線が閉鎖した後）に異常な分泌亢進があると指先や顎，かかとなどが肥大化する**末端肥大症**となります．

b. プロラクチン

ヒトにおけるプロラクチンの重要な作用は，**乳汁産生**と**乳汁分泌促進**です．プロラクチンは，女性ホルモンであるプロゲステロンとエストロゲンが妊娠中に作用して発達した乳腺に対して，乳汁の産生と分泌を促します．ただし，作用を示すためにはこれらの女性ホルモンの血中濃度が急激に減少する分娩後となります．プロラクチンが促進する乳汁分泌とは，乳腺の腺房細胞から腺腔への分泌を指し，乳腺に乳汁が貯留することを意味します．実際に乳腺から乳頭を経て乳汁が出ることを**射乳**といい，後で述べるオキシトシンの役割となります．

> 乳汁産生
> 乳汁分泌促進

視床下部から持続的に分泌される**プロラクチン抑制因子（PIF）**である**ドーパミン**により，プロラクチンの分泌抑制が基本的には利いています．一方，**プロラクチン促進因子（PRF）**として**甲状腺刺激ホルモン放出ホルモン（TRH）**や**血管作動性腸管ペプチド（VIP）**が働く可能性が報告されていますが，これらの生理的役割ははっきりしていません．したがって，プロラクチン分泌促進は

> プロラクチン抑制因子
> （PIF）
> ドーパミン

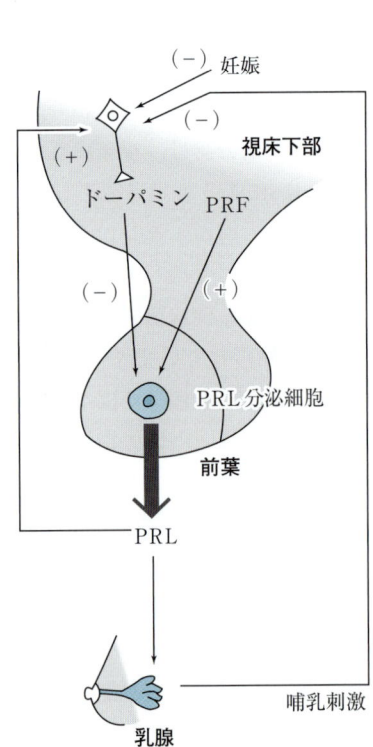

図Ⅳ-170 プロラクチン（PRL）の分泌調節

PIF 分泌の抑制によって行われると考えられます．プロラクチン分泌を促進する環境因子としては，妊娠，哺乳のほか，睡眠，運動，ストレスの報告があります．特に，授乳による乳房への吸引刺激は分泌促進の重要な刺激とされていて，初産婦など乳汁の分泌が少ないときに，進んで授乳すると，乳汁分泌が改善されます（図Ⅳ-170）．

高プロラクチン血症は性腺機能低下を招きます．女性では無排卵・無月経・不妊となります．さらに，妊娠していないにもかかわらず乳汁漏出が起きます．一方，男性でも生理的役割は不明ですがプロラクチンの分泌は認められ，プロラクチン分泌腫瘍により男性ホルモンの合成や精子産生が低下します．

B-3　下垂体後葉ホルモン

下垂体後葉では，視床下部の視索上核や室傍核から伸びた神経線維の神経終末が存在し，そこから**神経分泌**といわれる形式で，ホルモンが血管に放出されます．下垂体後葉ホルモンとしては，**バゾプレッシン**，と**オキシトシン**があげられます．ともにアミノ酸9個からなるペプチドホルモンで，そのアミノ酸配列も非常に似通っています．

> バゾプレッシン
> オキシトシン

a．バゾプレッシン

バゾプレッシンは**抗利尿ホルモン（ADH）**とも呼ばれ，水の代謝の制御にきわめて重要な役割を果たしています．バゾプレッシンは腎尿細管のうち，主に集合管に作用して，尿からの水の再吸収を促進します．具体的には，バゾプレッシンは集合管上皮細胞の管腔側の細胞膜で水チャネルの発現を促進し，水の透過性を亢進します．これにより，高浸透圧である髄質へ水が引かれて再吸収が完成します．こうして尿を濃縮し，尿量を減少させます．これにより体液量を維持し，体液浸透圧を一定に保ちます（本章6．腎泌尿器系　参照）．また，バゾプレッシンは血管平滑筋を収縮するはたらきがありますが，生理的血中濃度では，この作用はほとんどみられません．

バゾプレッシンの分泌刺激としては，血漿浸透圧の増加，細胞外液の減少，体温上昇などがあります．これらの刺激は，視床下部の血漿浸透圧調節中枢で感知され，視索上核や室傍核から下垂体後葉を経て，バゾプレッシン分泌を促します（図Ⅳ-171）．一方，アルコールは分泌抑制を示し，飲酒すると尿量が増加します．

b．オキシトシン

オキシトシンは乳管周囲の平滑筋を収縮させ，乳腺に貯留していた乳汁を放出させます（**射乳**）．射乳は赤ちゃんが哺乳により乳頭を刺激すると，反射となって起こります（**射乳反射**）（図Ⅳ-172）．さらに，赤ちゃんの泣き声や，母親が赤ちゃんを気にするだけで，

> 射乳
> 射乳反射

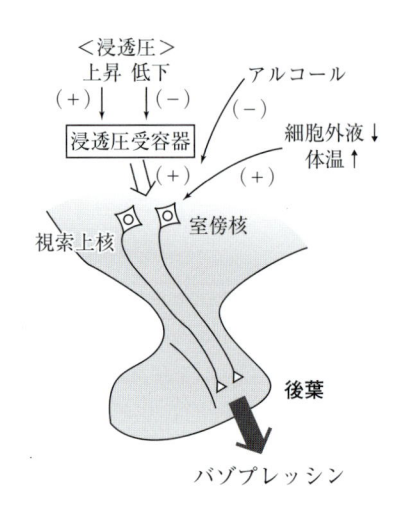

図Ⅳ-171　バゾプレッシンの分泌調節

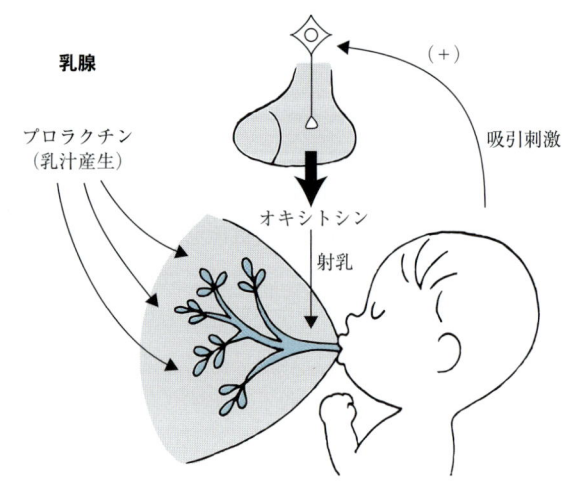

図Ⅳ-172　オキシトシンの分泌調節

反射が起こるといわれ，大脳系と視索上核や室傍核との密接な関連が指摘されています．

オキシトシンは子宮収縮を引き起こします．この子宮収縮は分娩時には**陣痛**と認知されます．少量のオキシトシンは子宮筋の周期的収縮を起こし，多量のオキシトシンは持続的収縮を引き起こします．妊娠末期の子宮平滑筋は**オキシトシン受容体**が増加し，感受性が亢進しています．分娩開始そのものに対するオキシトシンの関与は明らかではありませんが，分娩時の陣痛の強化や胎盤娩出後の止血のため後陣痛には重要であると考えられています．未妊娠の女性では黄体の退縮に関与していると考えられています．

陣痛
オキシトシン受容体

Ⅴ章「不　眠」

B-4　生物時計と松果体

血圧や体温など多くの生体機能には24時間周期の変動がみられます．もちろんこれは，昼夜で変化する光，温度，湿度などの環境因子に影響されて成立しているものと考えられますが，これら環境因子を排除しても，おおむね24時間前後のリズムが維持されます．したがって，生体は内因性にリズムを持っており，これをおおむね1日に近いことから**概日リズム（サーカディアンリズム）**といいます．ヒトの概日リズムは大きく**深部体温リズム系**と**睡眠覚醒リズム系**に分かれますが（表Ⅳ-7），どちらも内分泌系に大きくかかわっています．そしてそれぞれのリズムには時間的配列が決まっていて，これを**時間的秩序**といいます（図Ⅳ-173）．こういったリズムが生体の恒常性維持に重要であるのは明らかです．例えば，海外旅行などで時間的秩序が乱れると"時差ぼけ"の症状が出てきます．

概日リズムを作り出している中枢は視床下部の**視交叉上核**にあると考えられています（図Ⅳ-174）．ここで，網膜から来る光情報を

概日リズム（サーカディアンリズム）
　深部体温リズム系
　睡眠覚醒リズム系
　時間的秩序

8. 内分泌系

表IV-7　概日リズムの分類

深部体温リズム系	睡眠覚醒リズム系
コルチゾル	成長ホルモン
メラトニン	プロラクチン
レム睡眠	ノンレム睡眠

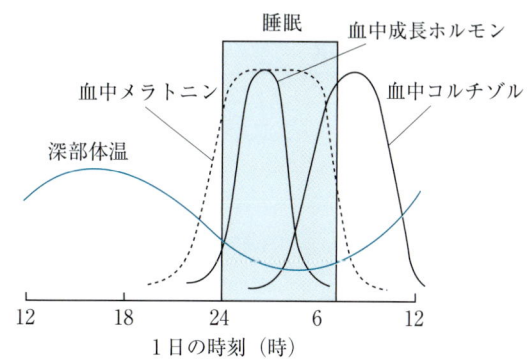

図IV-173　ヒト概日リズムの時間的秩序

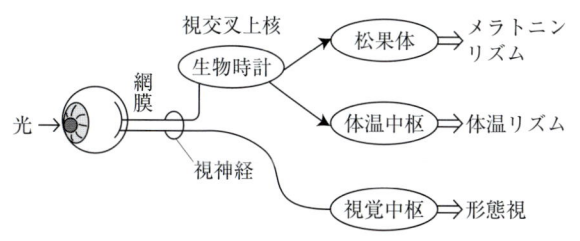

図IV-174　生物時計と光経路

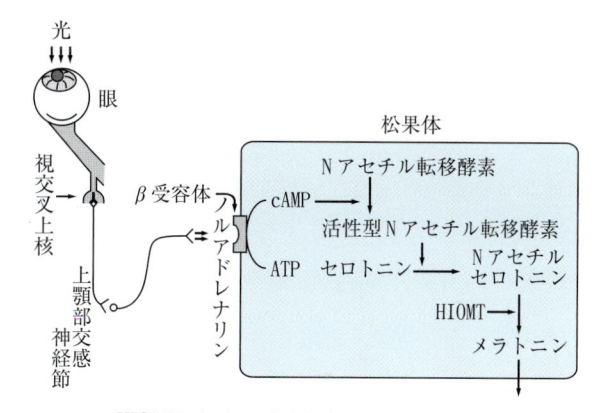

図IV-175　松果体でのメラトニンの分泌機構

HIOMT：hydroxyindole-O-methyltransferase

もとにリズムが形成されます．この中枢を**振動中枢**といい，このしくみ全体を**生物時計**といいます．この振動中枢はさまざまな生体リズムを形成するためのペースメーカーとしての役割があると考えられます．振動中枢がその分泌に対して強く影響を及ぼすものとして，成長ホルモン，副腎皮質の糖質コルチコイド，メラトニンがあげられます．ここでは，**メラトニン**について取り上げてみます．メラトニンは**松果体**から分泌されるホルモンで，体温低下や睡眠作用を持っています．視交叉上核からの概日リズムの信号は上頸神経節から出る交感神経節後線維を介して松果体へ伝わります．これによりメラトニンの合成が概日リズムに同調し，メラトニン分泌のリズムが形成されます（**図IV-175**）．これが深部体温と睡眠のリズム形成に重要な役割を演じていると考えられています．

視交叉上核
振動中枢
生物時計
メラトニン
松果体

C. 甲状腺

甲状腺は前頸部にあり，内分泌臓器として2種類のホルモン（甲状腺ホルモン・カルシトニン）を分泌します．このうち，カルシトニンは生体のカルシウム動態にかかわるホルモンで，甲状腺の裏に位置する上皮小体の機能と密接にかかわるので，改めて述べることにし，ここでは**甲状腺ホルモン**のはたらきについて解説します．

甲状腺ホルモンは成長，成熟，熱産生にかかわるホルモンです．この目的のために，標的細胞において物質代謝を亢進させます．生体物質を分解したり，エネルギーを取り出したりする作用のことを**異化作用**ということから，甲状腺ホルモンは，**異化作用ホルモン**と呼ばれます．

> 甲状腺ホルモン
> 異化作用ホルモン
> サイロキシン（T_4）
> トリヨードサイロニン（T_3）
> ヨウ素

C-1　甲状腺ホルモンの生合成

甲状腺ホルモンは，主に**サイロキシン（T_4）** と**トリヨードサイロニン（T_3）** という物質からなります．これらのホルモンは，甲状腺のろ胞内でサイロシン（チロシン）を材料にして生成されます．ろ胞内で生合成の場所となるのが**サイログロブリン**で，サイロシンを結合して，そこにヨウ素（I）を結合します．ヨウ素が3個ついたものがトリヨードサイロニン，4個ついたものがサイロキシンです（図IV-176）．**ヨウ素**は甲状腺ホルモンの活性のために必須な微量元素です．1日の最低必要量は 100〜150 μg で，日本人の場合，海藻をよく食べますので，不足することはありません．しかし，不足すると，甲状腺ホルモンが合成できず，甲状腺機能低下症となります．サイログロブリンで合成されたサイロキシンとトリヨードサイロニンはサイログロブリンから離れ，ろ胞細胞に取り込まれ，続いて血液に分泌されます．血液に分泌されたサイロキシンと，トリヨードサイロニンの大部分は再び血漿タンパク質と結合して存在します．

分泌された甲状腺ホルモンの約80％はサイロキシンですが，トリヨードサイロニンのほうがホルモンとしての活性は強いとされています．

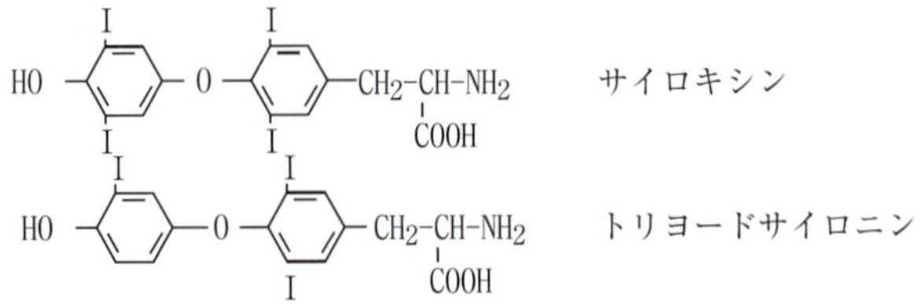

図IV-176　甲状腺ホルモンの構造

C-2 甲状腺ホルモンの作用

甲状腺ホルモンの主たる役割は，成長とエネルギー代謝の調節といえます．甲状腺ホルモン分泌によって認められる生体への作用は以下のとおりです．

a. 熱産生に対する作用

甲状腺ホルモンは大部分の組織の酸素消費量を増大させます．この結果として熱産生が高まり，**基礎代謝率（BMR）**が増大します．体温の上昇も観察されます．このことが寒冷ストレスに対して有効な対策であることは明らかですが，そもそもなぜ酸素消費量が増えるのかははっきりしません．甲状腺機能低下症のヒトは寒冷に弱く低体温の傾向がありますので，熱産生促進作用は重要だと考えられますが，熱産生のためだけに酸素消費が増えるのはエネルギーのむだ遣いとも思えます．甲状腺機能低下症のヒトが，全般に身体の活動性が低下していることから，甲状腺ホルモンは全身の細胞の代謝状態を維持し，活動的な状態に持っていくための基礎条件をつくっていると考えられます．これはまさに，**異化作用の促進**そのものであると考えられます．

b. 成長・成熟に対する作用

甲状腺ホルモンは身体の成長・成熟に必須のホルモンです．新生児期に発症した甲状腺機能低下症では，四肢の発達が悪い低身長，知能・精神発育遅滞が起こり，これを**クレチン症**といいます．このことから，甲状腺ホルモンは骨の長軸方向の発達や中枢神経組織の発達に必須であると考えられます．

c. 交感神経刺激の強化

甲状腺機能亢進症では頻脈がみられます．また，甲状腺ホルモンは脂肪細胞での脂質分解や，肝臓でのグリコーゲン分解の亢進（グルコース動員）を引き起こします．これらのことは，交感神経刺激によるβ作用の亢進を意味します．細胞レベルの変化としては，甲状腺ホルモンはアドレナリンβ受容体の数を増やします．これは受容体タンパクの合成が促進されることによると考えられます．

d. タンパク質代謝の亢進

先に述べたアドレナリンβ受容体の増加など，甲状腺ホルモンはタンパク質代謝を亢進します．これは甲状腺ホルモンの基本的作用です．なぜなら，**甲状腺ホルモン受容体（TR）**は，大部分の細胞の核内に存在するからです．標的となるタンパク質をコードする遺伝子配列のプロモーター部位にある**甲状腺ホルモン応答性配列（TRE）**にTRは結合しています（図Ⅳ-177）．TRに甲状腺ホルモンが結合し，下流の遺伝子の転写を調節します．

Ⅴ章「動 悸」
「体重減少」

- 甲状腺ホルモンの主たる役割は成長とエネルギー代謝の調節

- BMRの増大は異化作用の促進の結果である

- 甲状腺ホルモンはアドレナリンβ受容体の数を増やす

- 甲状腺ホルモン受容体（TR）
  甲状腺ホルモン応答性配列（TRE）

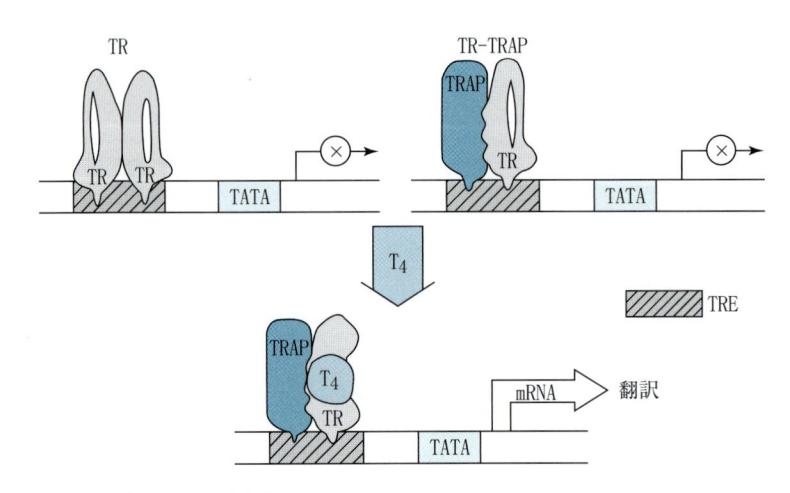

TR：甲状腺ホルモン受容体
TRE：甲状腺ホルモン応答性配列
TRAP（RXR，レチノイドX受容体）：甲状腺ホルモン受容体補助タンパク

図Ⅳ-177 受容体を介した甲状腺ホルモンの作用機序

e．糖吸収促進

甲状腺ホルモンは消化管での糖吸収を促進します．これによる血糖上昇はインスリンの分泌を亢進するので，結局血糖の上昇は一過性となり，結果として**糖の利用促進**をしたことになります．

f．脂肪代謝促進

甲状腺ホルモンは肝臓の**低比重リポタンパク受容体**の数を増やすことで，血中コレステロールを低下させます．また，肝臓のリパーゼ活性を亢進して血中中性脂肪を分解します．さらに，先に述べたようにアドレナリンβ作用亢進によっても脂肪分解が亢進します．

g．水電解質代謝への作用

甲状腺ホルモンは心房性ナトリウム利尿ペプチド（ANP）の分泌を促進します．これにより利尿が促進され，ナトリウムやカリウムの排泄も促進されます．したがって，甲状腺機能低下症ではナトリウム・水の貯留傾向を示します．

C-3 甲状腺ホルモンの分泌調節

甲状腺刺激ホルモン（TSH）
甲状腺刺激ホルモン放出ホルモン（TRH）
寒冷曝露

甲状腺ホルモンの分泌は下垂体前葉から分泌される**甲状腺刺激ホルモン（TSH）**により刺激されます．TSHの分泌は視床下部から分泌される**甲状腺刺激ホルモン放出ホルモン（TRH）**により促進されます（図Ⅳ-178）．一方，視床下部から分泌されるソマトスタチンはTSH分泌に対して抑制的に働きますが，その役割は小さく，甲状腺ホルモンによるTSH分泌とTRH分泌に対する**フィードバック抑制**のほうが重要です．TRHの分泌を促進する環境因子として

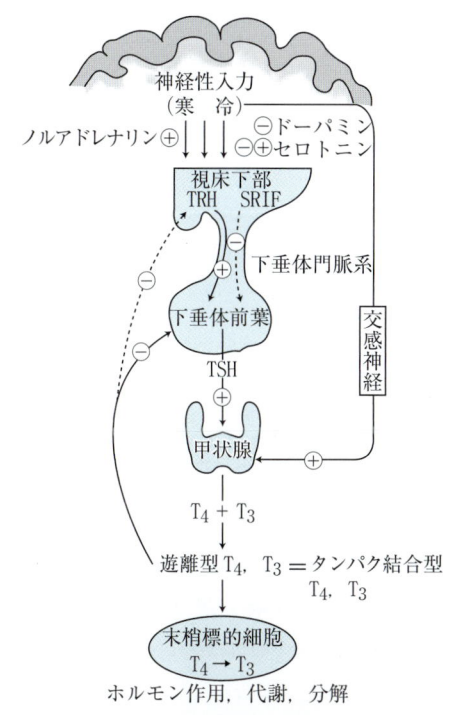

図Ⅳ-178　視床下部－下垂体前葉－甲状腺系による甲状腺ホルモンの分泌調節

は**寒冷曝露**があります．これにより寒冷に対応して基礎代謝を上昇させ，熱産生を促進することができます．

D. 副腎

　副腎は両側の腎臓の上にのっている，小さな臓器です．外胚葉性の神経組織から伸びた**髄質**の周りに，中胚葉性の腺組織として分化した**皮質**が取り巻いて形成されていて，それぞれ独立した内分泌腺として働いています（図Ⅳ-179）．副腎皮質からはステロイド骨格を持つ**糖質コルチコイド**，**電解質コルチコイド**，**性ホルモン**が分泌されます．一方，副腎髄質からは**アドレナリン**と**ノルアドレナリン**がホルモンとして分泌されます．

D-1　副腎皮質

　副腎皮質から放出されるホルモンは，コレステロールを原料として生合成され，ステロイド骨格を持つという共通の特徴があります（図Ⅳ-180）．したがって，それぞれのホルモンはお互いの生理活性を持っています．ただ，どの活性が強いのかということで，それぞれが特徴づけられています．**副腎皮質ホルモンは生命の維持に必須**と考えられます．両側の副腎が破壊されると数日のうちに死亡す

> 副腎のホルモン
> ・副腎皮質
> 　糖質コルチコイド
> 　電解質コルチコイド
> 　性ホルモン
> ・副腎髄質
> 　アドレナリン
> 　ノルアドレナリン

🔑 副腎皮質ホルモンは生命の維持に必須である

第Ⅳ章　組織器官系の機能

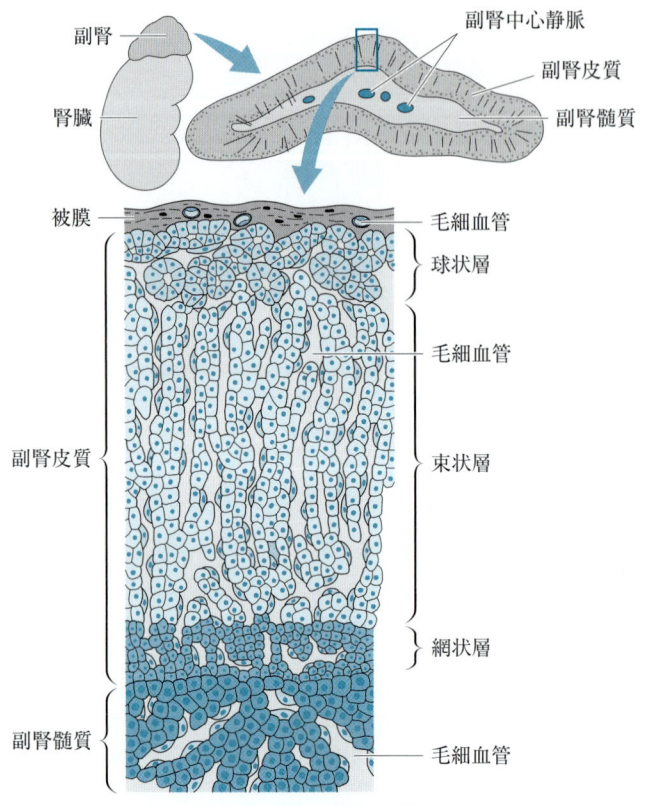

図Ⅳ-179　副腎の構造

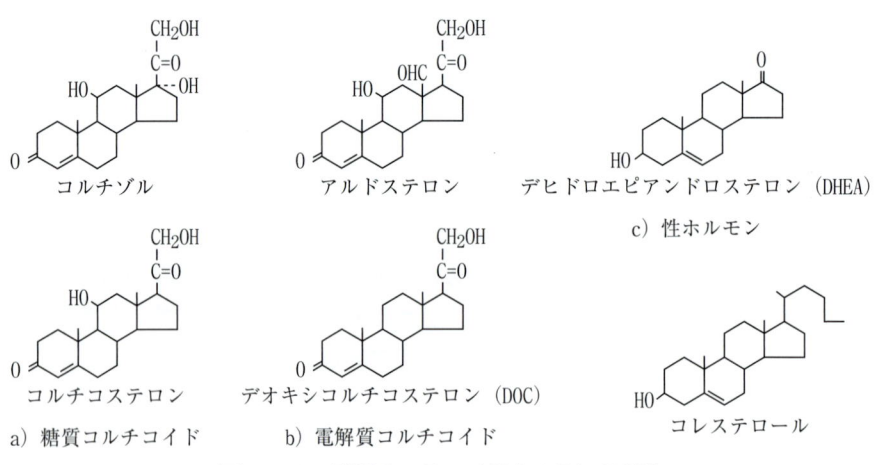

図Ⅳ-180　副腎のステロイドホルモンの構造

a) 糖質コルチコイド　b) 電解質コルチコイド　c) 性ホルモン

コルチゾル　アルドステロン　デヒドロエピアンドロステロン (DHEA)

コルチコステロン　デオキシコルチコステロン (DOC)　コレステロール

るからです (副腎クリーゼ). 副腎皮質の機能が低下した状態としては**アジソン病**があり, 食欲不振, 筋力低下, 低血糖, ストレスに対する抵抗力の低下, 無気力, 血圧低下, 色素沈着, 低 Na 血症などがみられます. このような多彩な症状は, 副腎皮質ホルモンの生

理的意義の大きさを表しています．

a. 糖質コルチコイド

　糖質コルチコイドは糖代謝活性が強いホルモンを指し，代表的なものは**コルチゾル**，**コルチコステロン**です．主に副腎皮質の**束状層**から分泌されます．糖質コルチコイドは人工的に合成が可能であり，さらに改良が加えられさまざまな関連物質があります．これらは臨床において薬物として大変重要なもので，さまざまな疾患の治療に用いられています．そのような事情から，糖質コルチコイドにはさまざまな作用の報告がありますが，本来の生理的作用と薬物として使用した場合の作用が混同されている傾向にあります．

　糖質コルチコイドの生理的に最も重要な作用は**糖新生の促進**です．これは直接的に糖新生にかかわる酵素を活性化させるのではなく，糖新生の材料となる**アミノ酸を動員**することによります．そのために**肝細胞以外の細胞のアミノ酸の取り込みを抑制**します．さらに**タンパク質の分解を促進**し，同時に**グルコースの取り込みも抑制**し，エネルギー源を減じてタンパク合成を阻止する作用もあります．このようにして血中のアミノ酸量を増やし，肝細胞への供給を増やします．こうして糖新生が盛んになるとグルコースが増加して，肝臓でグリコーゲンが蓄積します．糖質コルチコイドが過剰な場合は余分なグルコースが生じ，血中に放出され**高血糖**となります．したがって，糖質コルチコイドはグリコーゲン分解は行わず，グルカゴンの作用とは全く別個なものです．ただ，糖質コルチコイドが糖新生を促進している状態では，基質であるグリコーゲンが豊富に供給されることになるので，グルカゴンの糖動員作用（グリコーゲンの分解）は促進されることになります．このように，他のホルモンが働きやすい環境を構築することは糖質コルチコイドの重要な役割で，**許容作用**と呼ばれています．グルカゴン・アドレナリンの血糖上昇，アドレナリンや成長ホルモンの脂肪動員などには，糖質コルチコイドの存在が不可欠とされています．

　脂肪組織に対する糖質コルチコイドの作用は少し複雑です．直接的には，他の細胞と同様に脂肪細胞でのグルコース取り込みを抑制します．また，**中性脂肪の合成を抑制**し，遊離脂肪酸とグリセロールを血中に放出させます．グリセロールは糖新生の材料の一つであり，肝細胞に取り込まれます．しかし，糖質コルチコイドが過剰状態（クッシング症候群）では高血糖が持続し，これによりインスリンの分泌が高まります．これにより一部の組織での脂肪合成が促進され，糖質コルチコイドの脂肪分解作用を凌駕します．結果として脂肪組織は求心性に再分布し，**満月様顔貌**や**野牛のこぶ**が生じます．

コルチゾル
コルチコステロン

糖質コルチコイドの最も重要な作用は糖新生の促進のためにアミノ酸を動員すること

糖質コルチコイドはグリコーゲン分解を行わない

許容作用

生理的には脂肪合成抑制だが，病的な過剰状態ではむしろ脂肪合成促進

満月様顔貌（moon face）
野牛のこぶ（bull hump）

第Ⅳ章　組織器官系の機能

糖質コルチコイドは**血圧の維持**に重要だと考えられます．欠乏すると血管が拡張して血圧が低下するからです．これは，カテコールアミンやアンギオテンシンⅡの血管収縮作用に対して許容作用を示すためと考えられます．過剰状態では当然，高血圧が発症します．

中枢神経に対する糖質コルチコイドの作用は，認知機構や情動に対する影響とされています．欠乏すると味覚，嗅覚，聴覚の亢進が起こり，一方では抑うつ状態となります．過剰となると活動亢進，不眠，多幸症が出現します．また，電解質コルチコイドの1/400の強さですが，ナトリウム貯留作用があり，体液保持に関与します．血中濃度は糖質コルチコイドが約200倍高いので，この作用は生理的に作動していると考えられます．

生理作用と薬理作用の区別

糖質コルチコイドの作用として**抗炎症作用**あるいは**免疫抑制作用**は非常に有名です．しかし，これは薬剤として糖質コルチコイドを使用した場合に有用な作用であり，即座に生理的作用とは言いにくい面があります．なぜなら，炎症はもともと生体防御のしくみであって，これを抑制することは細菌・ウイルスなどに対する抵抗力を下げることになり，生体に有用とは言い切れないからです．適度な糖質コルチコイドの存在は，生体に抵抗力を与えるという考えもあり，生理的作用としてはこちらが本筋かもしれません．

熱ショックタンパク質90（HSP 90）

糖質コルチコイド応答配列（GRE）

糖質コルチコイドの受容体は細胞質にあり，**熱ショックタンパク質90（HSP 90）**と結合しています（図Ⅳ-181）．脂溶性が高いステロイドである糖質コルチコイドは細胞膜を透過して受容体に結合します．これによりHSP 90がはずれ，ホルモンと受容体の複合体は核内に移動します．標的の遺伝子のプロモーター領域の**糖質コルチコイド応答配列（GRE）**に結合して転写を促進します．こうして標的の代謝系を媒介する酵素を誘導して生理機能を発揮することになります．

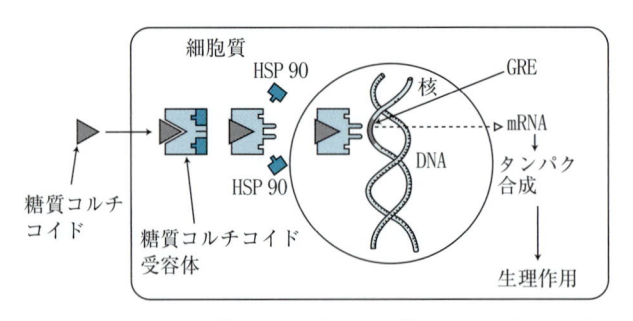

HSP 90：熱ショックタンパク質 heat shock protein

図Ⅳ-181　糖質コルチコイドの作用機序

8. 内分泌系

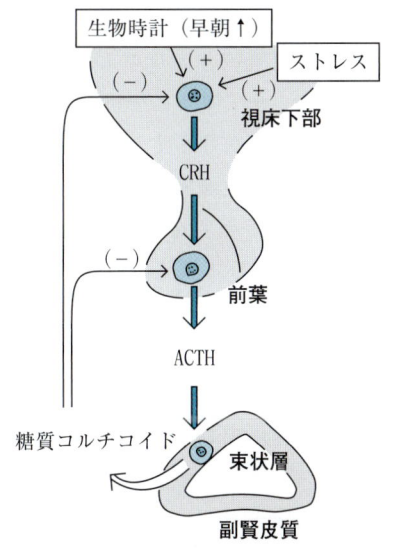

図Ⅳ-182 糖質コルチコイドの分泌調節

　糖質コルチコイドの分泌は視床下部－下垂体系の調節を受けます．これは後で述べる性ホルモンも同じです（図Ⅳ-182）．視床下部からは**副腎皮質刺激ホルモン放出ホルモン（CRH）**が分泌されます．CRHにより下垂体前葉から**副腎皮質刺激ホルモン（ACTH）**が分泌されます．ACTHは副腎皮質の束状層と網状層を刺激して，糖質コルチコイドと副腎性ホルモン（副腎アンドロゲン）を分泌させます．通常はACTHは球状層に対しての影響は小さく，電解質コルチコイドの分泌調節に対する関与はごくわずかです．糖質コルチコイドは，視床下部と下垂体に対して負の**フィードバック機構**を持っています．

　CRHの分泌に作用する環境因子としてはさまざまなものがあります．まず，**生物時計**の関与があります．これにより糖質コルチコイドの分泌には**日内変動**があり，早朝に分泌が高まり日中の活動に備えることになります．このしくみは生体全体の日内リズムの形成に重要です．**ストレス**や情動もCRHの分泌を亢進します．これはストレスに対する生体の防御反応として糖質コルチコイドが重要であることを示しています．これらのことから，糖質コルチコイドは生体が生存していくための基本的条件を整えるために必須のホルモンであることがわかります．

b. 電解質コルチコイド

　副腎皮質ホルモンのうち，電解質代謝に対する作用が強いものを**電解質コルチコイド**といいます．代表的なものは，**アルドステロン**と**デオキシコルチコステロン（DOC）**です．主に**球状層**から分泌

副腎皮質刺激ホルモン放出ホルモン（CRH）
副腎皮質刺激ホルモン（ACTH）

ストレスに対する防御として糖質コルチコイドが重要である

電解質コルチコイド
アルドステロン
デオキシコルチコステロン（DOC）

されます．電解質コルチコイドは腎臓の遠位尿細管に働いて，ナトリウムの再吸収とカリウムの分泌を促進します（本章 6. 腎泌尿器系 参照）．ナトリウムの再吸収により水が貯留し，体液量を保持するはたらきがあります．分泌が過剰になると血圧も上昇する傾向があります．体液調節作用にはレニン－アンギオテンシン系による分泌調節機構が重要な役割を果たしています（本章 6. 腎泌尿器系 参照）．腎臓で体液量の減少を感知するとレニンが分泌されます．レニンがアンギオテンシンⅡを増加させます．アンギオテンシンⅡは副腎の動脈を収縮させ，その血流減少を感知して球状層から電解質コルチコイド（主にアルドステロン）が分泌されます．ACTHも電解質コルチコイドの分泌を促しますが，その影響はきわめて弱く，レニン－アンギオテンシン系が中心となります．

c. 性ホルモン

副腎皮質の網状層からはアンドロゲン（男性ホルモン）である**デヒドロエピアンドロステロン（DHEA）**が分泌されます．しかし，その活性は精巣から分泌されるテストステロンの 1/5 程度の効力しかありません．分泌は ACTH により刺激され，下垂体のほかのゴナドトロピンの影響は受けません．また，女性ホルモンであるエストロゲンも若干分泌されますが，これも，わずかな影響しかありません．

D-2　副腎髄質ホルモン

副腎髄質は神経組織由来であり，交感神経の節前線維が伸びてきています．この神経線維はクロム親和性細胞にシナプスを形成し，アセチルコリンを分泌してクロム親和性細胞を刺激します．クロム親和性細胞はその顆粒内に**アドレナリン**を持つ細胞と**ノルアドレナリン**を持つ細胞があります．刺激を受けると，これらのホルモンが血中に放出されます（図Ⅳ-183）．

> アドレナリン
> アドレナリンβ受容体

放出全体量の 80% はアドレナリンであり，アドレナリンの作用が副腎髄質ホルモンの作用を代表します．アドレナリンの作用は，交感神経終末から放出されるノルアドレナリンと比較して，**アドレナリンβ受容体**に対する親和性が大きく，**β作用**が中心となります．すなわち，心臓での**陽性変力作用**と**陽性変時作用**により，頻拍と心拍出量が増大します．また，筋肉内の血管を拡張して血液の流入を促します．全身の血管は**アドレナリンα受容体**を媒介しますが，アドレナリンは十分刺激できますので，血圧も上昇します．このほか，肝臓でグリコーゲン分解を促進し，糖を動員します．これには糖質コルチコイドの許容作用が必要です．また，甲状腺ホルモンと共同で熱産生を増大します．

> 陽性変力作用
> 陽性変時作用
> アドレナリンα受容体

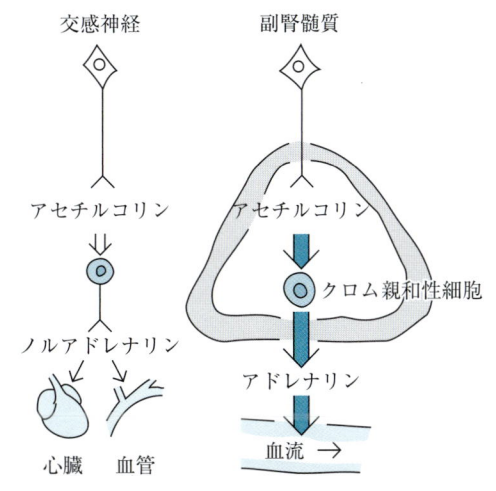

図Ⅳ-183　交感神経系と副腎髄質の比較

副腎髄質ホルモンは交感神経の活性化により分泌されますので，交感神経の主たる役割である，身体全体を活動的にし運動などに備えるということに貢献します．具体的には，ストレス，低血糖症，寒冷，出血，低血圧などの刺激により副腎髄質ホルモンが大量に分泌されます．また，激しい情動があるときに分泌が促進され，精神と肉体との橋渡しの一つとなっています．

> 激しい情動によりアドレナリンが分泌

E. 性ホルモン

生殖は生物にとって非常に重要なしくみです．生殖によって種は保存され，遺伝子は維持されるからです．「生物の最終目的は遺伝子の保存である」という考えもあるくらいです．ヒトの場合，生殖は有性生殖の形を選択していますので，性の分化とそれぞれの性での生殖機能発現がとても重要になります．これらのしくみのほとんどは内分泌系により制御されています．性ホルモンはすべて，コレステロールを原料としており，ステロイド骨格を持つ**ステロイドホルモン**です（図Ⅳ-184）．

> 生殖機能のほとんどはホルモンにより制御

E-1　女性ホルモン

女性ホルモンには卵巣の卵胞顆粒膜細胞から分泌される**卵胞ホルモン（エストロゲン）**と**黄体**から分泌される**黄体ホルモン（プロゲステロン）**があります．

> 卵胞ホルモン（エストロゲン）
> 黄体ホルモン（プロゲステロン）

a．エストロゲン

エストロゲンは卵胞から分泌されますが，卵胞自体の発達を促し，排卵を誘発します．子宮に対しては内膜の増殖を促し，受精卵の着床のための準備を行います（**増殖期**）．子宮頸管では粘液の分泌を

> 増殖期

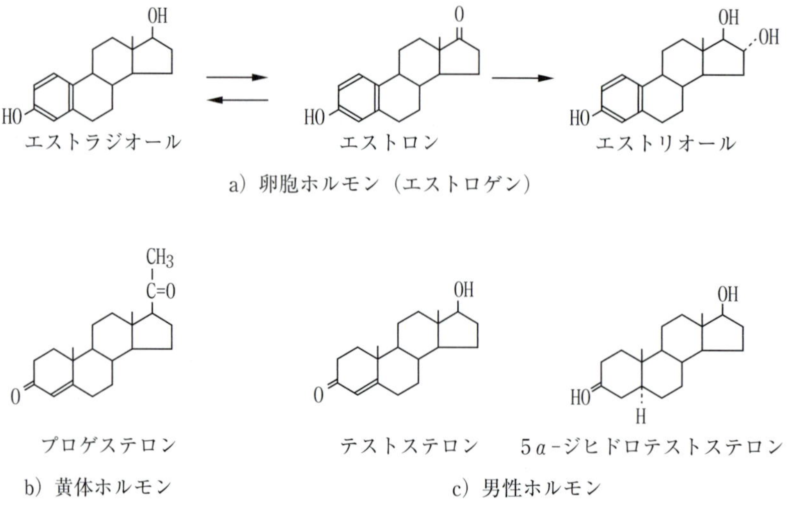

図Ⅳ-184　性ホルモンの構造

a）卵胞ホルモン（エストロゲン）：エストラジオール、エストロン、エストリオール

b）黄体ホルモン：プロゲステロン

c）男性ホルモン：テストステロン、5α-ジヒドロテストステロン

促し，精子の侵入を容易にします．全身の作用では思春期において女性の外性器の成熟，皮下脂肪の増加，恥毛の発達を促し，女性としての**第二次性徴**を形成します．生殖器以外では，骨代謝に対する作用を持ちます．エストロゲンは骨基質形成を助け，骨端線を閉鎖します．また，血液凝固作用を亢進したり，血管内皮細胞の機能に影響し動脈硬化を防ぐはたらきがあります．

b．プロゲステロン

プロゲステロンは排卵を終えた卵胞から形成される**黄体**から分泌されます．プロゲステロンは増殖期を終えた子宮内膜に作用して，分泌活動を活発にし受精卵着床に備えます（**分泌期**）．子宮筋や卵管の収縮は抑制されます．また，卵胞の成熟や排卵を抑えるはたらきがあり，黄体が維持される間（**黄体期**）は排卵が停止します．全身に対する作用では，基礎代謝率を高める作用があり，黄体期には**基礎体温**が**高温期**に入ります．

c．ゴナドトロピン

二つの女性ホルモンはともに卵巣から分泌されますが，分泌されるタイミングは明確に分けられています．したがって，分泌を調節するしくみがより重要です．下垂体の前葉から分泌される卵巣・精巣に作用するホルモンを総称して**性腺刺激ホルモン（ゴナドトロピン）**と呼びます．ゴナドトロピンとしては**卵胞刺激ホルモン（FSH）**と**黄体形成ホルモン（LH）**があります．ゴナドトロピンは視床下部から分泌される**ゴナドトロピン放出ホルモン（GnRH）**の刺激により分泌されます（図Ⅳ-185）．分泌されたFSHは卵巣の卵胞に働いてこれを成熟させます（**成熟卵胞**）．特に顆粒膜細胞の増殖を

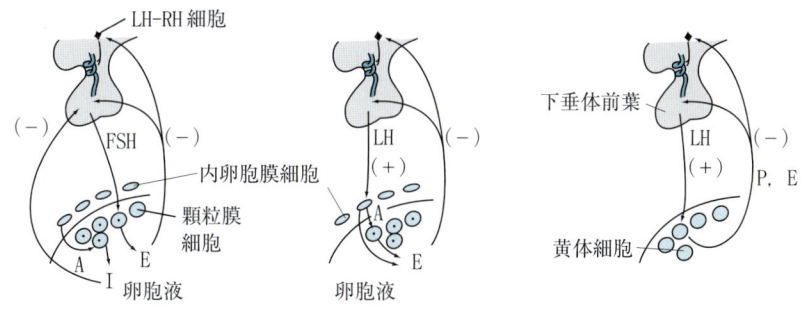

8. 内分泌系

a) 卵胞期　　b) 黄体期

A：アンドロゲン，E：エストロゲン，P：プロゲステロン，I：インヒビン

図Ⅳ-185　卵巣ホルモンの分泌調節

促し，エストロゲンの生成・分泌を促進します．エストロゲンはGnRHとFSHの分泌に対して"負のフィードバック"をかけて分泌抑制します．一方，内卵胞膜細胞から分泌されるアンドロゲン（男性ホルモン）の作用で，顆粒膜細胞から組織成長因子（TGF）の一種である**インヒビン**が分泌されます．インヒビンは下垂体前葉に負のフィードバックをかけます．LHは**排卵期**に大量の一過性の分泌があり，**LHサージ**と呼ばれます．これにより，**成熟卵胞（グラーフ卵胞）**の卵胞膜を破裂させ排卵を引き起こします．さらに残された卵胞を**黄体化**し，プロゲステロンの分泌を促します．

📑 排卵前の一時期だけ「正のフィードバック」となる

📑 成熟卵胞
インヒビン
排卵期
LHサージ
黄体化

d. 女性の性周期とホルモン

女性には排卵に伴う性周期が存在します．性周期とは，実際は月経の周期であり，子宮内膜の周期，排卵，黄体化を含む卵巣周期，そしてそれらを統合調節するゴナドトロピンの周期的変化から構成されます（**図Ⅳ-186**）．初日から数日続く月経が終了するころから，FSHの分泌量が増加し始め，数個の卵胞の成熟が始まります．その後卵胞の成熟は1個のみになります．成熟に従い，エストロゲン（主にエストラジオール）が産生され，分泌が増加して，これにより子宮内膜の増殖が始まります．一方エストロゲンは"負のフィードバック"をかけてFSHの分泌を抑制します．しかし，あくまで分泌量が少なくなるだけで，卵胞の成熟は継続します．したがってエストロゲンは徐々に分泌量が増えていきます．そして，閾値レベルを超えると（200〜400 pg/mL 血中濃度で36時間以上の持続），それまで"負のフィードバック"であったものが，"正のフィードバック"に変換されます．これにより，FSHおよびLHの分泌はエストロゲンの分泌増加により飛躍的に増大していきます．これが**LH（FSH）サージ**です．これにより排卵が起こります．排卵が起こると顆粒膜細胞は急速にエストロゲンの分泌を減らし，LH，

第Ⅳ章 組織器官系の機能

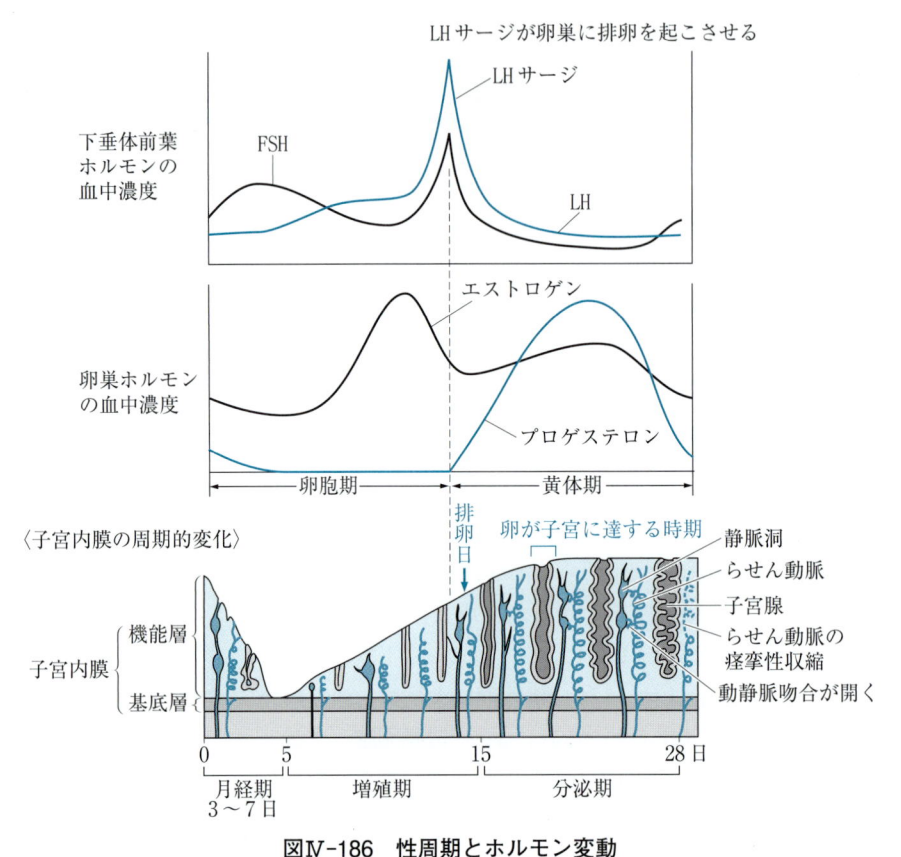

図Ⅳ-186 性周期とホルモン変動
(高野廣子：解剖生理学，図11-24，南山堂，2002)

FSHの分泌量も低下していきます．一方，LHの作用で卵胞全体が黄体化します．黄体からはプロゲステロンが盛んに分泌され，子宮内膜は分泌期となり，基礎体温が上昇して高温期となります．もし妊娠が成立しないと，黄体は14日で寿命となり崩壊して白体となります．したがって，プロゲステロンの分泌も停止して，子宮内膜が崩壊し月経となります．プロゲステロンがなくなるので，卵巣の卵胞は再び成熟を開始するわけです．

E-2 男性ホルモン（アンドロゲン）

テストステロン
ライディッヒ細胞
アンドロゲン結合タンパク質（ABP）
セルトリ細胞
アクチビン

血中の男性ホルモンの大部分は精巣から分泌される**テストステロン**です．テストステロンは精巣の**ライディッヒ細胞**（**間質細胞**）から分泌されます（図Ⅳ-187）．分泌されたテストステロンは**セルトリ細胞**でより強力な男性ホルモン（アンドロゲン）である**5α-ジヒドロテストステロン**（**DHT**）に変換されます．両方のアンドロゲンはセルトリ細胞から分泌される**アンドロゲン結合タンパク質**（**ABP**）に結合して，周辺でのアンドロゲン濃度が高く維持されます．アンドロゲンはセルトリ細胞上で精子形成を促進します．

図Ⅳ-187 精子の形成

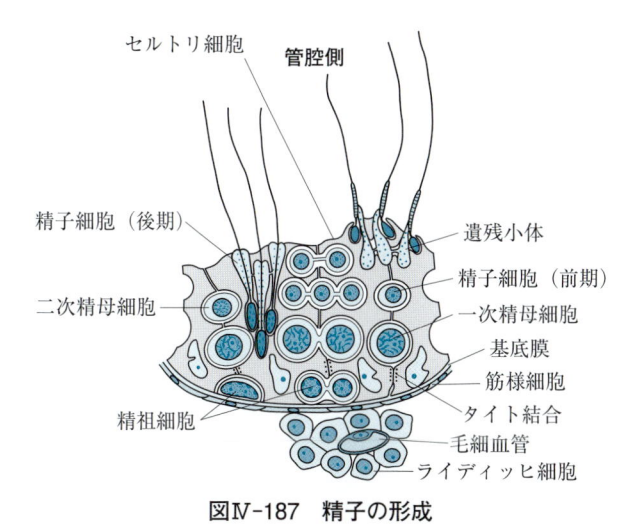

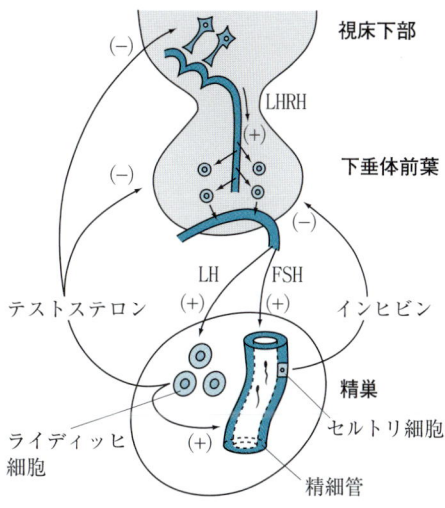

図Ⅳ-188 ゴナドトロピンと男性ホルモンの分泌調節

　LHはライディッヒ細胞を刺激してテストステロンの分泌を促進します．一方，FSHはセルトリ細胞を刺激してABPの分泌を促進し，ライディッヒ細胞のLH受容体の数を増やし，精子形成を促進します．またライディッヒ細胞からはインヒビンが放出されFSH分泌を抑制します．また，インヒビンと同じTGFの一種である**アクチビン**が分泌されFSH分泌が促進されることも知られています（図Ⅳ-188）．

　アンドロゲンの全身に対する作用としては，思春期における男性の第二次性徴の発現があります．変声，恥毛や体毛の発現，筋肉・骨格の発達があげられます．

F. カルシウム代謝

　カルシウムは骨基質の重要な材料であるとともに，筋収縮，分泌機構，酵素反応などの生体機能全般に必須の電解質です．したがって，血漿のカルシウム濃度は常に一定に保たれなければなりません．生体での最大量のカルシウムが存在する骨は，一見，一定で安定的とみられがちですが，実は常に**造骨**と**破骨**が繰り返されており，骨内のカルシウムは絶えず，入れ替わっていることになります．したがって，血漿カルシウムから考えると，骨は最大の貯蔵庫としての役割を担うことになります．このカルシウム代謝全体を調節するために2種類のホルモン（**カルシトニン**，**上皮小体ホルモン**）と**ビタミンD**が働いています（図Ⅳ-189）．また，女性の骨形成には**エストロゲン**も重要です．閉経後エストロゲンが不足すると，骨基質が

造骨
破骨
カルシトニン
上皮小体ホルモン
ビタミンD

第Ⅳ章　組織器官系の機能

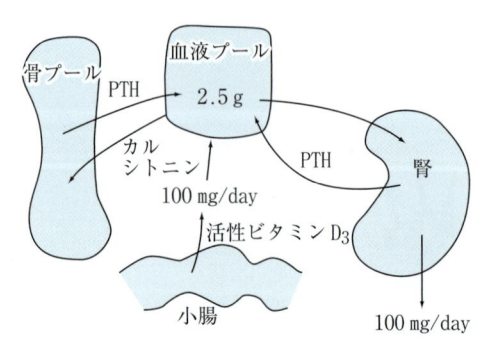

図Ⅳ-189　Caイオンの体内動態
（本間研一 他：小生理学，図9-12，南山堂，1999）

減少して骨粗しょう症が発症しやすくなります．

F-1　カルシトニン

　カルシトニンは甲状腺の**傍ろ胞細胞（C細胞）**から分泌されるペプチドホルモンです．カルシトニンは骨での破骨細胞の活動を抑制し，相対的に造骨（骨石灰化）を進行させます．しかし，生理的範囲では血漿カルシウム濃度を低下させません．したがって，食事などが原因で起こる高カルシウム血症を予防するはたらきがあります．分泌刺激は血漿カルシウム濃度の上昇であり，分泌抑制は血漿カルシウム濃度の低下ということになります．

F-2　上皮小体ホルモン（副甲状腺ホルモン，パラソルモン，PTH）

　上皮小体（副甲状腺）は甲状腺の後面に四つ存在します．ここから分泌されるのが上皮小体ホルモンで，やはりペプチドホルモンです．上皮小体ホルモンは，骨，腸に作用して，血漿カルシウム濃度を増加させる方向に働きます．すなわち，骨では破骨細胞の活動を刺激して骨吸収を促進します．また，腸管でのカルシウム吸収を促進します．また，腎臓に対しては尿細管でのカルシウムの再吸収を促進します．これらの作用は**ビタミンD**と共同で行われます．上皮小体ホルモンも血漿カルシウム濃度により分泌制御を受けます．高カルシウム血症は分泌を抑制し，低カルシウム血症は分泌を促進させます．

F-3　ビタミンD

　ビタミンDはホルモンではありませんが，カルシウム代謝にはきわめて重要な物質です．ビタミンD_3は食物から腸管を経て吸収されます．あるいは，皮膚において紫外線により7-ジヒドロコレステロールから合成されます．これが肝臓や腎で水酸化されて活性型である$1,25(OH)_2D_3$となります（**図Ⅳ-190**）．$1,25(OH)_2D_3$は，腸管からのカルシウム吸収を促進し，それにより骨石灰化を促します．これが不足すると，骨形成不全が起こり，くる病になります．

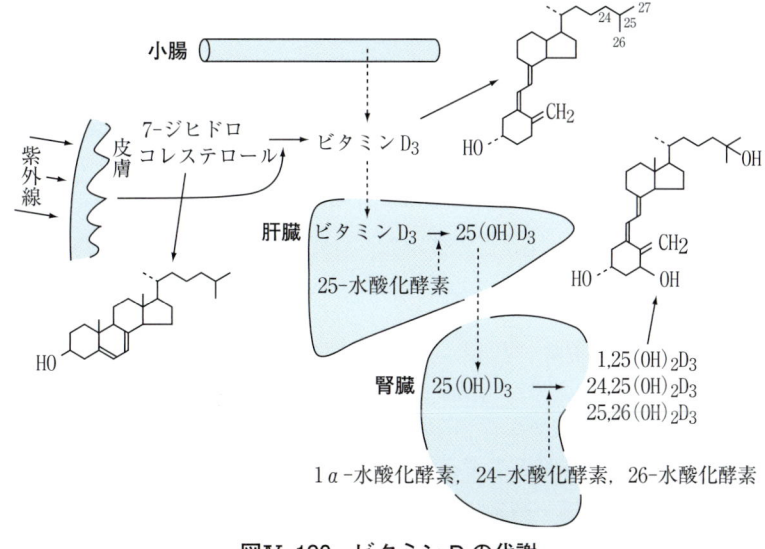

図Ⅳ-190　ビタミンDの代謝

9. 神経系

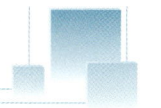

A. 神経系の構成要素

　神経系は生体の機能をリアルタイムで調節・維持するためのシステムです．そのために，神経線維を基本とした情報のネットワークを全身にはりめぐらせています．情報は活動電位の発射頻度に変換されて，電気の現象として高速で伝わります．神経細胞同士，あるいは神経細胞と効果器をつなぐシナプスでは，神経化学物質により情報の伝達が行われますが，シナプス間隙の距離は非常に短く，この伝達による遅れ（シナプス遅延）は最小限にとどめられています．このネットワークは解剖学的に**末梢神経**と呼ばれます．生体機能を維持・調節するためには，神経系が得られた情報を処理し，蓄積して（あるいは記憶して），分析し，全身にしかるべき指令を出す必要があります．こういった処理を行う部分を**中枢神経**と呼び，神経細胞の細胞体が多数集結して構成されています．

　中枢神経はさらに，機能に応じて七つの部分に分かれています（図Ⅳ-191）．①**脊髄**は全身の末梢神経の情報が一番先に届き，また，末梢への指令を実際に出力する部分でもあり，中枢神経の"出先機関"としての役割があります．しかし，昆虫などの下等な動物の中枢神経はほぼ脊髄のみとみなせることから，脊髄こそ中枢神経の基

末梢神経
中枢神経

中枢神経の七つの部分
・脊髄
・延髄
・橋
・中脳
・小脳
・大脳基底核
・大脳皮質

第Ⅳ章　組織器官系の機能

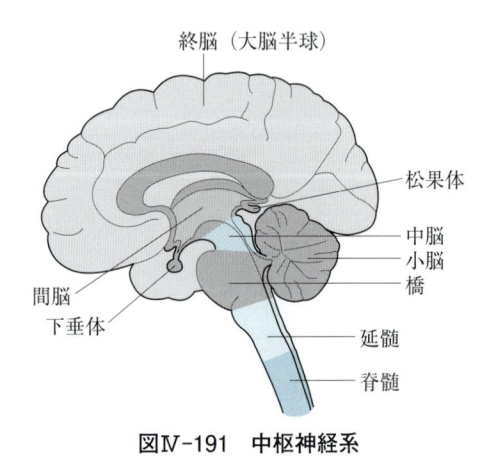

図Ⅳ-191　中枢神経系

図Ⅳ-192　脊髄の構造

🔑 脊髄は中枢神経の基本

📄 前根
後根
ベル・マジャンディーの法則
脊髄神経
脳幹
高次機能

本形とも考えられます．脊髄から出る出力線維は，各々のレベル（頸髄・胸髄・腰髄）で束ねられて**前根**となります．一方，脊髄への入力はやはり束ねられて**後根**となります．このことを**ベル・マジャンディーの法則**といいます．これらはいったん，**脊髄神経**としてまとめられ，全身へ分布していきます（図Ⅳ-192）．脊髄が延びて頭蓋内に入ったところが②**延髄**で，その上にあるのが③**橋**，そして④**中脳**があります．これらはまとめて**脳幹**と呼ばれますが，脳幹は機能的には，頭部の諸機能に対する脊髄の役割を果たしています．ただ，それぞれは中枢神経としてさらに上位の機能を有し，機能分化しています．延髄から橋にかけては生命維持に必須な循環・呼吸・自律神経などの"植物機能"の中枢が集中しています．橋の上には⑤**小脳**が載っています．小脳は運動機能の調節が主な役割ですが，小脳の入出力は橋を経由して伝わります．したがって，橋は小脳への中継点であるわけです．中脳は発生学的に眼球や内耳に関連があり，視覚関連と聴覚平衡覚関連の中継核があります．**大脳**は機能的には⑥**大脳基底核**と⑦**大脳皮質**に分けられます．大脳基底核は全身から集まる情報を大脳皮質に伝える中継基地です．単なる中継だけでなく，大脳皮質の機能の調整も行っています．大脳皮質はこうして全身から集められた情報を処理し，全身への適切な指令を発し，処理過程を含めた情報を蓄積します．また，精神の主座でもあり，理性や情動などの**高次機能**を担っています．こうした神経系の役割分担を理解した上で，それぞれの部分について解説していきます．

B. 末梢神経系

末梢神経系は解剖学的には，脳神経系と脊髄神経系に分かれます．脳神経は第Ⅰから第Ⅻまであり，脊髄神経は，起源の脊髄レベルに

9. 神経系

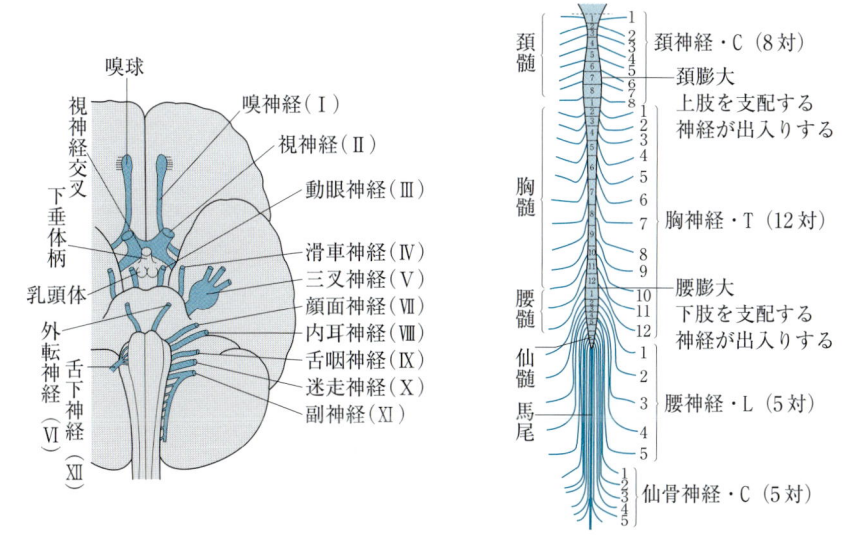

図Ⅳ-193　末梢神経の配置

表Ⅳ-8　末梢神経の分類

体性神経系	感覚神経	（求心性線維）
	運動神経	（遠心性線維）
自律神経系	交感神経	（求心性線維）
		（遠心性線維）
	副交感神経	（求心性線維）
		（遠心性線維）

対応して，頸髄（C1～8）から発する左右8対の頸神経，胸髄（T1～12）から発する12対の胸神経，腰髄（L1～5）から発する5対の腰神経，仙髄（S1～5）から発する5対の仙骨神経，尾髄（C）から発する1対の尾骨神経の，合計31対あります（図Ⅳ-193）.

機能から末梢神経をみると，意識と密接に関連し，感覚・運動に関与する**体性神経**と意識からやや離れて生体機能の維持調節にあずかる**自律神経**に分かれます．情報の伝達方向でみると，中枢から末梢側へ伝達される**遠心性神経**と，末梢側から中枢へ情報を伝える**求心性神経**に分けられます（表Ⅳ-8）.

末梢神経系は，身体の各部位・臓器等の機能を制御・調整する役割を持っています．この指令を送るのが**遠心性神経**です．身体機能が円滑に行われるためには，身体の各部位・臓器等の状況に応じた命令を出す必要があります．状況を知る手段が**求心性神経**です．したがって，求心性神経と遠心性神経は非常に密接な連携が必要となります．一般に，両神経の連携は中枢を介して行われますが，求心性入力の種類によっては，定型的な遠心性出力が決まっていて，そ

体性神経
自律神経
遠心性神経
求心性神経

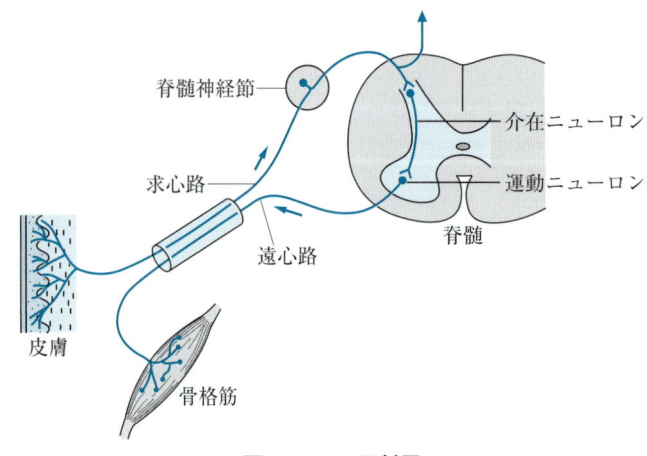

図Ⅳ-194　反射弓

れが生体にとっても有利なことがあります．こういった定型的な反応は，中枢での処理時間が短縮されますので，入力に対して即座に出力されます．この定型的な反応を**反射**と呼びます．反射に必要な構成要素は，感覚などの受容器，求心性神経，**反射中枢**，遠心性神経，筋肉などの効果器となります．この一連の回路を**反射弓**といいます（図Ⅳ-194）．中枢神経が発達していない下等な動物の行動は，反射の積み重ねで行動が起こっているとも考えられており，反射は神経系の反応の基本形であるといえます．

反射
反射中枢
反射弓

C. 感覚系

感覚神経
（感覚）受容器
一次感覚細胞
二次感覚細胞

　生体の各部分や生体外からの刺激・情報を受容するのを**感覚**といいます．そして，受け取った情報を中枢へ伝える役割を持つのが，体性神経の求心性線維であり，**感覚神経**と呼ばれます．
　感覚の対象となる刺激はさまざまですが，それらはすべて，感覚神経線維を興奮（活動電位）として伝わります．刺激を受け取って電気信号に変換する役割を持つものを（**感覚**）**受容器**といいます（図Ⅳ-195）．受容器は神経細胞との関係から，**一次感覚細胞**と**二次感覚細胞**に分かれます．**一次感覚細胞**は，神経終末あるいは神経細胞自身が受容器となっているものです．**二次感覚細胞**は，感覚神経とシナプス結合する非神経性細胞が受容器として働くものです．感覚受容器は，反応を起こす刺激の種類が決まっており，これを**適刺激**といいます．例えば，視覚受容器の適刺激は光であり，光に反応しますが，音や温度には反応しないといったようなことが起こります．適刺激を受容した受容器では膜電位の脱分極変化（視覚細胞では過分極）が起こり，これを**受容器電位**といいます．受容器電位は，一

適刺激
受容器電位

図Ⅳ-195　皮膚の感覚受容器

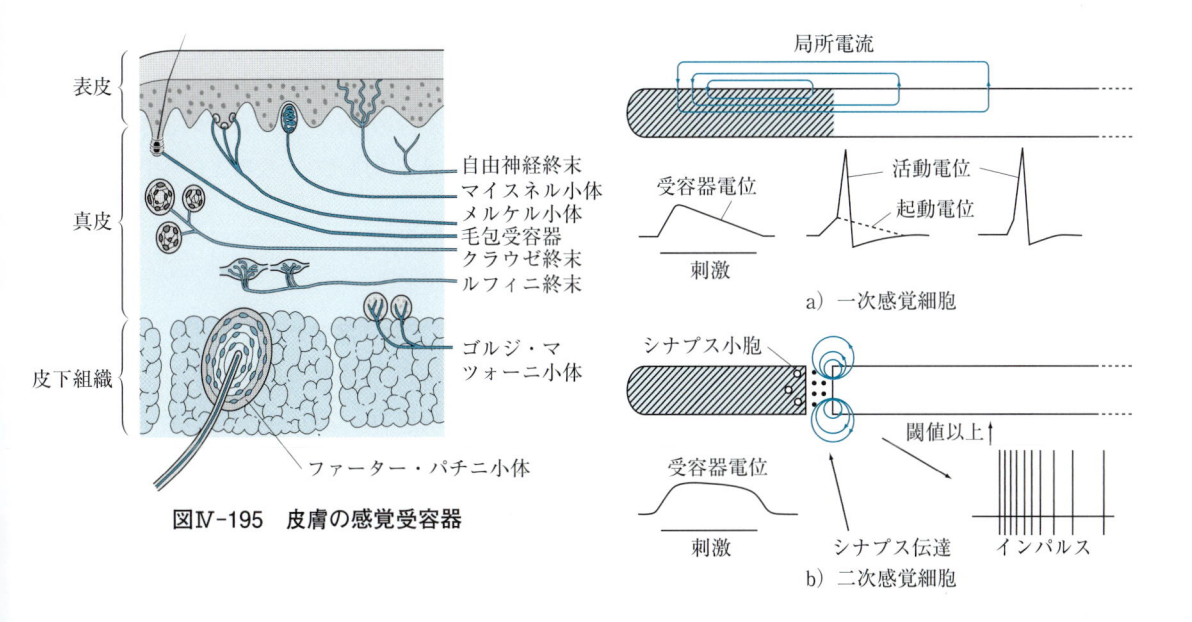

　表皮／真皮：自由神経終末、マイスネル小体、メルケル小体、毛包受容器、クラウゼ終末、ルフィニ終末
　皮下組織：ゴルジ・マツォーニ小体、ファーター・パチニ小体

図Ⅳ-196　受容器電位による活動電位発生

a) 一次感覚細胞
b) 二次感覚細胞

次感覚細胞では直接活動電位を発生させ，二次感覚細胞では，シナプス伝達を経て神経細胞で活動電位を発生させます（**図Ⅳ-196**）．こうして，感覚神経を興奮させ，中枢に感覚の信号を送ることになります．

　感覚受容器は適刺激により反応しますが，そのためには一定以上の強さの適刺激でなければなりません．これを感覚の**閾値**といいます．閾値以上の刺激に長くさらされていると，感覚神経での活動電位の発火頻度が低下して，結局，感覚が鈍ることになります．これを**順応**といいます．順応には，現在ある刺激に変化がない場合，それを無視して，新たな刺激に対応するという役割があります．順応の例としては，シャツを身に着けたとき，始めはその肌合いを強く感じていますが，そのうちシャツの存在を感じなくなるということがあります．

　感覚は感覚受容器の存在部位により，① **特殊感覚**，② **体性感覚**，③ **内臓感覚**の三つのグループに分けられます．① 特殊感覚とは，感覚器が特定の場所のみにあるもので，脳神経が関与しています．② 体性感覚には，全身の皮膚に感覚器が分布する**皮膚感覚**と，骨や筋肉などに分布する**深部感覚**が含まれます．③ 内臓感覚は，まさに内臓における感覚です．感覚情報は最終的に大脳に伝えられて処理されます．伝えられるのは刺激の種類や強さだけでなく，身体のどの部分で感覚刺激を受け取ったかという情報も同時に伝わりま

閾値
順応

感覚
・特殊感覚
・体性感覚 ｛皮膚感覚／深部感覚
・内臓感覚

す．この際，情報を受け取った大脳で感じるのではなく，刺激を受け取った場所で感じると認識します．これを**感覚の投射**といいます．例えば，外傷などで足を失った人が，のちに，ないはずの足がかゆいと感じたりすることがありますが（幻影肢），投射というしくみを示す一例といえるでしょう．

C-1 体性感覚

a. 皮膚感覚

皮膚感覚には，**触－圧覚**，**温覚**，**冷覚**，**痛覚**の4種類があります．これらはそれぞれ特有の受容器を持ち，皮膚への刺激を受容します．それぞれの受容器の分布は，感覚の種類，皮膚の部位などにより大きく異なりますが，それぞれ感覚点として識別できます．

（1）触－圧覚　圧覚は皮膚に圧力が加わったことを受容するものです．圧力刺激がきわめて弱いときは，ヒトは別な感覚として認知します．これが触覚と考えられます．これがさらに弱くなると，"くすぐったい感じ（擽感）"として認知します．これらは同じ系統の感覚ということになります．触－圧覚を受容するのは**機械受容器**と呼ばれ，組織学的にはメルケル盤，ピンカス小体，ルフィニ小体，マイスネル小体，パチニ小体，毛包受容器などが相当するといわれています．受容器の分布密度は，鼻や口唇，指が非常に高く，胴や大腿などではまばらにしか分布していません．この分布密度により，触－圧覚の鋭敏さが決まります．さらに，触－圧覚の識別力を判定する指標として**2点弁別閾**というのがあります．これは細い棒や針などで皮膚の異なる2点に与えた刺激を，2点であると感じる最小距離を測定する方法です．これによると，指先や舌では最小（2～3mm）で，次いで口唇，鼻などが鋭敏で，腕，脚では60～70mmと最大となります．触－圧覚の求心性神経は，主に**Aβ線維**で，一部は**C線維**です．

（2）温覚と冷覚　温度に関する感覚受容器は，**温受容器**と**冷受容器**です．温受容器はその時の皮膚温より高い温度（30～45℃）に反応し，冷受容器は皮膚温より低い温度（10～38℃）に反応します．温度感覚受容器は皮膚の絶対的な温度を感じるもので，温度の変化を感じるものではないとされています．温度感覚受容器は無髄の自由神経終末で，冷受容器の位置を反映する**冷点**は，温受容器に対応する**温点**の数の4～10倍あります．求心性神経は，冷神経が**Aδ線維**と**C線維**，温神経が**C線維**と分類されます．皮膚温が20～40℃では，順応が起こりますが，この範囲外の温度では順応が起こりません．これは，生体への侵害に対する警告として，重要だからです．特に45℃以上では組織破壊が進行し（熱傷），痛覚が

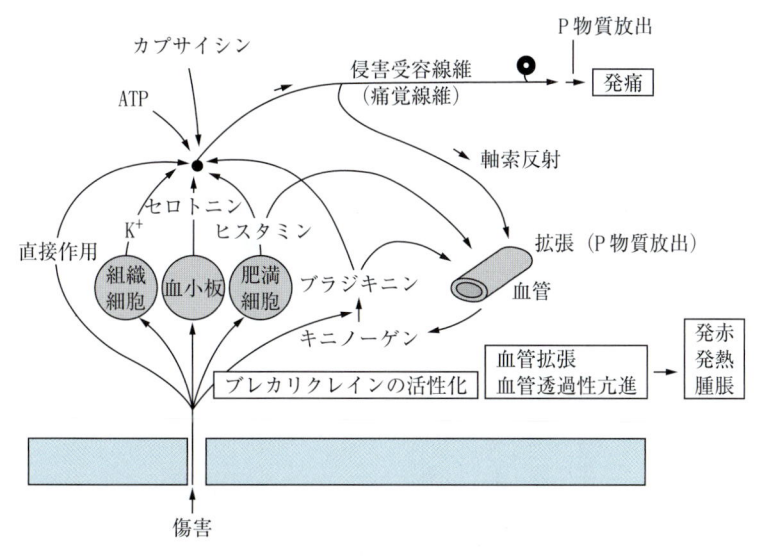

図Ⅳ-197 痛覚受容のしくみ

加わります．

（3）痛覚 身体への侵害（外傷，炎症など）により生じる痛覚は不快なもので，それを避けようとする行動を生体に促します．つまり，痛覚は侵害に対する警告の役割をします．したがって，自由神経終末である**痛覚受容器**は身体のほとんどすべての組織に存在します．皮膚の痛覚を伝える感覚神経は，有髄性の**Aδ線維**と無髄の**C線維**の二つの系統があります．"痛み"の感覚は「ハッキリとした，鋭い，局在が明瞭な痛み」がまず起こり，続いて「鈍い，うずくような，局在のハッキリしない痛みで，不快な感じを伴う痛み」が起こります．前者を**速い痛み**，後者を**遅い痛み**といいます．速い痛みがAδ線維により伝えられ，遅い痛みがC線維を介すると考えられます．痛覚受容器の特徴は，適刺激の範囲が広いことです．すなわち，強い刺激であれば，温度・電気・化学薬品・機械的刺激も痛覚となります．特に化学的物質であるATP，カプサイシン，ブラジキニン，ヒスタミン，アセチルコリン，セロトニンは痛覚受容器を刺激して痛覚を引き起こすことがわかっています．これらの物質に対応する受容体がニューロン上に存在するからです（図Ⅳ-197）．

痛覚受容器

速い痛み→Aδ線維
遅い痛み→C線維

b．深部感覚

私たちは，常に，手や足がどのような位置にあるか（曲がっているか，上がっているか，など），動き，荷重の程度などを感じ取っています．このような感覚は，関節・筋肉・腱の状態を感じ取ることにより得られるので，**深部感覚**と呼ばれます．筋肉内には筋肉の

第Ⅳ章　組織器官系の機能

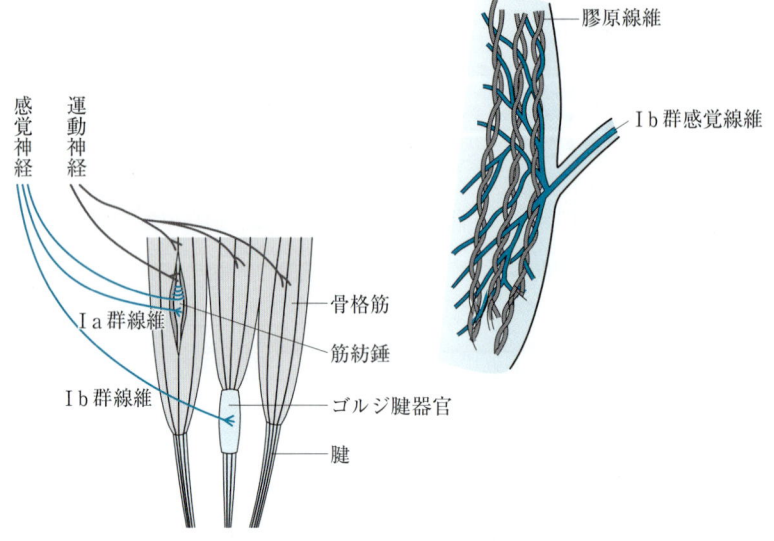

図Ⅳ-198　骨格筋の深部感覚受容器

深部感覚
筋紡錘（Ⅰa群）
ゴルジ腱器官（Ⅰb群）
深部痛覚

　伸び具合を感じ取る受容器として**筋紡錘**があります．その情報はⅠa群線維により伝えられます．腱には**ゴルジ腱器官**があり，腱の伸ばされ具合を感知し，Ⅰb群線維により伝えられます．関節嚢，靭帯，筋膜，骨膜などにはパチニ小体，ルフィニ小体，自由神経終末が分布して機械的刺激を感じ取っています（**図Ⅳ-198**）．一方，筋肉，骨などに対する侵害刺激（破壊や炎症）や過度の機械的刺激は痛覚として感じ取られます．これを**深部痛覚**といいます．うずくような痛みであり，ハッキリとした局在は感じ取られません．いわゆる，筋肉痛，肩こり，打撲，関節痛といった状態で感じ取られる痛覚がこれに当たります．

c．体性感覚の伝導路と中枢

　皮膚に分布する体性感覚の求心性線維は，一定の領域でまとまり，脊髄神経となり，対応する髄節に入っていきます．これを逆にみると，髄節は一定の決まった領域の皮膚感覚を支配していることになり，それを**皮膚分節**といいます．皮膚分節は髄節にならって，頸髄から仙髄まで順に並んでいます（**図Ⅳ-199**）．深部感覚は，筋肉などへの遠心性線維の支配領域を示す**筋節**に対応して，支配領域が決まっています．こうして体性感覚は髄節の各レベルにおいてまとめられ，**後根神経節**にある神経細胞体を経て後根から脊髄内に入ります．脊髄に入った体性感覚の情報は**後索－内側毛帯路**および**脊髄視床路**を通って大脳に伝えられます．

皮膚分節
筋節
後根神経節
脊髄視床路

後索－内側毛帯路
後索
楔状核

　（1）後索－内側毛帯路　皮膚の触－圧覚と深部感覚の一次感覚線維は，脊髄後根から入り，同側の**後索**を上行し，延髄の**楔状核**と

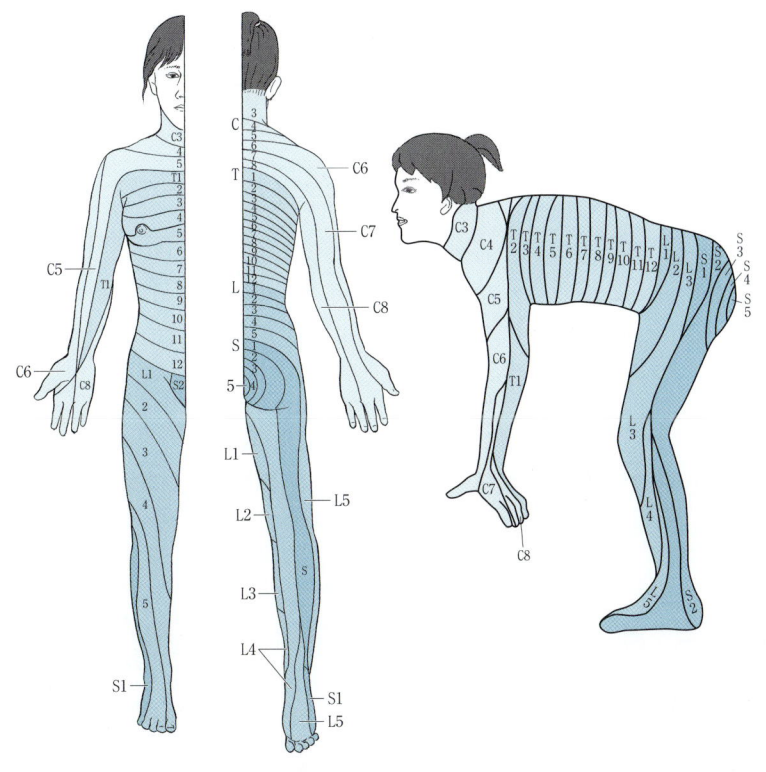

図Ⅳ-199　皮膚分節

薄核の二次感覚ニューロンにシナプスを作ります．二次感覚線維はすぐ上で交叉して，反体側の**内側毛帯**を通って視床腹側核に終わります．ここで再び線維を変えて，三次線維として進み，大脳皮質の**一次体性感覚野**（ブロドマン1, 2, 3野）に投射します（図Ⅳ-200 a)）．

（2）脊髄視床路　皮膚の温度覚，痛覚，一部の触-圧覚の一次感覚線維は，脊髄に入ると後角でニューロンを変えます．二次線維はすぐに交叉して，反体側の側索の前寄りを上行します．この上行路を**脊髄視床路**といいます．二次感覚線維は視床腹側核群に到達して，ニューロンを再び変えます．ここから発した三次感覚線維は大脳皮質の一次体性感覚野に投射します（図Ⅳ-200 b)）．

体性感覚の伝導路が感覚の種類によって走行が異なることは，脊髄の半側に損傷を受けた患者において確認されます．障害部位以下の同側で運動麻痺のほか，深部感覚麻痺が起こり，反対側では温度感覚と痛覚の麻痺が起こり，これを**ブラウン・セカール症候群**といいます（図Ⅳ-201）．これは伝導路の走行の違いの反映と考えられます．

顔面の体性感覚の一次求心性線維は**第Ⅴ脳神経・三叉神経**で，中

薄核
内側毛帯
一次体性感覚野

脊髄視床路

ブラウン・セカール症候群
三叉神経

第Ⅳ章 組織器官系の機能

a) 後索－内側毛帯路　　b) 脊髄視床路

図Ⅳ-200　体性感覚の上行経路
（本間研一 他：小生理学，図15-5，南山堂，1994）

図Ⅳ-201　ブラウン・セカール症候群

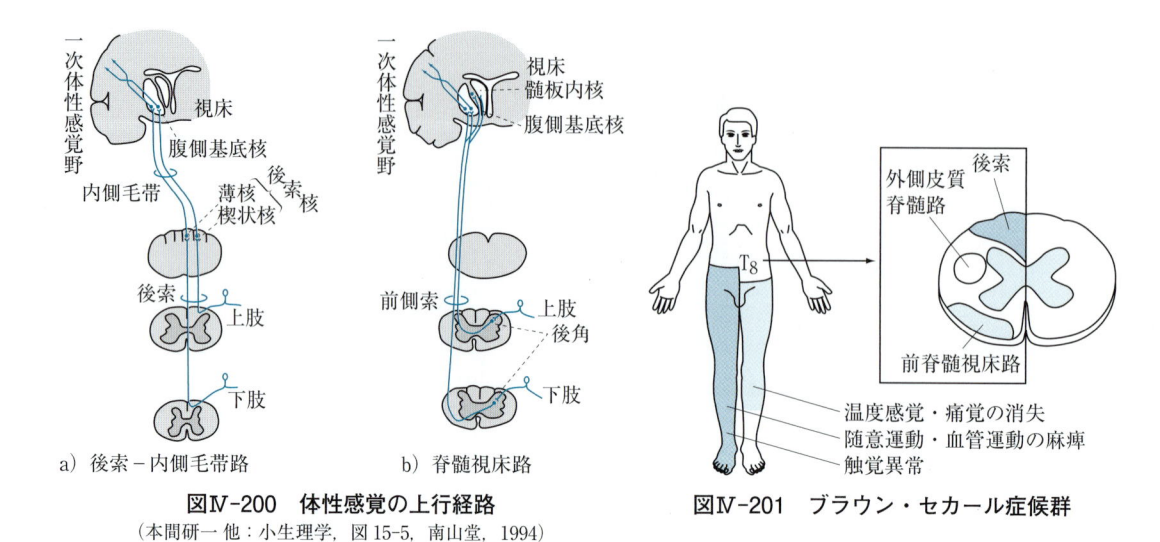

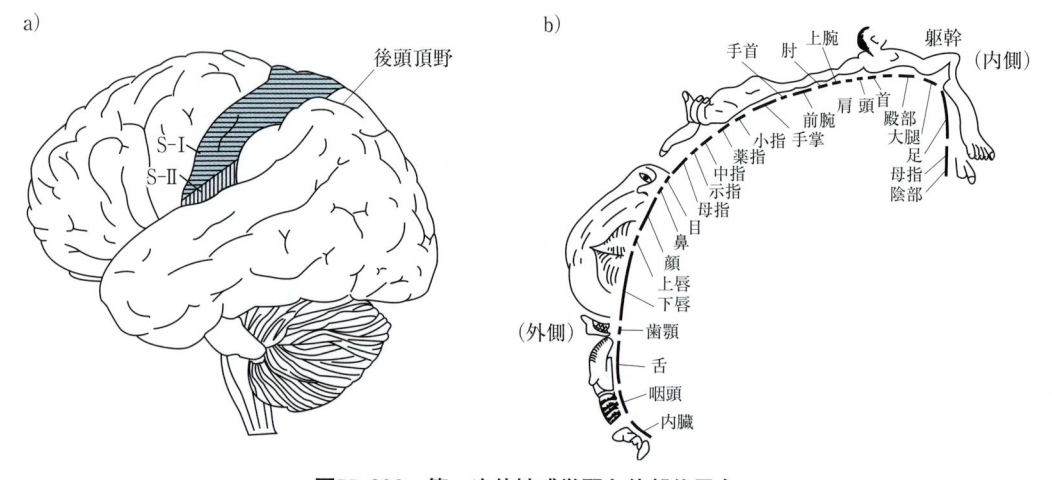

図Ⅳ-202　第一次体性感覚野と体部位局在
a) 体性感覚野SⅠ，SⅡ．参考に後頭頂連合野を示す．b) ヒトのSⅠにおける体部位局在．

脳から延髄に延びる**三叉神経核**に入ります．三叉神経核からの線維は視床腹側核群に入り，やはり大脳皮質の一次体性感覚野に投射されます．

このように，すべての体性感覚は**視床**を経由しています．さらに，視床は体性感覚だけでなく，さまざまな感覚線維が大脳皮質に投射するための重要な中継基地の役割を果たしています．

大脳皮質の一次体性感覚野には，全身の体性感覚の情報が集約しています．そして，感覚野の領域は投射を受ける身体の各部分が細かく決められています．その様子を表したのが，**図Ⅳ-202**で，このことを**体部位局在**といいます．先に述べたように，感覚情報は必

視床

視床は体性感覚などの感覚の中継基地である

体部位局在

ず交叉しているので，右の大脳半球の一次体性感覚野には左半身の体性感覚が投射し，左の感覚野は右半身の体性感覚が投射しています．図で明らかなように，身体の各部分の投射を受ける広さは，身体各部分の広さのバランスと著しく異なります．鋭敏な感覚が必要な手・指，唇，舌等は広く，実際は身体の大部分を占める躯幹はきわめて小さくなっています．これは，触－圧覚で述べた2点弁別閾の感度に比例しています．敏感であることは，その部位の感覚受容器の密度が高く，したがって投射する求心性線維が多くなり，それを処理するため大脳皮質の広い領域が必要になるからです．

C-2 内臓感覚

内臓の機能を調節する自律神経系には求心性線維が含まれています．この線維は，内臓の状態を感知し，それを中枢に伝えることによって，内臓の機能を適切にするために存在しています．その情報の大半は大脳皮質まで到達せず，それより下位の中枢によって処理され，反射的に遠心性線維の活動を制御しています．しかし，一部の情報は大脳皮質まで到達し，いわゆる"意識"に入り込み，知覚されます．このような知覚を**内臓感覚**といいます．内臓感覚には，空腹感，口渇，悪心，便意，尿意，性感覚などの**臓器感覚**と，内臓に対する侵害刺激によって引き起こされる**内臓痛覚**があります．臓器感覚は，上位中枢や関連臓器の機能と密接な関係があるため，それぞれの該当個所で説明することとし，ここでは内臓痛覚について説明します．

内臓痛覚は，内臓に対する過度の機械的刺激，炎症反応などにより引き起こされ，腹痛，陣痛などがこれに当たります．内臓の壁を構成する組織は，普段は機械的伸展や熱刺激で痛みを引き起こしません．しかし，腸管の激しい運動は腹痛として感じられますし，子宮筋の収縮により陣痛が起こります（子宮筋収縮そのものを陣痛と表現したりします）．また，胆嚢や尿管の緊満により痛みを感じます．一方，腹膜の炎症や虫垂の炎症，胃壁の破壊（胃潰瘍）も激しい痛みとなります．また，血管は急激な拡張が起こると痛みを感じ，これが片頭痛の原因となります．これら内臓痛の一般的な特徴は，局在が不明瞭なことで，「ここが痛い」と指し示せない漠然としたものであることです．感覚受容器は，内臓の壁に分布する自由神経終末で，C線維を介して交感神経や副交感神経を経由し，中枢神経に伝えられると考えられています．これらの痛みは，病気の症状としては非常に重要であることはいうまでもなく，内科で扱う痛みのほとんどは内臓痛であるといえるでしょう．そして，内臓痛は一般的な鎮痛薬（消炎鎮痛剤）があまり効かないということにも留意が

一次体性感覚野の投射部位の広さは，支配領域の2点弁別閾の小ささ（感度のよさ）に比例する

V章「胸　痛」
　　「頭　痛」

内臓感覚
　　臓器感覚
　　内臓痛覚

第Ⅳ章　組織器官系の機能

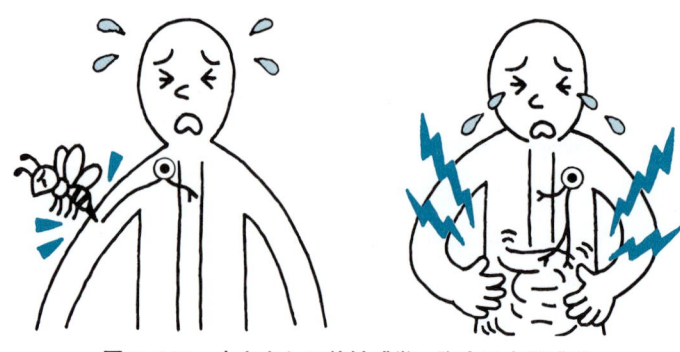

図Ⅳ-203　虫さされは体性感覚，腹痛は内臓感覚

必要で，これは他の皮膚痛覚や深部痛覚としくみが異なっていることを示しています（図Ⅳ-203）．

関連痛

内臓痛覚との関連で同時に考えなければならないのが，**関連痛**です．関連痛とは，内臓の障害により特定の皮膚領域に痛みを感じることをいいます．もちろん，その皮膚領域には実際の障害は存在しません（図Ⅳ-204）．特定の皮膚領域の痛覚線維が，障害を持つ内臓の知覚線維と同じレベルで脊髄に入っていくため，その後角で情報が交叉し，中枢側に皮膚側の痛覚として投射されるためと考えられています．したがって，内臓痛と同時に感じられることも多いのですが，関連痛単独で出現することも多く，関連痛は疾病の診断上重要な所見とされています．

C-3　視　覚

Ⅴ章「めまい」
眼球
視神経

眼球は身体で唯一の視覚受容器です．したがって，視覚は特殊感覚に属します．眼球において光情報（映像）は神経情報に変換され，第Ⅱ脳神経である**視神経**を介して中枢に送られます．ヒトの視覚は，他の動物に比較して著しく発達した感覚で，ヒトは視覚に大きく依存して生活をしています．

a. 眼球の構造と神経経路

網膜
通光器官
　角膜
　前眼房
　水晶体
　硝子体
強膜
視神経乳頭
視交叉
外側膝状体
視覚野

眼球は，光情報を神経情報に変換する役割の**網膜**と，その網膜に映像を結像させるための**通光器官**からなります（図Ⅳ-205）．通光器官は光が通過する順に，**角膜**，**前眼房**（水），**水晶体**（レンズ体），**硝子体**となります．これらは血管を含まない透明な組織であり，光は組織にほとんど吸収されずに通過します．したがって，角膜に炎症が起こったり，水晶体が変性して混濁すると（白内障），光が網膜に到達せず，視力が障害されることになります．

網膜は眼球全体を形作っている**強膜**の内側を覆っていて，水晶体を通過した映像はすべて網膜上に結像します．網膜には一面に神経線維が分布しており，網膜が受けた映像を信号として受け取ります．

9. 神経系

a）関連痛の起こる部位

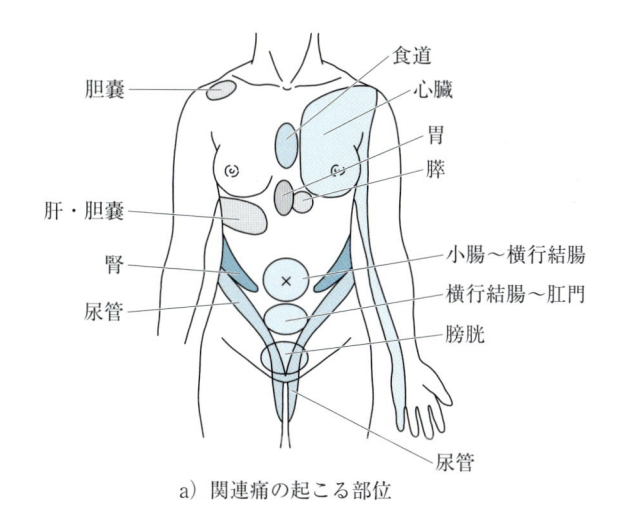

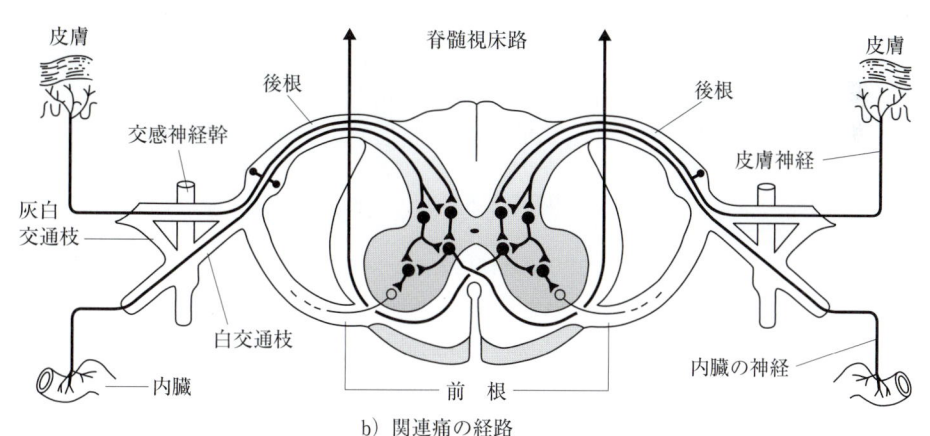

b）関連痛の経路
左半側と右半側に示される経路が考えられている．

図Ⅳ-204　関連痛の起こる部位と経路
a）（高野廣子：解剖生理学，図 13-53，南山堂，2002）
b）（堀　清記 編：TEXT 生理学，図 19-17，南山堂，1999）

神経線維は**視神経乳頭**に集まりますが，ここには網膜が存在せず光を感じません．視神経乳頭で強膜を貫通した神経線維は視神経としてまとまり，眼球から離れ，**視交叉**で部分的に左右の線維が入れ替わり，さらに視床の**外側膝状体**を経て，**大脳皮質後葉**の**視覚野**に終わります（図Ⅳ-212 参照）．

b．屈折と調節

　水晶体は，外周に**毛様体筋**と**毛様体小帯**が一様に分布しています（図Ⅳ-206）．水晶体は弾力性に富み，毛様体小帯は水晶体を引っ張って眼球に固定する役割を持っています．これにより水晶体はやや扁平に引き伸ばされています．この状態の水晶体に入った平行光線は，屈折して網膜上に焦点が合うようになっており，これにより，

毛様体筋
毛様体小帯

figure IV-205 眼球の構造

図IV-206 毛様体付近の構造

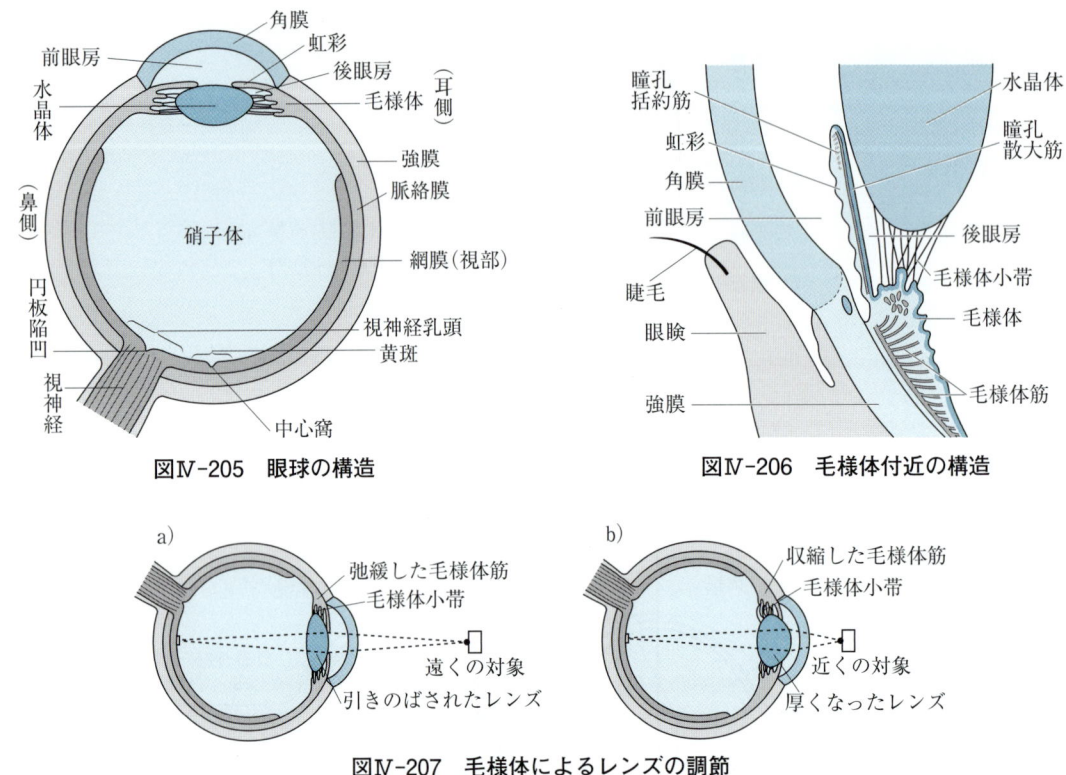

図IV-207 毛様体によるレンズの調節

水晶体を通過した光の映像は，網膜に映し出される（結像）ことになります．遠方からの映像は平行光線になりますので，この状態がヒトが遠方を注視したときの水晶体の状態であるといえます（**図IV-207 a)**）．一方，毛様体筋が収縮すると，毛様体小帯が弛緩します．これにより水晶体は自らの弾性により前面の膨らみが大きくなり，屈折力が増すことになります．こうなると，より近いところからくる光線が強く屈折して網膜上に結像することになります．これが近くを注視しているときの状態です（**図IV-207 b)**）．このように水晶体の屈折力を変えることを**調節**といい，その過程を**遠近順応**といいます．近くを見ているときは毛様体筋は収縮し緊張しなければならないので，負荷がかかっていることになります．したがって，毛様体筋のはたらきを保つためには，時々，遠くを見て毛様体筋を休ませる必要があります．近くを見すぎることで，毛様体筋が過度に緊張し，遠くに焦点が合わなくなる状態が**仮性近視**です．また，なんらかの理由で眼球にゆがみが出て，無調節状態で平行光線が網膜の後方に結像する状態を**近視**といいます．角膜もレンズの効果があり，屈折力に寄与していますが，角膜の曲面が一様でないと，一定角度の映像にゆがみが出ます．これを**乱視**といいます．

調節
遠近順応

仮性近視
近視
乱視

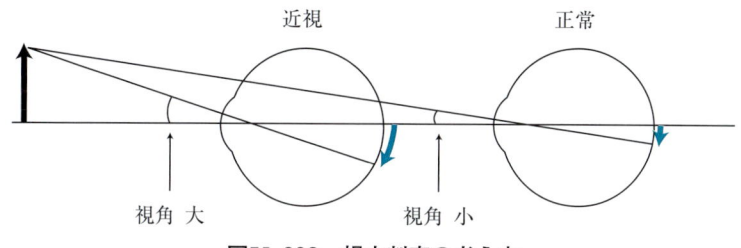

図Ⅳ-208　視力判定の考え方

　視力とは，目に見えた2点を分かれていると弁別できる能力のことをいいます．すなわち目の2点弁別能力ということです．視力が良ければ，非常に近接した2点も分かれて見えることになり，物のディテールが判別できることになります．つまり"よく見える"わけです．2点に弁別できる最小の**視角**（見ている2点と眼球の屈折中心で形作る角度）を"分"で表したものの逆数を用いて視力を表します．したがって，焦点の合わないところでは視力は著しく劣ることになります．近視では，一定の距離で離れた2点を識別できる程度に焦点が合うためには，正常よりも近付かなければならなくなります．そうすると，視角は正常のときより大きくなるので，視力は低いと判定されます（図Ⅳ-208）．

視力
視角

c．光量調節

　水晶体を経て網膜に入ってくる光の量は，網膜の感度に対して適切でなければなりません．光量が多ければ，私たちは眩しさを感じ，ものがよく見えません．一方，光量が少なければ，視野が暗くなり，やはりよく見えません．光量の調節は水晶体の前にある**虹彩**の役割です．虹彩は，アジア系のヒトではメラニン色素が多く，黒ないし茶色にみえます．虹彩の中央部は丸く開いていて水晶体が露出しています．これが**瞳孔**です．この瞳孔の大きさを調節して光量を加減するわけです．虹彩には**瞳孔散大筋**と**瞳孔括約筋**があり，瞳孔の大きさを調節しています．瞳孔括約筋は副交感神経に支配されていて，収縮すると瞳孔は縮小し，網膜に達する光量を減らします．瞳孔散大筋は交感神経に支配され，収縮すると瞳孔が大きくなり，網膜に達する光量が多くなります．瞳孔の調節は，網膜に達する光量により，自律神経（交感・副交感）を介して反射的に行われます．これを**対光反射**といいます．対光反射は，網膜から視神経，中脳を介して自律神経系に至る経路の反射です．したがって，中枢にダメージがあった場合，あるいは脳死の場合に対光反射が消失します．そのため，臨床では死の判定によく使われます．

虹彩
瞳孔
瞳孔散大筋（交感性）
瞳孔括約筋（副交感性）
対光反射

d. 網膜の構造

　眼球全体の基本構造を支えている強膜の内側には，血管に富んだ**脈絡膜**があり，眼球内側を栄養しています．光情報を受け取る網膜は脈絡膜の内側に張り巡らされています．脈絡膜に接する側は，眼球内を暗箱のように暗くして水晶体からの光が結像しやすくするため，一面に**色素上皮細胞**がおおっています．色素上皮細胞層のすぐ内側に水晶体からの映像が焦点を結びます．そこには光を感じ取る**光受容器（視細胞）**である**杆状体**，**錐状体**がずらりと並んでいます．その内側には**水平細胞**，**双極細胞**，**アマクリン細胞**が並びます．網膜の最内側，つまり硝子体に接するところには**神経節細胞**が並び，ここから延びた神経線維が視神経乳頭部へ集まり視神経となります．こうしてみると，光は水晶体，硝子体を経て網膜に到達しますが，網膜内では，無色透明で光をほとんど吸収しない，神経節細胞，水平細胞，双極細胞，アマクリン細胞を透過して光受容器に到達します（図Ⅳ-209）．

　錐状体は明るい光に対して感度が合っている光受容器で，昼間視に対応しています．光量だけでなく，色（光の波長）の識別ができるのが特徴です．杆状体は暗い（あるいは弱い）光に対して感度が合っている光受容器で，主に明暗を識別し，夜間視に対応します．

脈絡膜
色素上皮細胞
光受容器（視細胞）
　杆状体
　錐状体
水平細胞
双極細胞
アマクリン細胞
神経節細胞

錐状体→空間視，色の識別
杆状体→夜間視，明暗の識別

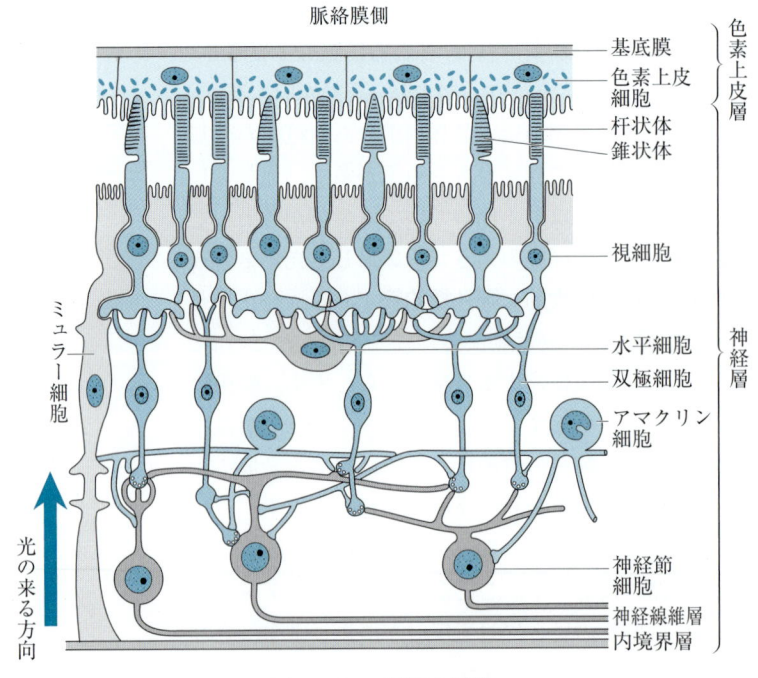

図Ⅳ-209　網膜の構造

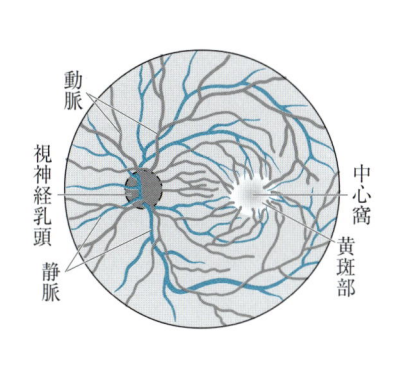

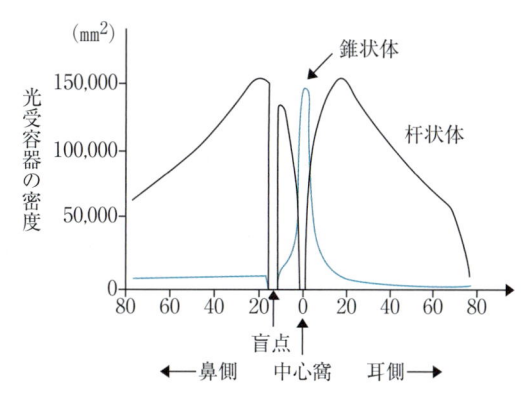

図Ⅳ-210　黄斑の位置，光受容器の密度

ヒトの一つの眼球には，約600万個の錐状体と約1億2,000万個の杆状体が存在します．網膜のなかで，物を注視するとき像が結ぶ**黄斑部**の**中心窩**は，杆状体がなく，錐状体のみが分布しています（図Ⅳ-210）．したがって，この部分の視力は非常に高く，ヒトは通常，この部分を使ってものを見ています．中心窩以外の網膜は，杆状体が圧倒的に多く，錐状体の数は極端に少なくなります．したがって，光や色の識別力が弱くなり，主に明暗や画像の変化を感じるようになり，これを**周辺視力**と呼びます．

黄斑部
中心窩
周辺視力

e. 光受容機構と明暗順応

視細胞の光受容部分（錐状体，杆状体）には，光エネルギーを化学エネルギーに変換する**視物質**が豊富に含まれています．主に明暗を感じる杆状体の視物質は**ロドプシン**という赤色を発する物質です．ロドプシンはタンパク質である**オプシン**とビタミンAから作られる**レチナール**（**レチネン**）からなります（図Ⅳ-211）．ロドプシンが光を受けると，光のエネルギーでレチナールの立体構造に変

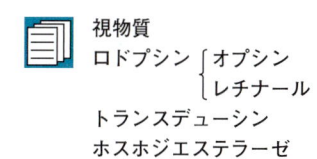

視物質
ロドプシン ｛オプシン
　　　　　　レチナール
トランスデューシン
ホスホジエステラーゼ
cGMP依存性チャネル

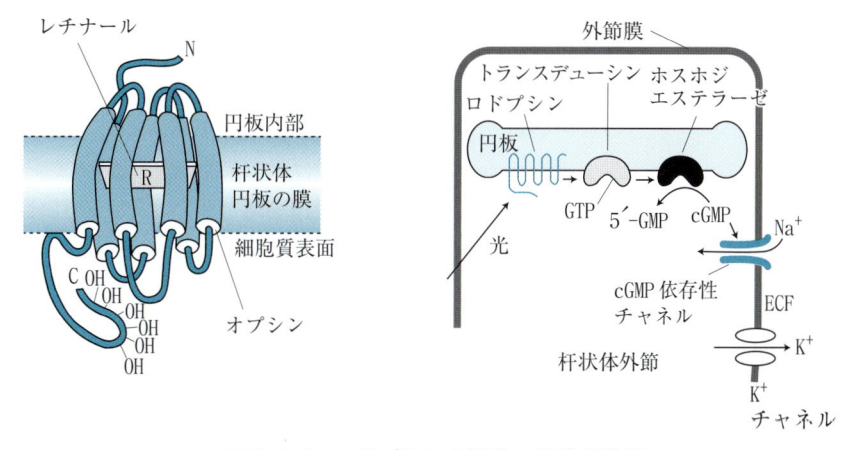

図Ⅳ-211　ロドプシンの構造と光受容機構

化が起こり，ロドプシン全体に波及します．こうして活性化したロドプシンは，隣接する**トランスデューシン**を介して**ホスホジエステラーゼ**を活性化します．ホスホジエステラーゼは杆状体内の cGMP の分解を促進しますが，これにより，**cGMP 依存性チャネル**（生理的には Na^+ を内向きに通す）が活性を失い閉鎖します．これにより内向き電流が消失しますが，K^+ チャネルは開いたままですので，杆状体の膜電位は K^+ の平衡電位へ過分極し，杆状体から双極細胞へ放出される神経伝達物質が減少します．このように光情報は神経情報に変換されます．

　色を見分ける錐状体には 3 種類あることがわかっており，それぞれ赤，青，緑の光線に反応する視物質が含まれています．このうち赤物質はホトプシンというタンパクとレチナールから作られている**ヨドプシン**であることがわかっていますが，他の二つの詳細はまだ不明です．錐状体でも視物質が活性化したあとの反応経路は杆状体と同じと考えられています．このように，杆状体と錐状体の役割の違いは，含まれる視物質の特性の違いによるわけです．

　視覚情報の主な経路は視細胞→双極細胞→神経節細胞であり，水平細胞とアマクリン細胞は側方への情報伝達を行い，映像の調節にあずかっていると考えられていますが，生理的役割は明らかではありません．ただ，水平細胞は，**色覚の反対色説**（反対色を置くと双方の色が引き立って見える）にかかわっていたり，視野の中で光線を受けた周辺部の応答が抑制されたり（**on 中心 off 周辺型**），光線に反応しない領域の周りが反応したり（**off 中心 on 周辺型**）して，映像にめりはりをつける反応にかかわっていると考えられています．これらの細胞同士はシナプス結合し，神経伝達物質のやり取りが行われています．活動電位は神経節細胞とアマクリン細胞で発生しますが，他の細胞の応答は膜電位の小さな変化（過分極反応，脱分極反応）によります．

　「映画館の館内に入ると，真っ暗でどこに空席があるか全くわからないのに，しばらくすると中の様子が見えるようになり，空席をみつけられる」といった経験は誰にでもあると思います．このように，目が暗さに慣れる現象を**暗順応**といいます．これは網膜の感度が上がり，暗がりの弱い光に反応できるようになることです．具体的には視細胞の感度が上昇することで，錐状体で先に起こり，杆状体ではゆっくりと起こります．全体で 20 分程度かかります．一方，暗がりから急に明るいところに出てくると，初めは目がくらみますが，慣れてくるとちゃんと見えるようになります．これを**明順応**といいます．目がくらむのは，入ってくる光に対して網膜の感度が高

すぎて光を感じすぎることによります．しかし，感度が下がる反応は，むしろ，暗がりで起こった暗順応が解除される反応と考えられており，暗順応よりははるかに速く（約5分）進行します．

> 🔑 明順応は暗順応の解除である

f. 視覚伝導路

両眼球から発した視神経は，頭蓋内に入り下垂体茎の手前で視交叉を作ります．視交叉では両眼の網膜の鼻側に結像した情報を伝える神経線維が交叉します．一方，耳側の網膜に結像した情報は交叉しません．この結果，視交叉以後の視索では，両眼の網膜の右側の情報が右側の視索，網膜の左側の情報が左側の視索にまとまることになります．そもそも，水晶体のレンズ効果により網膜の右側には視野の左側からの光が結像し，網膜の左側には右側の光が結像しています．したがって，右側の視索は視野の左側の映像を，左側の視索は右側の映像を伝えています．視索を通過した神経線維は視床の**外側膝状体**に至ります（図Ⅳ-212）．網膜の神経節細胞から発した神経線維は，ここのニューロンにシナプスを作って終わります．外側膝状体から発した神経線維は大脳皮質後頭葉の**17野**と呼ばれる部分に終わります．ここが**視覚野**です．黄斑部の上部の情報は鳥距溝より上側で，黄斑部の下部は鳥距溝の下側で処理され，黄斑部が投射される領域が非常に大きくなっています．これは，注視した像が黄斑部に結像するので，色や形状などの大量の情報を処理しなければならないためです．これに比べると，網膜周辺部からの投射を受ける部分は，狭い領域になっています．水晶体は凸レンズなので，網膜に結ばれた像は天地左右がひっくり返っています．しかし，これは視覚野に到達後に処理されて，元に戻されて感じ取られているので，私たちは視野の上下左右を正しく感じています．

> 📄 視覚野

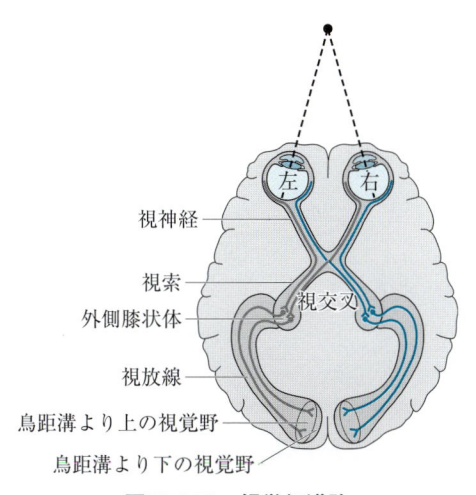

図Ⅳ-212　視覚伝導路

g. 視野と両眼視

　目の前の1点を見ているときに，同時に見ることのできる範囲を**視野**といいます．先に述べましたが，網膜の中心付近，黄斑部のすぐ近くには**視神経乳頭**があり，ここには視細胞がありません．したがって，視野の範囲内であるにもかかわらず，視神経乳頭に結像したものは見えないことになります．これを**マリオットの盲点**といいます．マリオットの盲点は普段は意識されません．それは，ヒトが両眼でものを見ていて，盲点を反対側の目の視野で補っているからです．両眼の視野の中央部，すなわち黄斑部に対応するところは重なっており，一致しています．したがって，ものを注視しているときは常に**両眼視**していることになります．同じものを両眼で見る場合，対象物と目との位置関係がずれているため，見え方が微妙に変わります．しかし，この見え方の差は，視覚野にて処理され，単一の画像に融合されます．その際のズレの情報を利用し，見たものまでの距離を推定することができ，これが**遠近感**（あるいは**立体感**）として感じられます．つまり，両眼視によって，遠近感が形作られています．

　両眼視では，両側の眼球の運動が協調し，両眼が常に同じものを見ている必要があります．眼球の運動は六つの**外眼筋**によって行われます（図Ⅳ-213）．外眼筋の運動を支配しているのは，**動眼神経**，**滑車神経**，**外転神経**の三つの脳神経です．これらの神経の神経核は中脳から延髄上部にかけて分布しています．これらの神経核には，視覚や頭部の運動などの情報が中脳背側の**上丘**を介して投射しています．さらに，頭部や身体の位置に関する情報が**前庭神経核**より投射されます．これらの情報を統合し，適正に眼球を動かすことにより，視野が安定し，眼球を動かしながら安定した両眼視をすることができるのです．

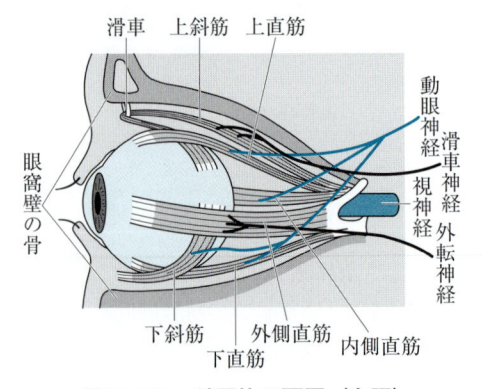

図Ⅳ-213　外眼筋の配置（左眼）

C-4 聴覚と前庭感覚

聴覚の受容器は耳ですが，内耳には身体の平衡や運動覚などの**前庭感覚**をつかさどる**前庭・三半規管**も存在します．したがって，その求心性神経である**第Ⅷ脳神経**（**内耳神経**）には，聴覚を伝える**蝸牛神経**と前庭感覚を伝える**前庭神経**が含まれています．また，感覚の最終的な受容装置である聴覚の**蝸牛**と前庭・三半規管は同じような**有毛細胞**を持ち，ここで刺激のエネルギーが神経信号に変換されるという共通の特徴を持っています．

a. 耳の構造，伝音系のはたらき

音は**耳介**の助けを借りて耳孔に入ります．イヌやウサギの耳介には筋肉が発達していて，音の方向に動かすことができますが，ヒトは直立して頭部が比較的自由に動かせるので，耳介は顔面の方向に固定され，前方の音を集めるようになっています．耳孔の奥は**外耳道**になっています．これはただの管ではなく，音の強さを3倍程度増幅する効果を持っています．外耳道は**鼓膜**に終わります．鼓膜より内側は**中耳**と呼ばれ，**耳管**を介して鼻腔に開いています．こうして鼓膜の両側は同時に大気と接していて大気圧で維持されます．もし，中耳や耳管に炎症が起こり浸出液が詰まると，中耳の内圧が高まり，鼓膜は過度に緊張し，耳鳴りや痛みが起こります．鼓膜は薄い膜で，外耳道を伝わってきた音に共鳴して振動します．鼓膜の中耳側には**ツチ骨**という**耳小骨**が付着しています．これを介して音の振動は，**キヌタ骨**，**アブミ骨**と伝わります．アブミ骨は内耳の蝸牛の入り口である**卵円窓**につながっています．こうして鼓膜に伝えられた音は約28倍に増幅されます．蝸牛に伝えられた音は，神経情報に変換されていきます．これら，蝸牛に至る音を伝え増幅するしくみを**伝音系**といいます（図Ⅳ-214）．

b. 蝸牛のはたらき（感音系）

蝸牛は側頭骨内の迷路の一つで，中に蝸牛管を納めています．蝸牛は約2と2/3回転していますが，全長にわたって**ライスネル膜**と

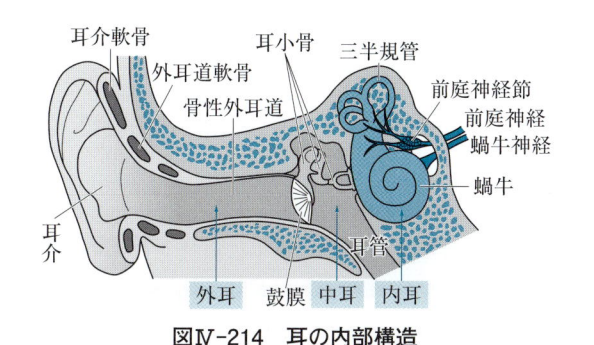

図Ⅳ-214 耳の内部構造

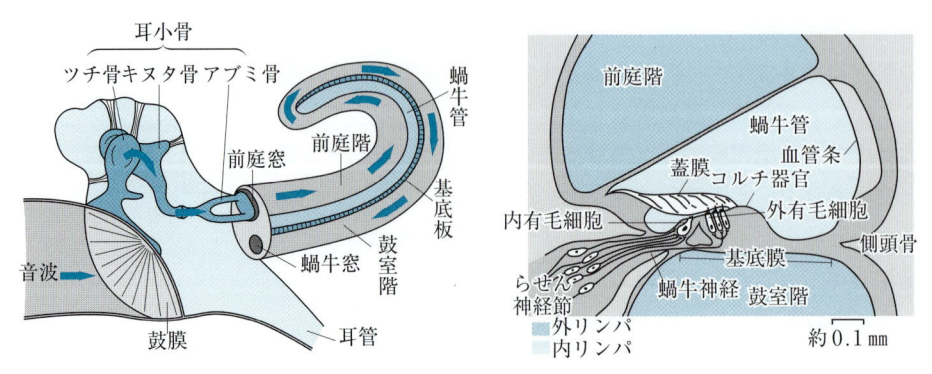

図Ⅳ-215　伝音系と蝸牛の構造

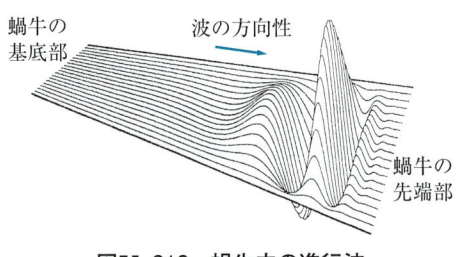

図Ⅳ-216　蝸牛内の進行波

基底膜
前庭階
鼓室階
外リンパ液

基底膜が内腔を区切り，上から**前庭階**，**蝸牛管**，**鼓室階**となっています．前庭階と鼓室階は蝸牛の頂点で連絡しています（図Ⅳ-215）．したがって，両者の内容液（**外リンパ液**）は共通です．前庭階の中耳側は前庭窓，鼓室階の中耳側は鼓室窓に終わっています．耳小骨を介して前庭窓に音の振動が到達すると，前庭階，鼓室階の外リンパ液に振動が伝わります．振動は蝸牛窓に抜けます．外リンパ液の振動により，基底膜が振動します．基底膜の振動により，蝸牛管内の内リンパ液も振動します．この振動は，蝸牛管内の**コルチ器官**と**蓋膜**の位置関係を変化させます．こうなると，蓋膜がコルチ器官内の有毛細胞の感覚毛を屈曲させます．これにより，有毛細胞に受容器電位が発生し，**らせん神経節細胞**の興奮をひき起こします．

コルチ器官
蓋膜
らせん神経節細胞
進行波

蝸牛内の音の伝達は，内部の構造上の特徴から，音の周波数によって増幅される場所が異なります．このような特徴で伝わる振動を**進行波**といいます（図Ⅳ-216）．結果として，前庭窓からの距離により，有毛細胞が感じ取る音の周波数（高低）が分かれていることになります．

c．聴覚の伝導路

有毛細胞から，蝸牛に隣接したらせん神経節の神経細胞に音声情報が伝達されます．らせん神経節からの神経線維は蝸牛神経として橋の付近で中枢に入り，蝸牛神経核で神経線維を変えます．蝸牛神

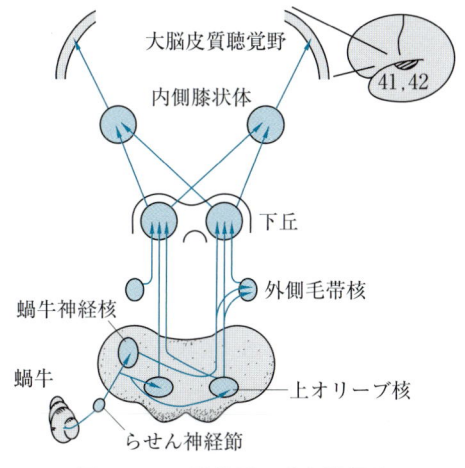

図Ⅳ-217　聴覚系の求心性経路

経核を出た線維のうち一部は上オリーブ核を経て同側の大脳皮質へ，大半は交叉して**下丘**を経て大脳皮質へ投射します（図Ⅳ-217）．大脳皮質で聴覚情報を受けるのは上側頭回にある**聴覚野**（41, 42野）で，周りには**聴覚連合野**（22野）があり，より高度な情報処理が行われています．

下丘
聴覚野
聴覚連合野

d．平衡感覚とは

　私たちは姿勢が傾いているか，静止しているか，動いているか，回転しているか，等を常に感じ取っています．これにより，姿勢を直したり，運動中に姿勢を安定的に保ったりすることができます．この感覚を**平衡感覚**といいます．平衡感覚の受容は内耳の**前庭**で行われることから，**前庭感覚**とも呼ばれます．姿勢を保つためには，筋・腱・関節などの状態を知る深部感覚や，手・足底の状態を知る触－圧覚，そして視覚の情報も重要で，これらの感覚と前庭感覚が総合されて，平衡感覚が形成されるとも考えられます．では，狭い意味での平衡感覚すなわち前庭感覚の役割は何でしょうか．それは頭部の重力のかかる方向に対する位置関係の把握と，頭部にかかる加速度の強さと方向を知ることです．

平衡感覚
前庭感覚

e．前庭器官の構造とはたらき

　前庭器官は三つの**半規管**（すなわち三半規管）と二つの**平衡嚢**（卵形嚢と球形嚢）からなります（図Ⅳ-218）．
　平衡嚢の内部には平衡斑があり，そこに有毛細胞が並んでいます．有毛細胞の感覚毛は平衡石膜が覆っていてその上に**平衡石**が載っています．平衡石は重力によって常に感覚毛を圧迫して刺激を与えます．もし，頭部が傾くと感覚毛に加わる圧力が変わるので，頭位の

半規管
卵形嚢
球形嚢
平衡石

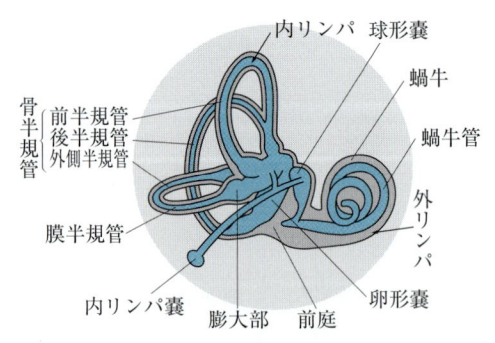

図Ⅳ-218　前庭器官

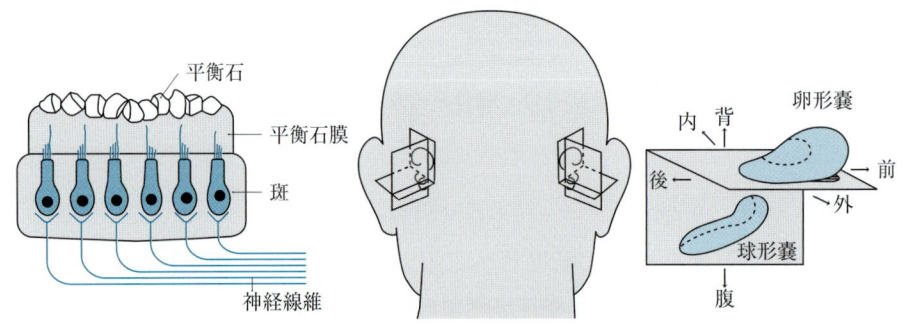

図Ⅳ-219　平衡石の平衡嚢の配置

変化を感じ取ることになります．さらに，エレベーターに乗っているときのように上下方向の加速度が加わると，平衡石と感覚毛の位置関係が瞬間的に変わり，変化を感知できます．加速度が加わらない，つまり，速度が一定のときは，位置関係に変化がないので，有毛細胞は反応しません．このことから，エレベーターで，動きだすときと停止するときは動きを感じますが，一定速度で動いている最中はそれを感じないということを説明できます．卵形嚢と球形嚢は直交した面を構成するように配置され，上下・前後・左右の直線運動に対応するようになっています（図Ⅳ-219）．

半規管は前，後ろ，外側の三つの輪状の管が組みになって，お互いに直交する三つの平面上に配置されています．管の根元は膨らんで**膨大部**となっており，その中に**膨大部稜**という感覚受容器があります．ここには有毛細胞が分布していて，感覚毛は**クプラ**におおわれて固められています．半規管の平面方向に回転加速度が加わると，半規管内のリンパ液が相対的に逆回転します．このリンパ液の流れがクプラを押すので，回転加速度を感知することになります（図Ⅳ-220）．

前庭感覚の求心性線維は前庭神経節にあり，前庭神経としてまとめられて橋にある前庭神経核に至ります．先に述べましたように，

> 膨大部稜
> クプラ

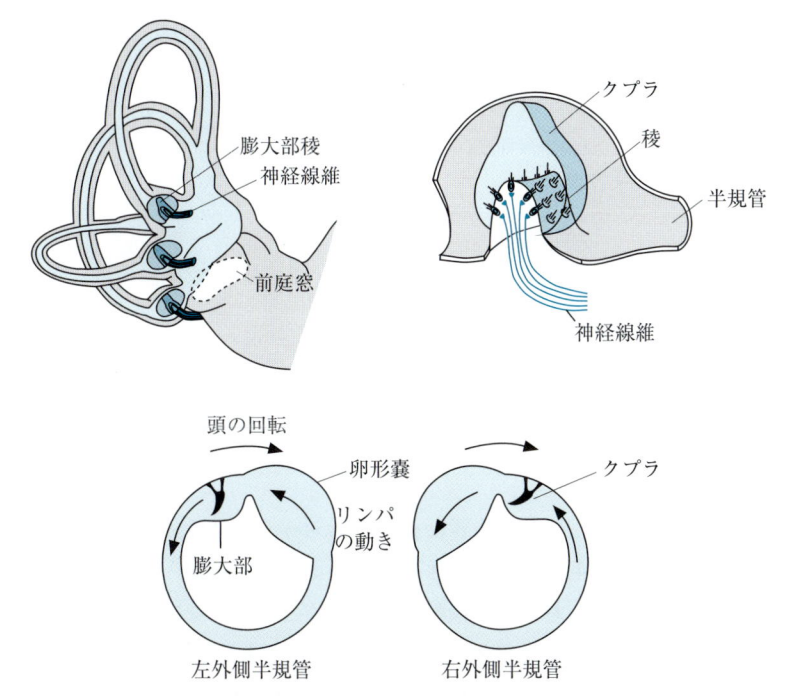

図Ⅳ-220　頭の回転に伴う外側半規管内リンパのはたらき

平衡感覚は身体のさまざまな情報と統合されなければならないので，前庭神経核より中枢神経のいろいろなところへ線維が延びています．特に，脊髄，眼球運動ニューロン，小脳，網様体，視床を経由し大脳皮質などに至る線維が重要です．

C-5　化学感覚

　嗅覚と**味覚**は**化学感覚**と呼ばれます．嗅覚は空気中の物質の種類と量，味覚は食物など口腔内の物質の種類と量を感じ取る感覚です．両者とも化学物質自体が感覚の対象であることから化学感覚と呼ばれます．さらに，この二つの感覚は食物や胃腸機能と密接に関係しています．さらに，味覚は嗅覚の影響を大きく受けることがわかっています．鼻かぜをひくと，ものの味が変わって感じるのは，その証拠です．

嗅覚
味覚
化学感覚

a. 嗅　覚

　嗅覚受容器は，鼻腔の鼻中隔近くの天井部分にある**嗅粘膜**です．ここには粘膜から**嗅毛**を延ばした**嗅細胞**があり，この嗅毛ににおい物質をとらえて反応します．嗅細胞は神経細胞の一種で，直接に軸索を延ばしています．この神経線維は篩板を通過して頭蓋内の**嗅球**に終わります（図Ⅳ-221）．嗅球で神経線維は僧帽細胞や房飾細胞といわれる神経細胞とシナプス結合します．この後，これらの二次求心性線維は嗅索を通って大脳辺縁系の嗅皮質に終わります．

嗅粘膜
嗅細胞
嗅球

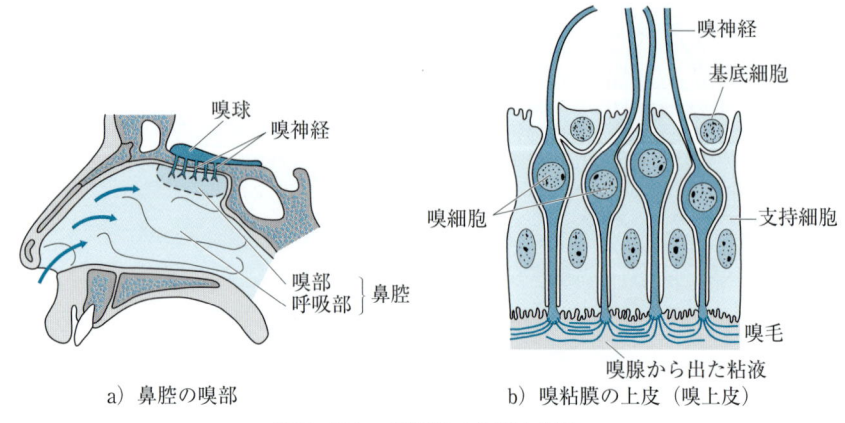

a）鼻腔の嗅部　　　　　　　　　b）嗅粘膜の上皮（嗅上皮）

図Ⅳ-221　嗅粘膜の位置と構造

　におい物質は線毛をおおう薄い粘膜層に溶け込んで，嗅細胞の嗅毛膜上の受容体に結合します．したがって，におい物質は揮発性でなおかつ，粘膜に溶け込めるものでなければなりません．におい物質の受容体は約1,000種類以上といわれ，さまざまな物質に対応しています．受容体ににおい物質が結合すると，細胞膜上のGタンパクを介して**アデニル酸シクラーゼ**を活性化します．こうして細胞内の**cAMP**濃度が上昇し，cAMPは**cAMP依存性陽イオンチャネル**を活性化します．これによって脱分極性の受容器電位が起こり，活動電位を発火させ軸索を伝導していきます．

cAMP依存性陽イオンチャネル

b．味　覚

　味覚の受容器は**味蕾**と呼ばれ，その中に受容細胞である**味細胞**が存在します（図Ⅳ-222）．味蕾は舌の有郭乳頭，葉状乳頭，茸状乳頭に存在します．そのほか，頬や軟口蓋，咽頭等にも存在します．

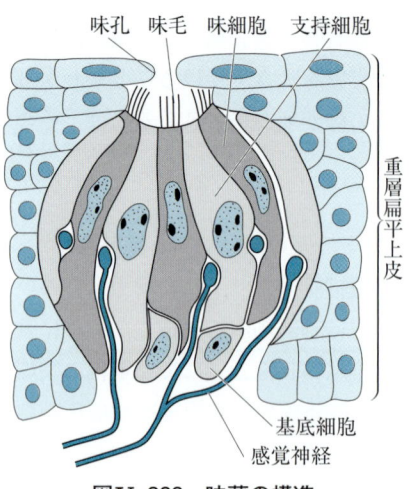

味蕾
味細胞

図Ⅳ-222　味蕾の構造

9. 神経系

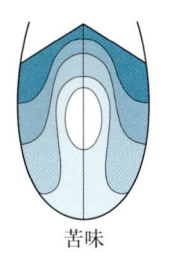

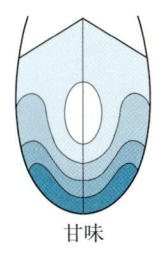

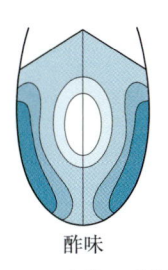

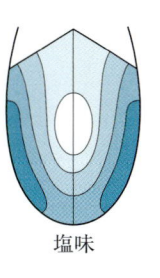

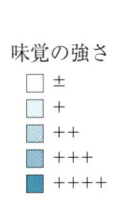

	味覚の強さ
	±
	+
	++
	+++
	++++

苦味　甘味　酢味　塩味

図Ⅳ-223　味覚の受容野
（高野廣子：解剖生理学，図15-26，南山堂，2002）

　唾液に溶け込んだり，液状になった化学物質は，味細胞の細胞膜上の受容体と結合し，受容器電位を発生させます．このメカニズムは，味の種類によって異なります．味覚はこれまでに4種類（**甘味，酸味，苦味，塩味**）であると考えられてきましたが，近年，**うま味**に反応する味蕾が発見され，5種類となりました．

　甘味は糖類などが受容体に結合すると甘味担当の味細胞内のcAMPが増加して，K^+チャネルが抑制され脱分極反応します．これにより伝達物質を隣接した神経線維に向かって放出します．塩味のもとであるNa^+はNa^+チャネルを通じて流入し，担当の味細胞を脱分極させます．酸味のもとであるH^+は担当の味細胞のNa^+チャネルの活性化とK^+チャネルの抑制をひき起こし，脱分極させます．苦味では受容体の活性化によりIP_3が増加し，細胞内Ca^{2+}の増大が起き，脱分極なしに伝達物質放出を行います．うま味は主にアミノ酸を感知する味覚であることがわかっています．これらの味細胞分布は一様ではなく，味蕾の分布する場所によって，主に受容する味覚は異なります（図Ⅳ-223）．

　これら味覚のうち，対象物質がハッキリしているのは塩味と酸味です．一方，甘味は栄養物質で感じることが多く，苦味は有毒な物質や薬物などで感じることが多くなります．それで，ヒトは苦味を基本的に避けます．苦味には胃腸管運動を亢進する反射が起こります．したがって，弱い苦味の物質は健胃消化剤に利用されています．

　味覚のもう一つの要素と考えられている"辛味"は，対応する味蕾がなく，これは，辛味成分が舌や口腔内粘膜の血管を拡張するためと考えられています．これにより充血が起こり，強い熱感や刺激感が起こり，これを辛さと感じていると解釈されています．近年，栄養のバランスが崩れて味蕾が減少し，味覚障害に陥るヒトが増えていますが，こういう状況でも辛味は影響を受けないため，味覚障害の傾向がある人は，より辛いものを好むようになると考えられています．

> 味覚の種類
> ・甘味
> ・酸味
> ・苦味
> ・塩味
> ・うま味

> 苦味は胃腸管運動を亢進する

> 辛味に対応する味蕾はない

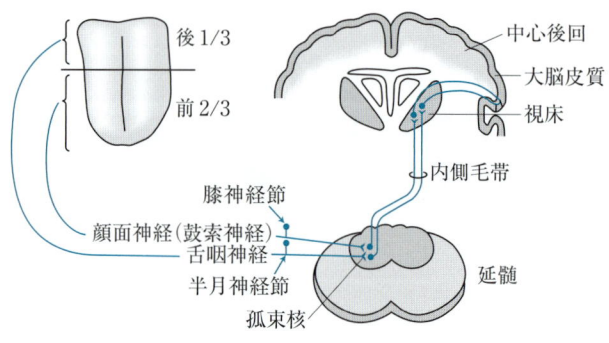

図Ⅳ-224　味覚の伝導路

　これらすべての味細胞は，刺激を受容すると伝達物質を隣接する神経線維に放出し神経興奮を惹起します．味覚の一次求心性ニューロンは，舌の前2/3は顔面神経の鼓索神経を通り，舌の後1/3は舌咽神経，咽頭などは迷走神経を通ります．これらの神経はすべて，延髄の孤束核でニューロンを変えて，反対側の視床を経由して反対側の体性感覚野の下方に隣接する味覚野に投射します（図Ⅳ-224）．

🔑 舌の前2/3→顔面神経
　舌の後1/3→舌咽神経
　咽頭→迷走神経

D. 運動機能

　脊髄神経と脳神経の第Ⅶ，第Ⅺ，第Ⅻ脳神経に含まれている体性遠心性神経は，主に骨格筋を支配して，身体の随意運動に中心的役割を果たします．随意運動には，スポーツのような瞬間的な運動のみならず，姿勢の維持といった持続的な運動が含まれます．また身体の運動の中には，随意ではなく反射によって行われるものも多くあり，脊髄を介するものを**脊髄反射**，脳幹が反射の中枢となっているものを**脳幹反射**と呼んでいます．通常のヒトの運動は，随意運動と反射が複雑に組み合わされて行われています．

📄 脊髄反射
　脳幹反射

D-1　α運動ニューロンと運動単位

　随意運動を行う骨格筋を支配して，骨格筋の収縮を引き起こすのは大型の神経細胞で**α運動ニューロン**と呼ばれます．α運動ニューロンの細胞体は，脊髄では前角に分布し，ここから延びた有髄性の神経線維（軸索）は前根を通って脊髄神経となり，支配する筋肉へ向かいます．有髄性で太い神経線維であることから伝導速度が速く，Aα群に分類されます．この神経線維は，途中で枝分かれして，同じ筋肉内の別々の筋線維（筋細胞）に終板を形成します．つまり，一つのα運動ニューロンが興奮すると，複数の筋線維が同時に収縮することになり，一つのまとまりとして機能します．これを**運動単位**といいます．運動単位の支配する筋線維は必ずしも隣り合っ

📄 α運動ニューロン
　運動単位

9. 神経系

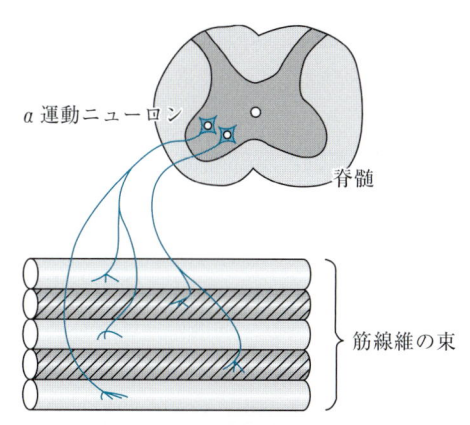

図Ⅳ-225　運動単位の概念

表Ⅳ-9　骨格筋筋線維の種類と運動単位

筋線維	Ⅰ型	Ⅱ型A	Ⅱ型B
ミトコンドリア	多い	多い	少ない
ミオグロビン	多い	多い	少ない
エネルギー源	酸化的リン酸化	酸化的リン酸化	嫌気的解糖
収縮速度	遅い	速い	速い
疲労速度	遅い	中等度	速い
運動様式	姿勢の維持	中等度の持続力	素早い運動
運動単位	S型	FR型	FF型

ておらず，筋肉内に広く分布し，他の運動単位の筋線維と混じり合って存在します．一つの運動単位に属する筋線維はさまざまで，大まかな運動をする筋肉で多く（腓腹筋で2,000），細かい運動をする筋肉で少なく（眼筋で3〜6）なっています（図Ⅳ-225）．

一つの運動単位に属する筋線維は組織化学的性質が同じです．筋線維の組織化学的性質はⅠ型，Ⅱ型A，Ⅱ型Bに分けられます（表Ⅳ-9）．これにより運動単位もS型，FF型，FR型に分けられています．S型はⅠ型筋線維（**遅筋**）で構成され，比較的ゆっくりとした収縮を示し，強縮が継続しても疲労しにくい特徴があります．FF型はⅡ型B筋線維（**速筋**）により構成され，速い収縮を示し細かい運動に適しますが，疲労しやすい特徴があります．FR型はⅡ型A筋線維により構成され，S型とFF型の中間的性質を示します．

筋肉は身体の部分によって役割が異なり，速く細かい動きを要求される場合や，持続的に収縮し続けることを要求される場合など，さまざまです．これらのことに対応するため，それぞれの筋肉では構成する運動単位の割合を変え，瞬発的運動に対応する白筋となったり，持久運動に対応する赤筋となったりします．**白筋**は，主に嫌気的解糖系によるエネルギーを得るⅡ型B筋線維を多く含む筋肉

S型
FF型
FR型

速筋
遅筋

白筋

第IV章 組織器官系の機能

📄 赤筋

です．**赤筋**は，好気的解糖系に必要な酸素を保持するミオグロビン（赤色を発する）を大量に持つＩ型筋線維で主に構成される筋肉です．

V章「息切れ」

D-2 運動と深部感覚

骨格筋が適切に運動するためには，骨格筋そのものの状態や関係する関節の状態などを，常に感じ取り，状況に合わせた強さでの収縮を行う必要があります．このために，筋肉内には**筋紡錘**という伸展受容器があり，筋肉の伸ばされ具合（筋長）を感じ取り，中枢に情報を送っています．また，腱には**ゴルジ腱器官**という伸展受容器があり，腱にかかる負荷を監視しています（図IV-198）．

📄 筋紡錘
　ゴルジ腱器官
　　γ運動ニューロン
　錘内筋線維
　　┌ 核袋線維
　　└ 核鎖線維

筋紡錘は，筋肉の中心部に位置し，結合組織のカプセルに囲まれた細い筋線維の束で構成されています（図IV-226）．この筋線維を**錘内筋線維**といい，α運動ニューロンではなく，**γ運動ニューロン**の支配を受けています．錘内筋線維は，大きくて核が中央に集まっている**核袋線維**と，比較的細くて核が1列に並んでいる**核鎖線維**の二つのタイプがあります．核袋線維は動的γ運動ニューロンの支配を受けています．一方，核鎖線維は静的γ運動ニューロンの支配を受けています．

📄 一次終末
　二次終末

筋紡錘には二つの感覚神経終末が分布しています．一つは核袋，核鎖の両線維の中央部にらせん状に巻き付いて分布する**一次終末**で，Ⅰa群（求心性）線維の終末です．もう一つは，主として核鎖線維に分布する**二次終末**で，Ⅱ群（求心性）線維の終末です．一次終末は錘内筋線維の伸張速度と長さに反応し，筋肉の"伸ばされ具合"を感じ取ります．二次終末は錘内筋線維の長さのみを感じ取ります．

筋肉が力を出す場合，筋肉は短縮する（等張性収縮）ことが多いのですが，そのままでは筋紡錘はたるんでしまいます（図IV-227）．筋紡錘がたるんでしまうと，筋の伸張度や長さを，錘内筋

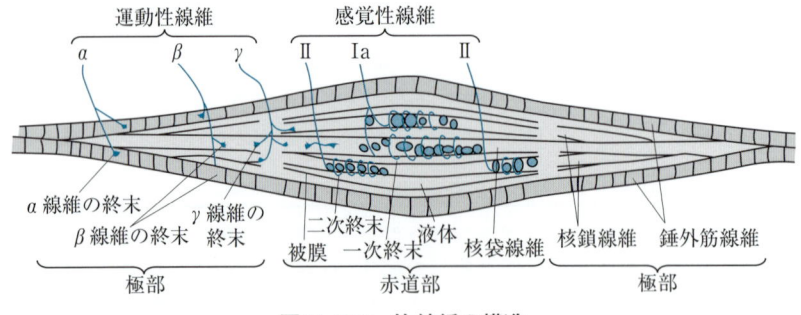

図IV-226　筋紡錘の構造
（堀　清記 編：TEXT生理学，図15-5a，南山堂，1999）

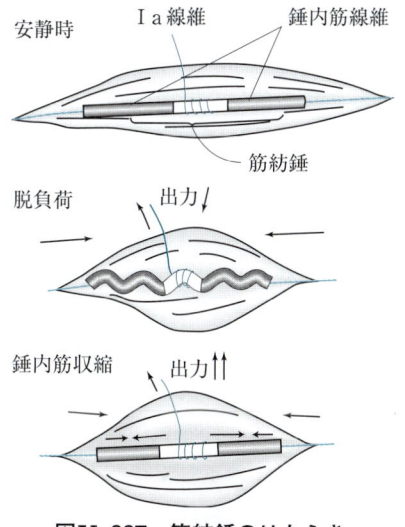

図Ⅳ-227 筋紡錘のはたらき

線維で測っている一次, 二次の神経終末は, 正確な筋肉の長さを測れないことになります (**脱負荷**といいます). そこで, 筋肉の短縮に応じて, 錘内筋線維を収縮させれば, 筋紡錘の長さは常に筋肉の長さを反映することになります. このように筋紡錘を適度に収縮させて, その感度を保つのが, γ運動ニューロンの役割ということになります. 動的γ運動ニューロンは伸張速度を主に測る一次終末の感度を調節するのが役割です. 静的γ運動ニューロンは筋の長さを測る二次終末の感度調節にあずかっています. このように, γ運動ニューロンは, 筋肉全体の収縮を支配しているα運動ニューロンの活動に合わせて活動する必要があります. このような関係を**α-γ連関**といいます.

　筋肉と骨をつなぐ腱には筋肉収縮により大きな張力がかかります. 筋肉が発生し得る収縮力は, とてつもなく大きく, 腱, 場合によっては筋線維そのものを引きちぎってしまうこともあります. これが実際に起こるのが"アキレス腱断裂"や"肉離れ"です. したがって, 腱にかかる張力を常に監視して, その情報をもとに筋肉を適正に収縮させることが必要です. 腱に分布する伸張受容器であるゴルジ腱器官は, まさにこのために存在しています (図Ⅳ-198). ゴルジ腱器官は筋肉に対して直列に配置しているため, 筋肉が収縮しても, 伸張されても, その張力を感知することができます. ゴルジ腱器官にはⅠb群 (求心性) 線維の神経終末が分布して, 腱にかかる張力を感じ取っています.

D-3　α運動ニューロンの制御システム

　α運動ニューロンはすべての骨格筋を支配し, 姿勢の維持や随意

脱負荷
α-γ連関

一次終末→伸張速度を測る
二次終末→筋長を測る

運動にきわめて重要です．α運動ニューロンの活動は，大筋において大脳皮質の運動野からの指令によって制御されています．しかし，大脳からの命令を確実に実行するためには，支配する筋肉とその周辺の情報をもとに，α運動ニューロンの活動を制御することにより，大脳皮質からの命令を受け入れて実行しやすい環境を整える必要があります．これらのことは，脊髄のレベルを中枢とする反射により，自動的に行われます．

a．伸張反射

　骨格筋は受動的に引き伸ばされたときには，張力を発生させて，その伸展刺激に対抗します．この反応は反射的に行われて，**伸張反射**といいます．伸張反射は姿勢の維持に大切なしくみです．特に，脊柱の周りに分布して脊柱を支えている筋肉群においてはきわめて重要です．私たちは普段何気なく直立して，それを続けることができます．しかし，もし急に意識がなくなったりすると直立の姿勢は維持されず，倒れてしまいます．このことは，脊柱の周りの筋肉などが意識の支配のもと，協調的に働いて脊柱を支えていることを示しています．ところが，私たちが直立しているときを考えると，"直立する"という意思はありますが，脊柱を支えるために個々の筋肉を微妙に動かし，調整しているという意識はありません．実際に重心動揺計等を使って，ヒトが直立しているときの重心の移動を測ってみると，重心は一点に固定されておらず，絶えず移動していることがわかります．したがって，特に意識はしていませんが，脊柱の周りの筋肉や下肢の筋肉等を使って重心が安定するように微調整を繰り返して直立しているのです．この微調整に大きな役割を果たしているのが，脊柱の周りの筋肉や下肢の筋肉で起こる伸張反射なのです．例えば，脊柱がやや左に曲がったとすると，右側の筋肉は受動的に伸ばされます．これにより伸張反射が起こり，右側の筋肉が収縮して，脊柱を真っすぐになるように引き戻す，ということになるわけです．伸張反射を利用すれば，意識しなくても脊柱は自動的に直立するように維持され，ヒトは苦もなく，長時間にわたって直立姿勢を維持できるわけです．

　筋肉が引き伸ばされたときは，伸展受容器である筋紡錘が，この刺激を受容します．受容された刺激はⅠa群（求心性）線維を通じて後根から脊髄内に入ります．Ⅰa群（求心性）線維の神経終末の一部は，同じ筋肉（**同名筋**といいます）を支配するα運動ニューロンに直接シナプスを形成しています．こうして，Ⅰa群（求心性）線維はα運動ニューロンに直接，興奮性刺激を与え，伸ばされた筋肉を収縮させます（図Ⅳ-228）．このように，伸張反射は一つのシ

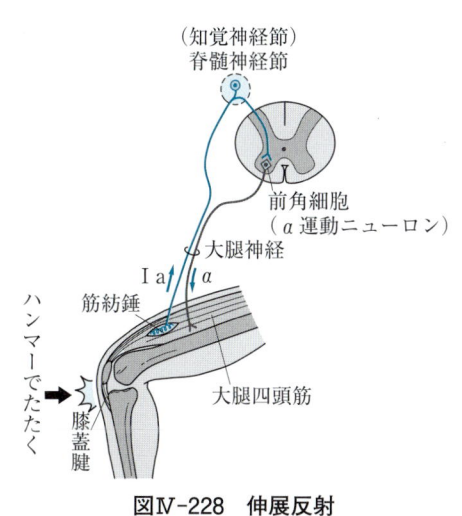

9. 神経系

図Ⅳ-228 伸展反射
（高野廣子：解剖生理学，図13-10，南山堂，2002）

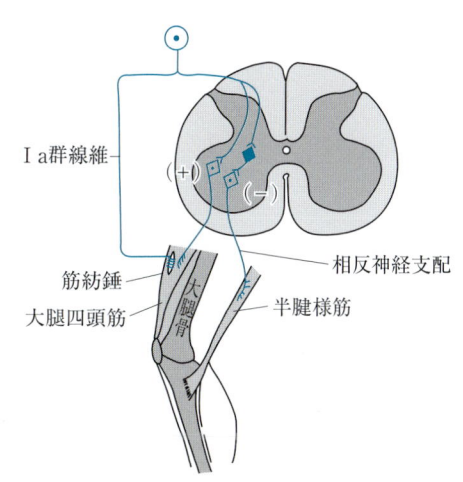

図Ⅳ-229 相反神経支配

ナプスで形成されていることから，**単シナプス反射**と呼ばれます．

伸張反射はあらゆる骨格筋に備わっています．そこで，この反射を利用して筋肉や神経などの様子を調べることができます．具体的には，打検器（ハンマー）を使って，腱をたたき，これによって筋肉を引き伸ばし，伸張反射を起こさせるものがあります．たたく腱によって，膝蓋腱反射，アキレス腱反射，二頭筋反射などと呼ばれていますが，腱の反射ではなく，筋肉の反射なのです（**図Ⅳ-228**）．

b．相反神経支配

Ⅰa群（求心性）線維は，同名筋のα運動ニューロンのほかに，同名筋と同じ作用をする筋肉（**協同筋**）のα運動ニューロンに対してもシナプスを作り，興奮性刺激を与えます．一方，同名筋の作用に拮抗的な作用を示す**拮抗筋**に対しては，その活動を抑制し同名筋と協同筋の作用を妨げないようにします．拮抗筋を抑制するためには，Ⅰa群（求心性）線維は興奮性刺激を出すことから，もう一つ**介在性神経（Ⅰa群抑制性介在細胞）**を介して，抑制性刺激を拮抗筋のα運動ニューロンに伝えます（**図Ⅳ-229**）．このようなしくみを**相反神経支配**といい，伸張反射がスムーズに行われるために必要なしくみです．

c．反回抑制

α運動ニューロンの軸索は，脊髄内で側枝を出します．この側枝は**レンショウ細胞**に興奮性シナプスを作ります．レンショウ細胞は，側枝を出したα運動ニューロンの細胞体に抑制性シナプスを作ります．こうすると，α運動ニューロンが興奮すると，レンショウ細胞が興奮し，α運動ニューロンの興奮を抑えることになります．この

> 協同筋
> 拮抗筋
> Ⅰa群抑制性介在細胞
> 相反神経支配

> レンショウ細胞
> （Renshaw）
> 反回抑制

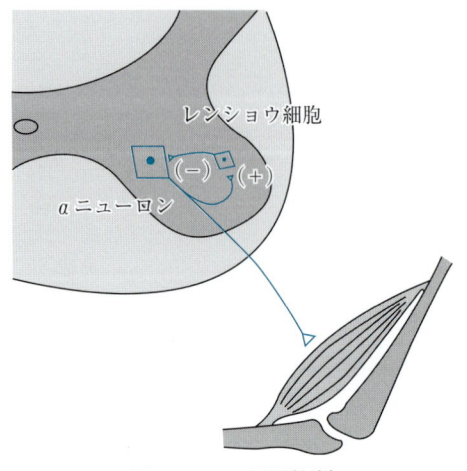

図Ⅳ-230　反回抑制

ようなしくみを**反回抑制**といいます．ストリキニーネという毒物は，骨格筋に激しい痙攣を引き起こします．実は，この毒物はレンショウ細胞の抑制性シナプスのはたらきを遮断することが知られています．これにより，α運動ニューロンが一度興奮すると，連続的興奮が止まらず，痙攣になるわけです．このことから，反回抑制はα運動ニューロンの適正な興奮性の維持に不可欠なしくみといえます（図Ⅳ-230）．

d. 屈曲反射と交叉性伸展反射

　四肢の皮膚や筋肉，関節などに熱や痛覚刺激などの侵害性の刺激が加えられたとき，その手や足を無意識に引っ込める反射が起こります．これは，侵害性の刺激に対する逃避反応としてきわめて重要です．この反射は，刺激を加えられた肢の屈筋の収縮と伸筋の弛緩が同時に起こることにより引き起こされ，**屈曲反射**と呼ばれます．受容された侵害刺激は求心性線維を通じて脊髄に伝えられます．ここで，2ないし3個の介在ニューロンを経て，同側の屈筋全般を支配するα運動ニューロンに対して興奮性刺激を与えるとともに，伸筋を支配するα運動ニューロンには抑制を加えます（図Ⅳ-231）．

　屈曲反射の際，求心性線維は，反対側のα運動ニューロンにも介在ニューロンを経て刺激を送り，反対側の肢では肢全体が伸展するようになります．具体的には，反対側伸筋のα運動ニューロンには興奮性刺激，反対側屈筋のα運動ニューロンには抑制性刺激を送り，肢を反射的に伸展させるわけです．これを**交叉性伸展反射**といいます．交叉性伸展反射は屈曲反射と常に同時に起こり，特に下肢で屈曲反射が起こった場合の姿勢の保持に役立つと考えられます（図Ⅳ-231）．

屈曲反射

交叉性伸展反射

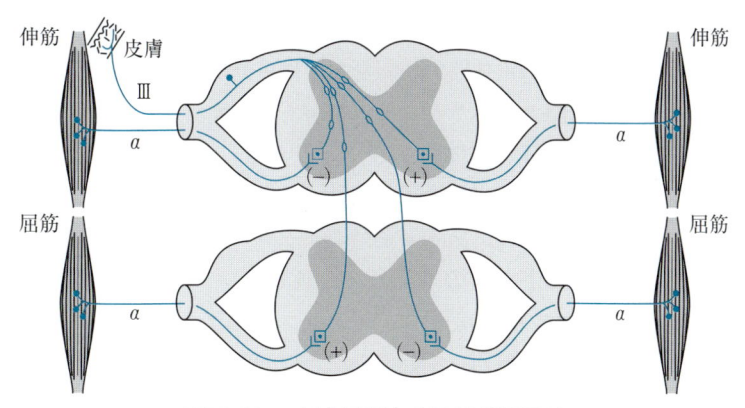

図Ⅳ-231　屈曲反射と交叉性伸展反射

e. 逆伸張反射

　ゴルジ腱器官は，腱に加えられた張力を感知します．受容された刺激はⅠb群求心性線維を経て，脊髄に至ります．Ⅰb群求心性線維の神経終末の一部は抑制性介在性ニューロンを経て，同名筋のα運動ニューロンに抑制をかけます．これは，腱にかかる張力に応じて，筋の収縮の度合いを加減し，一定の張力を維持するしくみとなります．このしくみを助けるため，Ⅰb群求心性線維の一部は興奮性介在ニューロンを経て，拮抗筋のα運動ニューロンを刺激します．したがって，例えば伸筋の腱への伸展刺激は，その肢の屈曲を促すことになるので**逆伸展反射**と呼ばれます．しかし，この反射の生理的意義は逆です．例えば，長らく姿勢を支えるために収縮し続けた筋は疲労してきます．これにより腱にかかる張力が減少します．これにより，それまで活動していたゴルジ腱器官の反応は低下し，Ⅰb群求心性線維の出力も低下し，同名筋への抑制効果は薄れます．これにより，同名筋は張力を増し姿勢は維持されるというわけです．

逆伸展反射

逆伸展反射は張力を維持し姿勢を保つために使われる

E. 運動制御

　身体の運動は，基本的には大脳皮質などの中枢神経によって制御されています．まず，随意運動は大脳皮質の指令により行われます．しかし，これだけでは，運動がスムーズに進むわけではありません．例えば，走る，歩く，座るなどの運動には決まった筋肉の定型的な動きが含まれています．これらを，いちいち大脳皮質の指令により行うと，指令の実行に時間を要したり，判断に時間を要したりするため，ぎこちない運動になってしまいます．そこで，定型的な運動は，反射弓を形成したり，運動のプログラムをもっと下位の中枢（小脳や中脳など）に記憶させ，大脳の意思により自動的に処理するようなしくみを整えています．こうして，運動を制御するための中枢

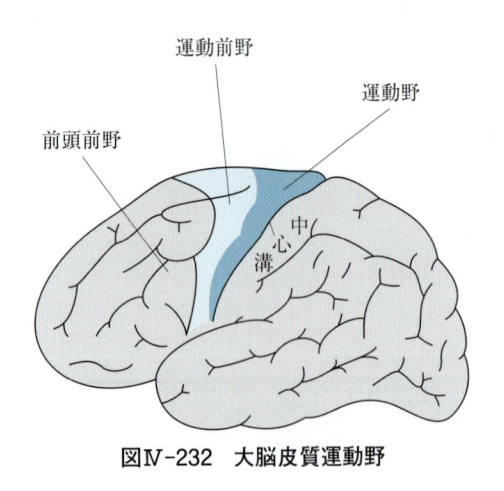

からの伝導路は，大脳皮質から発して随意運動を支配する**錐体路**と，この錐体路の情報をもとに運動の全体の調節を行う**小脳系**や**錐体外路**と総称される伝導路があります．

E-1　錐体路

　大脳皮質の随意運動の中枢を運動野といいます．運動野は，脊髄や脳幹にあるα運動ニューロンに直接線維を延ばす**一次運動野（ブロドマンの 4 野）**と，運動プログラムの前処理や運動調節にあずかる**運動前野**に分かれます（図Ⅳ-232）．一次運動野は，前頭葉の中心前回（中心溝の前方の脳回）にあります．ここでは，同じ身体部位を支配する**大錐体細胞（ベッツ細胞，二次運動ニューロン）**が並んで配置されています．結果として，一次運動野の部位により支配している身体部位が決まります．一次運動野は，左右の大脳半球の同じ場所にありますが，左半球のものは右半身，右半球のものは左半身を支配しています．左右各々の運動野では，その部分によって支配している身体部分が決まっています．このような配置を**体部位再現**といいます（図Ⅳ-233）．各部位の皮質再現の広さは身体各部位の広さに比例せず，特に，手や口，舌などが大きく，体幹がきわめて小さくなっています．これは，そこで行われる運動の精緻さに比例すると考えられます．つまり，巧妙な運動を行うためには，多くのベッツ細胞を必要とし，下位の細胞に対してきめ細かい指令を出すためと考えられます．

　運動野を発した二次運動ニューロンの神経線維は，互いに集まり，大脳白質の内包と呼ばれる部分を通過して脳幹に下がっていきます．こうして下がってきた左右の半球を発した線維の大部分は，延髄前面のところで互いに交叉します．これを**錐体交叉**といいます．

図Ⅳ-232　大脳皮質運動野

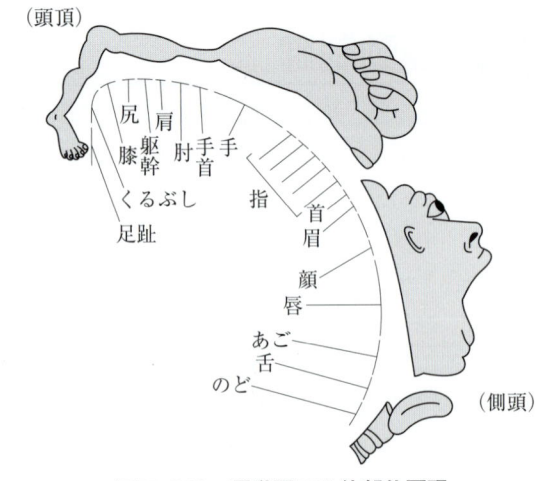

図Ⅳ-233　運動野での体部位再現

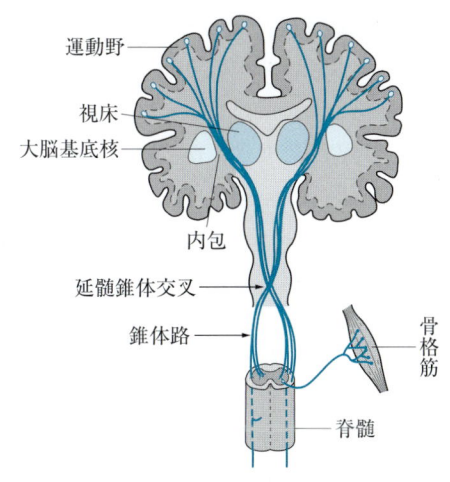

図Ⅳ-234　錐体路
（高野廣子：解剖生理学，図13-41，南山堂，2002）

こうして左半球の線維が延髄錐体の右側を，右半球の線維が延髄錐体の左側を下行するようになります．これらの線維は，脊髄に入ると側索を下行し，**皮質脊髄路**を構成します．こうして線維はそれぞれの髄節レベルで同側の前角に入って，α運動ニューロンにシナプスを形成して終わります．この一連の伝導路を**錐体路**といいます．この錐体路を通じて，意思により運動野を発した指令が全身に到達し，随意運動が行われます（**図Ⅳ-234**）．錐体路がなんらかの障害により遮断されると，それ以下に運動の指令が伝わらなくなり，支配されている骨格筋は動かなくなります．これを"麻痺"といいます．もし，脳卒中（脳内出血，脳梗塞など）により，内包等の部分に障害を受けると，半身の骨格筋が同時に麻痺してしまいます．これを**片麻痺**といいます．

皮質脊髄路

片麻痺

E-2　運動調節系

随意運動をスムーズに適切に行うためには，さまざまな調節が必要です．例えば，同じようにものを持とうとしても，そのものの重さや，形，表面の滑りやすさや，身体の位置，姿勢などにより，手や腕の動きは全く違ってきます．こういったことは，作業やスポーツなどを行うとき明らかです．このように，さまざまに変わる条件や環境を察知して，適切に必要な運動を行うためには，錐体路が単純に"上意下達"式に指令を伝えるだけでは難しいのは明らかです．条件，環境に応じて随意運動を適応させていくのが**運動調節系**の役割で，小脳，大脳基底核が中枢の役割を演じています．これに，姿勢の情報を与える視覚，前庭感覚などの中枢である中脳，そして体性感覚の情報などが必要となります．

運動調節系
　小脳
　大脳基底核
　中脳
　体性感覚

> 苔状線維
> 登上線維
> プルキンエ細胞

a. 小脳のはたらき

　小脳は錐体路が橋を通過する際，その一部の線維を橋核を経て**苔状線維**として受け入れます（図Ⅳ-235）．また，苔状線維は前庭器官からの線維も含まれていて，橋のオリーブ核からは，**登上線維**が入ってきます．これらの情報は**プルキンエ細胞**が受け取り，処理をします．プルキンエ細胞からの出力は小脳核を経て出ていきます．一部は視床を経て大脳皮質に向かい，一方は脳幹の神経核を経て全身へ送られます．そして，これらの情報をもとに運動をスムーズで滑らかに行うように調整を図ります．

　もし，小脳に障害があると，随意運動の出現そのものには影響ないのですが，運動の加減がわからず，見ているものをちゃんとつかめなかったり（**推尺異常**），ものをつかもうとすると，伸筋と屈筋のバランスが失われて振戦が起こったり（**企図振戦**），運動を行うとき個々の運動要素が間をおいて出現し，時に正しい順番で発現せず，ぎこちない運動（**運動分解**）になったりします．これらのことは，日常の運動がスムーズに，何気なく行われるためには，小脳のはたらきが常に必要であることを示しています．

> 推尺異常
> 企図振戦
> 運動分解

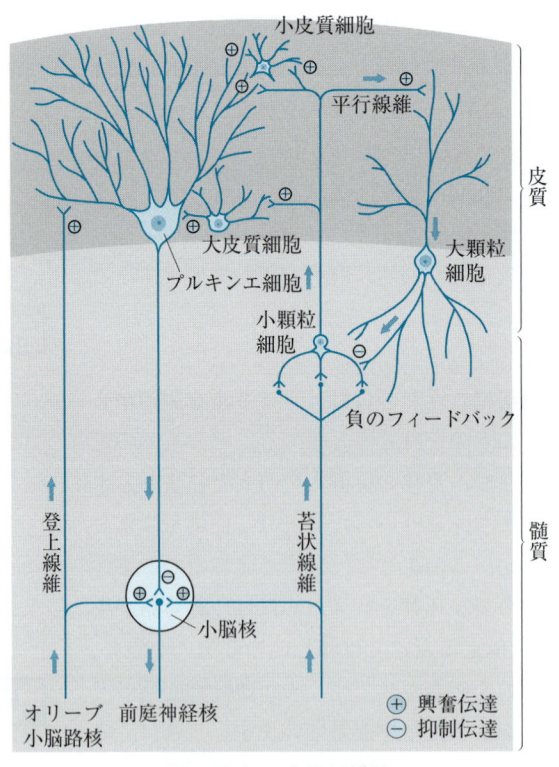

図Ⅳ-235　小脳の構築
（高野廣子：解剖生理学，図 13-26, 南山堂）

もう一つ小脳の運動に対する機能として重要なものに，**運動のプログラミング**あるいは**運動学習機能**があります．例えば，スポーツなどで，新しい技術を身につける場合，始めは，一つ一つの動作を順々に覚えていきますが，その動きは，スムーズではなく，ある時は考えながらでなければできません．しかし，こうした練習を繰り返し行うことにより，一連の動きは滑らかとなり，ついにはその動きを企図した瞬間に一連の動きをほぼ無意識に行うことができるようになります．"技術を習得した"状態となりますが，この技術の習得には小脳が大きく関与していると考えられるのです．一連の動きの個々の要素は，始めはそれぞれ独立した随意運動ですが，それを習熟していくうちに，小脳にその一連の動きの情報が運動プログラムとして蓄積されるわけです．そして，ついには，運動を企図しただけで，小脳からこのプログラムが引き出され，スムーズな運動になる，というわけです．スポーツの練習はそのスポーツ専用の運動プログラムを小脳に蓄積する行為だといえるでしょう．

> 運動のプログラミング
> 運動学習機能

> 運動熟練には小脳が必要

b. 大脳基底核

大脳半球の内側には，感覚情報の中継核である視床のほかに，いくつかの神経細胞の集団である**大脳基底核**が分布しています（図Ⅳ-236）．これらは，大脳皮質や基底核相互に伝導路を張り巡らして，運動に関する基本的身体条件を作りだしています．基本的な経路は，大脳皮質からの入力を受け，視床へ出力します．これにより，視床を介して再び大脳皮質へ情報を送るわけです．このようにして，大脳皮質の発する随意運動の実行に最適な条件をつくり，運動をスムーズに行えるようにしていると考えられています．

大脳基底核の具体的な機能は，障害による運動失調の様子からうかがうことができます．**黒質**にある**ドーパミン線維**は線状体に延びていますが，この線維が障害，破壊されると，筋の固縮，振戦，無動症を特徴とした**パーキンソン症候群**（特発性に傷害されたときは

> 大脳基底核

> 黒質
> ドーパミン線維
> パーキンソン症候群

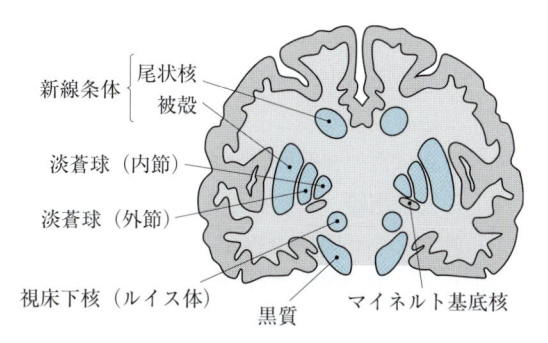

図Ⅳ-236　大脳基底核
（新線条体：尾状核・被殻／淡蒼球（内節）／淡蒼球（外節）／視床下核（ルイス体）／黒質／マイネルト基底核）

パーキンソン病）が現れます．筋の緊張亢進とそれによる運動減少がメカニズムと考えられます．これを逆に解釈すると，黒質のはたらきは，随意運動の自発的発揮の促進と筋緊張の緩和（適度な筋力の発揮）といえます．一方，新線条体や視床下核の障害では，さまざまな不随意運動と筋緊張の著しい低下がみられます．これらの大脳基底核では，運動の自発的発露の行き過ぎた状態と考えられる不用意な運動の発揮を抑え，姿勢保持などのための適度な筋緊張を形作るのが役割といえます．

F. 自律神経系

> 自律神経は意識されないが，精神活動と密接な関連がある

　自律神経は，"意識されずに勝手にはたらく神経"という意味です．もちろん体性感覚や随意運動といった意識のもとに行われる神経活動とは異なって，内臓の活動は，意識とは無関係に行われています．これは，内臓の活動は，生体の生存にかかわる基本的な活動であり，いつ何時も継続的に活動し続けなければならないからで，これをいちいち意識に上げてしまうと，ヒトはわずらわしさを感じ，意識が内臓の活動の維持のみに費やされ，生体活動の効率が著しく落ちると考えられるからです．つまり，「意識されない」のであって，意識や感情などといった精神活動と自律神経には，むしろ，密接な関連があると考えるべきです．自律神経は主に，内臓や血管など知覚（意識されない知覚）や運動を支配します．したがって，主に内臓の変調を扱う医学にあって，自律神経に対する知識は，最重要で不可欠なものであると考えるべきでしょう．それは，通常臨床で使われる薬物の多くが，自律神経に作用する薬物であることからも明らかです．

F-1　自律神経のしくみ

> 交感神経
> 副交感神経
> 交感神経幹
> 節前線維
> 節後線維

　自律神経は，大きく，**交感神経**と**副交感神経**に分かれます．交感神経系の一次遠心性神経の細胞体は脊髄の胸髄レベルにみられる側角に分布します．これらの細胞から発した神経線維は前根から脊髄を出て，脊髄神経を経て白交通枝として枝分かれします．胸髄の各レベルから出た神経線維は互いに集まり，**交感神経幹**を形成します．交感神経幹のところどころには交感神経節として盛り上がり，神経線維は次の神経細胞に終わります．それで，側角に発する神経線維を**節前線維**，交感神経節から末梢側に延びる神経線維を**節後線維**と呼びます（図Ⅳ-237）．節前線維と節後線維のシナプスの神経伝達物質は**アセチルコリン**です（図Ⅳ-238）．節後線維はさらに体中に伸びて，さまざまな臓器に分布します．標的である臓器内での交感神経線維は臓器の細胞とシナプスは形成しません．神経線維の一部

> アセチルコリン

9. 神経系

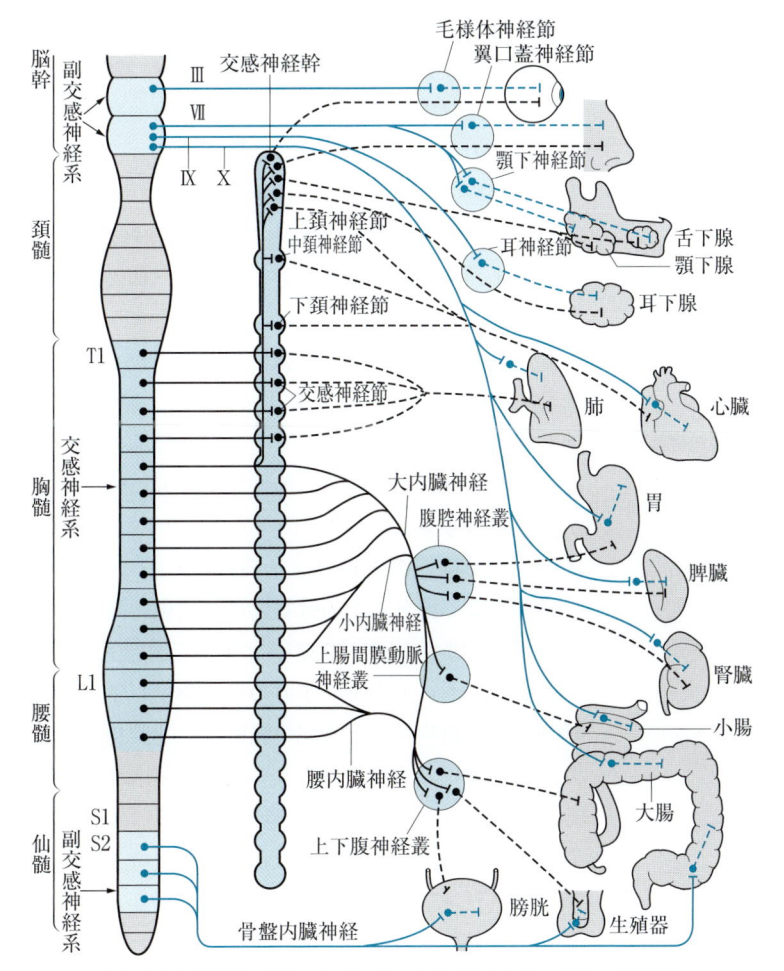

青線は副交感神経，黒線は交感神経，実線は節前線維，点線は節後線維

図Ⅳ-237　自律神経による各臓器支配

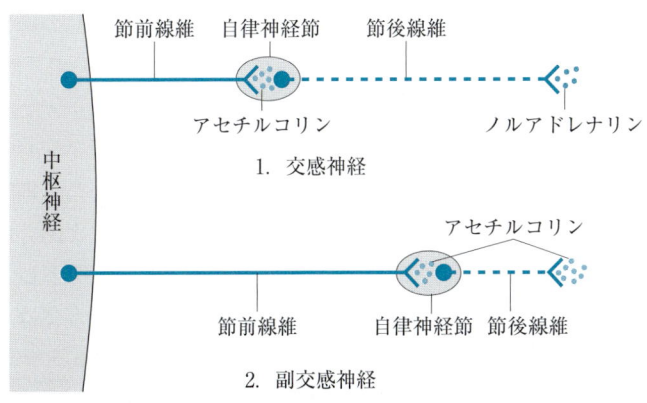

図Ⅳ-238　自律神経の神経伝達物質
（高野廣子：解剖生理学，図13-69, 南山堂，2002）

が盛り上がって，神経膨大部を形成し，そこから神経伝達物質である**ノルアドレナリン**を放出します（図Ⅳ-238）．

一方，副交感神経は，脳幹と仙髄に節前線維の細胞体が分布します．脳幹のそれは，動眼神経，顔面神経，舌咽神経，迷走神経，などの脳神経の一部として神経線維を伸ばします．これらは，主に頭部の臓器や組織に分布しますが，迷走神経だけは，頚部を下行し，胸部および上腹部の臓器に分布します．仙髄のそれは，仙骨神経などとして，主に下腹部の臓器に分布します．節前線維として臓器まで到達した副交感神経は，臓器の壁の中か，その近傍で，神経節を形成し，節後線維の細胞体にシナプスを形成します．したがって，節後線維は非常に短い距離を進んで，標的の細胞付近に神経膨大部を形成します．節前線維，節後線維ともに放出する神経伝達物質はアセチルコリンです．

F-2　自律神経の分布とはたらき

血管を除くほとんどの臓器には，交感神経と副交感神経の双方が分布しています（図Ⅳ-237）．これを**二重支配**と呼びます．さらに，同じ臓器において両神経が逆の作用を示します．これを**拮抗支配**と呼びます．自律神経の支配の特徴は，運動神経などと明らかに異なり，常にインパルスを出して，臓器を刺激し続けていることです．そして，インパルスの頻度を増減させることで調節を行うことになります．これを**トーヌス**と表現します．つまり，交感神経と副交感神経はトーヌスを出し続け，お互い綱引きをしているわけです．したがって，どちらかの神経のトーヌスのわずかな変化が，綱引きのバランスを変えてしまいます．これを利用して，自律神経は臓器の機能を微妙にかつ精巧に調節できることになります．双方の神経作用が足し算になるように，シナプスのような1対1対応の構造を作らず，一見，あいまいにみえる神経膨大部の構造をしているとも考えられます．

a．交感神経の作用と役割

交感神経節後線維から放出されたノルアドレナリンは，標的細胞の膜上にある**アドレナリン受容体**に結合し，細胞に作用します．アドレナリン受容体は，ノルアドレナリンと副腎髄質ホルモンであるアドレナリンに対する親和性の差から，**アドレナリンα受容体**と**アドレナリンβ受容体**に分かれます．α受容体はノルアドレナリンに対する親和性が強く，細胞内でG_q protein を介してホスホリパーゼCを活性化し，イノシトール三リン酸とジアシルグリセロールを産生します．これにより細胞内Ca濃度を上昇させたり，プロテインキナーゼCを活性化し（イノシトールリン脂質代謝系），さまざま

な細胞機能を引き出します（図Ⅳ-239）．α受容体は主に皮膚や非筋肉性臓器（肝臓，消化管）の血管に分布し，血管を収縮させ，これにより血圧を上昇させます．また，唾液分泌を促進し，腸管の括約部や瞳孔散大筋の収縮にあずかります（表Ⅳ-10）．

β受容体は，アドレナリンに対する親和性が強く，副腎髄質の内分泌作用との関連が強くなりますが，もちろん交感神経により刺激を受けます．受容体にアドレナリンが結合すると，G_s protein を介してアデニル酸シクラーゼを活性化し，ATP から cAMP を産生します．cAMP は cAMP 依存性プロテインキナーゼ（プロテインキ

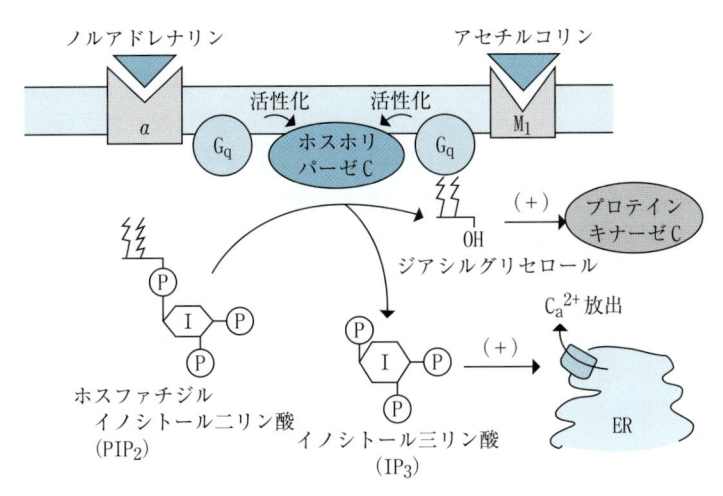

図Ⅳ-239　イノシトールリン脂質代謝系

表Ⅳ-10　自律神経の臓器への作用

	交感神経（受容体）	副交感神経
心拍数	増加（β）	低下
心収縮力	増大（β）	抑制
気管支	拡張（β）	収縮
筋肉内の動脈	拡張（β）	
その他の血管	収縮（α）	
消化管運動	抑制（α，β）	亢進
消化管分泌	抑制（α）	亢進
膀胱排尿筋	拡張（β）	収縮
膀胱括約筋	収縮（α）	拡張
肝臓での糖動員	亢進（β）	抑制
脂肪分解	亢進（β）	
瞳孔	散大（α）	縮瞳
汗腺	精神性分泌	
立毛筋	収縮（α）	

ナーゼA）を活性化し，さまざまな細胞反応を引き起こします（図Ⅳ-240）．β受容体は，心筋細胞に広く分布し，収縮力増強と心拍数を増加し，心拍出量を増やします．また，心臓や骨格筋内の動脈に分布し，これらを拡張し，血流を増やします．消化管や気管支の拡張も引き起こします．代謝系では，脂肪分解やグリコーゲン動員を促進します（表Ⅳ-10）．

交感神経は，標的器官の受容体の種類を使い分けることにより，全身に，さまざまな作用を及ぼします（表Ⅳ-10）．これらの作用をひとまとまりに考えると，交感神経は「活動のための神経」あるいは「**戦闘のための神経**」といえます．ヒトが活発に運動するのに適当な身体の条件を作り出しています．心拍出量を増やし，血圧を上げておき，骨格筋の動脈だけ拡張すれば，血流は筋肉内に大量に流入します．こうして，いま活発に使うべき筋肉に対して，酸素や栄養が豊富に供給されるわけです．加えて，気管支を拡張して酸素摂取を促し，肝臓でのグリコーゲン分解や脂肪組織の脂肪分解によりエネルギー物質の供給を促します．活発な運動中にはあえて使う必要はない腸管や膀胱などの運動は抑制し，エネルギーや血流の節約を行うわけです．したがって，交感神経の活動は，ヒトの生活活動が活発になる日中に高い活動を示し，「**昼間の神経**」ともいえる日内変動を示します．

🔑 交感神経は戦闘のための神経，昼間の神経である

b．副交感神経の作用と役割

副交感神経節後線維から放出されたアセチルコリンは，標的細胞膜上の**ムスカリン性アセチルコリン受容体（ムスカリン受容体）**に結合します．ムスカリン受容体の細胞での作用メカニズムは大きく2種類に分かれます．一つは心筋や気管支平滑筋などで観察され，G_i protein を介してアデニル酸シクラーゼを抑制してcAMPを減少させ，交感神経β作用に拮抗するものです（図Ⅳ-240）．もう一つは，

📑 ムスカリン性アセチルコリン受容体

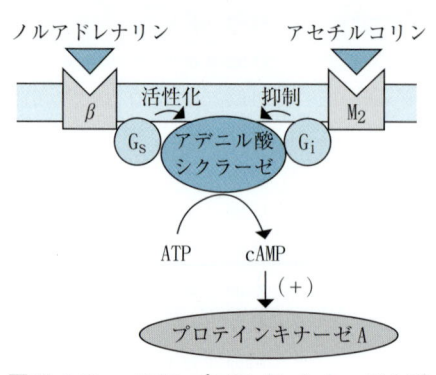

図Ⅳ-240　cAMP-プロテインキナーゼA系

唾液腺，腸管平滑筋，膀胱でみられるもので，ムスカリン性受容体が $G_q$protein を介して交感神経α受容体と同じようにイノシトールリン脂質代謝系を活性化するものです（図Ⅳ-239）．こうして，心臓では心拍数抑制，心拍出量減少がみられ，腸管運動は活発となり，瞳孔は小さくなり（縮瞳），排尿排便は促進されます（表Ⅳ-10）．副交感神経の血管への作用は拡張であるとされていますが，むしろ，作用がないと考えるべきでしょう．なぜなら，副交感神経の神経終末は，血管壁には分布していないからです．実験的にアセチルコリンを血管に与えると内皮細胞のムスカリン受容体を介して**内皮依存性弛緩物質**（**EDRF**）が放出され血管平滑筋は弛緩しますが，このムスカリン性反応の生理学的に主な役割については疑問視されています．

🔑 副交感神経の血管への作用はない

　これらの活動をまとめると（表Ⅳ-10），副交感神経は「**リラックスの神経**」と表現でき，きたるべき活動に備えて，消化活動を行い，エネルギーの積極的蓄積を図り，排便排尿を行い体調を整えます．心臓活動が低下するため，全身への血流はむしろ抑えられ，これにより血圧も抑制傾向となります．副交感神経活動は，夜間から明け方にかけて活動が盛んになり，「**夜間の神経**」といえます．

🔑 副交感神経は，リラックスの神経，夜間の神経である

F-3　自律神経の求心性神経と自律神経反射

　自律神経の求心性線維は，全身から集まって，交感神経幹を通過し，白交通枝から後根に入り，後根神経節にある細胞体を経て脊髄に入ります．これらの求心性神経は主に内臓感覚（本章9．神経系 C-2 参照）を伝えています．この内臓感覚をもとに，自律神経などの遠心性線維を作動していわゆる**自律神経反射**が形作られます．これらは反射経路の違いによって，**内臓－内臓反射**，**内臓－体性反射**，**内臓－皮膚反射**とに分けられます．排尿反射（本章6．腎泌尿器系 参照）や排便反射（本章5．消化器系 参照）は内臓－内臓反射です．腹腔内臓器の炎症などの刺激により腹壁の筋肉が緊張する**筋性防御**は内臓－体性反射の典型例です．また，皮膚に痛み刺激を与えると，その領域の血管が拡張する反射が知られています．これは上位の後根を切断しても観察されることから，軸索を介して細胞体を介さない反射と考えられ，**軸索反射**と呼ばれています．

📄 自律神経反射

📄 筋性防御
軸索反射

G.　視床下部と大脳辺縁系

　動物は**本能行動**と呼ばれる，個体や種族保存に不可欠な基本的な生命活動を行います．具体的な行動として，摂食行動，飲水行動，性行動，集団行動があげられます．これらの行動は生来備わった行動と考えられ，学習を必要としないことから"本能"と呼ばれます．

📄 本能行動

第Ⅳ章　組織器官系の機能

本能行動
本能的欲求

これら本能行動は，食欲，口渇感（飲欲），性欲，集団欲などの**本能的欲求**に駆り立てられて引き起こされます．すなわち，本能と欲求は密接な関連があります．欲求が満たされたときは快感となり，満たされないときには不快感，あるいは欲求不満や怒りとなり，攻撃行動に出たりします．こうして欲求に伴って行動が現れます．こうした感情に伴う行動は，怒り・恐れ・快・不快・喜び・悲しみ・愛・憎しみ・驚きなど**情動**と呼ばれる基本的感情が現れる際にみられ，**情動行動**と呼ばれます．情動行動には心拍，呼吸，血圧，発汗，唾液分泌などの自律神経機能の変化が伴います．このことは，本能行動と情動行動と自律神経機能の密接な関係を示しています．視床下部には本能行動や情動行動の中枢が存在し，さらに自律神経の調節にかかわる中枢も存在します．この位置関係は機能的な関係の反映でもあります．さらに大脳辺縁系は本能行動に強い影響を与えており，情動はここから発するとも考えられています．

情動
情動行動

🔑 本能行動，情動行動は自律神経と密接に関連している

G-1　視床下部の役割

本章 8．内分泌系の項で詳しく述べましたが，視床下部は内分泌系の司令塔の役割を演じています．そのために，身体の内外の環境に関する情報が集められ，判断するための中枢が備わっており，内分泌系と同時に自律神経系への指令を出しています．よく知られているものとして，摂食中枢，飲水中枢，体温調節中枢，生物時計があげられます．

a．摂食中枢

摂食中枢

満腹中枢
空腹（摂食）中枢

視床下部の腹内側核には**満腹中枢**，視床下部外側部には**空腹（摂食）中枢**があるとされています（図Ⅳ-241）．食事をし，栄養が吸

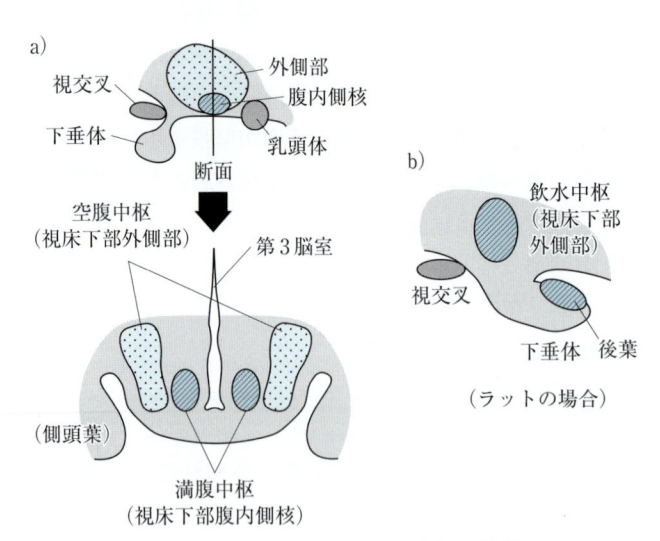

図Ⅳ-241　視床下部での各中枢の位置

収されると，血液中の**グルコース濃度**（すなわち**血糖**）が上昇します．満腹中枢には**グルコース受容ニューロン**があり，血糖の上昇により活動が活発になります．これにより満腹感が形成され，摂食中枢を抑制し，摂食行動が停止します．一方，空腹時には血糖が低下傾向を示しますが，エネルギー不足を補うため，脂肪組織からの脂肪酸の動員が同時に起こります．こうして増加した**遊離脂肪酸**は摂食中枢の**グルコース感受性ニューロン**を活性化し，同時に満腹中枢のグルコース受容ニューロンを抑制します．活動が活発になっているグルコース感受性ニューロンは，血糖の低下によりますます活動が活発になります．こうして強い空腹感が形成されます．この空腹感により**摂食行動**が起こります．近年の研究により，さらに室傍核や大脳辺縁系である扁桃体が摂食行動に関係していることがわかってきました．視床下部に障害があると，これらの中枢が傷害され，過食・肥満（フレーリッヒ症候群）になったり，反対に拒食傾向が出たりします．

グルコース受容ニューロン
グルコース感受性ニューロン

摂食行動

b．飲水中枢

視床下部外側野の脳弓背外側から不確帯部位に**飲水中枢**があります（図Ⅳ-241）．この飲水中枢に対して大脳辺縁系の扁桃体は促進的に働くと考えられています．一般に，ヒトは，体重の 0.5％に相当する水が失われると**渇き感覚（口渇）** を覚えるといわれています．実際に飲水中枢が感じ取るのは，水分の減少によって引き起こされるわずかな**細胞外液浸透圧の上昇**と考えられます．したがって，塩分の過剰摂取はそれだけで口渇を感じるわけです．こうして飲水行動が開始されます．一方，体液量の減少そのものは，レニンアンギオテンシン系を発動しますが，これによって増加するアンギオテンシンⅡが直接に飲水中枢に作用することもわかっています．実は，体液量の調節には，内分泌系が強く関与して，バゾプレッシン，アルドステロン，心房性 Na 利尿ペプチドがほぼ自動的に作用して，一定に保つようになっています．**飲水行動**は，これらの内分泌制御が行われた上で生じる水分不足を補うために発動されると解釈できます．したがって，飲水中枢には全身のさまざまな体液に関する情報が集約してくることになります（図Ⅳ-242）．

飲水中枢
渇き感覚（口渇）

飲水行動は内分泌系を補う形で発動する

G-2　大脳辺縁系のはたらき

先に述べましたが，**大脳辺縁系**は情動と本能行動をつかさどっています．これらの行動には自律神経を介する反応が含まれ，視床下部との密接な関連のもとに制御されます．ここでは，大脳辺縁系が中心となる代表的な本能行動である性行動と情動について述べてみます．

大脳辺縁系

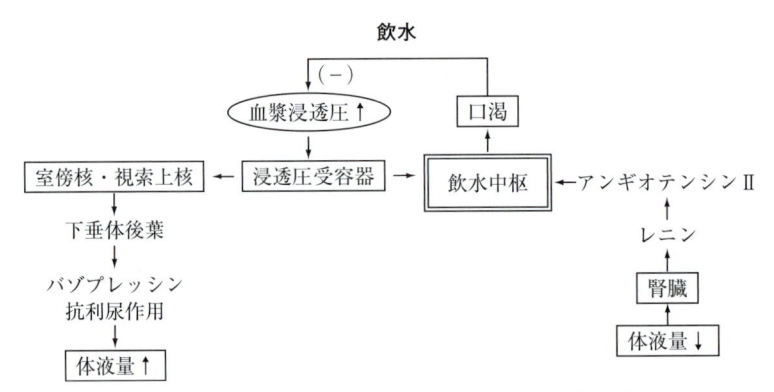

図Ⅳ-242　内分泌系による体液量調節と飲水行動

a. 性行動

性行動の中心となる交尾行動自体は，脊髄中枢と下位脳幹中枢に制御されます．一方，性分化と性機能は内分泌系の強い制御下にありますが，性ホルモンが大脳辺縁系に作用して，性行動を引き出す状況を形作っています．オスの性行動はアンドロゲンの存在により起こりますが，前頭葉（おそらく視索前野）の損傷により低下し，扁桃体と梨状葉が破壊されると著しく亢進することがわかっています．したがって，オスの性行動の発動は前頭葉により行われますが，適正に行うための制御は辺縁系である扁桃体と梨状葉のはたらきによることがわかります．また，辺縁系の海馬体・中隔核は破壊されると明らかな性行動低下がみられます．したがって，この場所が性行動の促進系であると考えられます．性行動には呼吸数増加，脈拍増加，発声，放尿などの自律性反応を伴うことから，これら情動反応の亢進が性行動を促進しているとも考えられます．メスの性行動は周期的分泌により増減するエストロゲンが視床下部前部に作用することが重要と考えられています．ここを刺激するとメスの性行動は亢進することがわかっています．

b. 情動

恐怖の感情に重要なのは**扁桃体**です．ここが刺激されると，恐怖反応が引き起こされ，破壊されると一切の恐怖を感じなくなります．ヒトでは左の扁桃体が重要なはたらきをしていると考えられています．恐怖に関連する**不安**は**側頭葉前端**が関係しています．**怒りは視床下部腹内側核**と**中隔核**が破壊されるとみられます．一方，扁桃体が破壊されると異常な平静状態となるため，扁桃体は怒りの中心で，視床下部腹内側核と中隔核はこれに対して抑制をかけ，平静を保っていると考えられます．このように，大脳辺縁系，特に扁桃体は情動において非常に重要な位置を占めています．扁桃体には情動の入

性行動

オスの性行動の中枢
前頭葉→扁桃体・梨状葉
メスの性行動の中枢
視床下部前部

扁桃体
側頭葉前端
視床下部腹内側核
中隔核

力刺激が直接入ってくる経路（感情的情報処理経路）と新皮質を経由して記憶や高次な思考や評価を経て扁桃体に入る経路（認知的情報処理経路）があります．後者は前者に抑制をかけ，理性的な情動の発露が行われます．刺激が強くなりすぎると，感情的情報処理が亢進し，「キレる」状態になると考えられています．

H. 高次機能

大脳皮質は感覚系を介して得られた情報を分析し，総合し，運動系へ出力するだけでなく，こうして得られた一連の情報をもとに，**意思**，**感情**，**学習**，**記憶**，**言語**などのより高度なはたらきを行っています．こうした大脳皮質に特有な機能を**高次機能**と呼びます．さらに大脳の活動のレベルと関連する**意識**や**睡眠**などの機能も高次機能として扱います．これらの機能は，大脳がほかの動物に比べて，とりわけ大きくなったヒトにおいて発達しているもので，ヒトとほかの動物との機能上の区別は大脳皮質にあるといわれます．つまり，大脳皮質が人間性のあり場所であり，精神が存在する場所なのです．

高次機能

H-1　大脳皮質の構造

大脳皮質は系統発生学的に**古皮質**，**旧皮質**と高等動物において特

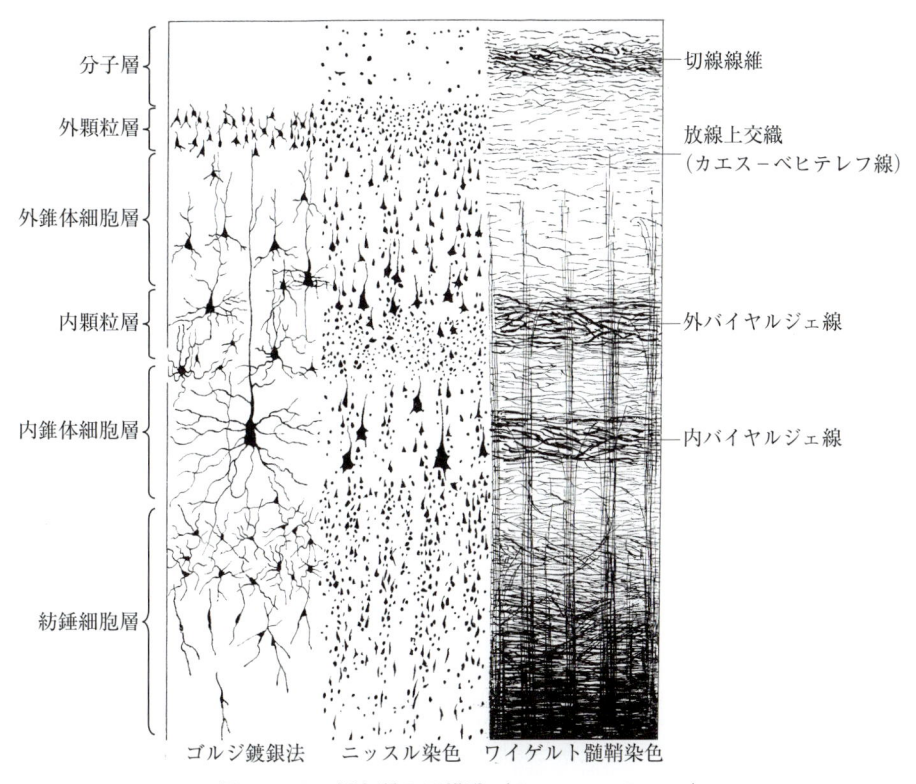

図Ⅳ-243　新皮質の層構造（Brodmann & Vogt）

（左から）分子層／外顆粒層／外錐体細胞層／内顆粒層／内錐体細胞層／紡錘細胞層
（右側ラベル）切線線維／放線上交織（カエス-ベヒテレフ線）／外バイヤルジェ線／内バイヤルジェ線
（下）ゴルジ鍍銀法　ニッスル染色　ワイゲルト髄鞘染色

a) 外側面図

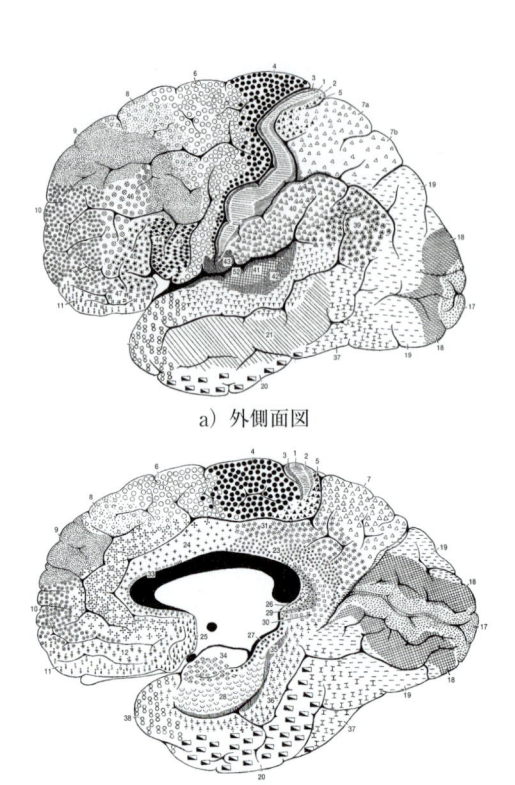

b) 内側面図

図Ⅳ-244 ブロドマンの脳地図

に発達している**新皮質**に分けられます．古皮質と旧皮質は合わせて**辺縁皮質**とも呼ばれ，新皮質とは構造が異なります．新皮質は6層の構造を持っています（図Ⅳ-243）．この6層の構造は高次機能を担う**連合野**で明確ですが，運動野や感覚野など一次的に情報を処理する部位では不明瞭になります．辺縁皮質では6層の構造を持ちません．皮質の表面の直径1mm程度の部位とその下方の皮質には同じ機能に関連した約2,000〜1万5,000個のニューロンが円柱状に存在しています．これは一つの機能単位と考えられ，**機能円柱**と呼ばれます．こうして大脳皮質は特定の場所が特定の機能を担うことになり，これを**機能局在**といいます．ブロドマンはこのことに着目し，大脳皮質を52の領野に区別しました．これを**ブロドマンの脳地図**といいます（図Ⅳ-244）．

H-2 脳波

頭皮に電極を付けると，自発性の電気活動が記録できます．この電気活動は大脳皮質の活動に起因するもので，**脳波**と呼ばれます．脳波は，大脳皮質の神経細胞の電気活動の細胞外記録とみなせますが，電極と細胞の間の距離は非常に遠く，神経細胞自体も小さいため，心電図と比較しても10分の1から100分の1の大きさの微弱

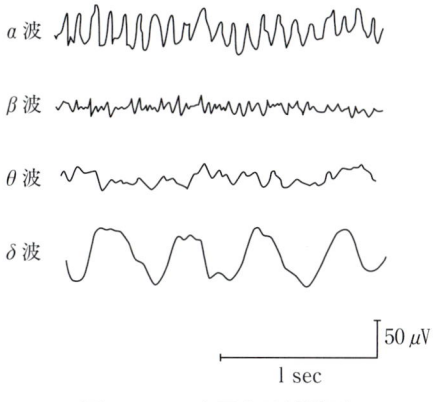

図Ⅳ-245　主要な脳波波形

　な信号となります．
　ヒトの正常な脳波は，周波数により**α波**，**β波**，**θ波**，**δ波**の四つに分類されています（図Ⅳ-245）．α波は成人の脳波の代表的な成分と考えられています．被検者を椅子などに座らせ，安静に保ち，目を閉じた状態で測定される，20〜70 μVの振幅で8〜13 Hzの規則正しい波です．安静状態から開眼，精神作業，興奮，感覚刺激などがあると，α波はみえなくなり（**α波阻止**），より振幅が小さく周波数の大きい（14〜30 Hz）波であるβ波がみえるようになります．α波は大脳が安静状態になったときに，神経細胞の活動が同期的に現れる現象と考えられ，**基礎律動**といいます．自動車のエンジンにたとえると，アイドリング状態でしょうか．同じ周期の神経活動が多くなるため，波が増幅されると考えられます．β波は大脳が活発に活動している状態を示します．さまざまな周期の活動が重ね合わせられるため，振幅は小さくなり波は細かくなります．こうしてみると，大脳の活動レベルが低くなると，神経活動の種類が減って，活動が同期しやすくなり，振幅が大きく，周波数が小さくなると考えられます．θ波は4〜7 Hzのゆっくりとした波で，小児の基礎律動として観察され，成人の浅い眠りの時期にみられます．δ波は0.5〜3.5 Hzで100 μVの大きな振幅の波で，新生児や幼児の基礎律動であるとともに，成人の深い睡眠時にみられます．これらのことは，大脳の活動レベルと周波数が比例し，振幅と反比例する傾向があることを示しています．
　正常ではみられない波形や，正常な波形でも，異なった状況で観察されるものを**異常脳波**といいます．正常ではない波形としては，**棘波**，**鋭波**，**棘徐波結合**などがあります．**徐波**も異常脳波の表現として使われますが，θ波やδ波を徐波と呼ぶことも多く，覚醒時の

α波
β波
θ波
σ波

α波阻止
基礎律動

大脳の活動レベルと脳波成分の周波数は比例し，振幅と反比例する

異常脳波
徐波

徐波は異常であると考えます．異常脳波は，脳に障害があったときに観察されます．特に，"てんかん"などの痙攣症状や意識消失があったときは診断上きわめて重要です．"てんかん"は神経活動の暴走状態ともいえるもので，不必要な興奮がきわめて早く，頻回に起こるため，痙攣などが起こると考えられる疾患です．こう考えると，異常脳波は"てんかん"発生の病態生理そのものを観察しているといえるでしょう．

🔑 覚醒時の徐波は異常

H-3　覚醒と睡眠

ヒトは"起きている"ときと"眠っている"ときの，二つの状態で人生を過ごしています．それぞれを，**覚醒**，**睡眠**と呼びます．睡眠中は周りのことが全くわからず，"意識"がありません．つまり覚醒，睡眠は**意識レベル**の違いを示しているともいえます．しかし，意識レベルがほとんど下がってしまって死の寸前である**昏睡**（意識レベル"0"は死です）と，一般的な睡眠とは明らかに異なっています．睡眠にはもっと積極的な意味があります．

📖 Ⅴ章「意識障害」「不眠」
　覚醒
　睡眠
　意識レベル
　昏睡

ヒトは一生の約1/3の時間を睡眠で過ごします．さらに，もし3日ほど眠らないでいると，体力的には異常をきたさないにもかかわらず，幻聴や幻覚が現れて，精神活動が異常になったり，自律神経系の不調が出たりします．つまり，睡眠は大脳のはたらきを正常に保つために不可欠な現象であるといえます．覚醒時に大脳に加わったストレスの解消や，集積された情報の整理などが，睡眠中に行われていると考えられます．この目的を達成するため，ヒトの睡眠は大きく二つの要素から成り立っています．一つは，眠りについたときなどに明らかですが，脳波で主にδ波が観察される状態のことで，**ノンレム睡眠（徐波睡眠）**と呼ばれます．大脳はほとんど活動していないと考えられ，呼吸数は減少し，筋力もかなり低下します．"大脳皮質の休息時間"とも呼ばれます．もう一つは，**レム（REM）睡眠**と呼ばれます．閉じている眼瞼の下で，眼球がゆっくりと，あるいは急速に動くようになるので，"レム"の名がついています．呼吸や血圧の変動は激しいのですが，骨格筋の緊張は完全に取れていて，眠りは深く，なかなか起きません．しかし，この時期に夢をみていると考えられ，脳波は覚醒時に近くなり，θ波が観察されるようになります．つまり，身体は寝ているが，大脳内だけ活動が活発になっているのです．レムは夢の中の映像と関連があるようで，脳は記憶の整理や学習を行っていて，その際の映像が夢として認識されているのではないかと考えられます．

📖 ノンレム睡眠
　徐波睡眠
　レム（REM）睡眠
　rapid eye movement（REM）

　1回の睡眠は8時間ぐらいです．徐波睡眠で始まり，次にレム睡眠が続き90〜120分ぐらいの周期で繰り返されます．これが4〜

9. 神経系

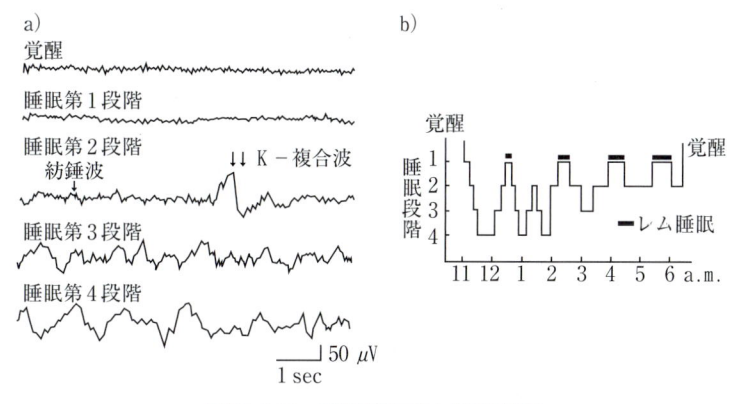

図Ⅳ-246 睡眠時脳波と睡眠段階
(堀 清記 編：TEXT 生理学, 図 17-14, 南山堂, 1999)

6回繰り返され，徐々に徐波睡眠のレベルが浅くなり，レム睡眠の割合が大きくなり，目覚めていきます（**図Ⅳ-246**）．レム睡眠の重要性は，睡眠薬を飲んだ患者の症状からわかります．睡眠薬による睡眠はレム睡眠が出現せず，徐波睡眠のみです．薬が切れると覚醒しますが，患者はひどい頭重感を訴え，十分な時間の睡眠であっても，よく寝た気がしません．大脳の真の休息のためにはレム睡眠が不可欠なことを示しています．近年使われる睡眠導入剤はレム睡眠を抑制しないので，このような副作用が起こらず，臨床でよく使われています．

🔑 大脳の真の休息のためにはレム睡眠が不可欠

大脳の活動レベルを決めているのは，大脳自身ではありません．大脳のはたらきをコンピュータの動作にたとえると，コンピュータを動かすためには電力が必要であることがわかります．大脳を動かすための"電力"に当たるものとは何でしょうか．それが，脳幹に存在する**網様体**です．このことは，動物実験で大脳と網様体の連絡を切断すると，動物が睡眠に入ることから解明されました．網様体は体性感覚の上行路である内側毛帯の近傍にあり，延髄から中脳に亘って，内側毛帯から網様体へ向かってたくさんの線維が投射されています．網様体のなかでは多シナプス性の経路が張り巡らされており，体性感覚の種別，場所などの情報は失われ，信号だけがプールされます．これを**非特殊化**といいます．体性感覚の正しい（特殊化された）情報は，内側毛帯から視床の特殊感覚中継核に向かい体性感覚野に投射されます．こうして網様体で非特殊化された信号は，網様体から視床の**髄板内核**や**マイネルト基底核**などを経て，大脳皮質全体に"電力"として送り込まれ，大脳皮質を活性化するわけです．この経路のことを**上行性網様体賦活系**といいます（**図Ⅳ-247**）．

📄 脳幹網様体
非特殊化
髄板内核
マイネルト基底核
上行性網様体賦活系

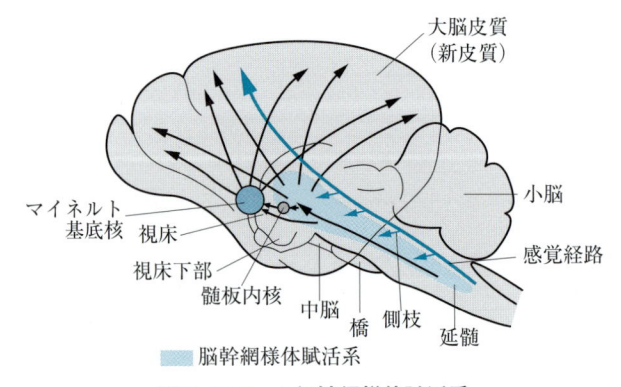

図Ⅳ-247　上行性網様体賦活系

H-4　言語機能

言語はヒトの間のコミュニケーションを行うために不可欠なものです．さらに加えて，ヒト特有の精神活動や思考などは，実は言語を用いて行われています．つまり，私たちは言葉を使って考えているわけです．言語に関する中枢は，大脳皮質に存在します．言語中枢は大脳半球のどちらか一方にのみ存在し，90％のヒトは，左半球に言語中枢を持っています．言語中枢のある大脳半球は，反対半球と比較して大きくなり，これを**優位半球**といいます．言語中枢は，大きく二つに分かれています．一つは**運動性言語中枢（ブローカの中枢）**と呼ばれ，傷害を受けると，言葉は理解できるが，話したり書いたりできなくなります（運動性失語症）．運動性言語中枢は，ブロドマンの44，45野にあります．ここは運動野の前頭葉寄りに位置し，運動野の顔面から口腔，舌，声帯などを支配している部位に隣接しています（図Ⅳ-248）．もう一つは**感覚性言語中枢（ウェ**

言語
優位半球
運動性言語中枢（ブローカの中枢）
感覚性言語中枢（ウェルニッケの中枢）

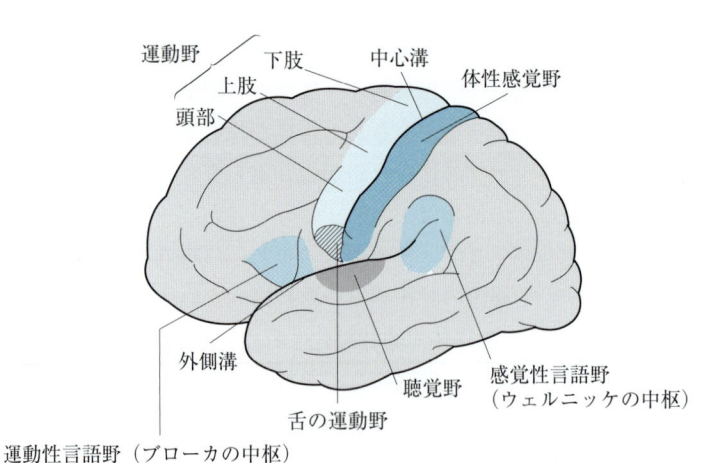

図Ⅳ-248　言語中枢の位置

ルニッケの中枢）と呼ばれ，傷害を受けると，話し言葉や書いた言葉の理解が困難になります（感覚性失語症）．しかし，運動性言語中枢のはたらきで，自らは流暢に話すことができることが特徴です．感覚性言語中枢はブロドマンの42，22野にあります．ここは側頭葉の上部で，聴覚野（41野）に隣接して存在します（図Ⅳ-248）．感覚性言語中枢の周りには視覚，聴覚，体性感覚の連合野があり，言葉の理解はここで行われていると考えられます．

H-5　学習と記憶

　ヒトの行動は経験により獲得されたものがほとんどであることは，新生児の様子や成長期の子供の発達の様子をみれば明らかです．経験を，自らの行動の基として獲得していくのが**学習**です．学習は，脳神経が成長発達をしているときだけでなく，成人においても日常的に行われているものですから，中枢神経の回路の組み替えが，学習によって起こると考えられています．これを支持する細胞生理学的現象が，神経の**可塑性**です．ニューロンはお互いにシナプス結合を組み替えたり，新たなニューロンにシナプスを作る能力を有しており，組織障害などで，シナプスが絶たれると，新たな連絡を形成することがわかっています．例えば，身体障害などの後のリハビリテーションは，シナプス連絡の組み替えを促進していると考えられます．学習は，大脳皮質や小脳で可塑性を使って，神経回路の組み替えをする現象ということができます．

　学習されたことにより，さまざまなことが脳で覚えられます．すなわち**記憶**されます．ヒトは，言葉から始まって，自分の名前や年齢，家族の顔など，さまざまなものを記憶しています．しかし，記憶全体が脳に残っているのではなく，その記憶を引き出すための最小限の部分を記憶していると考えられており，これを**記憶痕跡（エングラム）**といいます．

　記憶の貯蔵所としては，側頭葉，特に**海馬**が重要であると考えられています．ただし，海馬が行うのは短期の記憶の処理であり，記憶をためて，ほかの場所へ転送して**長期記憶**としているのではないかと考えられます．このような長期記憶は，大脳皮質の連合野にそれぞれ並列的に貯蔵されるわけです．海馬が傷害されると，すでに獲得した長期記憶や短期の記憶力は傷害されませんが，新たな長期記憶の獲得が困難になります．ここで，**短期記憶**とは，数秒から数分持続する記憶のことで，電話帳で番号を調べて電話をかけたり，ヒトに名前を聞いて，すぐ呼びかけたりするときの記憶です．これに対し，自宅の電話番号や自分の名前のように半永久的に覚えている記憶を長期記憶といいます．

学習
可塑性

記憶
記憶痕跡（エングラム）
海馬
長期記憶
短期記憶

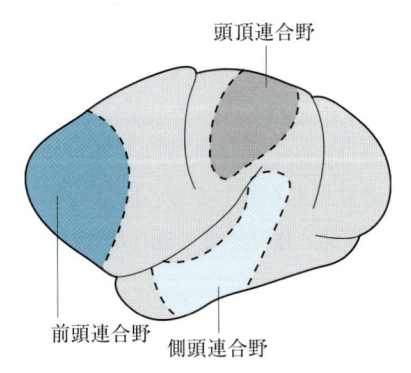

図Ⅳ-249 大脳皮質の連合野

記憶に関連する神経細胞学的現象として，**反復刺激後増強**があります．海馬で高頻度刺激で興奮性シナプス後電位を記録すると，振幅が増加します．それは，刺激をやめても継続します．この増強効果は2～3日も続くことがあり，**長期増強**（**LTP**）と呼ばれます．これが，学習と記憶の基本ではないかという考え方です．しかし，LTPとエングラムとの関係など，まだまだ明らかではないことがたくさんあります．

H-6 認 知

感覚の項でも述べましたが，大脳皮質には特殊感覚や体性感覚の情報が投射される**一次感覚野**が分布します．これらの一次感覚野の周りには，さらに感覚情報を処理する**二次感覚野**が分布します．さらに，これらの感覚情報を統合する**連合野**が存在します．これらの連合野は一次感覚野からの連絡のほか，視床非特殊核からの投射も受けています．連合野では，一次感覚野で受けた情報を感じ，確認し，記憶を基に判断します．つまり，感覚情報は連合野に到達して初めて意識に上ることになります．この全体の過程を**認知**といいます．これらの連合野が傷害されると，認知ができなくなります（**認知不能**）．感覚器や感覚神経は正常に動いているのに，目が見えない（精神盲），聞こえない（精神聾），物を触っても，その形や大きさがわからない（触覚認知不能）などの症状が現れます．つまり，認知という過程が感覚を意識に上げるための不可欠な過程であるというわけです．頭頂葉，後頭葉，側頭葉にはこれらの連合野が大きく広がり，ヒトの大脳皮質での連合野の重要性を示しています（図Ⅳ-249）．

H-7 意志，感情，理性

大脳皮質は霊長類において発達しています．特に類人猿ではヒトと同程度までの発達がみられます．しかし，ヒトと類人猿の間で決定的に違うことは，前頭葉の発達です．ヒトとチンパンジーを比較

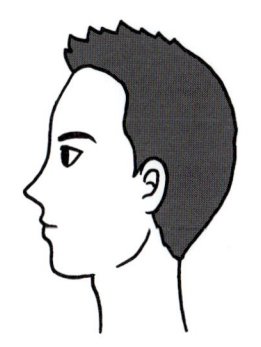

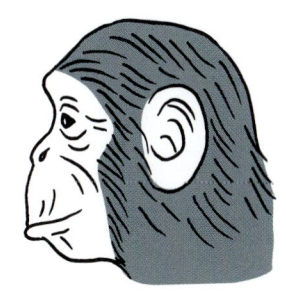

図Ⅳ-250　ヒトの額は広い…

すると，チンパンジーは額が小さく前頭部が後方に伸びていますが，ヒトは額が広く前頭が大きくなっています（**図Ⅳ-250**）．この発達した前頭葉は大半が**前頭連合野**で占められています．前頭連合野は人間らしい**感情**を形作ります．感情とは，原始的な感情ともいえる情動を組み合わせたり，抑制したりしながら形成される複雑な心の動きのことです．この感情を基盤として，行動を起こす，起こさないといった，**意志**が形成されます．意志や感情は，家族関係や友人関係，社会的関係などヒト同士の相互関係の中で豊かに醸成されます．そして，感情を適度に制御して，社会生活を安定的に送れるようになります．こうして形成された人間らしい行動規範を**理性**といいます．理性は正邪の判断基準となります．前頭葉には人間性が存在するわけです．前頭葉を傷害された場合は，ほかの身体機能や感覚，言語機能，知識などには全く変化はないにもかかわらず，感情が平板になり，自発運動の意欲が減退することが知られています．

前頭連合野
感情
意志
理性

前頭葉には人間性が存在する

第Ⅴ章

生体機能の変調

第Ⅴ章　生体機能の変調

生理的機能と病態

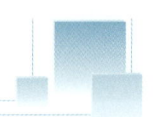

　ヒトは，病気になったときに，さまざまな機能的な変化を示します．これを症状あるいは**症候**と呼んでいます．つまり，病的な状態のときに，本人が自覚するあるいは外から感じ取れる生体機能の変化を症候というわけです．別な見方をすると，症候は病気の原因（病因）に対して起こる生体の反応と考えられますので，症候を引き起こしているのは，生体にもともと備わっている（あるいは生理的に備わっている）機能が強調されたもの，もしくは減退したものと考えられます．症候は病気のときに特別に生じるものよりも，生理的反応が病因により強調されたものと考えたほうが病態を理解しやすいと考えられます．

　例えば，嘔吐や下痢は一般の人が病気の兆候として考えつく典型的な症候ですが，生体は正常の状態で嘔吐や下痢を引き起こすしくみを持ち合わせています．病原体や毒性物質などの刺激により，嘔吐や下痢のしくみが引き起こされる（あるいは亢進する）ことで，"病気の兆候（症候）"とみなされるのです．こうして考えていくと，病気のさまざまな症状は，生体の生理的反応の組合せによって引き起こされると考えられます．つまり，生体は平時から防御のしくみを整えているわけです（図Ⅴ-1）．したがって，症候の理解には組み合わされた生理的反応を正しく理解しておく必要があるわけです．

　また逆に，症候は反応が極端な分だけ，実感をもって理解しやすいものです．"頭が痛い"，"めまいがする"といえば，たいていの人はある一定のイメージを持つことができます．このイメージをも

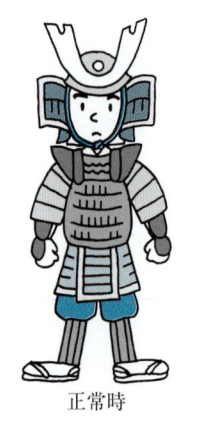

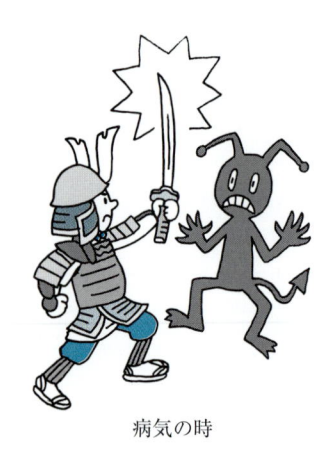

正常時　　　　　病気の時

図Ⅴ-1　備えあれば…

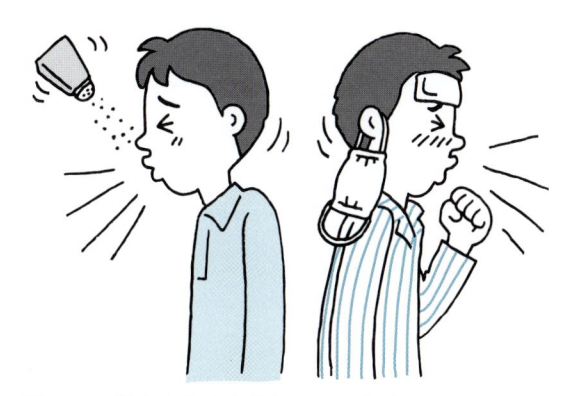

図Ⅴ-2　健康なときも病気のときもくしゃみは同じ…

とにそれぞれの症候の原因となっている生理的反応を勉強すれば，実感に乏しい生理学的内容の理解も，かなりはかどるに違いありません．

　一例をあげてみましょう．"くしゃみ"は正常のときにも，風邪のときにもみられる現象です．では，具体的にくしゃみが出るのはどういうときでしょうか？"コショウが鼻に入った"，"いたずらに，鼻にこよりを入れた"，"花粉症だ"，"風邪で鼻水が出た"等々．これらのうち，前者二つは正常のとき，後者二つは病気のときです．でも，これらには共通点があります．鼻の粘膜に対する異物の刺激です．風邪や花粉ではこれに炎症反応が重なり，炎症自体が粘膜への刺激となります．鼻粘膜への機械的刺激は，中枢を経て"くしゃみ反射"を引き起こします．くしゃみ反射は，人がもともと持っているしくみで，鼻粘膜に付いた異物を排除するための防御システムです．正常のくしゃみと，病気のときのくしゃみは本質的には全く同じものなのです（図Ⅴ-2）．当たり前ではありますが，こうして考えればくしゃみの存在意義やその発生のメカニズムはかなり理解しやすくなるのではないでしょうか．

　本章は，このような考えに基づいて，日常に遭遇するさまざまな症候の例をあげ，それに対して生体機能のかかわりを解説します．これまで述べてきた生体機能の知識をもとに，日常の臨床でよくみられる患者さんの訴え（症候）を考えてみようというわけです．一部は病気ともいえないような，しかし，日常の生活で見受けられる身体の変調も扱っています．そして，折々で本書の第Ⅰ～Ⅳ章にもどり，それぞれの生体機能をイメージし，理解を深めていただきたいと思います．この章を通じて，臨床医学と生理学の密接な関係を感じ取っていただけたら幸いです．

第V章　生体機能の変調

ショック

　ある朝，コージ君はアパートの万年床の中で，比較的さわやかに目覚めた．最近，ゲームにハマって寝不足気味．昨夜はクラブの仲間とお酒を飲んで遅くなっていたが，心なしか快調のような気がする．しかし，それは寝過ごしていただけだった．あわてて，ジャージに着替えて自転車に飛び乗った．朝練の開始時刻の7時はとうに過ぎている．案の定，5年生の先輩が鬼のような形相でにらんでいる．コージ君はペナルティとしてすぐに体育館20周のランニングを命じられた．走っているうちに急に胸苦しくなった．と，急に意識を失いその場に倒れてしまった．先輩はビックリして，あわてて救急車を呼んだ．病院に搬入されたとき，意識ははっきりせず，脈は微弱で速く，全身蒼白で，発汗を伴っていた．血圧は聴診法では測定できず，触診法で最高血圧88 mmHgであった．体温は低く，呼吸数は増加していた．コージ君はどうして倒れたのか…

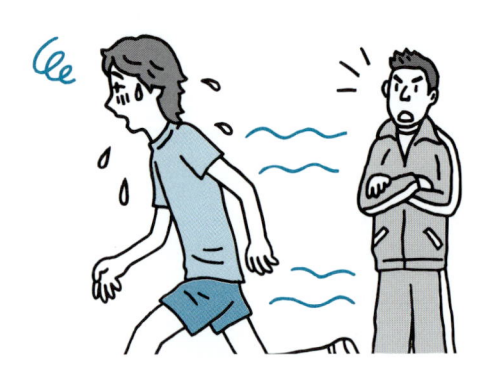

Check Point

1. 寝不足気味，飲酒
2. ランニング
3. 脈が微弱で全身蒼白
4. 血圧が低下

この症候の考え方

　コージ君は，意識の低下があり脈が微弱で，全身蒼白です．血液循環が熱を運んでいることから，ショック状態では体温の低下があります．さらに体温が低下しているにもかかわらず発汗をしていますが，これはいわゆる"冷や汗"ということです．こうしてショックの症状がそろっています．そして血圧は著しい低血圧です．脈が微弱な場合，脈圧も低いことが多く，コロトコフ音の聴取は困難で，触診法で血圧を測ることになります．コージ君のショックの原因は，飲酒と夜更かしによる疲労と脱水が，早朝の運動負荷により増悪したためと考えられます．朝食も摂らずに自転車を全力でこいで，さらにランニングです．朝のこれらのエピソードは脱水を悪化させました．これに夜更かしと疲労による自律神経の変調が加わりました．脱水は循環血液量の低下を招き，それに循環系の反射（圧受容器反射など）が疲労などのために追いつかず，ショックとなったわけです．

生体機能解説（Ⅳ章 3. 循環系，6. 腎泌尿器系）

3-A

　　ショックとは，蒼白，疲弊，微脈，発汗，などを主徴とする，全身性の急性循環不全です．循環血液量あるいは細胞外液量が急激に減少し，適切な血液循環が妨げられます．これにより全身の組織で低酸素状態に陥り，これにより主要臓器の障害を引き起こして急速に重篤な状態となります．ショックは循環血液量の急速な低下によるわけですが，これにより組織への酸素供給が急激に低下することが主な問題点です．酸

3-H-4
6-A

素不足に弱い脳はすぐに影響を受け，反射の低下や意識の障害が起こります．また，筋肉では筋力の低下が著明になります．腎臓では血流不足から尿の生成が抑制され，急性腎不全に移行します．加えて酸素供給の停止により，組織での嫌気的解糖系がはたらき，乳酸や焦性ブドウ糖（ピルビン酸）が血液中に増加し，代謝性アシドーシスを引き起こします．これらの反応は，各臓器の状態を悪化させ，後には多臓器不全の状態を引き起こします．ショックは原因によって，対応は異なることになります．輸血や補液により循環血液量を増やしたり，心臓のポンプ機能を改善するためにカテコラミンなどの強心薬を投与したり，昇圧剤で血管収縮を促したりします．

症候の分類！

血液量減少性ショック

　　出血や脱水などで循環血液量の低下があった時，通常は血管収縮や頻拍が起こって，血圧を上げて循環を維持しようとします．しかし，循環血液量の喪失が急激であったり，大量であった場合には，このような代償反応が追いつかず，急速な血圧低下が起こり，組織への血液の供給量が激減します．

心原性ショック

　　心臓で心筋梗塞や不整脈が発生し，心臓のポンプ機能が著しく低下し，心拍出量が減少することで，ショック状態となります．このほか，心タンポナーデや広範囲に起こった肺塞栓などにより拡張期の左室への血液流入が阻害されても，ショックを引き起こします．

敗血症性ショック

　　重篤な細菌感染により，細菌の毒素（エンドトキシン）が循環血流にのり，全身性に免疫反応を引き起こし，全身性の血管拡張反応が起こります．血管拡張は血圧を急激に低下させ，ショック状態となります．

神経原性ショック

　　血管の収縮拡張は主に交感神経により調節されていますが，その中枢は延髄の血管運動中枢です．脊髄や脳幹の外傷により，中枢と血管との間の連絡が障害されると，血管運動が麻痺し拡張が起こり，ショック状態になります．

痙攣

　ユタカ君は1年目の研修医．地方の小さな病院に来ている．その夜は一人で初めての当直だ．緊張するなぁ…．風邪や軽い怪我の緊急外来が少しだったのでホッとした夜半過ぎに，若い母親が生まれて7か月ぐらいの男の子を抱いてやってきた．昼から熱が出て元気がないという．おっぱいも満足に飲まないし，ぐずって泣いている．母親は初めての子どもの初めての発熱でかなり動揺していた．診察しようと赤ちゃんをみると，毛糸の服を着せられ上を毛布で包まれて顔だけ出している．赤い顔をしてフウフウしている．咳はほとんどしていない．熱は40℃近く，肺音は泣き声でわかりにくかったが，湿性ラ音が聞こえる．風邪どころか肺炎の可能性がある．とりあえず胸部X線写真を撮ることを母親に説明しようとしたとき，母親が叫び声を上げた．みると，赤ちゃんの顔はどす黒くなって，表情がない．呼吸は止まり，手足が硬くなって動かない．「てんかんだ！」ユタカ君は頭が真っ白になり，先輩に電話で助けを求めた．赤ちゃんは本当にてんかんなのか？

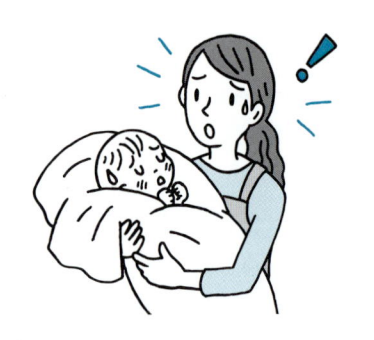

Check Point

1. おっぱいを飲まない
2. 毛布で包まれている
3. 40℃の高熱
4. 呼吸停止

この症候の考え方

　赤ちゃんは，結局，強直性痙攣を起こしました．痙攣の最中は呼吸運動が停止するので，全身性のチアノーゼになり，黒くみえます．この赤ちゃんは，急性肺炎による高熱に加えて，おっぱいを飲まず飲水量が低下しているところから，脱水を生じていると考えられます．母親は熱が出たことから，「赤ちゃんは寒がっている」と思い込んで，厚着をさせた上に，毛布で包んでしまっていますが，これはむしろ脱水を助長し，体力を奪うと考えられます．寒いから熱が出ているわけではないのですから，必要以上の保温はむしろ有害です．赤ちゃんが赤い顔をしていることから，発汗だけでは足りず，血管拡張して放熱を促進している様子がみて取れます．そしてついに強直性痙攣が起きました．痙攣というと，手足がブルブルと震えるのが一般的なイメージですが，これは間代性痙攣といいます．強直性痙攣は，全身の筋肉がいっせいに収縮するため手足が硬く動かなくなることが特徴で，そのときに呼吸筋も収縮しっぱなしになるので，呼吸運動としては停止することになります．この赤ちゃんは高熱，脱水ののちに起こった熱性痙攣と診断されました．熱性痙攣は，ほとんどが，一生に一度しか起こらず，てんかんとは区別される疾患です．熱性痙攣では，強直性痙攣も，間代性痙攣も起こりますが，この例では間代性痙攣は著明ではありませんでした．

生体機能解説（IV章 9. 神経系）

痙攣とは，筋強直あるいは筋間代性運動などの筋収縮からなる運動要素を持つ発作のことです．痙攣が起こる原因は中枢神経にあります．中枢のニューロンの周りにはグリア細胞があり，ニューロンが興奮するためのイオン環境の調節を行っています．炎症や虚血，脱水などが局所に起こると，このイオン環境が崩れ，局所のニューロンで発作性脱分極変位（PDS）を起こします．これにより周囲のニューロンが同期発火します．これが間脳・脳幹網様体での同期化を引き起こすと，大脳全般に異常興奮波が広がり，全身の筋肉が異常収縮を起こすことになります．こうして意思とは無関係に筋肉が動くことになり，痙攣となります．PDS の影響が大脳の一部にとどまる場合は，身体の一部に痙攣を引き起こします．

9-H-2

症候の分類！

てんかん

痙攣発作を起こす最大の原因は，てんかんです．てんかんには痙攣発作を伴うもののほかに，痙攣発作は出さずに，欠神，ミオクロニー，脱力，腹痛などの自律神経症状などの発作を起こす形もあります．てんかんの原因はまだ不明ですが，特発性に起こるものと，脳の器質的障害に伴ってみられるもの（症候性てんかん）があります．

(1) 特発性てんかん

　局在依存性てんかん（小児良性てんかんなど）

　全般てんかん（乳児良性ミオクロニー，小児欠神てんかん，覚醒時大発作てんかん）

(2) 症候性てんかん

　頭部外傷，中枢神経感染症，脳血管障害，水電解質異常，低血糖，鉛中毒，有機水銀中毒，先天性代謝異常（フェニールケトン尿症，脂質蓄積症），周産期異常（低酸素脳症，新生児髄膜症，ビタミン B_6 欠乏），West 症候群（点頭てんかん）など

熱性痙攣

乳幼児での発熱（38℃以上）に伴う発作で，痙攣発作である場合と非痙攣発作である場合があります．痙攣発作では強直性のものと間代性のものがあります．一生のうちほとんど一度しか起こらないと考えられており，重篤にはなりません．繰り返し発作が出る場合はむしろ"てんかん"と考えて対処すべきです．

意識障害

ケンジ君はこの4月，二浪の末に大学に入学できた．2年先輩になる高校の同級生に誘われてサッカー部に入ることになった．そこで新入生歓迎会に行くことになってしまった．この部は新入生に無理やり飲ませるような悪弊はなく，和気藹々と宴は進んだ．ケンジ君は飲むにつれ，だんだん楽しくなり，大学生になった喜びに浸っていた．食べ物もろくに食べずにどんどんお酒を飲んで話しに夢中になった．新入生の自己紹介が始まり，ケンジ君の番になった．喜びを表したいケンジ君は何か芸をしようと思ったが，浪人生活がたたったか，何の芸も思いつかない．とっさに目の前の日本酒のコップをつかんで一気に飲み干してしまった．座は大歓声．勢いづいたケンジ君は続けてまた一気に…．ケンジ君が挨拶を終えて席についたころには，もう目が回り始めていた．もう何がなんだかわからない．なんとかトイレに立ったが，そこで座り込んで眠ってしまった．しばらくして先輩たちは救急車を呼ぶことになった…

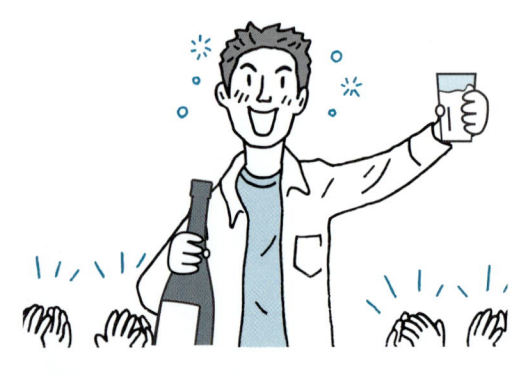

Check Point

1. あまり食べずに飲酒
2. イッキ飲みを連続
3. 目が回って訳がわからない
4. トイレで座り込んで眠る

この症候の考え方

　ケンジ君は急性アルコール中毒で意識を失い，昏睡となってしまいました．もちろん飲み過ぎが原因です．特に食べ物をろくに食べずにお酒を飲み続けたのがよくありませんでした．アルコールは，脂溶性が高く，細胞膜を容易に通過するので，胃の粘膜から吸収されます（他の栄養素は腸で吸収されます）．胃内に食べ物があれば，アルコールは食べ物内にもとどまるので，吸収が遅くなりますが，食べ物がないとアルコールの吸収は速くなります．こうして急速に血中のアルコール濃度が上昇しますので，酔いが速く回ってきます．そこに一気飲みを繰り返したので，血中アルコール濃度は極限まで高まり，中枢神経に対して一種の麻酔作用を示したわけです．これによりケンジ君の意識レベルは低下し，昏睡に至りました．昏睡はどんな刺激を与えても覚醒しません．しかし，こういった状態でも自律神経は意識と無関係なので，活動しています．呼吸も心拍も血圧もとりあえず維持されます．消化管の反射も同様なので，胃内に食物があると，嘔吐反射を引き起こすことがあります．このとき顔が上向いていたり，うつ伏せでいると，吐物が気道をふさぎ窒息を起こす危険があります．したがって，顔を横に向けて寝かせるのが鉄則です．アルコールによる昏睡が進むと徐脈になって血圧が低下しショック状態になることがあり，やはり危険です．

生体機能解説（Ⅳ章 9. 神経系）

9-H-3　意識障害はその程度によって，三つに分けられます．
(1) 傾眠
　半眠半覚醒の状態です．基本的には眠っています．呼び起こしたり，皮膚を刺激したりすると，いくらか簡単な応答をしますが，刺激がなくなるとまた眠ってしまいます．
(2) 昏蒙
　こんこんと眠りますが，強い刺激（例えば針刺し，つねる，など）により顔をしかめる，手足を引っ込めるなどの反応を示します．
(3) 昏睡
　どんなに刺激を与えても覚醒しません．精神現象は全くありません．

症候の分類！

意識障害を引き起こす原因

主に以下のものがあります．
(1) 中毒（アルコール，睡眠薬）：神経細胞に対する麻酔作用による．
(2) 代謝障害（糖尿病性昏睡，尿毒症，肝性昏睡，低血糖発作，低酸素）：糖尿病性昏睡では中枢神経の脱水が原因，尿毒症や肝性昏睡は有毒な代謝産物のため，低血糖発作はグルコース供給減による中枢神経のエネルギー不足．
(3) 感染症（肺炎，腸チフス）：発熱，脱水，エンドトキシンショックなどが直接の原因．
(4) ショック：中枢神経での血流不足．
(5) てんかん：異常興奮波が大脳全般に影響し，活動レベルが低下する．
(6) 高血圧脳症：高血圧に伴う急激な脳動脈に攣縮により虚血，浮腫が起こり，脳実質に障害が起こる．
(7) 高熱の継続，低体温：高温も低温も脳神経活動を著しく抑制．
(8) 脳血管障害（脳出血，脳血栓，脳梗塞，クモ膜下出血など）：虚血のほか，血腫による圧迫（頭蓋内圧上昇）も重要．
(9) 脳腫瘍，脳膿瘍：圧迫による頭蓋内圧上昇．

失神

　サラリーマンのアキラさんは，最近仕事が立て込んでいた．仕事の付き合い上，酒の席が多く偏食がちで，やや肥満の傾向があった．さらに，少々息切れや動悸を感じることがあったが，それ以外は特に健康に問題を感じていなかった．ある朝，いつものように通勤電車に乗り込んだ．つり革につかまっていると，突然，目の前が暗くなった．何がなんだかわからなくなり，意識を失い倒れてしまった．というより，倒れた状態で気がつき，自分が意識を失ったことがわかった．周囲の乗客が心配して，取り囲んでいた．どうやら1分程度で回復したらしい．非常に勢いよく倒れたみたいだが，幸いどこも怪我をしていない．少しだけ腰を打ったようだが，たいしたことはなかった．すぐに立ち上がって，周りは心配していたが，そのまま会社近くの駅まで行った．だが，心配になってきたので，自分で近所の病院外来を受診した．受診時，血圧130/80，脈拍50で整脈であった．どうして失神したのか…

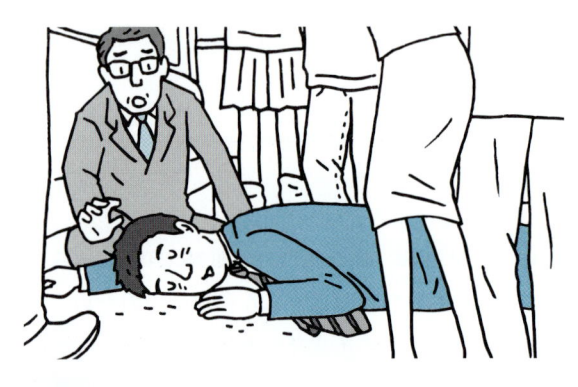

Check Point

1. 肥満の傾向
2. 息切れや動悸を感じる
3. 1分程度で回復
4. バイタルは正常

この症候の考え方

　突然に起こり，かつ短時間で完全に回復する意識の消失（あるいは意識障害）を失神といいます．意識を形成するのは大脳皮質ですから，失神は大脳皮質の一過性の機能不全といえます．大脳自体が破壊されるような傷害を受けると，その傷は残りますから，一過性でかつ短時間で後遺症なしに回復することは考えられません．したがって，失神の原因は大脳皮質の神経細胞機能の一時的障害か，大脳への血流の一時的低下あるいは途絶によると考えられます．アキラさんは，失神がごく短時間で，なんの後遺症も残していないことから，一過性の心機能の停止によるAdams-Stokes症候群が疑われます．失神は一過性の障害ですので，医師が直接失神の状態を観察できることは少なく，患者が失神から回復したのちに受診をします．したがって，失神した時の様子などを患者や周囲の人から注意深く問診し，同時に原因となる疾患の有無を確認し，今後の失神の再発を防止するように努めなければなりません．アキラさんがAdams-Stokes症候群を起こした原因としては，突然，房室結節の自発興奮が停止する洞不全症候群（sick sinus syndrome）や，第3度房室ブロックと呼ばれる心房の興奮が心室に届かないために，心拍出量が低下，もしくは0になる場合が考えられます．

失神

生体機能解説（第Ⅳ章 2. 血液，3. 循環系，7. 栄養と代謝系）

3-H-4　　失神の原因には，まず，脳血流の循環障害があげられます．これにより一過性に脳血流が遮断されるため，失神が起きますが，血流がすぐ回復すると，意識は回復するわけです．また，心血管系の障害により，全身の循環血流量が低下し，特に心臓より
2-D　　高位にある脳に血流不足の影響が大きく出る場合です．また，貧血による血液そのも
7-B-2　のの酸素供給能の低下や，低血糖によるグルコース低下でも失神が起きます．てんかんなどの神経性疾患も原因となります．神経細胞は，グルコースのみをエネルギー源として，酸素を必要とする酸化的リン酸化過程（TCAサイクル）に依存して活動しています．したがって，脳の機能はグルコースと酸素を供給する血流に大きく左右されます．こうして，他のどの組織より血流の低下に大きく影響されるのです．

症候の分類！

脳血流の循環障害

一過性脳虚血発作（TIA）は脳動脈で微小な血栓による閉塞（塞栓）が起こり，血流が途絶します．しかし，血栓がすぐに融解して血流が再開するので，一過性となるわけです．もし，血流が再開しないと失神ではなく，遷延性の意識障害となります．椎骨脳底動脈循環不全は塞栓によらず，一過性の血流低下が起こるものです．

心血管系の障害

失神で非常に多い症候です．上室性頻拍症のように心拍数が多くなり，心臓が有効に血液を送り出せなくなり脳への血流が低下します．さらに心室細動となり，心臓の壁が単に細かく震えているだけの状態では，心臓のポンプ作用は事実上停止し脳血流が途絶します．逆に，心拍数が低下（徐拍）しても脳血流が低下します．特に，心房と心室の間の興奮伝導が途絶すると（AVブロック），心臓が一過性に停止し，失神となります．これをAdams-Stokes症候群といいます．これとは別に心臓に問題がなくても，起立性低血圧や精神的原因などにより脳血流低下が起こります．

血液の酸素供給能の低下，グルコース低下

脳血流が確保されていても，血液から脳への酸素が供給されなければ，失神を起こします．一酸化炭素中毒や重症の貧血により失神が起こります．また，糖尿病の治療のためのインスリンの過剰投与による急激な低血糖は脳の機能を低下させますので，失神を起こします．

神経性疾患

てんかんの発作で失神が起こります．てんかんは脳神経細胞の異常発火により，脳が秩序だった興奮を行えなくなる状態を指します．パソコンでいえば，"フリーズ"の状態です．

動 悸

　メグミさんは内気で人前に出ることが大の苦手．就職にあたっても，人とあまり接する必要のない，十数人の小さな会社のOLを選んだ．経理帳簿をつけるだけの淡々とした仕事で，上司と会話することも少なかった．そんなある日，異変が起こった．同僚のOLのひとりが急病で長期休養を取ることになったのだ．小さな会社で簡単に人も増やせず，社長は，メグミさんに休んだ人の仕事をやってもらうことにした．命じられた仕事は電話番だった．1日にそんなに電話がかかってくるわけでもないので，経理事務の傍らでできるだろうということだった．「いや」といえないメグミさんは，電話の前で帳簿をつけ始めた．いつ電話が鳴るかと思うと，気が気ではない．黙っているのに，ドキドキと心臓の音が耳に聞こえる．ドキドキはどんどん速くなる．緊張で脂汗も出てきた．帳簿の手も止まり，イスに座ってただうつむいていた．「大丈夫？」と上司が背後から声をかけたとき，メグミさんは飛び上がらんばかりに驚き，心臓も一段と強く「ドキン」と動いた．あまりのことに，メグミさんは床に座り込んでしまった．

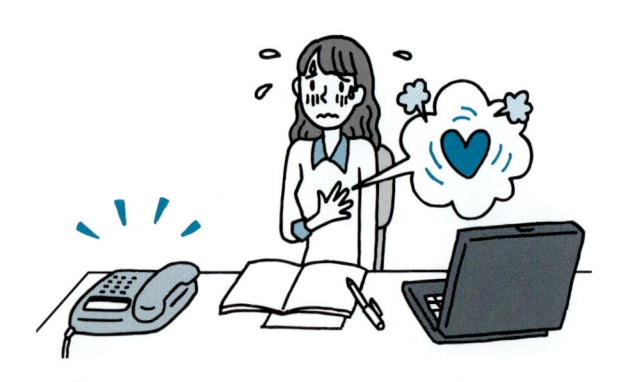

Check Point

1. きわめて内気な性格
2. 急に電話番をすることになった
3. 電話が気になって仕事が手につかない
4. 心臓の音が気になる

この症候の考え方

　動悸とは，通常は自覚しない心臓の拍動を自覚し，それを不快と感じることです．心臓の拍動が普段より強くなったときと，心拍数が多くなったときがあります．メグミさんは見知らぬ人と話さなければならない電話番を急に任されて，緊張が高まりました．ストレスや緊張は，交感神経の活動を促進します．交感神経は心拍数を増やし（陽性変時作用），同時に心筋収縮力を増強します（陽性変力作用）．したがって，急に交感神経の活動が高まると，「ドキドキ」と動悸を感じることになります．心拍動の急激な変化があったとき，動悸を感じますが，頻脈や強い拍動が継続し続けると，それに対する慣れが生じ，動悸をあまり感じなくなります．メグミさんは過度の緊張状態であるときに，不意に後ろから声をかけられ，驚愕します．交感神経の活動はピークとなり，普段は自動性をみせないプルキンエ線維を刺激して，洞房結節からの興奮が到達する前にプルキンエ線維の興奮が心室に伝わり心室性期外収縮となります．この早期の興奮のため，洞房結節からの興奮は1回お休みになり（代償期），次の正常興奮まで長い拡張期となります．還流する血液が増え，Frank-Starling機構により次の収縮は強いものとなり，メグミさんは強い動悸を感じたのでした．

生体機能解説（第Ⅳ章 3. 循環系，8. 内分泌系）

3-J-1　動悸は心拍動の変化を，自律神経求心性線維が感じ取って，中枢に伝えることで自覚します．この神経は，心臓の拍動の様子を常に中枢に伝えていると考えられますが，普段は，"慣れ"が生じ，意識に上ってきません．拍動に変化があったときだけ，自覚するわけで，一種の危険信号です．しかし，拍動は生理的に身体の運動や精神的要因によって常に変化するので，病的な原因がなくても，動悸を感じます．病的に心拍動が急激に変化するものとしては，不整脈が代表的です．頻脈性不整脈で動悸を感じ

3-F-2　るのは当然ですが，突然の徐脈性不整脈では，拡張期延長によるFrank-Starling機構がはたらき，心収縮力増強が起こり，動悸を感じます．また，心室性期外収縮や心房性不整脈によってリズムが乱れる絶対不整脈も拡張期延長による心収縮力増強があります．不整脈以外の原因では，弁膜症や先天性心疾患などによる容量負荷が心臓に

8-C-2　加えられた場合や甲状腺機能亢進症などの内分泌疾患でも心収縮力増大による動悸が感じ取られます．

症候の分類！

頻脈性不整脈
洞性頻脈：発熱や貧血などによる．
発作性頻拍症：上室性頻拍症が多い．心室性頻拍症は致死性不整脈（心室細動）につながるので危険．
発作性心房細動：頻拍のほかに，心室拍動の不整も起こるので動悸を強く感じ，不快感が強い．

徐脈性不整脈
洞徐脈，高度房室ブロック：心収縮力亢進による強い動悸を感じる．心停止の危険性．

心室性期外収縮
代償期を伴う心収縮力増大による．二段脈のように連続すると動悸を感じなくなる．期外収縮自体は生理的にもよくみられ，これ単独での病的意義は少ない．

心収縮力の増大
大動脈閉鎖不全，僧房弁閉鎖不全，心室中隔欠損症などの容量負荷による．

内分泌疾患
甲状腺機能亢進症では，交感神経に対する心筋の感受性が増大し，頻拍と心収縮力増大が起こる．

精神身体的要因
生理的な交感神経の亢進や，逆に突然の副交感神経亢進による徐脈により動悸となる．自律神経の活動はストレスや精神状態に強く影響を受ける．

胸　痛

　トシオさんは，ある一流企業の重役で，日夜，会議・商談・接待と日本中を飛び回っていた．血圧は従来から高めで，かかりつけの医師から降圧薬を投与されていたし，肥満の傾向もあった．最近疲れを感じていたし，左肩のこりがひどくなっていたが，そうもいっていられなかった．今日は日曜だが接待を兼ねたゴルフで，朝からクラブハウスで出番を待っていた．昨夜も接待で遅くまでお酒を飲んでいたせいか，気分が優れない．何かソワソワした感じがして落ち着かない．喉も渇いた感じがするので，しきりに水を飲んでいる．「接待相手は大口の取引先だから，柄にもなく緊張しているのかな？」と思っていた．ラウンドに入ると，なんとなく左腕のしびれを感じて，クラブがうまく振れない．すぐ息も上がる感じがする．成績は散々だったが，持ち前の明るさを発揮して，ラウンドは和気あいあいと進んだ．途中の休憩所に着いた時，身体から急に冷や汗が噴き出し，喉から胸の奥のほうに締め付けられるような痛みが急に襲ってきた．苦しくて声も出ない．トシオさんは休憩所のベンチに座り込んで，前かがみになって，我慢しようとしたが，そのまま意識を失ってしまった．もう接待どころじゃない…

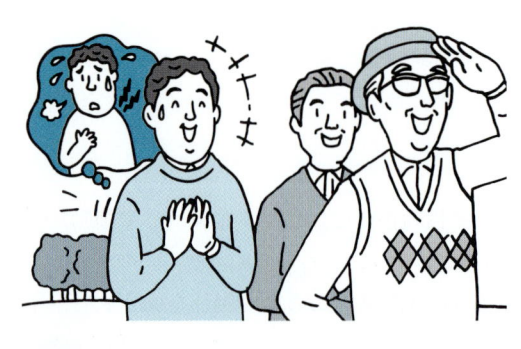

Check Point

1. 肥満の傾向
2. 肩こりがひどい
3. 接待ゴルフで緊張
4. 喉の渇き
5. 左腕にしびれ
6. 冷や汗と締め付けられるような痛み

この症候の考え方

　胸の奥が締め付けられるような感じのする胸痛は，虚血性心疾患（心筋梗塞，狭心症）の典型的な徴候です．トシオさんは，仕事のストレスにさらされていた上に，高血圧と肥満によって動脈硬化が進行していたと考えられます．左肩のこりは，高血圧の徴候あるいは，すでに軽い虚血性の変化が心筋に起こっていたとも推測できます．こうして，心筋梗塞の発症因子（リスクファクター）を十分抱えていた状態で，ゴルフの日を迎えました．前日の飲酒と，寝不足，そして早起きに接待の緊張が加わって，交感神経が過度に緊張したものと考えられます．それが，落ち着きのない感じになって出ています．さらに喉の渇きは，緊張のために加えて，心筋梗塞の前兆として知られているものです．喉の渇きから，左腕のしびれは，冠状動脈内での動脈硬化部分を基礎とした，血栓の成長による心筋虚血の進行を示唆しています．休憩所に着いたころに，おそらく冠状動脈の一部が血栓により完全に閉塞され，そこから先の心筋の壊死が進行し，心臓のポンプ機能は急速に失われ，脳への血液の供給が低下して，意識を消失したと考えられます．さまざまな前兆を，結果的に見逃したため，トシオさんは重大な状態になってしまったのでした．

生体機能解説（第Ⅳ章 9. 神経系）

9-C-1　胸痛は，大きく分けて胸郭で起こるものと，胸郭内の臓器（心臓，肺，縦隔）で起こるものがあります．胸郭で起こる痛みは，皮膚痛覚や筋肉や骨などの深部痛覚ですので，局在がはっきりとした鋭い痛みとなりますが，胸郭内臓器の痛みは内臓痛覚に属しますので，鈍く，場所も漠然としています．胸壁や胸膜での深部痛覚や肺の内臓痛覚は，呼吸運動により痛みに強弱が出るのが特徴で，見分けることができます．激しい胸痛としては，やはり内臓の破壊による痛みがあり，特に胸部では，心筋梗塞，肺梗塞，解離性大動脈瘤などが急速に進行する激しい痛みを出しやすく，それぞれ生死にかかわる重篤なものなので，やはり胸痛は警戒すべきものです．一方で，心筋梗

9-C-2　塞などの虚血性心疾患による胸痛では，心臓そのものの内臓痛覚より，関連痛や放散痛のほうがはるかに顕著である場合がほとんどで，「心臓が痛い」と胸を押さえる心筋梗塞の患者はまずいないと思ったほうがよいくらいです．「喉の奥が締め付けられるような痛み」や左肩，左腕の痛み（あるいはしびれ，だるさ）は心臓の関連痛，放散痛ですが，これが重要な徴候です．

症候の分類！

心臓疾患
(1) 狭心症・心筋梗塞：心筋の酸素不足により痛みが生じます．痛みが一過性で短時間のものは，狭心症ですが，30分以上持続した場合は，冠動脈の枝の完全閉塞による心筋細胞の壊死の進行，すなわち心筋梗塞が考えられます．
(2) 心膜炎：心外膜に炎症が起こると，これが胸痛を引き起こします．持続的であることが特徴といえます．

心臓疾患以外
(1) 解離性大動脈瘤：激烈な胸痛，背部痛が突然始まります．しばしば解離の進行に伴い痛みの場所が移動します．
(2) 胸膜炎：咳や呼吸によって増強する刺すような痛みを感じます．炎症なので，発熱を伴うことが多くなります．
(3) 肺塞栓あるいは肺梗塞：突然の胸痛とともに，呼吸困難，頻呼吸を伴います．
(4) 自然気胸：やはり突然の胸痛と呼吸困難が起こります．細長い体型の青年に多いので診断の助けになります．
(5) 心臓神経症：心臓部分が痛いように感じますが，心臓に器質的な疾患はなく，神経症としての痛みです．
(6) 肋間神経痛：胸壁の体性神経による神経痛です．咳，呼吸により増強します．

息切れ（呼吸困難）

　会社員で経理の仕事をしているタカコさんは，小さいころは小児喘息に悩まされていた．しかし，成人になるころには，喘息の発作は全く起こらず，治ってしまった．それでも，タカコさんは普段から，喘息の発作を起こしそうなものを避けていて，タバコは全く吸わないし，アレルギーを起こさないように部屋をいつもきれいに片付け，掃除を怠らなかった．そんなタカコさんだったが，喘息のため子どものころから運動を敬遠する傾向があり，スポーツに関心がなかった．さらに，食べるのは大好きで，いつも食べ過ぎることが多く肥満になっていた．また，お酒も大好きで，毎晩，晩酌をしていた．というわけで，若いころから血圧は高めで，医師に気をつけるようにいわれていたが放置していた．最近，仕事が忙しくなり，朝も早く出社し帰りが遅くなることが多くなった．そのためか，疲れを感じるようになり，通勤で駅まで歩いていくときも息切れがするようになっていた．そんな夜，床につくころから息切れがひどくなってきた．なんとか眠ろうとしたが，いよいよ苦しくなり，息をするとゼイゼイする感じが明らかだ．息をすることすらつらい．自分の経験から，喘息の再発だと思ったタカコさんは，救急車を呼んで病院へ駆け込んだ．

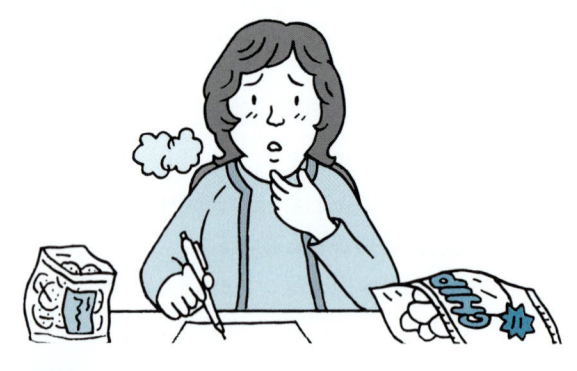

Check Point

1. 小児喘息で子どものころから運動は嫌い
2. 食べることと，お酒が大好き
3. 肥満体型
4. 若いころから血圧が高め

この症候の考え方

　タカコさんの息切れは呼吸困難と表現すべき状態となっています．しかし，呼吸困難の原因は気管支喘息ではなく，過食による肥満と飲酒によって，若年から進行した高血圧です．この高血圧と肥満により心臓はかなりの負担を強いられました．さらに，仕事柄や子どものころの喘息の経験からかなりの運動不足であり，心臓の耐用能も低くなっていたと考えられます．これに仕事量の増加によるストレスと疲労が加わって，心臓のはたらきが低下して，心不全の状態になりました．心不全とは身体が要求するだけの血液量を心臓が供給し切れない状態のことです．通勤時に息切れが出るようになったのは，心不全が徐々に進行した徴候です．心不全では，循環血液量が低下するため，身体のさまざまな部分に水が貯留するようになります．これを浮腫といいます．水分貯留は肺内にも起こります（肺うっ血）．肺胞と毛細血管の間のスペースに水が貯留し，ガス交換のための拡散距離が広がり，血液への酸素の供給が低下します．こうして呼吸困難となります．

息切れ（呼吸困難）

生体機能解説（第Ⅳ章 4. 呼吸器系，9. 神経系）

9-D-2

4-N-2

　　息切れ・呼吸困難とは，呼吸をするのに努力しなければならない状態，あるいは，呼吸することに不快を感じる状態を指します．呼吸筋は骨格筋に属するので，発生した張力や収縮の様子を識別する感覚器（筋紡錘，腱紡錘など）が備わっています．こうして，呼吸の努力の度合いというのは常に監視されています．同時に，呼吸の効果は血液の酸素分圧や二酸化炭素分圧を頸動脈小体や大動脈体により測られていますので，呼吸の努力に対する呼吸の効果の適合具合は常に呼吸中枢により判定されています．つまり，努力のわりに効果がないと，呼吸困難を感じて，さらに換気を刺激しようとすることになります．肺や気道の障害により呼吸困難が起こります．しかし，それらに問題がなくても，循環系に障害があれば，呼吸困難を感じることになります．特にうっ血性心不全は呼吸困難をきたす典型的な疾患といえます．こうして，呼吸困難は，呼吸・循環機能の異常が存在することを示す，重要な徴候といえます．なお，肺の水分貯留は下半身からの血液還流が多くなる臥床時に増強するので，就寝時に出やすくなり，夜間に発作が出やすい気管支喘息と同じようにみえます．肺うっ血は水分が肺胞内に漏出し，気管支内分泌物となり，喘鳴が起きます．

症候の分類！

肺・気道系に起因する呼吸困難
　　異物による気道閉塞，感染症（肺炎，気管支炎），慢性閉塞性肺疾患（喘息，慢性肺気腫），間質性肺疾患（肺線維症），肺高血圧，肺塞栓症

胸郭，胸膜に起因する呼吸困難
　　自然気胸，胸水貯留：肺の拡張が制限されるため，吸気が十分でなく呼吸困難をきたす．

呼吸筋の障害による呼吸困難
　　ポリオ，重症筋無力症，筋萎縮性側索硬化症，筋ジストロフィー症

循環系に起因する呼吸困難
　　左心不全，シャント性心疾患（ファロー四徴症など）：呼吸器系は問題はないが，肺に流入する血液量が不足したり，静脈血と動脈血が混合して，動脈血の酸素分圧が低下することで酸素不足となり，呼吸困難と感じる．

代謝性アシドーシスによる呼吸抑制

精神的なもの
　　過換気症候群，ヒステリー

第Ⅴ章　生体機能の変調

咳

　女子大生のサユリさんは，小さいころからよく風邪をひいた．最近，めっきり寒くなって，空気が乾燥してきたので，気をつけようと思っていた矢先に，鼻水が出て身体がだるくなってきた．もしやと思い，午後の講義を切り上げて家に戻った．熱を測ってみると，37.2℃だった．風邪をひいたと思い，ベッドで横になることにした．夕方には喉が痛くなりだした．夕食のあとに風邪薬を飲んで眠るつもりで，またベッドに入った．その夜は，喉がむずむずして咳が出て眠れない．すっかり寝不足で朝を迎えたが，薬のおかげで鼻水は治まり熱も下がっていた．咳も治まっている．薬は飲み続けることにして，大学の講義に出ることにした．一日，症状もなく講義を受けることができたが，その夜，ベッドに入るとまた，咳が出てきた．なかなか寝つけない．痰はないのだが，咳が連続して止まらない．たまらず，咳止めのシロップを飲んでなんとか寝ることができた．しかし，翌日も翌々日も夜になると咳が出て，どうにも止まらない．明日の講義は大丈夫？

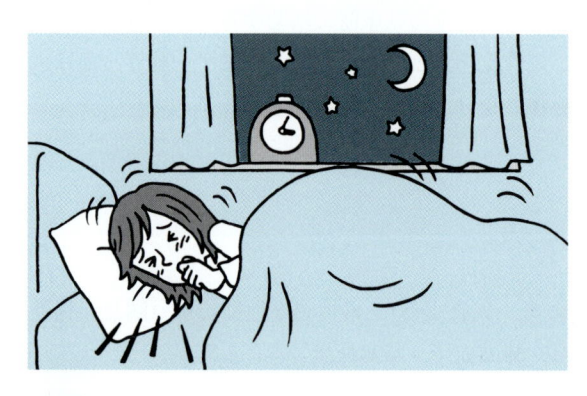

Check Point

1. 風邪のひきはじめの諸症状がある
2. 咳が出て寝不足
3. 昼間は咳があまり出ない
4. 薬を飲めば夜でも咳は出ない

この症候の考え方

　サユリさんは，ウイルス感染による風邪（風邪症候群）になったと考えられます．初発症状である鼻水や微熱がそれを示唆しています．問題は，風邪のウイルスが喉の粘膜に炎症を引き起こしたことです．喉の痛みを感じたことが，この炎症の発生を示しています．炎症は粘膜を強く刺激しますので，これを粘膜の機械的受容器が感知し，延髄の咳中枢を介して，咳が出てきたと考えられます（咳嗽反射）．炎症は比較的軽いものだったので，感冒薬に含まれる消炎薬の作用により軽快し，炎症部位からの分泌液の増加もほとんど起こらず，痰は出なかったと考えられます．しかし，それから数日の間咳は止まりませんでした．これは，炎症が修復過程に入って，粘膜の機械的受容器とその求心性神経も修復され，むしろ粘膜が過敏状態になったためと考えられます．また，咳の求心性神経は副交感神経に属しているので，副交感神経の活動が高まる夜間に咳が出やすくなります．また，横になる体位は咳が出やすくなります．

生体機能解説（第Ⅳ章 4. 呼吸器系）

4-H　咳は気道内の異物を強い気流を発生させることによって，体外に排出し，異物が肺内へ到達するのを防ぐ，生体防御反射の一種です．気道内に水やわずかな食べ物などが入りかけただけで，とたんに激しい咳が出ます．異物による粘膜への機械的刺激や炎症物質，炎症やその修復による機械的刺激などが，粘膜の受容器を刺激します．これが主に副交感神経の求心性線維を経由して延髄の咳中枢に情報を伝え，咳嗽反射が起こります．咳中枢からの遠心性神経は舌咽神経，横隔神経，肋間神経などです．咳の実際は，まず息を吸い，息を止めて，声門を閉じます．ここで腹筋や内肋間筋が収縮し胸腔内圧が上昇し，突然声門を開いて，気道内の空気を吐き出します．このように，咳はかなりのエネルギーを消費しますので，咳が続くと体力的にかなり消耗することになります．咳自体は生体防御反応ですが，放置すると生体に悪影響があると考えるべきでしょう．

　咳は，異物だけでなく，気道粘膜の分泌物である痰の排出も行います．痰は，粘膜の杯細胞から分泌される粘液が原料となります．この粘液は，粘膜に並ぶ上皮細胞の線毛に層を成して広がり，線毛運動と協調して，異物や炎症による細胞の死骸などを粘液で絡め取り，塊にして，喀痰として排出するわけです．

症候の分類！

湿性の咳

　喀痰の排出を伴う咳で，気道や気管の粘膜に炎症が起こって，粘膜での分泌活動が活発化したことによります．炎症の原因は，ウイルスや細菌の感染による上気道炎，気管支炎，肺炎などがあります．また，肺癌などによる組織破壊によっても湿性の咳となります．一方，有毒なガス状の化学物質を吸入してしまった場合も，激しい炎症が起きて，湿性の咳となります．炎症がひどく，出血を伴う場合は，血液の混じった痰（血痰）の排出となり，おびただしい場合は，血液そのものの排出（喀血）が起こります．

乾性の咳（カラ咳）

　粘液の分泌を亢進しない刺激が気道粘膜に与えられたときに，咳嗽反射が単独で起こり，これをカラ咳といいます．気道粘膜の修復過程のほか，肺以外の部位への刺激，例えば，縦隔腫瘍や胸膜炎などの刺激が副交感神経を介して咳中枢を刺激することがあり，カラ咳となります．また，外耳道への機械的刺激がやはり舌咽神経の副交感神経求心性線維を介してカラ咳を引き起こすヒトがいます．

第Ⅴ章　生体機能の変調

めまい

　ヨシコさんは 48 歳の主婦で，毎日忙しく家事をこなしていた．最近，生理不順があり，手足の冷えを感じるようになって，婦人科では更年期障害が出てきたといわれていた．ある日の夕方，買い物途中で頭痛がしてきた．なんとか買い物から戻ってきた玄関口で，急に目の前がグルグルと回りだした．めまいだ！　まるで，回転椅子に乗って回されたあとのように目が回る．まっすぐ歩こうとしても身体が傾いてうまく歩けない．ヨシコさんは廊下に寝そべってしまった．横になって目を閉じると楽になるような気がした．しかし，目を開けるとめまいはひどくなる．吐き気もしてきた．しばらくそのまま横になっていたが，めまいと吐き気は止まらない．なんとかトイレまでたどり着いて，嘔吐してしまった．小一時間してだんだん楽になってきた．頭痛はまだあったが，立ち上がってもふらつかなくなって，吐き気も弱くなったので，近所のかかりつけの医院へ急いで行った．

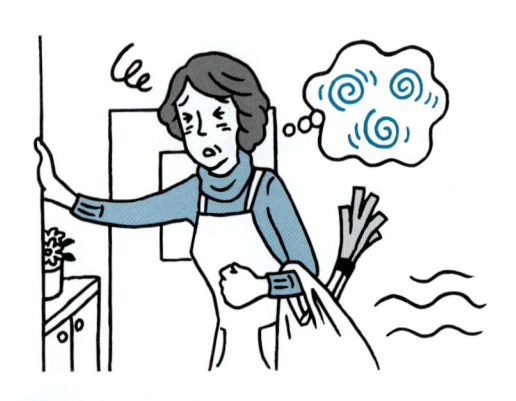

Check Point

1. 更年期障害といわれた
2. 買い物途中に頭痛
3. 目が回ってまっすぐ歩けない
4. 吐き気をもよおす

この症候の考え方

　ヨシコさんのめまいは，目の前が回転するように感じるもので，回転椅子や回転遊具などで経験する「目が回る」ことと同じ現象です．これは身体の平衡感覚をつかさどっている前庭器官の異状によって起こるめまいで，真性めまい vertigo と呼ばれます．嘔気を伴うのが常で，はなはだしい場合は嘔吐します．ヨシコさんは，生理不順や手足の冷えなど更年期によくみられる症状が出ていました．今回出てきた頭痛は片頭痛で，更年期の自律神経症状の一つとしてよくみられます．片頭痛自体は頭部皮下の血管の突然の拡張によって血管壁の内臓痛覚神経が反応することにより起こります．片頭痛はめまいを伴うことがしばしばみられます．真性めまいの発生には眼球が細かく振動する眼振が重要です．眼振により視野が定まらず，同時に平衡感覚も乱れてうまく歩けません．横になり目を閉じると，視野の乱れを感じなくなるため，めまいが和らぐのです．このことは眼振が発生している証拠でもあります．めまいは嘔気，嘔吐を伴います．こうした症状は通常長続きせず，1〜2時間程度で軽快します．もし，長引く場合は，単純な自律神経性の症状というより，頭内の腫瘍や梗塞，出血といった脳血管障害の可能性があります．

生体機能解説（第Ⅳ章 5. 消化器系，9. 神経系）

9-C-4　　真性めまいは内耳の前庭器官あるいは前庭神経，脳幹の前庭神経核などで障害が起こり，身体の運動の状態や体位などが脳に正確に伝わらず，前庭感覚が撹乱する状態です．特に一方の前庭感覚が障害され左右のバランスが崩れたときに起こると考えら

9-C-3　　れます．これにより眼球が身体の状態に対して適正な位置に維持できず，眼振が起こり，視野が撹乱します．これが目が回る状態です．この撹乱はおそらく延髄の化学受容器を刺激するので，嘔気，嘔吐が誘発されます．このほか，身体に持続的な動揺が

5-A　　加わると動揺病（乗り物酔いなど）が起こり，これも前庭感覚と化学受容器との関連を示しています．めまいには，真性めまいのほかに，仮性めまい dizziness と呼ばれるものがあります．これは回転などの運動感を伴わないもので，「身体が宙に浮いた感じ」とか「頭がフラフラする」などと訴えるものです．これには内耳に疾患がある場合にも起こりますが，そうではない心因性にも起こります．患者さんはこのほかに一過性の意識障害をめまいと表現します．もちろんこれは失神あるいは意識障害の範疇に入るので，この項では触れませんが，重要な鑑別点です．

症候の分類！

真性めまい
（1）良性発作性頭位めまい：頭位の変化により発作性に出現する回転性のめまいで，数分継続します．眼振が著明です．
（2）メニエール病：片側の一過性の難聴を伴う回転性のめまいが発作的に出ます．30分から1日続きます．
（3）前庭神経炎
（4）椎骨脳低動脈領域での循環不全：一過性脳虚血発作，脳梗塞，小脳梗塞，脳出血などによります．
（5）小脳橋角部腫瘍・聴神経腫瘍
（6）片頭痛
（7）側頭葉てんかん：意識消失を伴います．
（8）薬物：ストレプトマイシンによるものが有名．

仮性めまい
　内耳性疾患，小脳橋角部腫瘍，聴神経腫瘍，心因性

頭　痛

　ナツコさんは，専業主婦で毎日忙しく家事をこなしていた．50歳目前となり，更年期のためと思われる症状がひどくなってきた．肩こりやのぼせが出るし，特に寝る時の手足の冷えに悩まされている．それに時々頭痛がする．痛みが出るとズキンズキンとして，何もできなくなる．頭痛薬を飲んでしばらく休んでいると楽になり，また家事を始めるようなことが繰り返されていた．肩こりも数年前よりひどくなり，肩というより首の後ろが張ってくる．そんなわけで，四六時中，機嫌の悪い顔をしているので，旦那さんも避けている．そんなある日，朝起きてから頭痛が激しくなった．頭がガンガンして，座り込んで何もできない．吐き気も出てきた．夕方になっても治まらない．家族が心配して救急車を呼んだ．血圧は正常値だが，CTスキャンをすることにして入院となった．ナツコさんも入院したので少し安心し，痛み止めも効いてきたのかスーッと眠ってしまった．いや，意識がなくなってしまった．医師は緊急手術の手配をすることになった．

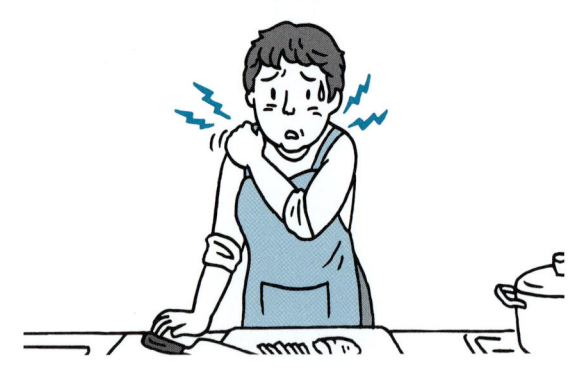

Check Point

1. 更年期の諸症状
2. 肩こりがひどい
3. 吐き気がする
4. 血圧は正常だが意識がなくなる

この症候の考え方

　ナツコさんの症状のほとんどは，確かに更年期，すなわち女性ホルモンにかかわる分泌活動の低下による自律神経性の不定愁訴であると考えられます．特に，のぼせ，手足の冷え，肩こりは血管運動を調整する交感神経系の変調を示しています．頭痛も，頭部の皮膚に分布する血管の異常な拡張によって起こります．これを片頭痛といいます．片頭痛は交感神経作動薬の投与で軽快することが多く，血管運動を支配する交感神経活動の一過性の低下が関与していると推定できます．しかし，最近の肩こりと頭痛の悪化はそれだけが原因ではないようです．おそらく，ナツコさんは脳動脈瘤を持っていたと思われます．その動脈瘤が大きくなって，脳動脈を牽引したり圧排することで，頸部の張りやひどい頭痛が出てきたと考えられます．入院当日には，ついに動脈瘤のわずかな破裂があり，クモ膜下出血になったと考えられます．血圧の上昇がなく，麻痺もないことから脳出血や梗塞は否定できます．クモ膜下出血は血管の炎症を伴うので，頭痛は激しくなります．しかし，わずかな出血では，麻痺は起こらず，X線で頭蓋骨の陰影は変化しません．入院後，出血が激しくなり，脳全体が血腫により圧迫され脳機能は急速に低下し，意識消失に至ったと考えられます．

生体機能解説（第Ⅳ章 9. 神経系）

9-C-2　頭頸部全般の痛みを頭痛といいます．頭頸部で皮膚感覚の痛覚以外で痛覚を伝える部位は，筋肉，血管，頭蓋底の硬膜で，脳実質や大部分の硬膜やクモ膜には痛覚受容器は存在しません．特に頭痛を発する主要な組織は血管です．血管は収縮した時には痛みを感じませんので，高血圧などで血管痛の訴えはありません．しかし，血管拡張や，牽引や圧排などの機械的伸展は痛覚を生じます．これは同じ平滑筋組織である腸管の痛みが運動亢進時に感じられ，過伸展である胃拡張や腸閉塞で感じにくいことと対照的です．血管拡張による頭痛は頭蓋外の頭皮，筋肉に分布する血管で起こり，一般に片頭痛といわれます．自律神経の失調やストレスなどで起こります．一方，アルコールや発熱も血管拡張を引き起こすので，頭痛を起こします．二日酔いの頭痛や風邪での頭痛はこれが原因です．頭蓋内の血管による痛みは，炎症や牽引，圧排によります．脳腫瘍，慢性硬膜下血腫，髄膜炎，クモ膜下出血などが代表的です．ストレスや神経症，抑うつなどは頭皮の筋肉の過緊張を引き起こし頭痛が起こります．このほか，頭部に分布する神経による神経痛や，眼，鼻，副鼻腔の疾患により起こる痛みを頭痛として感じます．

症候の分類！

器質的疾患による頭痛
　（1）主要血管の圧排・伸展・牽引
　　　脳腫瘍，脳膿瘍，慢性硬膜下血腫，水頭症など
　（2）血管，髄膜の炎症
　　　髄膜炎，髄膜脳炎，クモ膜下出血，頭蓋内血管炎，側頭動脈炎

機能性頭痛
　（1）血管拡張
　　　片頭痛，発熱，アルコール，低酸素症，低血糖，薬物，一酸化炭素中毒
　（2）筋肉の過緊張
　　　緊張型頭痛

神経痛
　　　三叉神経痛，頸神経痛（後頭部）

眼，鼻，副鼻腔の疾患による頭痛

不　眠

　ススムさんは，小さいころから肥満の傾向があったが，とりわけ病気というわけでもなかった．運動部の合宿で友人たちに，いびきのひどさを指摘されてから，自分がいびきをかくことはわかっていた．いびきをかいた朝は，喉がとりわけ渇くし，口の中もネチャネチャする．最近は，その頻度が多くなっていて，いびきが多くなってきたことがわかっていた．さらに最近，目覚めが悪い．昼間，仕事中に居眠りしてしまうことすらあった．睡眠時間は十分なはずなのに，よく眠れていない感じがするのだ．そのためか，倦怠感が強い．ある夜，誰かに首を絞められる恐ろしい夢をみて息苦しくて目が覚めてしまった．真夜中だった．びっしょりかいた汗がすごい．その後，たびたび夜中に息苦しくて目覚めた．喘息を心配して内科を受診した．さまざまな検査の結果，ススムさんは睡眠時無呼吸症候群であることがわかったのだった．

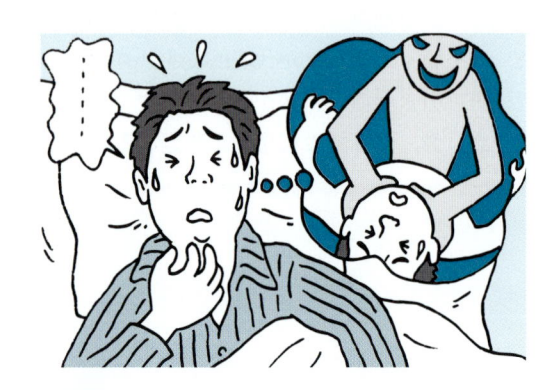

Check Point

1. 肥満の傾向
2. 友達にいびきを指摘されたことがある
3. 目覚めが悪く，昼間も眠い
4. 首を絞められるような悪夢をみて目が覚める

この症候の考え方

　ススムさんは肥満により喉の内腔が狭くなっていました．そして，睡眠時に舌根が落ち込みやすい傾向があり，このため，いびきをかいていたわけです．いびきをかくということは，睡眠中常に口を開けていることになるので，口腔内は乾燥し，これにより唾液の殺菌能力が減退するので，雑菌が繁殖します．こうして口渇や口の中のネチャネチャした感じが起こります．また，口臭の原因となります．いびきが頻発する状態はその後さらに進行して，舌根沈下により一時的に呼吸できなくなり，無呼吸状態が発生するようになりました．無呼吸が起こると，呼吸を再開するためにあえぎます．しばらくあえいだ後，呼吸は大きないびきとともに再開します．あえぎをしているときは脳波上は覚醒脳波が出ており，睡眠深度が浅くなり，結果として寝不足になるわけです．さらに，無呼吸状態は頻回となり，ついにたびたび目が覚めてしまうことになりました．また，無呼吸自体は脳の低酸素状態を作り出すので，倦怠感や不調を増強します．

生体機能解説（第Ⅳ章 8. 内分泌系，9. 神経系）

9-H-3　睡眠のリズムは，脳幹の上行性網様体賦活系と視床下部の視交叉上核を中心として形成されるサーカディアンリズムの相互作用によって起こります．睡眠と覚醒はサーカディアンリズムに応じて上行性網様体賦活系を抑制したり，抑制解除したりすることと解釈できます．しかし，睡眠は全体の継続時間だけでなく質も重要です．通常の睡眠は徐波睡眠とレム睡眠が交互に4～5回起こり，徐波睡眠の深さが徐々に浅くなり覚醒します．二つの睡眠の交代のリズムや睡眠深度が乱れると，ヒトは十分な睡眠時間をとっていても満足が得られず，精神的，身体的不調を訴えます．以上の睡眠のリズム，質など睡眠全体の乱れを不眠といいます．

8-B-4　不眠の主な原因は，睡眠時無呼吸症候群と，サーカディアンリズムが外的要因（時差ぼけ，夜間勤務）で乱されたり，内因性に睡眠相後退することにより起こる睡眠リズム障害が重要です．このほか，精神疾患による不眠，特にうつ病では不眠は主要な症状です．夜，床に入ってもなかなか寝付けない（入眠障害）か，早朝に必ず覚醒する（早朝覚醒）という症状が起こります．また特殊なものでは夜間ミオクロヌスなど不随意運動が発生するために眠れないことがあります．

症候の分類！

不眠症の原因疾患
(1) 睡眠時無呼吸症候群
(2) 神経衰弱
(3) うつ病，躁病
(4) 統合失調症
(5) 時差ぼけ，夜間業務，不規則業務
(6) 睡眠相後退症候群
(7) 夜間ミオクロヌス，下肢静止不能症候群
(8) 睡眠薬などの連用からの離脱時
(9) コーヒーなど興奮性薬物の摂取

下痢

　ヒロコさんは引っ込み思案で，人前に出るのが苦手なタイプだ．しかし，会社でその堅実な仕事振りが認められ，重要なプロジェクトを上司と二人で担当することになった．仕事の計画をようやく立て終え，上司が重役たちの前でプレゼンする手はずだったのに，当日，上司が急病で出社できず，ヒロコさんがプレゼンすることになってしまった．緊張で口から心臓が飛び出しそうだ．スクリーンの前に立つと，身体中に冷や汗が吹き出た．目を閉じて深呼吸をすると，急におなかが鳴りだした．たどたどしくプレゼンを始めても，おなかが鳴る．重役たちに聞こえそうだ…．ついに腹痛を覚え，激しい便意に見舞われた．真っ青になったヒロコさんは，プレゼンを中断して，トイレに飛び込んだ．下痢は延々と続き，トイレから出られない．プレゼンはどうなるのか…

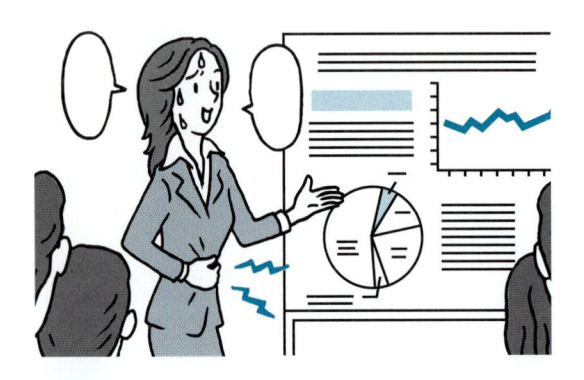

Check Point

1. 人前に出るのが苦手
2. 重役の前でプレゼンをすることになる
3. おなかが鳴る
4. 顔が真っ青になってガマンできなくなった

この症候の考え方

　ヒロコさんは過敏性大腸症候群であると考えられます．ヒロコさんは精神的にストレスに弱く，過敏な反応をするタイプです．そのため，プレゼンの始めには過度の交感神経の緊張が起こり，心拍が亢進し，交感神経により起こる精神性発汗が亢進しました．さらにストレスが継続したため，今度は生体防御的に副交感神経の活動が高まります．動物ではこれにより，心拍がきわめて遅くなり仮死状態になったりします．ヒトでは仮死状態にはなりませんが，ショック状態に陥り気を失う人もいます．ヒロコさんは，副交感神経の迷走神経の活動が亢進し，腸管の蠕動運動が亢進しました．運動の亢進により腸内のガスの動きが激しくなり，腹鳴となります．顔が青ざめたのは，心拍低下による血圧の低下を意味しています．そして蠕動運動は亢進し，ついには，大腸にあった内容物はすべて，肛門から排出することになり，トイレから出られなくなりました．腹痛は，激しい蠕動運動により，腸管壁の伸展受容器がこの刺激を痛覚として感じ取るために起こります．つまり，この腹痛は蠕動運動亢進のサインです．

生体機能解説（第Ⅳ章 5. 消化器系）

5-A　　下痢とは糞便に含まれる水分が多くなり通常の硬さを保てなくなった状態をいいます．したがって，単に回数が増えたことではありません．通常の便の水分量は75％程度ですが，それよりも多い状態を指します．泥状であったり，進んで水様便となったりします．便の水分が多くなるしくみとしては，第一に腸管での水分の吸収が不良であったり，溶質となる栄養分の吸収が不良のため腸内容の浸透圧が高まって水分を引いたりして，便に水分が大量に残されることがあげられます．第二として炎症や細菌感染などにより消化管での分泌活動が亢進して水分が便に含まれる場合があります．さらに第三として腸管の蠕動運動が異常に亢進した場合，水分吸収の時間が足りなくて，下痢が起こることがあります．

5-B　　消化管は1日で約8Lほどの大量の消化液を分泌しています．したがって，食事や飲水で水分をさほど取らなくても，消化液の水分により下痢の状態が起こります．むしろ，腸管での消化液の分泌と水分吸収とのバランスが崩れることが下痢の原因であるといえます．細菌感染や食中毒による下痢は，それらの有毒物質や菌を直接体外へ排出する効果があり，むやみに下痢を止めるのは得策でない場合があります．しかし，下痢を放置すると，口にした以上の大量の水分が身体から失われるわけですから，脱水となり，危険な状態となる可能性があります．下痢の場合は脱水を常に念頭において治療されるべきでしょう．

症候の分類！

腸管内の水分貯留

　　この型の下痢を引き起こす原因として，生理的に吸収されにくい成分であるソルビトールや添加甘味料，フルクトースなどの糖分が食物に含まれていることがあげられます．また，マグネシウムやリン酸塩，硫酸塩など吸収されにくい電解質も下痢の原因となります．さらに，羊の肉など吸収されにくい脂肪を含む食物も下痢を引き起こします．

腸粘膜の分泌亢進

　　原因はさまざまな細菌やウイルスの感染による粘膜付近での炎症が，腸管粘膜の分泌活動を亢進することです．風邪症候群や，食中毒，腸チフス，コレラなどが代表的なものです．

腸管運動亢進

　　腸管運動が亢進することによる下痢では，過度の緊張状態や神経過敏による迷走神経活動の亢進による下痢があります．

便　秘

　カズミさんは看護師で夜勤が多く，生活は不規則になりがちだった．看護師の数も少なく，仕事を優先するあまり，食事にあまり時間がかけられなかった．パンだけとか簡単な食事で済ませることが多く，特に野菜を取る機会も少なくなっていた．こうして，カズミさんの便通は次第に少なくなり，2～3日に1回ぐらいから，ついには1週間に1回ぐらいとなり，常に下腹部に不快感を感じ，おなかが張った感じが続いている．今では10日ほども便意がない．カズミさんは，とうとうひどい腹痛と頭痛に襲われ，職場の病院で医師に相談することになってしまった．

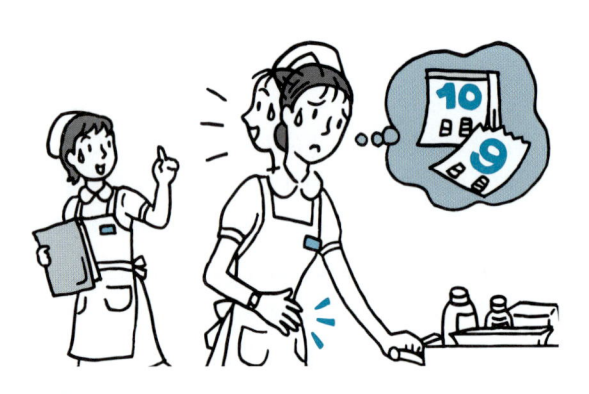

Check Point

1. 生活が不規則
2. 食事は野菜不足
3. 下腹部が張ってきた
4. 激しい腹痛と頭痛

この症候の考え方

　便秘で一番よくみられるのは習慣性便秘と呼ばれるもので，その最大の原因は生活リズムの乱れです．特に不規則な睡眠や食事は便通を乱し，便を蓄積させます．また，便意を催してもそれを我慢していると，次第に便意が弱くなり，便の蓄積を助長します．一方，便の蓄積量そのものも重要です．便が直腸の壁を伸展して便意を形成するからです．便の主な成分となる消化されない糖類（食物繊維）は野菜に多く含まれており，肉類に少ないものです．バランスの悪い食事は，便の量を減らし，これにより大腸への刺激が低下して，便通を遠ざけることになります．さらに，仕事などによるストレスも交感神経活動を高め消化管運動を低下させるので，便秘の原因となります．カズミさんはこれらの原因が重なって，次第に便通が遠ざかっていったと考えられます．便秘の進行は自律神経の失調を伴うことが多く，腹痛，嘔気，食欲不振，不眠などの訴えがあります．カズミさんのように頭痛もしばしば起こります．長期の便秘は便のタンパク質やアミノ酸の腐敗により有毒アミンが発生し，これが体内に吸収され障害を起こすと考えられていますが，それは，よほどでなければ起こりません．むしろ，便通がないことを気に病むこと自体がストレスとなり，さらに便秘を悪化させますので，リラックスすることと，生活のリズムを取り戻すことが重要です．

生体機能解説（第Ⅳ章 5. 消化器系）

5-E-8　便秘は，便の回数が減り，大便が硬くなり十分な量が出なくなった状態をいいます．健康なヒトは，1日に1〜2回，あるいは2日に1回程度の便通が普通です．毎日出たヒトでも1回の便の量が少ないときには便秘と称します．普段，口から入った食べ物は平均して24時間で肛門から排出されるので，1日1回の便通となります．小腸で栄養の吸収を終了したび粥は水溶性のまま回盲部を通過します．そして大腸の中で，次第に水分が吸収され，横行結腸を通過し，下行結腸に達するころには固形化し，S状結腸から下行結腸に貯められます．ここで，食事をし，胃内に新たな食物が入ってくると，それを刺激として胃-大腸反射が起こり，大腸の蠕動運動が活発化します．こうして，便が直腸内に侵入すると，便意を催し，排便に至るわけです．

　たいていのヒトは，朝食の時に胃-大腸反射が習慣化しているので，朝に便意を催します．一度排便すると，大腸の便はほとんど出てしまうので，昼食や夕食の分の便は貯められるだけで，反射が強く起こりません．その後，睡眠をしている間に，十分な量の便がS状結腸に貯められ，朝に効果的な胃-大腸反射が起きるのです．こうしてみると，規則正しい食事と，適切な睡眠による一日のリズムの形成が順調な便通に重要なことがわかります．

症候の分類！

老化・妊娠による便秘
　大腸の運動そのものが低下しているので弛緩性便秘と呼ばれます．妊娠の場合は，胎児と子宮の圧迫により腸管運動が制御されるためと考えられます．

下剤の多用による便秘
　下剤の使い過ぎによる自然な便意の消失などによっても便秘が悪化します．

腸の炎症性疾患などによる痙攣性便秘
　炎症性刺激により腸管平滑筋はむしろ収縮します．収縮が亢進すると一種の痙攣状態となり内容の輸送が停止し，便秘となります．

腸閉塞・癌などによる通過障害
　腸閉塞は，腸運動が低下して内容が運ばれない場合と，捻転などにより物理的に閉鎖する場合があります．癌による通過障害は，便が固形化する下行結腸に発生した場合によくみられます．

薬物中毒
　アヘンなどによるものです．アヘンは副交感神経を強く刺激しますので，腸管運動が低下します．

第Ⅴ章　生体機能の変調

しびれ

　ヒロシ君は彼女に誘われ，サークルのお茶会に出ることになった．あまり乗り気ではなかったが，彼女に誘われたので気楽に応じてしまった．いざ参加してみると，当然ながら座敷に正座することになった．正座が苦手なヒロシ君は，一瞬ためらったが，そんなに長い時間ではないだろうと思って，正座してお手前を待った．正座をするとすぐに，足の骨が変に当たって痛くなってきた．何とか楽な位置を探しながら，お尻をモゾモゾさせていた．お茶会の進行はスローペース．足が痛みをだんだん感じなくなり，びりびりした感覚が強くなってきた．足先も冷たくなってきた．しかし，彼女の前なので我慢をした．お茶が出されたころには完全なしびれになってきていた．つらくなって足先を指で押してみると，なんとなく感覚が麻痺した感じでまるで麻酔みたいだ．やっと終わった．ヒロシ君はホッとしたが，足はしびれ切っている．腰を上げようとすると，びりびりとした感じが足を襲い，顔は苦痛にゆがんだ．無理やり立とうとすると，足先が思うように動かない．勢い余って，彼女の前で見事に転んでしりもちをついてしまった．最悪だ…

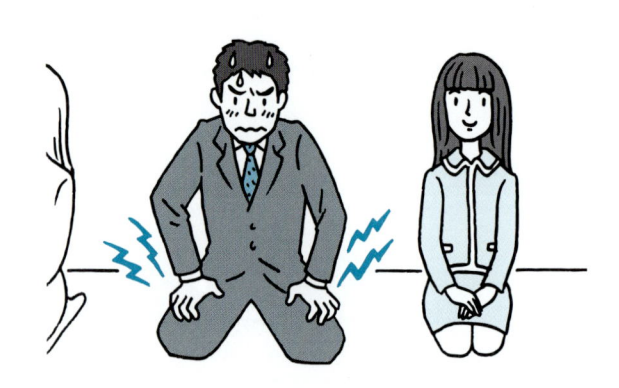

Check Point

1. 正座に慣れていない
2. 長時間の正座
3. 感覚が麻痺した感じ
4. 足先が思うように動かない

この症候の考え方

　ヒロシ君は慣れない正座を続けたため，足がしびれてしまいました．正座による足のしびれは，二つの理由によると考えられます．一つは，折りたたまれた足に全体重がかかるため，神経がその圧迫により障害され麻痺が起こることです．もう一つは，折りたたまれ圧迫された足の血行が不良となり，足先が軽い虚血状態になることです．足先が冷たくなったことは，血流の低下を示しています．この血行不良は神経も障害しますので，やはりしびれを引き起こすのです．初め痛みを感じなくなったのは，しびれすなわち神経麻痺が痛覚神経に及んだためです．しかし，完全に麻痺をしていない感覚神経は，むしろ過敏状態にあり，わずかな刺激に対して過剰に反応し，これをびりびり感として感じることになります．さらに，しびれが進行すると何も感じなくなって，まさに麻酔の状態になります．正座を崩すと，血行が改善し，感覚神経の麻痺がやや回復し，これがひどいびりびり感となりつらいものです．しかし，運動神経や深部感覚のしびれは残っているので，足を思うように動かすことができず，ヒロシ君は転倒してしまったのです．

生体機能解説（第Ⅳ章 9. 神経系）

9-C-1　正座のような長時間の組織の圧迫は血管を狭め血行不良にします．これにより付近の末梢神経の機能が低下します．これが一般的な"しびれ"です．しびれは細い線維から起こりやすく，有髄の太い神経線維では起こりにくくなります．四肢の神経には両方含まれていますが，細い線維は主に痛覚や温度感，触覚を伝えているので，これらが先に障害されやすくなります．太い神経である運動神経のしびれはなかなか起こらないので，しびれていても四肢を動かすことはできます．しかし感覚がないので不正確な運動になります．

　人がしびれを訴えたとき，それには感覚鈍麻や，外界刺激を与えられた感覚とは異なって感じる錯感覚，外界刺激なしに起こる異常感覚を含みます．さらに思うように手足が動かない運動麻痺や共同運動障害もしびれと表現します．感覚神経およびその伝導路での神経興奮伝導の遮断は感覚の鈍麻を起こします．また，不完全な遮断は，神経線維での異所性発火や非シナプス伝達（線維間で情報が混線する）などを起こして，感覚過敏や錯感覚，異常感覚を引き起こし，これがいわゆるびりびり感となります．運動神経の麻痺は手足の運動の麻痺や運動の錯誤を起こしますが，これもしびれるといいます．

症候の分類！

皮膚侵害受容器障害
　侵害受容器の閾値の低下による過敏状態（正座によるしびれも含まれる）

末梢神経・根障害
　異所性発火および非シナプス伝達が起こり過敏状態となる

脊髄後角障害
　侵害受容の二次性求心性ニューロンの感受性の変化

脊髄・脳幹病変
　中枢における抑制の解除による感覚感受性の変化

視床病変
　視床での侵害受容ニューロンの感受性変化

運動麻痺，共同運動障害
　運動神経系のマヒ，小脳か脊髄系の障害により起る

むくみ

　44歳の会社員シゲルさんは，日々残業で，疲れもたまってきた．食事も不規則で，最近は食欲も落ちてきたと感じていた．なのに会社の同僚に「最近少し太った？」と聞かれた．もともと中肉中背であったシゲルさんは，あれ？と思い，鏡をみた．そういえばなんとなく顔が丸い感じがする．その夜の入浴前に久しぶりに体重を測った．確かに3kgも増えている．忙しくて，食事はむしろ少ないくらいだ．運動不足だと思って，そのままにしていると，どんどん体重が増えた．しかも，身体がだるくて仕方がない．手のひらは腫れぼったくて，こぶしをつくると違和感がある．脚もパンパンに腫れて，むこうずねを押すと，指の跡がなかなか消えない．久しぶりに受診した病院で，体重増加の原因は"むくみ"だといわれ，すぐに入院になった．検査の結果，尿タンパクが著明に検出され，低タンパク血症も認められネフローゼ症候群とわかった．

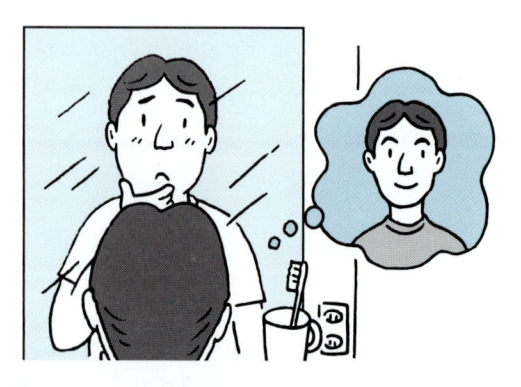

Check Point

1. 最近，疲れもたまってきた
2. 体重がどんどん増えた
3. 脚を指で押すと指の跡がなかなか消えない
4. ネフローゼ症候群と診断された

この症候の考え方

　"むくみ"すなわち浮腫は，体内に水分が貯留し，特に皮下の組織間腔に水分が多くなった状態を指します．体内の水の出入バランスが崩れたときにむくみが起こります．シゲルさんは全身にむくみが出て，水分貯留による体重増加が起こりました．浮腫により全身の倦怠感が強くなったり，顔や手足の腫れが起こりました．腫れが単純な皮下脂肪の増加（つまり肥満）でないことは，むこうずねを指で押した時，跡がついてなかなか戻らないことで明らかです．これは，皮下に貯まった水分が指により押しのけられて，元に戻りにくいために起こります．もし脂肪の蓄積なら，当然弾力があり指の跡は残りません．シゲルさんの浮腫の原因は，ネフローゼ症候群です．1日当たり3.5g以上のタンパク質が尿中に検出され，血中タンパク質濃度が3.0g/dL以下である場合，ネフローゼ症候群と診断されます．ネフローゼ症候群では，本来腎臓で全量再吸収される原尿中のタンパク質が，再吸収機構の障害により，尿中に大量に失われる状態となります．これにより，血漿タンパク質濃度が低下し，血漿膠質浸透圧が減少します．血漿膠質浸透圧の減少により，組織間腔から毛細血管内への水の移動が抑制され，組織間腔に水分が貯留します．特に皮下の組織は組織内圧が低いため，水の貯留が著明となり，浮腫となります．

生体機能解説（第Ⅳ章 3. 循環系，6. 腎泌尿器系）

3-I-3

6-E-2

組織間液が増加した状態で，皮膚を押すと圧痕を残す特徴を示す状態を浮腫と呼びます．組織間液の量は，Starlingの仮説で説明されるように，毛細血管の血流によって調節されます．したがって，浮腫ができる要因としては，①毛細血管静水圧の上昇，②膠質浸透圧の減少，③毛細血管壁の透過性の亢進，④リンパ管の閉塞，があげられます．これらの要因を引き起こす全身的原因としては，体内への水分貯留による毛細血管性水圧の上昇と膠質浸透圧の減少，血漿タンパク質の産生低下や，ネフローゼ症候群を代表とする血漿タンパク質の喪失による膠質浸透圧の低下，静脈内のうっ血による毛細血管静水圧の上昇があげられます．一方，浮腫は局所的にも起こります．局部での浮腫の原因には，流れ出る静脈やリンパ管の閉塞性障害や，神経やオータコイドによる局所的な毛細血管壁透過性亢進があげられます．

症候の分類！

全身性浮腫

(1) 水分貯留による毛細血管性水圧の上昇と膠質浸透圧の減少

諸種の腎疾患による腎不全により水分貯留があったり，Naの貯留により水分が引かれた場合に起こります．

(2) 血漿タンパク質の産生低下ないし喪失による膠質浸透圧の低下

血漿タンパクを産生しているのは肝臓であるので，肝硬変により浮腫が生じます．飢餓や吸収不良症候群などで起こる低タンパク血症でも浮腫となります．また，ネフローゼ症候群ではタンパク質の尿中への喪失により著明な浮腫となります．

(3) 静脈内のうっ血による毛細血管静水圧の上昇

心不全では心拍出量が低下し，それにより循環血液が静脈側に滞留します（うっ血）．これにより静脈圧が上昇し，ひいては毛細血管静水圧が亢進し，浮腫となります．

局所性浮腫

(1) 静脈性浮腫：血栓性静脈炎，静脈瘤などにより局所にうっ血が起こることによります．

(2) リンパ浮腫：悪性腫瘍の塞栓，リンパ節廓清などによりリンパ液の流出が阻害されることによります．

(3) 血管神経浮腫：Quincke浮腫，遺伝性血管神経浮腫：神経機能が障害され，血管が拡張しうっ血します．

体重減少（るいそう）

　カオリさんは，ずっと大きな病気をすることもなく過ごしてきた．仕事はそこそこ忙しいが，疲労がたまるほどではなく，お酒は付き合い程度で，タバコもほとんど吸わない．食事も量は多くなく，強いていえば脂っこいものが好きなぐらいで，身長 170 cm で体重 60 kg と標準的だ．ところが，ここ半年ぐらいで，なんとなくやせてきた．特別ダイエットしているわけではないのだが，最近では，会社の同僚に「ダイエットしているの？」といわれるぐらいになってしまった．そういわれると，ひところに比べて，体重は 7 kg ほども落ちただろうか．最近，身体もだるくて，仕事での根気が続かない．休日は居間のソファーに寝転がっていることが多くなった．なんとなく顔色が悪く，くすんだ感じだ．家族も心配して病院を勧めるので，受診をした．すると，肝機能の低下が検査により明らかになり，腹部 CT スキャンで肝臓に大きな腫瘍が発見された．肝癌だった…

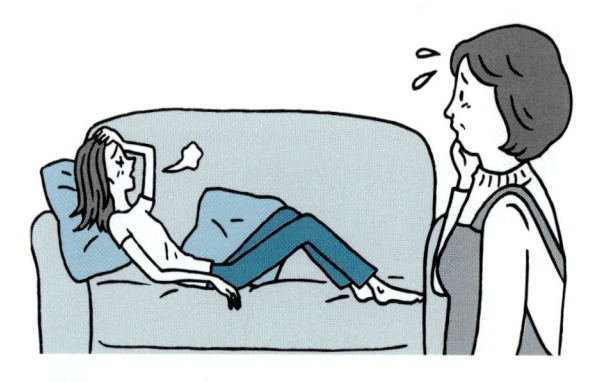

Check Point

1. 脂っこい食事が好き
2. 短期間でやせてきた
3. 身体がだるい
4. 顔色が悪く，くすんだ感じ

この症候の考え方

　カオリさんの体重減少の原因は肝癌でした．悪性腫瘍の初発症状の一つとして，体重減少が知られています．メカニズムは明らかではありませんが，癌腫の急速な成長により栄養分やエネルギーが消費され，正常組織が栄養不足の状態に置かれるためと考えられます．体重減少は，標準体重の 10％ 以下に減少した場合，病的と考えます．カオリさんは正常に食事をし，ダイエットなど積極的にやせようとしているわけではないのに，体重減少が進行したところに問題がありました．さらに，強いストレスもなく，ほかに余病がないのに体重減少が進んだわけで，癌の進行のためと考えられます．最後に倦怠感が出て，顔色が悪くなったのは，肝癌が進行して肝機能低下と軽い黄疸が出たためと考えられます．

体重減少（るいそう）

生体機能解説（第Ⅳ章 7. 栄養と代謝系，8. 内分泌系）

7-B-2　体重減少は，主に体脂肪の減少が起こる場合と筋肉量も同時に減少していく場合があります．病的であるのは，筋肉量の減少を伴うものです．この場合は標準体重の10％以上の減少が観察されます．体重減少は，消費するエネルギーが摂取するエネルギーより多くなったことにより起きます．この際のエネルギー不足を解消するため，エネルギーを貯蔵している脂肪組織より遊離脂肪酸を動員してエネルギー源としますので，脂肪組織は小さくなります．しかし，これだけではエネルギー不足が解消できない場合は，身体を構成するタンパク質を分解してアミノ酸を動員します．この動員はまず筋肉で盛んになるので，筋肉量の減少が起こります．この状態を病的であると

8-C-2　考えるわけです．エネルギー消費が亢進する原因は，甲状腺機能亢進症などの内分泌異常などが代表的です．エネルギー摂取の低下の原因としては，食事量の減少や栄養素の消化吸収障害，体内での栄養素の利用障害などがあげられます．

症候の分類！

食事量の低下
　飢餓のほか，神経性食思不振症あるいは拒食症があります．視床下部にある摂食中枢の障害が直接の原因と考えられます．特に拒食症には精神的・社会的要因が密接に関係します．また，脳卒中などで食事を独力でできなくなり，高カロリー輸液などで必要なエネルギーを供給した場合もやせていくことが知られています．また慢性のアルコール中毒の患者さんは飲酒により食事量が減少します．

栄養素の消化吸収障害
　吸収不良症候群，潰瘍性大腸炎，クローン病のほか過敏性腸症候群で下痢が頻発し，栄養素が吸収されるチャンスが低下することもあります．

栄養素の利用障害
　進行した糖尿病，アジソン病，肝硬変

エネルギー代謝の亢進
　甲状腺機能亢進症，褐色細胞腫，悪性腫瘍，感染症，外科手術

栄養素の喪失
　重度のやけどでは，組織液の漏出により栄養不足となります．

嘔　吐

　タカシ君はお酒が苦手だ．今日のクラブのコンパも，しぶしぶ出席した．コンパはビヤホールで開かれた．大ジョッキをあげて一同乾杯．一気にビールを飲み干した．タカシ君も飲めないわけではないので，しぶしぶ付き合った．空腹に大量のビールは効く．すっかり酔いの回ったタカシ君は，気分よく料理に次々と手を出した．2時間が過ぎ，そろそろ宴会も終わるころ，タカシ君は気分が悪くなってきた．生唾が上がってきて，冷や汗も出てきた．「う～，気持ちわる～」周りの友人も，タカシ君の顔が真っ青になっているのに気づいた．ついに，タカシ君はトイレに駆け込んだ．嘔吐は止めどもなく続いた．苦しかった．みると，さっき食べたものがほとんどそのままで出てきていた．もう，胃の中は空っぽだ．

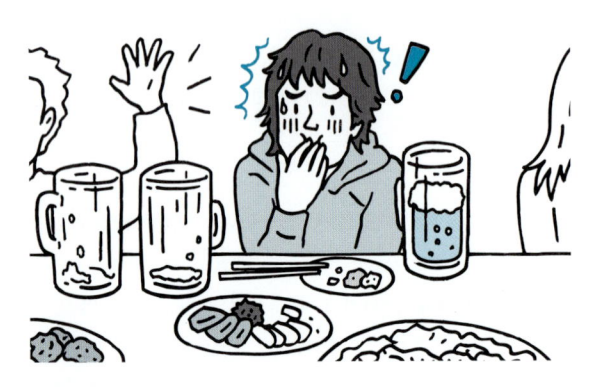

Check Point

1. お酒が苦手
2. 料理を次々と食べた
3. 生唾が上がって冷や汗をかいてきた
4. 顔が真っ青になった

この症候の考え方

　嘔吐は，吐き気（悪心）を感じることで始まります．同時に交感神経活動の亢進により唾液分泌の異常な亢進があり，これを"生唾が上がる"と表現します．さらに冷や汗が出て，脈が速くなります．これらも交感神経の亢進によります．さらに交感神経性の末梢血管収縮が著明になり顔面蒼白になります．タカシ君もこのような前駆症状を示しています．このような前駆症状ののちにいわゆる嘔吐反射が起こります．タカシ君の場合，まず空腹時の大量飲酒による粘膜の刺激が問題といえるでしょう．大量のアルコールにより胃壁の運動が低下したところに大量の食物が胃に入っても消化運動がほとんど起こらず，食物は胃に滞留しつづけます．これによって胃壁が過度に伸展されたことが嘔吐の直接の引き金になっています．長時間にわたって大量の固形物が滞留したことを生体は異物と判断し，胃内から排除するために嘔吐反射を起こします．食べたものがほとんど消化されていなかったことが，胃の消化運動の低下を示しています．

生体機能解説（第Ⅳ章 5. 消化器系）

5-A　　嘔吐反射は，主に胃の内容物を口腔から排出する反射です．幽門括約筋は収縮し，逆に噴門の括約筋は弛緩して胃壁に逆方向の蠕動運動が発生することにより内容を排出します．また同時に腹筋と横隔膜が収縮し腹圧を高めて排出を促します．その際，声門が閉じて吐物が気管内に流入することを防ぎます．しかし，声門の閉鎖は瞬間的なので吐物が口腔などに停滞すると，窒息の危険があります．嘔吐が激しくなり，胃内容がなくなると，十二指腸も逆蠕動を起こし，黄色い胆汁が混じった内容物が排出されるようになります．嘔吐反射は，消化管に誤って入ってきた不要物や有害物を，吸収する部位である腸に到達させる前に排出する生体防御反応と考えられます．したがって，さまざまな刺激が嘔吐反射を引き起こします．嘔吐が連続すると，胃液などの消化液が大量に対外に喪失し，脱水を起こす危険があります．さらに，HClなど電解質も同時に失われますので，アルカローシスや低カリウム血症を起こします．激しい嘔吐が連続する場合は食道が傷つき出血を起こすこともあります（Mallory-Weiss症候群）．嘔吐そのものはむしろ生理的で，生体に利益をもたらすと考えられますが，たび重なると脱水，出血さらに栄養不良を引き起こしますので，特に小児では積極的な対応が必要となります．

症候の分類！

　延髄にある嘔吐中枢は，血液内のさまざまな物質に反応する化学受容器（CTZ）の近傍にあり，CTZへの刺激により興奮します．CTZを刺激するものとして，アポモルフィン，ドーパミン作動薬，ジギタリス，ピロカルピン，細菌由来のエンドトキシンなどがあります．また，CTZを介さない刺激としては，脳出血や脳腫瘍などによる頭蓋内圧亢進や平衡感覚への非生理的な刺激（乗り物酔いなど）があげられます．そして，何より重要なものは，消化管から迷走神経を介する求心性刺激です．以下に消化管での直接的刺激の例を示します．

(1) 胃粘膜へのアルコールや炎症などの直接的刺激
(2) 通過障害や過食などによる胃内容物の停滞による伸展刺激
(3) 胃周辺の臓器や腹膜の炎症による刺激
(4) 咽頭粘膜に対する刺激（咽頭反射）

日 本 語 索 引

あ

アイントーベンの三角形　106
アクアポリン（AQP）　13
アクチビン　287
アクチン　51
アゴニスト　66
アジソン病　278
アシドーシス　229
圧受容器　136
　　——反射　138
アデニル酸シクラーゼ　119
アデノシン　122
アデノシン A_1 受容体　122
アドレナリン $α_1$ 受容体　119
アポクリン型　47
アマクリン細胞　304
アミノ酸輸送体　19
アルカローシス　229
アンギオテンシン変換酵素（ACE）　139, 226
暗順応　306
アンドロゲン結合タンパク質（ABP）　286

い

イオン選択性　21, 27
イオンチャネル　19, 20
異化作用ホルモン　274
閾値　35, 293
閾電位　35
異常脳波　339
Ⅰ型線維　49
1回換気量　144
一過性逆転　96
一過性外向き電流　97
一過性脳虚血発作（TIA）　357
胃粘膜バリア　180

イノシトール三リン酸（IP_3）　62, 69
胃抑制ペプチド（GIP）　184, 186
飲作用　46
飲水中枢　335
インスリン　250
　　——様成長因子（IGF）　268
陰性変時作用　122
陰性変力作用　118

う

ウェルニッケの中枢　342
右脚　93
受け入れ弛緩　178
内向き整流性チャネル　28
内向き整流特性　27, 95
内向き電流　22
うつ熱　262
ウロビリノーゲン　194
運動性言語中枢　342
運動単位　53
運動ニューロン　53
運動分解　326
運動麻痺　377

え

エキソサイトーシス　46
エクリン型　47
エストロゲン　283
エネルギー代謝　254
遠位尿細管　207
遠近順応　302
嚥下反射　167
遠心性神経　291
エンドサイトーシス　46
エントロピー　3

索引

お

オキシトシン　271
横行小管　50
黄体化ホルモン放出ホルモン（LHRH）　268
黄体形成ホルモン（LH）　284
オータコイド　66
嘔吐中枢　164
オッディ括約筋　192
オートレギュレーション　128
オーバーシュート　36, 96
オーバーフロー性尿糖　217
温熱性発汗　260
温冷覚受容器　261

か

外因性凝固系　85
外因性調節機構　114
外肛門括約筋　202
外呼吸　142
介在ニューロン　76
概日リズム　272
外耳道　309
外転神経　308
解糖過程　245
回復　44
解剖学的死腔　147
蓋膜　310
回盲部　200
回盲弁　200
解離性大動脈瘤　361
化学感覚　313
化学受容器　163, 166
蝸牛　309
拡散　12
核酸　221
拡張期　111
　── 緩徐脱分極　94, 99
　── 血圧　125
拡張終期心室容積　113
角膜　300
加重　57
ガス交換　142

仮性近視　302
仮性めまい　367
滑車神経　308
活性化状態　96
滑走説　57
活動電位　21, 35, 61
カハール間質細胞　173
過分極　22
　── 誘発内向き電流　100
カラ咳　365
カルシウム放出チャネル　62
カルシトニン　287
カルモジュリン　62
感覚神経　292
感覚性言語中枢　342
換気応答　163
換気血流比　157
冠血流量　127
還元ヘモグロビン　82, 158
間質液　11
間質細胞　173, 286
緩徐内向き電流　97
乾性の咳　365
間接熱量測定法　255
間接ビリルビン　194
肝臓胆汁　192
関連痛　300

き

ギガシール　25
希釈作用　204
希釈尿　234, 242
基礎代謝率（BMR）　275
基礎代謝量　255
基礎分泌　182
基礎律動　339
拮抗支配　60, 330
起電力ベクトル　106
気道　142
気道抵抗　153
キネティクス　3
機能円柱　338
機能局在　338

索引

機能的残気量　144
機能分化　9
逆伸展反射　323
逆蠕動　172
逆転電位　27
逆方向輸送　14
ギャップジャンクション　48, 91
吸気　142
球形嚢　311
吸収期　248
求心性神経　291
急速駆出期　113
急速充満期　113
凝集原　86
強縮　57
狭心症　361
強制呼出曲線　146
共同運動障害　377
胸部単極誘導　104
胸膜炎　361
局所性浮腫　379
巨人症　270
近位尿細管　207
近視　302
筋小胞体（SR）　50, 62
筋節　50
筋肉ポンプ　129
筋紡錘　318

■■く■■

空気室ポンプ　126
空腹期　248, 249
屈曲反射　322
駆動圧　129
グラーフ卵胞　285
クリアランス　239
グルカゴン　252
グルコース輸送体（GLUT）　18, 245
クレチン症　275
グロムス細胞　163

■■け■■

血圧　88

血液凝固　83, 84
血液粘性　132
血液量減少性ショック　351
血管運動中枢　138
血管作動性腸管ペプチド（VIP）　270
血管神経浮腫　379
血管内皮依存性弛緩因子（EDRF）　70, 140
血管内皮細胞　130
血漿　11
血清　83
結節細胞　92
結腸膨隆　201
血糖　80
血流量　88
ケトン体　250
解熱　263
限外ろ過　209
嫌気的解糖　52
減少駆出期　113
減少充満期　113
原尿　206

■■こ■■

高圧受容器　136
降圧領野　138
高血糖　279
抗原抗体反応　86
虹彩　303
交叉性伸展反射　322
膠質浸透圧　133
　──差　209
恒常性（ホメオスタシス）　3
甲状腺刺激ホルモン（TSH）　276
　──放出ホルモン（TRH）　268, 270, 276
甲状腺ホルモン　274
　──応答性配列（TRE）　275
　──受容体（TR）　275
合成活動電位　73
酵素内蔵型受容体　67
構築性タンパク質　11
高電子密度層　59
後負荷　116
高プロラクチン血症　271

興奮収縮連関　56, 91, 107
興奮性細胞　34
興奮性シナプス　74
　　── 後電位（EPSP）　75
興奮前面　105
興奮伝導　91
肛門括約筋反射　202
抗利尿ホルモン（ADH）　271
誤嚥　167
呼気　142
呼吸商　255
呼吸調整中枢　162
呼吸ポンプ　130
ゴナドトロピン　284
　　── 放出ホルモン（GnRH）　268, 284
コネキシン　48
コリンエステラーゼ　55
ゴルジ腱器官　318
コルチ器官　310
コレシストキニン分泌細胞（I細胞）　186
コロトコフ音　126
固有心筋　93
コンダクタンス（伝導度）　27
コンプライアンス　129, 150

さ

再吸収　133
最大拡張期電位　94
再分極相　97, 99
細胞外液　10
細胞嵌合　214
細胞機能　8
細胞小器官　10
細胞内液　10
細胞内受容体　67
細胞膜　10
サーカディアンリズム　272, 371
左脚　93
刷子縁　214
サーファクタント　152
酸化的リン酸化　52
　　── 過程　245
酸化ヘモグロビン　82, 158

残気量　144
三叉神経　297
酸素解離曲線　159
残尿　244
残余容積　116

し

ジアシルグリセロール（DG）　62, 69
耳介　309
視覚野　307
時間的秩序　272
糸球体ろ過　208
　　── 圧　210
　　── 量（GFR）　240
死腔　146
刺激分泌　182
止血機構　84
自己調節　128
　　── 機構　211
脂質　246
　　── 二重層　10
視床病変　377
自然気胸　361
持続性吸息中枢　163
湿性の咳　365
時定数　41
自動能　91
シナプス　73
　　── 後電位　74
　　── 接続　75
　　── 前抑制　76
　　── 遅延　74
　　── 伝達　73
　　── の可塑性　76
シナプス間隙　74
シナプス後膜　74
シナプス小頭　73
ジヒドロピリジン受容体　56
脂肪酸結合タンパク（FABP）　197
脂肪分解酵素　189
収縮期　111, 112
　　── 血圧　125
収縮終期心室容積　113

索引

収縮性の変化　118
収縮末期容積　116
自由水クリアランス（C_{H_2O}）　241
縦走筋層　58
収束　75
終板　53
終板電位　55
周辺視力　305
終末消化　195
充満期　113
収斂　75
受動輸送　13
受容器電位　292
受容体　66
循環中枢　136
循環反射　136
循環不全　117
消化液　169
集合管　207
症候性てんかん　353
上行性網様体賦活系　341
硝子体　300
小循環　88
小人症　269
静脈血　82
静脈性浮腫　379
静脈の伸展性　129
初期長　51
食作用　46
食餌性発汗　260
触診法　126
自律神経　291
心音　114
心筋イオンチャネル　94
心筋収縮性　117
心筋の三要素モデル　109
神経原性ショック　351
神経細胞　71
神経伝達物質　66
神経膨大部　59
腎血漿流量（RPF）　211, 241
心原性ショック　351
心室拡張終期圧　115

心室機能曲線　117
心周期　111
腎小体　207
新生児溶血性貧血　87
腎性尿糖　217
真性めまい　367
心尖拍動　90
心臓　89
心臓血管中枢　136
心臓神経症　361
心臓抑制中枢　138
身体深部温度（深部温）　258
伸張反射　320
伸展活性化チャネル　28
心電図（ECG）　103
浸透　12
浸透圧　12
　——クリアランス（Cosm）　241
　——勾配　233
振動中枢　273
心拍出量　91, 117
心拍動　111
深部感覚　293, 295
腎不全　205
深部体温受容器　261
深部体温リズム系　272
心房収縮期　113
心房性ナトリウム利尿ペプチド（ANP）　139, 212, 232
心膜炎　361

す

膵液分泌　190
推尺異常　326
水晶体　300
錐体交叉　324
錐体路　324
膵島（ランゲルハンス島）　250
錘内筋線維　318
水平細胞　304
睡眠覚醒リズム系　272
睡眠時無呼吸症候群　371
スターリングの仮説　133
スターリングの心臓法則　110, 114

スローウェーブ　61, 172

せ

静止状態　96
静止張力　109
静止膜電位　31, 60, 94, 95
成熟卵胞　284
精神性発汗　260
静水圧　129
性腺刺激ホルモン　284
生体機能学　3
生体膜　10
成長ホルモン（GH）　268
　――放出ホルモン（GRH）　268
生物時計　273
生理学　2
　――的死腔　147
整流特性　27
脊髄後角障害　377
脊髄視床路　297
脊髄反射　316
脊髄病変　377
赤筋　318
セクレチン分泌細胞（S細胞）　185
摂食中枢　334
絶対不応期　44
接着帯　48
線維素溶解現象　86
遷延性内向き電流　100, 121
全か無かの法則　35
前眼房　300
全身性浮腫　379
蠕動運動　167, 171
前頭連合野　345
全肺気量　144
前負荷　116
前毛細血管括約筋　131

そ

臓器感覚　299
双極細胞　304
双極肢誘導　104
増高単極誘導　104, 106

相対不応期　44
相反神経支配　321
速筋　317
促通拡散型グルコース輸送体（GLUT）　216
促通輸送　13
側底膜　214
速度定数　40
組織液　11
外向き整流特性　27
外向き電流　22
ソマトスタチン（SIH）　268

た

対光反射　303
対向流増幅系　238
大循環　88
体循環系　88
体性感覚　293
体性神経　291
タイトジャンクション　48
大脳基底核　327
体部位局在　298
唾液核　176
多血症　132
多元型平滑筋　60
脱活性化　38, 99
脱負荷　319
脱分極　22
脱分極相　96
単一チャネル記録　25
単位伝導度　27
単位電流量　26
単極胸壁誘導　106
単極誘導　104
単元型平滑筋　60
胆細管胆汁　192
炭酸脱水酵素（CA）　82, 160, 188, 222
単シナプス反射　321
胆汁酸　193
胆汁色素　194
単収縮　57
担体輸送　13
タンパク尿　218

索引

タンパク分解酵素　189

ち

遅延整流性　38
　　――K⁺チャネル　121
　　――チャネル　28
遅筋　317
緻密斑　212
チャネルレセプター　66
中間消化　195
中間代謝　248
中耳　309
中枢神経　289
中枢性化学受容器　163
腸－胃抑制反射　185
腸肝循環　192
腸管の法則　171
腸クロマフィン様細胞（ECL細胞）　182
聴診法　126
腸内細菌　201
腸壁神経叢　167
跳躍伝導　72
張力－速度関係　52
直血管　236
直接ビリルビン　194

つ・て

通光器官　300
低圧受容器　137
低酸素性肺血管収縮　155
デオキシコルチコステロン（DOC）　281
適刺激　292
滴定酸　231
テストステロン　286
デスモソーム　48
デヒドロエピアンドロステロン（DHEA）　282
電位依存性　21
　　――チャネル　28
電解質　247
　　――コルチコイド　281
デンスボディ　59
てんかん　353
電気的合胞体　91

伝導度（コンダクタンス）　27
電流－電圧特性　25

と

透過係数　34
動眼神経　308
瞳孔　303
瞳孔括約筋　303
瞳孔散大筋　303
糖質　245
糖質コルチコイド　254
　　――応答配列（GRE）　280
糖質分解酵素　189
糖新生　249
動態（キネティクス）　4
等張性再吸収　221
等張性収縮　51
等張尿　242
動的平衡　3
洞房結節　92
動脈圧脈波　125
動脈血　82
等容性弛緩期　112, 113
等尺性収縮　51
特殊感覚　293
特殊心筋　93
特発性てんかん　353
トーヌス　60, 330
努力肺活量（FEV）　146
トロポニン　51
トロポミオシン　51

な

内因性凝固系　85
内因性クレアチニンクリアランス（Ccr）　241
内因性調節機構　114
内因性発熱物質　263
内肛門括約筋　202
内呼吸　142
内臓感覚　293, 299
内皮依存性弛緩物質（EDRF）　333
内分泌　263
長さ－張力関係　51

ナトリウム依存性グルコース共輸送体　215

━━ に ━━

Ⅱ型線維　49
ニコチン性アセチルコリン受容体　54
二次性能動輸送　14, 216, 222
二重支配　60
二糖類　245
ニューロン　71
尿細管最大輸送量　216
尿細管糸球体フィードバック　212
尿細管上皮細胞　214
尿道カテーテル法　242
尿毒症　205

━━ ね ━━

熱性痙攣　353
ネフロン　207
粘膜筋板　170

━━ の ━━

脳幹反射　316
脳幹病変　377
脳血流量　127
濃縮作用　204
濃縮尿　235
能動輸送　14
濃度勾配　12
脳波　338

━━ は ━━

肺活量　144
背景チャネル　28
敗血症性ショック　351
肺梗塞　361
肺循環系　88
背側呼吸性ニューロン群（DRG）　162
肺塞栓　361
排尿反射　243
肺胞換気量　146
肺胞死腔　157
パーキンソン症候群　327
白筋　317

バースト　251
バゾプレッシン　139, 271
発生張力　51, 109
パッチクランプ法　25
発熱　262
速い内向き電流　96
パラアミノ馬尿酸　241
反回回路　76
反回抑制　322
半規管　311
反射弓　292
反射中枢　292

━━ ひ ━━

皮質脊髄路　325
微小循環　131
　── 血流　132
ヒス束　93
ヒステレーシス　151
必須アミノ酸　246
ビタミン　246
ピノサイトーシス　218
皮膚感覚　293, 294
被覆ピット　46
皮膚侵害受容器障害　377
皮膚分節　296
標準12誘導　104
病態生理学　4
微量元素　247

━━ ふ ━━

フィードバック　265
　── 抑制　276
フィブリン　83
フィラメント　50
フェンス機能　48
フォンビルブラント因子　84
不応期　43, 44
不活性化　96
不感蒸泄　260
不均等換気　154
副腎皮質刺激ホルモン（ACTH）　281
　── 放出ホルモン（CRH）　268, 281

索引

腹側呼吸性ニューロン群（VRG） 162
浮腫 134
フット構造 56
ブドウ糖 245
ブラウン・セカール症候群 297
プラスミノーゲン 86
プラスミン 86
プラトー 93
プラトー相 98
フランク・スターリングの機構 116
振り子運動 170
プリン体 221
プルキンエ細胞 93, 326
ブローカの中枢 342
プロゲステロン 284
プロトンポンプ 230
プロラクチン（PRL） 268, 270
　── 促進因子（PRF） 270
　── 分泌抑制ホルモン（PIH） 268
　── 放出ホルモン（PRH） 268
　── 抑制因子（PIF） 270
分時拍出量 117
分節運動 170

へ

平滑筋 58
平均血圧 125
平衡電位 27, 31
　── の式 32
平衡嚢 311
並列弾性要素 110
ベインブリッジ反射 138
ペースメーカー細胞 91
ペースメーカー電位 94, 99
ヘマトクリット 79
ヘム 158
ヘモグロビン 82
変形能 132
変時作用 121
ヘンダーソン・ハッセルバルヒ 162
ヘンリーの法則 142
ヘンレループ 207

ほ

ポア 21
膨起性移送運動 201
膀胱尿管逆流 244
傍糸球体装置 212
房室結節 93
膨大部稜 312
傍分泌 253
ホスファチジルイノシトール二リン酸（PIP_2） 62, 69
ホスホランバン 119
ホスホリパーゼ C（PLC） 62, 69
発作性心房細動 359
発作性脱分極変位（PDS） 353
発作性頻拍症 359
ボーマン嚢 207
　── 内圧 209
ホールデン効果 161
ホメオスタシス（恒常性） 3
ホルモン 66, 264
ポワズイユの法則 123

ま

膜イオン電流 21
膜貫通性タンパク質 11
膜貫通領域 28
膜消化 169, 195
　── の酵素 195
膜タンパク質 11
膜電位 21
　── 固定法 23
膜の等価回路 22
末梢根障害 377
末梢神経 289
　── 障害 377
末梢性化学受容器 163
末梢性タンパク質 11
末尾電流 38
麻痺 53
マリオットの盲点 308
満月様顔貌 279

索引

■ み ■

ミオシン　51
　──軽鎖キナーゼ（MLCK）　62
ミオシン頭部　51
水チャネル　13
三つ組構造　50
密着結合　48
味蕾　314

■ む ■

ムスカリン受容体　177
ムスカリン性M_2受容体　119
ムスカリン性K^+チャネル　120

■ め ■

明順応　306
メニエール病　367
メラトニン　273

■ も ■

毛細血管　130
毛細胆管胆汁　192
モラビッツの血液凝固機序　84

■ や・ゆ ■

野牛のこぶ　279
優位半球　342
有機酸担体　221
幽門括約筋　184
輸出細動脈　207
輪走筋層　58
輸入細動脈　206

■ よ ■

溶血　86
陽性変時作用　121

陽性変力作用　118
容量受容器　137
抑制性シナプス　74
　──後電位（IPSP）　75
ヨドプシン　306
予備吸気量　144

■ ら ■

ライディッヒ細胞　286
らせん神経節細胞　310
ラッチ　63
ランヴィエ絞輪　72
卵形嚢　311
ランゲルハンス島（膵島）　250
乱視　302
卵胞刺激ホルモン（FSH）　284

■ り ■

リアノジン受容体　56, 62, 108
リガンド　66
　──依存性　21
　──活性化チャネル　28
立毛反応　260
利尿筋　243
良性発作性頭位めまい　367
リンパ液　134
リンパ管　134
リンパ節　135
リンパ浮腫　379

■ ろ ■

ろ過　12, 133
　──率　211
六炭糖　245
肋間神経痛　361
ロドプシン　305
ローマン反応　53

外国語索引

■ A ■

α-γ 連関　319
α 運動ニューロン　316
ABP（アンドロゲン結合タンパク質）　286
ACE（アンギオテンシン変換酵素）　139, 226
ACTH（副腎皮質刺激ホルモン）　281
action potential　35
Adams-Stokes 症候群　356
adenylate cyclase　119
ADH（抗利尿ホルモン）　271
afterload　116
all or none law　35
ANP（心房性ナトリウム利尿ペプチド）　139, 212, 232
atwater の係数　246
A キナーゼ　68, 119

■ B ■

Bainbridge 反射　138
BMR（基礎代謝率）　275
Bohr 効果　160
bull hump　279
BUN　82

■ C ■

Ca^{2+}ATP アーゼ　119
Ca^{2+} チャネル　56
Ca^{2+} トランジェント　56
Ca^{2+} ポンプ　119
Ca^{2+} 依存性 Ca^{2+} 放出（CICR）　62
cAMP　68
　――依存性タンパクキナーゼ　119
carbonic anhydrare　82
carbonic anhydrase（CA）　222
cardiac output　117
Ca トランジェント　108

cell-attached 法　26
cGMP　69
　――依存性タンパクキナーゼ（PKG）　70
CICR（Ca^{2+} 依存性 Ca^{2+} 放出）　62
CRH（副腎皮質刺激ホルモン放出ホルモン）　268, 281
C キナーゼ（PKC）　69

■ D ■

DG（ジアシルグリセロール）　62, 69
DHEA（デヒドロエピアンドロステロン）　282
DOC（デオキシコルチコステロン）　281
DRG（背側呼吸性ニューロン群）　162

■ E ■

E-C coupling　107
ECG（心電図）　103
ECL 細胞（腸クロマフィン様細胞）　182
EDRF（血管内皮依存性弛緩因子）　70, 140
endocytosis　46
EPSP（興奮性シナプス後電位）　75
exocytosis　46

■ F ■

FABP（脂肪酸結合タンパク）　197
fast inward current　96
FEV（努力肺活量）　146
FF（filtration fraction）　211
filtration fraction（FF）　211
Frank-Starling 機構　359
FSH（卵胞刺激ホルモン）　284
　――サージ　284

■ G ■

GFR（糸球体ろ過量）　240
GH（成長ホルモン）　268
GH 放出ホルモン（GHRH）　269

GIP（胃抑制ペプチド）　184, 186
　　――分泌細胞（K細胞）　186
GLUT（グルコース輸送体）　18, 216
GnRH（ゴナドトロピン放出ホルモン）　268, 284
Goldman-Hodgkin-Katz の式　34
GRE（糖質コルチコイド応答配列）　280
GRH（成長ホルモン放出ホルモン）　268

H

Haldane 効果　161
haustra　201
Henderson-Hasselbalch　162
Hodgkin-Huxley モデル　36

I

IGF（インスリン様成長因子）　268
IICR（IP$_3$ 依存性 Ca^{2+} 放出）　62
inside-out 法　26
IP$_3$（イノシトール三リン酸）　62, 69
　　――依存性 Ca^{2+} 放出（IICR）　62
IPSP（抑制性シナプス後電位）　75
I-V relationship　25
I 細胞（コレシストキニン分泌細胞）　186

K・L

K 細胞（GIP 分泌細胞）　186
latch　63
LH（黄体形成ホルモン）　284
　　――-RH（黄体化ホルモン放出ホルモン）　268
　　――サージ　284
long term potentiation　344
LTP（long term potentiation）　344
L 型 Ca^{2+} チャネル　119, 121

M

Mallory-Weiss 症候群　383
MLCK（ミオシン軽鎖キナーゼ）　62
moon face　279

N

Na$^+$-H$^+$ 交換輸送系　222
Na$^+$-グルコース共輸送体（SGLT）　18
Nernst の式　32

nodal cell　92

P

pace maker　93
PAH（Para-amino hippuric acid）　241
Para-amino hippuric acid（PAH）　241
paracrine secretion　253
PDS（発作性脱分極変位）　353
phagocytosis　46
PIF（プロラクチン抑制因子）　270
PIH（プロラクチン分泌抑制ホルモン）　268
pinocytosis　46
PIP$_2$（ホスファチジルイノシトール二リン酸）　62, 69
PKA　68
PKC（C キナーゼ）　69
PKG（cGMP 依存性タンパクキナーゼ）　70
PLC（ホスホリパーゼ C）　62, 69
P-Q 間隔　105
preload　116
PRF（プロラクチン促進因子）　270
PRH（プロラクチン放出ホルモン）　268
PRL（プロラクチン）　268
P-R 間隔　105
P 波　104

Q・R

QRS 群　105
rate constant　40
receptor　66
recovery　44
RPF（renal plasma flow）　211
RQ（呼吸商）　255

S

S-A node　92
sarcomere　50
SGLT（sodium-dependent glucose transporter）　18, 215
SIH（ソマトスタチン）　268
silent zone　153
slow inward current　97
slow wave　172
SR（筋小胞体）　62
ST 部分　105

S細胞（セクレチン分泌細胞） 185

T

tail current 38
TCAサイクル 52
TIA（一過性脳虚血発作） 357
T_m制限性再吸収 216
TR（甲状腺ホルモン受容体） 275
transient outward current 97
TRE（甲状腺ホルモン応答性配列） 275
TRH（甲状腺刺激ホルモン放出ホルモン） 268, 270, 276
TSH（甲状腺刺激ホルモン） 276
T波 105

U

unit amplitude 26
unit conductance 27

V

VIP（血管作動性腸管ペプチド） 270
voltage-clamp法 23
von Willebrand因子 84
VRG（腹側呼吸性ニューロン群） 162

W

whole-cell法 26

著者略歴

當瀬規嗣　とうせのりつぐ

1984年3月	北海道大学医学部卒業
4月	北海道大学大学院医学研究科入学（生理系専攻）
1987年4月	日本学術振興会特別研究員
1988年3月	北海道大学大学院医学研究科修了
9月	北海道大学助手（医学部薬理学第二講座）
1989年8月	米国シンシナチ大学医学部客員研究員
1994年4月	札幌医科大学助教授（医学部生理学第一講座）
1998年10月	札幌医科大学教授（医学部生理学第一講座）

専門分野：心臓電気生理学，イオンチャネル学，心臓作用薬
趣　　味：鉄道模型製作
座右の銘：「クエスチョンは何か？」（恩師　故 入澤　宏 先生の言葉）

Clinical 生体機能学	Ⓒ 2005
	定価（本体 **6,000 円**＋税）

2005 年 4 月 20 日　1 版 1 刷
2007 年 4 月 25 日　　　2 刷
2010 年 3 月 15 日　　　3 刷
2018 年 1 月 30 日　　　4 刷

著　者　當瀬規嗣（とうせ　のりつぐ）

発 行 者　株式会社　南 山 堂
　　　　　代表者　鈴 木 幹 太

〒 113-0034　東京都文京区湯島 4 丁目 1 - 11
TEL 編集(03)5689-7850・営業(03)5689-7855
振替口座　00110-5-6338

ISBN 978-4-525-12341-3　　　　　　　　　Printed in Japan

本書を無断で複写複製することは，著作者および出版社の権利の侵害となります．
JCOPY ＜(社)出版者著作権管理機構 委託出版物＞
本書の無断複写は著作権法上での例外を除き禁じられています．複写される場合は，
そのつど事前に，(社)出版者著作権管理機構（電話 03-3513-6969, FAX 03-3513-6979,
e-mail: info@jcopy.or.jp）の許諾を得てください．

スキャン，デジタルデータ化などの複製行為を無断で行うことは，著作権法上での
限られた例外（私的使用のための複製など）を除き禁じられています．業務目的での
複製行為は使用範囲が内部的であっても違法となり，また私的使用のためであっても
代行業者等の第三者に依頼して複製行為を行うことは違法となります．